计算机导航辅助脊柱外科手术学

Operative Techniques of Navigation Assisted Spine Surgery

主　　编　田　伟

副主编　刘　波　刘亚军

编　　者（按章节先后顺序排序）

田　伟　刘亚军　何　达　王永庆　于　杰
胡　临　张　宁　茅剑平　赵经纬　郎　昭
陶晓晖　郑　山　袁　强　范明星　刘　波
冯　硕　韦　祎　阎　凯　袁　宁　马　赛
韩　骁　安　岩　吴静晔　曾　成　崔冠宇
王　含　牛晓辉　徐海荣　韩晓光

编写秘书　郎　昭　乐晓峰

人民卫生出版社

图书在版编目（CIP）数据

计算机导航辅助脊柱外科手术学/田伟主编. —北京：人民卫生出版社，2017

ISBN 978-7-117-25160-0

Ⅰ.①计… Ⅱ.①田… Ⅲ.①计算机导航设备-应用-脊柱病-外科手术 Ⅳ.①R681.5-39

中国版本图书馆 CIP 数据核字(2017)第 224632 号

计算机导航辅助脊柱外科手术学

主　　编：田　伟
出版发行：人民卫生出版社（中继线 010-59780011）
地　　址：北京市朝阳区潘家园南里 19 号
邮　　编：100021
E - mail：pmph @ pmph.com
购书热线：010-59787592　010-59787584　010-65264830
印　　刷：北京顶佳世纪印刷有限公司
经　　销：新华书店
开　　本：787×1092　1/16　　**印张**：23
字　　数：531 千字
版　　次：2017 年 10 月第 1 版　2017 年 10 月第 1 版第 1 次印刷
标准书号：ISBN 978-7-117-25160-0/R · 25161
定　　价：205.00 元

主编简介

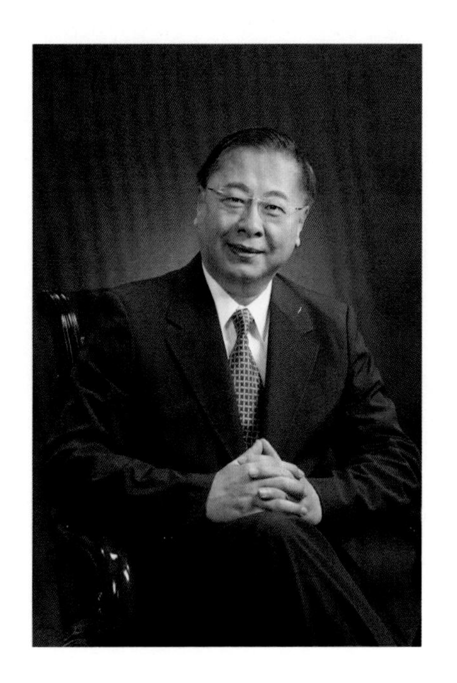

田　伟　北京积水潭医院院长，脊柱外科主任，北京大学及清华大学教授、博士生导师。中华医学会骨科学分会第十届主任委员、国际计算机辅助骨科学会主席。作为我国智能骨科的创新实践者，自2002年起在国内率先开展骨科计算机导航与机器人技术的研究与临床应用，始终致力于骨科的精准、安全及微创化治疗，主持制定多项国家卫生行业标准及全国学会指南，建立国内首家国际认证骨科专科医师培训中心。获国家科技进步二等奖1项，北京市科技进步奖一等奖2项、中华医学科技二等奖1项。相关成果作为医药领域唯一代表与北斗、高铁及天河计算机等一起被列入国家“十二五”13项重大标志性科技成果进行巡展，受到党和国家领导人的高度评价。

主编简介

前　言

近几十年来，科技的飞速发展使人类生活发生了巨大的变化，医疗作为社会生活一个非常重要的方面也同样受到了相当大的影响。一方面，随着生活质量的提高，人们对医疗有了更高的要求，希望用更小的创伤获得更好的疗效；另一方面，随着影像、设备制造、软件等的进步，外科医生也有了更好的途径和工具来满足病人的需求。

脊柱外科手术属于风险大、致残率高的手术领域，在科技进步的浪潮中首当其冲。脊柱毗邻重要神经、血管结构，手术复杂性高，手术的准确性极其重要。但是，目前单纯依靠人眼和透视解决不了准确性的问题，一旦不准确，造成手术误伤血管、神经，就会给医患双方均带来痛苦和损失。即使没有神经血管损伤，不准确的操作也会造成减压不充分或者内固定位置偏移，固定力下降等问题。随着科学技术的进步，一种超越人的能力的智能手术方法被发明和应用于临床，这就是计算机导航辅助外科技术。它的精度可以达到0.25mm，在其引导下术者就能够完成肉眼和透视都无法实现的高精度手术。可以说，这一技术的出现，开创了脊柱外科的新时代。

此外，计算机导航辅助外科技术也为微创技术的弊端提供了一种极好的解决方案。虽然脊柱外科医生在脊柱微创手术（minimally invasive spine surgery，MISS）治疗方面一直进行着孜孜不倦地追求，但MISS技术一直就像一朵带刺的玫瑰，虽然很诱人，但很难在临床实践中推广应用。主要原因是在微小切口下手术视野不清晰，病变结构不能精确定位，导致神经损伤等比较严重的并发症发生率反而比切开手术要更高、且更严重，脊柱内植物尤其是椎弓根螺钉的置入精确性也更难保证，而且手术时间延长，医生的学习曲线也较长。因此微切口（minimallyaccess）并不能等同于真正意义上的微创（minimally invasive）。2004年Iso-C 3D、2005年O-arm等术中即时三维成像设备开始应用，使术中即时三维导航成为可能，给MISS技术带来了新的曙光。该技术直接采集术中实时三维数据与导航系统自动配准，可操作性与准确性提高，满足了微创手术精确定位的要求，而且不需要进行术野的充分显露，满足了微切口手术的要求，因此这两项技术的融合极大地推动了MISS技术的临床可推广性。在大量计算机辅助MISS手术的研究开发与临床应用基础上，我们率先提出了计算机辅助微创脊柱外科(computer-assisted minimallyinvasive spine surgery,CAMISS)的理念。CAMISS被作为一种理念提出,是因为它对MISS技术的改变是本质性的:不仅是以前不太可能完成的一些高风险手术(如上颈椎和上胸椎的复杂手术)可以精确、安全地在微创下完成,一些常规MISS手术的安全性和可操作性也明显提高,手术的长期疗效也优于传统方法。

迄今为止,现代计算机辅助骨科相关技术尤其是导航技术在我国的临床应用与研究已经有10余年的历史,作为该技术最早的践行者之一,我们深刻感受到了该技术的进步对脊柱外科发展的巨大影响。近年来,随着智能技术的突飞猛进,机器人技术也被引入到脊柱外科手术实践中,同导航技术一样,作为脊柱外科智能手术体系的重要组成部分,其战略地位正在世界范围内受到高度重视。现已公开报道的骨科机器人达30余种,但真正用于临床的不超过10种。自2002年起,北京积水潭医院骨科专业团队,从临床视角出发,联手北京航空航天大学、北京天智航医疗科技股份有限公司及中国科学院深圳先进技术研究院,医工企联合攻关,研制出骨科手术机器人系列产品,创建了以影像导航和机器人技术为核心的智能骨科手术体系。该体系实现了真正意义上的常规手术微创化、复杂手术安全化、关键操作智能化,是骨科手术史上一项革命性的进步,对于推进脊柱外科进入新的智能辅助精准时代,提升脊柱外科综合治疗水平具有重要的现实意义。

目前,我国拥有计算机导航设备及手术机器人设备的医疗机构正在逐渐增多,但是很多设备都处于闲置状态,不少脊柱外科医生仍然觉得该技术操作复杂,难以学习掌握,甚至由于盲目使用,反而造成手术精确性下降,手术并发症增加。究其原因,还是因为对导航技术和手术机器人技术缺少深入的理解和认识,缺少规范的技术操作指导。因此,我们基于临床中所遇到的实际问题,对导航技术和手术机器人技术进行了多年的研究探索,解决了其在脊柱外科实用性、适应证、操作规范和新技术、新术式开发等一系列问题,并将其编撰成此书,贡献给广大脊柱外科医生。本书分为五大部分共17章内容。第一部分较为系统地论述了此类新技术的基础理论知识,以便读者能够深入、全面掌握此类技术,以利于其规范的临床推广应用;第二至第五部分则依托北京积水潭医院丰富的病例资源和临床经验,采用大量图片的方式向读者阐明导航及机器人辅助脊柱外科手术的详细过程,将多年来我院专家在计算机辅助脊柱手术上的临床实践经验和规范的手术步骤呈现给读者。

计算机导航及机器人辅助脊柱外科手术是一个全新的医学领域,虽然我们的编者都想尽力让本书真正成为脊柱外科医生的案头必备参考书,但是由于没有太多前人的经验可以借鉴,难免存在遗漏和不足之处,希望广大读者给予点评和指正,我们一定会在今后进行修订和完善。希望本书对愿意致力于或已经在逐步开展计算机辅助脊柱外科手术的读者提供一个较高的起点和规范地指导,使他们能更快地正确掌握此类新技术,缩短学习曲线,推动我国医疗卫生事业和智能骨科技术的发展。

感谢北京积水潭医院脊柱外科的同事们，他们的经验总结是本书最宝贵的地方。同时，也要特别感谢参与稿件整理和编排的每一位骨科同仁以及人民卫生出版社的编审，他们的辛勤劳动才使本书呈现在广大读者面前。对此，再次表示我诚挚的感谢和敬意。

田　伟

2017 年 8 月

目 录

第一部分 计算机导航技术辅助脊柱外科手术概述

第二部分 计算机导航辅助颈椎手术

第四部分 计算机导航辅助腰椎手术

第五部分 其 他

网络增值服务

扫描二维码，
免费下载

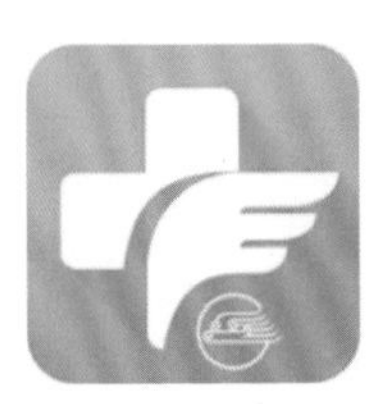

人卫临床助手

中国临床决策辅助系统

Chinese Clinical Decision Assistant System

视频目次

视频 1：导航辅助枕骨大孔减压、Magerl+Brooks 内固定、植骨融合术（自体髂骨）

视频 2：导航辅助微创 C_1 侧块、C_2 椎弓根螺钉内固定、椎板间植骨术（自体髂骨）

视频 3：导航辅助寰椎后弓切除+经皮寰枢椎侧块固定术

视频 4：导航辅助枢椎齿状突空心螺钉内固定术

视频 5：导航辅助 Hangman 骨折 $C_{2\sim3}$椎弓根螺钉内固定术

视频 6：导航辅助微创胸椎黄韧带骨化灶切除、椎弓根螺钉内固定术

视频 7：导航辅助腰椎半椎体切除、侧弯矫正、椎弓根螺钉内固定术

视频 8：导航辅助腰椎管减压、椎间盘切除、滑脱复位、椎弓根螺钉内固定、椎间融合器植入术

视频 9：导航辅助经皮微创腰椎峡部拉力螺钉内固定术

第一部分

计算机导航技术辅助脊柱外科手术概述

第一章

计算机导航技术在脊柱外科的应用简介

近年来，随着计算机技术和精密机械自动控制技术的日益成熟，其在医学领域的应用进展迅速，计算机医学图像处理技术、立体定位导航技术、医用机器人技术以及远程医疗技术等相结合，形成了一门崭新的医学生物工程研究学科——计算机辅助外科手术(computer-assisted surgery)技术，简称 CAS。与此相对应，其在骨科领域的应用称为计算机辅助骨科手术(computer-assisted orthopaedic surgery)技术，简称 CAOS。

纵观骨科学的发展历史，现代骨科学领域的进步都与科学技术的进步密切相关，并且受到科学技术发展水平的限制。在不同的时代，外科医师的追求其实都是一致的，都希望通过最精确、最微创的方法，最大限度地解决患者的病痛，同时最大限度地保留患者的生理功能。但是这一愿望会受到同时代科学技术发展水平的限制。最初的骨外科手术是以截肢等毁损性手术为主，随着 19 世纪无菌技术和麻醉技术的进步，20 世纪 X 线和抗生素的发现和应用、输血技术的发展，生物医学工程和材料学的进步，使骨科技术逐渐发展到以矫正畸形、切除病灶同时保留肢体功能为主，如各种关节置换技术和内固定技术等。现在，如何才能最大限度地减少手术创伤，仍然是外科医师不懈追求的目标。计算机断层影像(computer tomography，CT)、核磁共振影像(magnetic resonance image，MRI)以及计算机三维影像重建技术等现代影像技术已经基本可以实现骨科疾病的术前精确定位诊断，但是在骨科手术过程中，能够应用的影像技术仍然以术中 X 线透视和平片为主，仅能提供解剖结构的二维信息，可能会误导术者，而且术中放射线量过多会对术者和患者造成放射性损伤。那么，如何才能实现术中即时的三维立体解剖结构重现呢？随着立体定位技术和影像融合技术的发展，计算机导航辅助骨科技术应运而生，其原理源自全球卫星定位系统(global positioning system，GPS)，是通过定位系统将虚拟坐标系(virtual coordinate system，术前或术中获取的影像资料)和世界坐标系(world coordinate system，手术操作的实际空间)进行匹配的过程，其基本要素为基准点的建立、参考点的照合和实时跟踪等。

计算机导航技术在脊柱外科的应用是计算机辅助骨科手术技术的一个重要组成部分。脊柱外科手术近年得到了很大的发展，但是由于脊椎手术本身的特点及脊柱的复杂结构，手术难度和危险性很高。许多手术技术需要进行复杂的立体操作，这些操作在非可视的情况下进入脊柱内部，会进一步增加手术的风险性，如椎弓根螺钉内固定、寰枢椎关节间固定（Magerl 术）及经后路椎体截骨矫形等。自 20 世纪 50 年代开始，医学领域开始对立体定向系统的应用进行探索，90 年代出现计算机导航辅助脊椎椎弓根内固定的报道，虽然对于导航系统在脊柱外科领域的应用价值存在争议，但随着该技术的逐步发展完善，显示出了精确定位的明显优点，提高了手术的安全性，并且术中 X 线照射量会大大减少。因此越来越多的脊柱外科医师认可并接受了该项技术。我国也已经成立了中国计算机辅助外科学会，多学科的交叉合作和联合研发，必将有力地推动该技术在我国的推广普及和规范化发展。

计算机辅助骨科技术另一方面的应用在手术机器人系统的研发和使用上。机器人系统应用于骨科临床的尝试已经有很多，但是对其临床实用性一直存在争议。此类系统一般均价格昂贵，但临床可应用的领域有限。早期的外科机器人系统多由工业机器人系统改造而成，体积较大，临床应用和器械消毒均非常不方便。而且，对于完全依赖机器人进行的关键步骤操作，大多数外科医师心存疑虑，担心系统一旦发生故障，后果有可能是灾难性的。随着科学技术的进步，更加具有临床实用性的小型化机器人也逐渐发展起来，如 Shoham 等设计的 MARS（miniature robot for surgical procedures）系统。该系统重量只有 200g，体积为 5cm×5cm×7cm，具有 6 个方向的自由度。该系统在术中可以直接固定在解剖结构上，进行脊柱外科椎弓根螺钉或创伤骨科远端带锁髓内针的置入。在骨科临床应用中，被动式导航系统仍然占有绝对的主导地位，是目前的发展方向。但是，随着机器人系统研发的进步，主动式导航系统在未来有可能成为最具发展潜力的外科技术。

总之，随着现代脊柱外科手术技术的进步，使手术操作向着非可视的立体操作方向发展，对术者的技术要求更高，但人工操作技术难以保证某些复杂操作的精确性。另外，患者对于治疗结果的要求也越来越高，并可能引发出相应的医疗纠纷。因此，急需一种新的技术辅助外科医生提高操作准确性。计算机导航技术是脊柱外科智能手术的起点，是外科手术的一个新纪元，显示了明显提高手术安全性的巨大优点，预示了外科手术的智能化发展方向并为机器人手术技术的探索奠定了基础，将来有可能成为脊柱外科手术的必备条件。

（田　伟）

参考文献

1. 田伟，刘波，李勤，等. 透视及导航下颈椎椎弓根螺钉内固定术的临床应用经验. 脊柱外科杂志，2003，1（1）：15-18.

2. 刘亚军，田伟，刘波，等. CT 三维导航系统辅助颈椎椎弓根螺钉内固定技术的临床应用. 中华创伤骨科杂志，2005，7（7）：630-633.

3. 田伟，刘亚军，刘波，等. 计算机导航在脊柱外科手术应用实验和临床研究. 中华骨科杂志，2006，26（10）：671-675.

4. 刘亚军，田伟，刘波，等. X 线透视与计算机导航系统引导颈椎椎弓根螺钉内固定技术的对比研究. 中华外科杂志，2005，43（20）：1328-1330.

5. 梁国穗. 导航手术正在改革创伤骨科和外科. 中国医药生物技术,2007,2(2):87-88.
6. 彭玉. 不断提高我国计算机辅助外科的工作水平. 中国医药生物技术,2007,2(2):85-86.
7. 田伟. C-CAS 必将促进中国外科计算机辅助技术研究应用与交流. 中国医药生物技术,2007,2(2):86-87.

第二章

计算机导航在脊柱外科的应用技术

计算机导航系统的原理与目前广泛应用的全球定位系统(global positioning system,GPS)相似,是世界坐标系(术中解剖结构的三维坐标系)与虚拟坐标系(导航影像的三维坐标系)的照合,必须首先选择参考点,然后根据参考点来确定目标在三维空间中的位置。因此,基准点的建立、图像配准以及立体定位技术是其基本要素。可以应用于外科导航手术的立体定位技术主要包括光学定位法、机械定位法、超声波定位法和电磁定位法。

现代脊柱外科计算机导航系统主要使用的是红外线光学导航,该系统分辨率高,可以三维定位,不受手术室内其他设备的干扰,但是也有一定局限性,需要有光学观感设备随时交换信息,不能直接面对阳光。根据红外线发射和接收方法不同,可分为主动红外线光学导航系统和被动红外线光学导航系统。主动红外线光学导航系统的红外线发光二极管被安装在各个示踪器(tracker)和智能手术器械(smart tools)上,其发射的红外线信号由摄像机(camera)接收后传至导航工作站进行处理。被动红外线光学导航系统中,安装在各个示踪器和智能手术器械上的是红外线被动反射球,红外线发射装置被安装在摄像机上,摄像机发射的红外线被反射球反射后再折返至摄像机,由摄像机接收后传至导航工作站进行处理。

计算机导航技术根据交互方式不同,可分为主动交互式导航、半主动交互式导航、被动交互式导航三种模式。主动交互式导航系统主要指手术机器人系统,手术过程中不需要手术医师的干预,机器人按照设定的手术计划完全凭借机械手进行精确的手术操作。该系统既要求手术机器人有足够的精确性和灵活性以满足复杂脊柱外科手术的需要,又必须有足够的安全保障措施以保证患者及医护人员的安全。半主动交互式导航系统允许手术医师在机器人控制的安全范围内随意移动使用手术器械,其目的是既保证机器人的精确性,又发挥手术医师人手的灵活性。目前上述两种导航系统大多处于实验研究阶段,临床应用有限。被动式导航系统仅显示和引导手术工具的空间运动轨迹,手术操作仍然需要由手术医师完成,该系统是目前临床应用最为普及的导航系统。

根据不同的图像采集方法,目前脊柱外科常用的导航模式包括以下三种:①C 形臂透视二维图像导航(fluoroscopy-based navigation system);②CT 三维图像导航(computed tomography-based navigation system);③电动 C 形臂术中即时三维图像导航(Iso-C 3D navigation system)。它们各有优缺点(表 2-1),如果临床适应证和方法选择正确,均可保证手术的精确性。

表 2-1　三种导航模式的优缺点对照

	透视导航	CT 三维导航	术中即时三维导航
优点	不需术前获取图像 不需手动注册 术中可随时更新图像 适于经皮微创手术	可进行术前设计 提供三维信息 三维图像分辨率高	不需术前获取图像 不需手动注册 提供三维信息 可进行术中设计 适于经皮微创手术
缺点	不能进行术前设计 无三维图像参考 图像分辨率差	术前获取图像 必须手动注册 术中不能更新图像	三维图像分辨率较差 设备昂贵 摄像范围有限

C 形臂透视二维图像导航，术中以 C 形臂透视采集不同体位二维图像并将图像传输至导航系统，图像传输完毕即可使用，无需人工进行点照合（point-to-point matching）和面照合（surface matching）。然后在二维虚拟影像引导下，进行手术操作（图 2-1）。

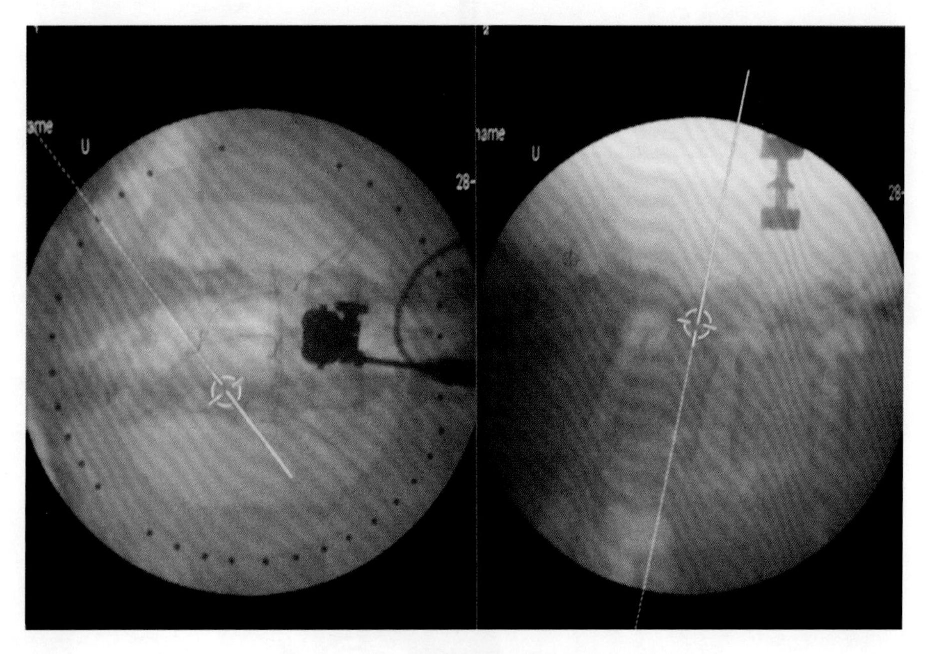

图 2-1　C 形臂透视导航辅助腰椎椎弓根螺钉内固定

实验研究证明透视导航法辅助颈椎椎弓根螺钉置钉准确率与传统透视法相比，其差异无统计学意义，说明导航系统本身的精确度是可以接受的，可以达到虚拟透视的效果。但是该方法受到透视图像本身的限制。首先，阅读脊椎二维透视图像需要一定的临床经验；其次，细小的颈胸椎或严重畸形的椎弓根需要精确的置钉角度，较难把握。该方法的优点是操作简单，术中不需选取有特征的骨性参考点进行手动注册。主要适用于较粗大的腰椎椎弓根手术。尤其是多次手术后的病例，由于其局部解剖标志结构不清，应用该导航方法辅助可以节省手术时间，而且置钉准确率更高。在进行无明显畸形的腰椎椎弓根螺钉内固定时，也可应用该技术进行经皮微切口操作。

CT 三维图像导航，需要术前采集薄层 CT 影像数据，将 CT 数据输入计算机导航系统，进行术前设计。根据其三维重建图像，在拟手术椎体后方表面结构分别选取至少 3 个解剖标志清楚的参考点，待术中进行点照合，并可以利用其设计软件设计椎弓根螺钉的置入位置及螺钉的长度和直径（图 2-2）。术中需要根据术前设计的参考点，进行点照合和面照合注册，导航系统自动测算系统精确度。如果误差可接受（导航精确度在 0.5mm 以内），则可以在 CT 三维重建影像引导下，进行椎弓根螺钉置入等手术操作（图 2-2）。

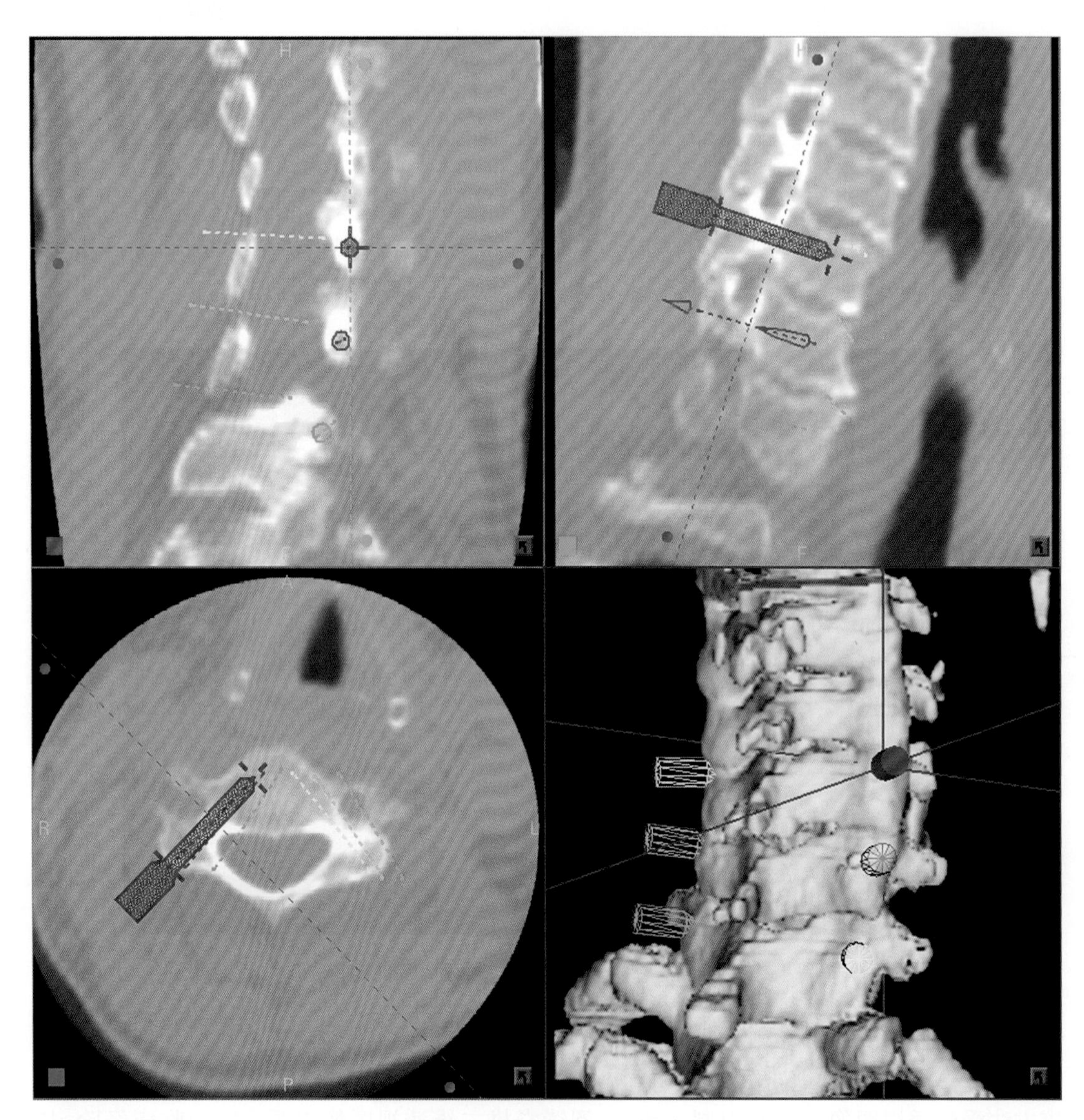

图 2-2　颈椎椎弓根螺钉内固定，术前利用 CT 导航三维重建软件设计椎弓根螺钉置入的位置及螺钉的长度和直径

CT 三维导航操作直观形象，可以清晰显示骨性结构。在高风险的颈胸椎后路椎弓根内固定手术中或对于严重胸腰椎畸形、过度肥胖、脊椎肿瘤等病例，术中透视常不理想，尤其适用该技术。对于黄韧带骨化灶切除减压或经椎体楔形截骨手术，术中可以使用导航系统帮

助精确判断减压范围或截骨程度和深度。

CT 导航系统可以进行术前计划，了解椎弓根形态有无变异，设计螺钉型号和置入方向。但患者 CT 资料只能在术前获取，如术中体位变化明显，则虚拟三维图像不能真实反映三维关系，有误导术者的可能。例如在为寰枢椎半脱位患者施行 Magerl 术时，术中寰枢椎的位置关系与术前获取 CT 图像时的位置常常发生变化，手术医师必须清楚地了解这一问题，如果此时还完全按照术前获取的 CT 图像进行置钉操作，则会被误导。在这种情况下，术中注册必须采用单椎体注册的方式，在枢椎椎体选取骨性结构作为注册参考点，导航图像中只有枢椎的骨性结构能够正确反映即时的解剖结构，手术医师只是通过导航系统帮助选择螺钉置入的入点，螺钉置入的方向和深度还需要通过 C 形臂透视确认。

需要手动注册是 CT 三维导航的另一缺点，在点注册的过程中，因为参考点选择和人工操作的误差，增加了手术时间并有可能降低导航精确度。此外，手动注册需要选取明显的骨

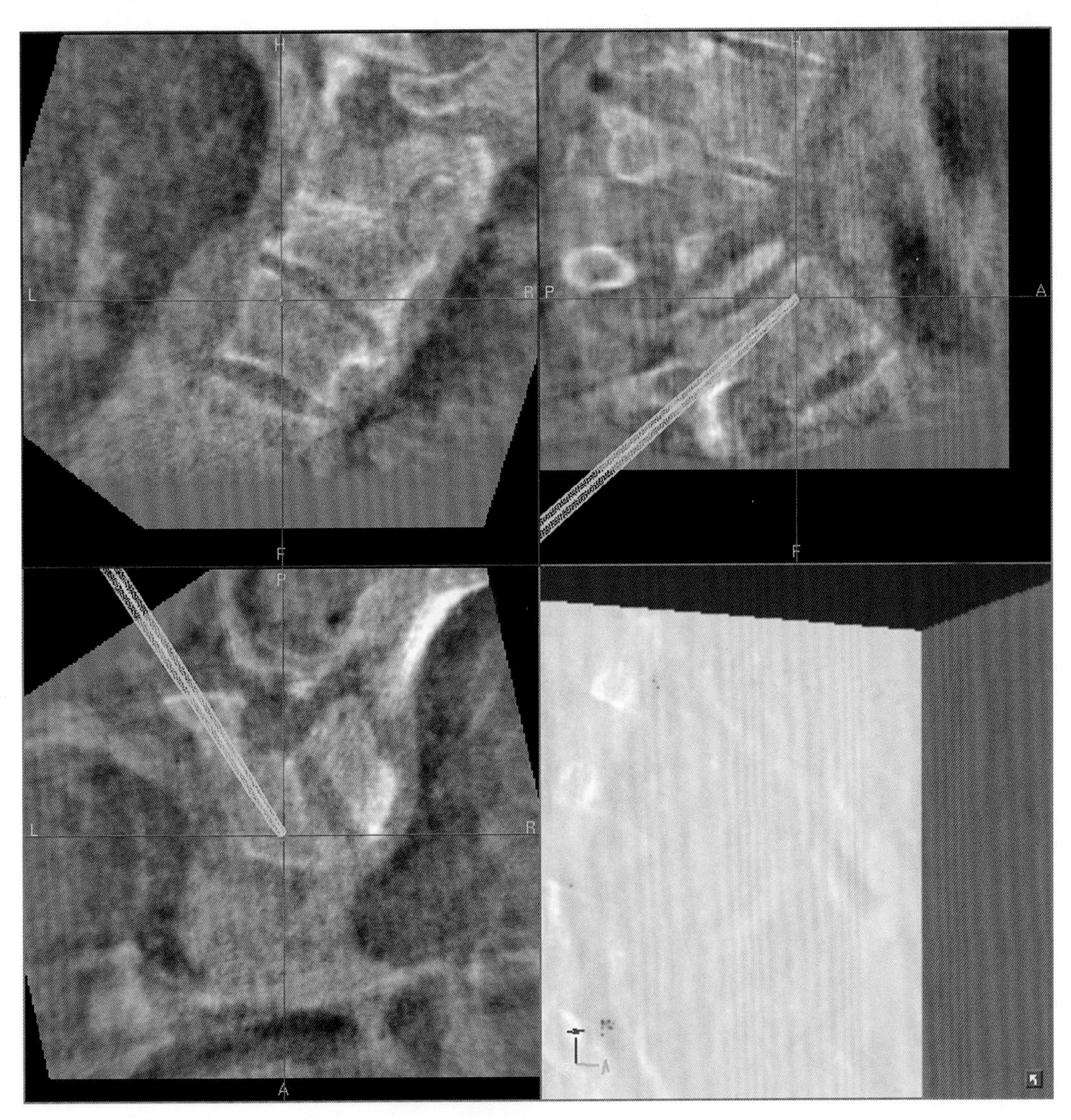

图 2-3　术中即时三维导航辅助椎弓根螺钉内固定骨性结构显示清晰，可以满足临床需要

性解剖结构作为参考点，对于缺乏骨性标志点的齿状突螺钉内固定和经皮椎弓根螺钉内固定，该技术也不适用。

术中即时三维图像导航，术中三维导航影像数据由电动C形臂在术中即时影像三维重建获取。根据设定，C形臂自动连续旋转190°，采集100幅数字点片图像并自动重建三维图像。将图像传输至导航系统，系统同时进行自动注册。图像传输完毕即可使用，无需人工进行点照合和面照合。然后在术中即时三维重建图像引导下进行手术操作（图2-3）。

术中即时三维导航可以获取术中即时三维重建图像并自动传输到导航系统，可以像透视导航一样进行自动注册和图像实体融合。基本继承了透视导航和CT导航两种方法的优点，克服了它们的缺点。虽然其三维图像较CT图像粗略，尤其立体重建图像更为明显，但是真正引导操作的三维断层图像和CT图像区别不大，可以满足对骨性结构精确定位的需要。由于不需要术中直视下找到骨性结构作为参考点，在齿状突螺钉内固定（图2-4）和经皮椎

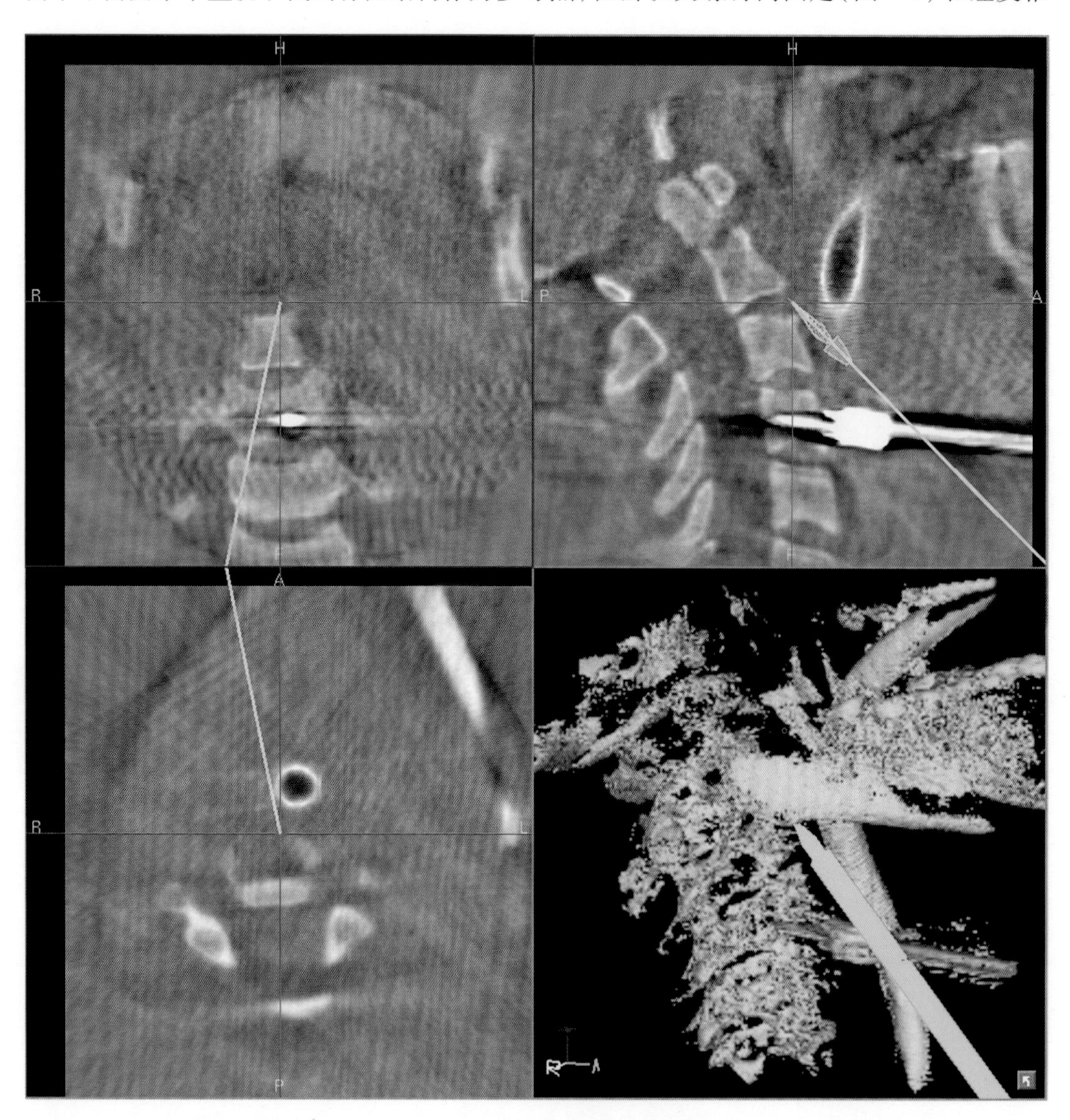

图2-4 术中即时三维导航辅助齿状突螺钉内固定可以根据三维导航图像引导，进行个体化螺钉置入

弓根螺钉内固定术（图2-5）中，该技术也可以得到很好的应用，提高置钉准确率。有学者认为该技术具有良好的应用前景并有可能逐渐替代其他两种导航模式。但是，目前电动C形臂的价格昂贵，而且采用该技术需要使用可以透X线的碳素手术床以减少图像伪影，制约着该技术的临床推广应用。此外，电动C形臂的三维成像质量也有待进一步提高，其摄片范围受到影像增强器尺寸影响，在长节段手术中常不能一次包括所有手术节段，需要重复导航操作步骤（图2-4、图2-5）。

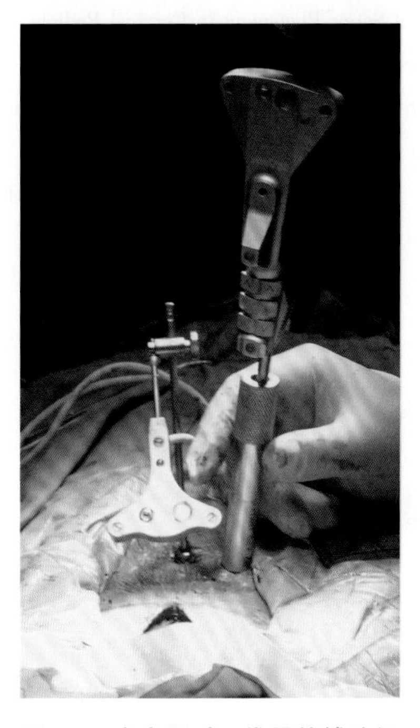

图 2-5 术中即时三维导航辅助经皮椎弓根螺钉内固定

（刘亚军）

参考文献

1. 田伟. 使用计算机导航技术辅助脊柱骨折和不稳定的固定手术. 中华创伤骨科杂志，2004，6(11)：1218-1219.
2. 刘亚军，田伟，刘波，等. CT三维导航系统辅助颈椎椎弓根螺钉内固定技术的临床应用. 中华创伤骨科杂志，2005，7(7)：630-633.
3. 田伟，刘亚军，刘波，等. 计算机导航在脊柱外科手术应用实验和临床研究. 中华骨科杂志，2006，26(10)：671-675.
4. 刘亚军，田伟，刘亚军，等. X线透视与计算机导航系统引导颈椎椎弓根螺钉内固定技术的对比研究. 中华外科杂志，2005，43(20)：1328-1330.
5. 梁国穗. 导航手术正在改革创伤骨科和外科. 中国医药生物技术，2007，2(2)：87-88.
6. 彭玉. 不断提高我国计算机辅助外科的工作水平. 中国医药生物技术，2007，2(2)：85-86.
7. 田伟. C-CAS必将促进中国外科计算机辅助技术研究应用与交流. 中国医药生物技术，2007，2(2)：

86-87.

8. Amoit LP, Labelle H, DeGuise JA, et al. Computer-assisted pedicle screw fixation. A feasibility study. Spine, 1995, 20(10): 1208-1212.
9. Ludwig SC, Kowalski JM, Edwards CC 2nd, et al. Cervical pedical screws: Comparative accuracy of two insertion techniques. Spine, 2000, 25(20): 2675-2681.
10. Richter M, Mattes T, Cakir B. Computer-assisted posterior instrumentation of the cervical and cervico-thoracic spine. Eur Spine J, 2004, 13(1): 50-59.
11. Tian W. The Study of Accuracy of Screw Placement in Cervical Pedicle Assisted by Computed Navigation System. XXII ANNUAL MEETING OF CSRS BERLIN. May 2006; 35.
12. Rampersaud YR, Pik JH, Salonen D, et al. Clinical accuracy of fluoroscopic computer-assisted pedicle screw fixation: a CT analysis. Spine. 2005 Apr 1; 30(7): E183-190.
13. Shoham M, Burman M, Zehavi E, etc. Bone-mounted miniature robot for surgical procedures. concept and clinical applications. IEEE T Robotic Autom, 2003, 19: 893-901.

第三章
计算机导航辅助下微创脊柱外科手术简介

一、计算机导航辅助微创脊柱外科手术定义

计算机导航辅助下微创脊柱外科手术（CAMISS）是由国际上通用的计算机辅助（computer assisted，CA）和微创脊柱手术（minimally invasive spine surgery，MISS）两个词拼写而成的，即计算机辅助下的微创脊柱外科手术（computer assisted minimally invasive spine surgery，CAMISS）。这是一个新的词汇，代表着当代骨科发展最新成果和趋势。CAMISS 本身不仅是一项技术，而且是代表了当代医学治疗的一种新思维。

脊柱外科学的发展历史与科学技术的进步密切相关，新技术的出现，不断拓宽外科医生的视野，让我们了解了更多的疾病，可以使用更多的方法帮助病人解决病痛。不同的时代，在认识疾病的基础上，外科医生一直追求通过使用更精确、损伤更少的方法，更大限度地帮助患者解决他们的病痛，同时尽量完整地保留患者的生理功能。军事上有一句常用语叫做"外科手术般的精确打击"就是对外科手术本身的最好评价。脊柱外科技术近年来得到很大的发展。许多原来治疗难度很高的疾病被重新认识，比如上颈椎疾病、脊柱侧弯、韧带骨化症等。在此基础上，许多医生开始尝试治疗这些疾病，但由于脊柱结构的复杂性，脊柱外科医生又希望能够最大程度地解决这些疾病，使得手术难度和危险性超过了以往。现代社会的生活节奏越来越快，越来越多的患者难以忍受长时间的休养康复。另外，社会保险系统要求尽量节省费用。这些因素都使外科医生即便进行常规手术也要尽快帮助病患恢复，因此现代医学对微创手术的要求超过了以往。社会的老龄化，使得老年人成为脊柱外科治疗新的重点人群。老年人往往同时合并多种疾病，身体机能下降，整体状况不允许接受大的手术打击，但很多脊柱疾病严重影响其生存状况，又必须解决，因此精确且微创的手术方案成为现代脊柱外科的趋势。

二、微创脊柱手术的发展

20 世纪 60 年代兴起的关节镜技术，被认为是骨科领域最早的微创技术。但直到 1985 年英国泌尿外科医生 Payne 和 Wickham 首次提出"微创外科（minimally invasivesurgery，

MIS)"的概念,1987 年法国医生 Mouret 成功施行了世界首例腹腔镜胆囊微创切除术以后,"微创外科"才逐渐被广泛接受。目前微创外科还没有确切的定义,通常是指以最小的侵袭和最小的生理干扰达到最佳外科疗效的一种新的外科技术,它不是独立的新学科或新的分支学科,而是一种比现行的标准外科手术具有更小的手术切口、更佳的内环境稳定状态、更轻的全身反应、更少的瘢痕愈合、更短的恢复时间、更好的心理效应的手术。顾名思义,微创脊柱外科手术则是微创外科技术在脊柱外科领域中的应用。

脊柱外科微创技术始于 20 世纪 60 年代经皮穿刺技术治疗椎间盘突出症。1963 年,Smith 采用 X 线透视引导,将木瓜凝乳蛋白酶注入病变的椎间盘治疗经保守治疗无效的单纯性腰椎间盘突出症,该手术并发症较多,远期疗效受到质疑。70 年代后期,在此基础上加以改进,在病变的椎间盘内置入套管并通过套管用特制器械对髓核组织进行机械切割,使并发症有所降低。90 年代,有人通过置入椎间盘的工作套管放入激光光导纤维,利用激光的能量使腰椎间盘髓核组织气化,降低了椎间盘内部的压力,减轻或解除对神经根的压迫,从而使椎间盘突出症的症状消失,达到治疗的目的。这类经皮技术创伤小、恢复快,不干扰椎管内的结构,并发症低,操作简单,疗效尚可,目前仍在临床上应用。

内窥镜的发展使得脊柱微创技术进入新的一页,应用内镜技术进行脊柱外科手术始于 80 年代,而 90 年代后,经内镜脊柱外科技术有了长足的进步。椎间盘镜手术系统是这类内镜手术的代表,例如 Med Metrx 椎间盘镜系统,椎间盘镜手术系统非常成功,在临床得到广泛应用,但近 10 年来,逐渐被更加微创的椎间孔镜手术系统取代,例如 Wolf、Joinmax、Maxmore 等内镜系统。内镜手术的另一方面是内镜辅助手术,如腹腔镜辅助下腰椎病灶清除术和腰椎内固定融合术;胸腔镜辅助下胸椎病灶清除术和脊柱侧弯矫形术等。

90 年代以后,椎弓根螺钉内固定系统的出现使得脊柱外科手术的治疗水平进入了新时代,从初始的腰椎椎弓根系统到现在的胸椎椎弓根系统、颈椎椎弓根系统,从脊柱创伤、脊柱退行性疾病到脊柱肿瘤,脊柱畸形矫正的治疗疗效得到了跨越式的提升。椎弓根螺钉的设计,也向着固定更牢靠、更符合生物力学原理、使用更方便、创伤更小的方向发展。2002 年,Foley 和 Gupta 首先报告了应用经皮 Sextant 椎弓根螺钉系统内固定技术,基于此技术,真正意义上的胸腰椎内固定治疗得以实现并广泛开展,经过十余年的发展,全世界主要医疗器材生产公司都推出了各自的经皮椎弓根螺钉内固定系统。今天,经皮椎弓根螺钉固定技术已经成为微创脊柱外科技术的一项主要代表技术,成为开放式内固定的替代选择。

尽管微创脊柱外科技术是未来脊柱外科的发展方向,但微创脊柱外科存在一些"天生"的难点。微创手术的精髓是以比传统手术更小的损伤达到与传统手术相同或更佳的疗效,但由于操作空间小、二维视野、手术器械长、解剖标志不清等不利因素,微创手术反而可能增加术中并发症,微创脊柱手术(MISS)曾被形象地比喻为"在瓶子里建一艘船"。Ringel 等报告了 104 例患者胸腰段经肌间隙置入螺钉,术后均做 CT 检查,高达 11 例(10.6%)的患者需行翻修手术,其中 2 例由于螺钉误置造成神经症状。微创手术的神经损伤事件常有报道,特别是对刚开始进行脊柱微创外科手术的外科医生来说,需要一个相当长的学习曲线才能达到较为满意的微创效果。因为需要在 X 线引导下置钉,微创手术术中需要反复透视确认,增加了医务人员和患者的放射损伤风险。研究显示,X 线透视引导椎弓根螺钉置入使外科医生暴露在10或12倍于常规脊柱骨科手术的辐射剂量下。

三、脊柱计算机辅助手术体系的发展

随着脊柱外科医疗实践的不断深入，越来越多的实践证明医生手术技术和经验即使达到顶峰也有明显的局限性，我们没有透视眼也没有机械般稳定的手，因而在术中难以判断解剖个体差异，仅仅X线二维透视难以准确定位及判断器械在体内的方向。

科学技术的进步使新的超越人能力的智能手术方法被发明和应用于临床，近年来，计算机技术的迅速发展促进了可视化技术的进步，将物理学、电子技术、计算机技术、材料学和精细加工等多种高科技手段结合，可将透视成像系统与影像导航结合，逐渐形成了外科导航系统。2004年Iso-C 3D、2005年O-arm等术中即时三维C形臂开始应用，使术中即时三维导航成为可能。术中实时三维导航提供了每一个手术部位的三维信息，精度可达到0.25mm，是肉眼和透视均无法达到的精度，从而成为一种安全有效的手术技术保障，开创了一个脊柱手术治疗的新纪元。

田伟等学者进行了大量脊柱导航置钉的基础研究和临床实践，实验研究共植入螺钉398枚，结果请见表3-1。

表3-1　采用不同方法置入颈椎椎弓根螺钉精确性结果

组　别	手术时间（分钟）	优	良	差
盲法组（根据术前测量结果徒手置钉）	27	29枚（36.3%）	21枚（26.3%）	30枚（37.5%）
透视法组	112	35枚（44.9%）	29枚（37.2%）	14枚（17.9%）
透视导航法组	69	34枚（42.5%）	36枚（45.0%）	10枚（12.5%）
CT三维导航法组	98	70枚（87.5%）	10枚（12.5%）	无
Iso-C术中三维导航法组	91	72枚（90%）	8枚（10%）	无

临床病例中，透视导航组共272枚螺钉，优243枚（89.3%），良29枚（10.7%）。CT导航组共571枚螺钉，优485枚（84.9%），良82枚（14.4%），差4枚（0.7%，均发生于早期颈椎手术病例）。Iso-C术中三维导航组共142枚螺钉，优136枚（95.8%），良6枚（4.2%，5枚为颈椎，1枚为腰椎）。10年来的实践证明，计算机导航系统能显著提高脊柱外科手术的安全性。

四、计算机辅助微创脊柱外科手术体系的提出与涵盖

微创脊柱外科手术是脊柱手术发展的要求，但如何克服微创脊柱手术视野局限、并发症发生率高、学习曲线长、X线暴露时间长是我们面临的困难。有没有一种安全有效的方法能够使我们拥有透视眼看到体内的解剖结构，解决上述问题呢？答案是有。应用计算机导航系统辅助MISS使术中解剖结构精确定位成为可能，可以弥补MISS显露不清的缺陷，从而提

高手术的精确性,减少并发症。Fraser 等报告,在微创腰椎手术中,90.9%的术中即时三维导航组螺钉及73.7%的透视组螺钉没有穿破椎弓根,两者的准确性差异有统计学意义($P<0.05$)。并且,由于 CAOS 可提供实时影像,可减少术中放射线过多暴露的风险,还可缩短 MISS 手术的学习曲线。

计算机辅助微创脊柱外科手术体系不仅仅是计算机手术导航体系在脊柱微创手术的应用,它还包括术前设计、手术器材设计、术中导航、术后评估与康复。

当代计算机技术的发展,使得术前通过采集 CT 与 MRI 的数据进行模拟手术成为可能。以 MIMICS 等为代表术前设计软件,可以模拟术中的截骨和术中置钉过程,并且可以与导航软件拟合,从而帮助手术顺利完成。

3D 打印技术的出现,使得内置物的个性化成为可能,配合术前采集的数据,可以制造出术中与体内解剖结构更加贴合的内置物,从而提升了手术效果。

五、CAMISS 手术在不同部位手术的应用

1. 颈椎 一直以来,上颈椎手术都是脊柱手术的难点,上颈椎结构包括颅底和$颈_{1、2}$椎体,此区域骨结构复杂,变异多种多样,同时延髓、小脑、脊髓在此区域交汇,损伤可能导致严重后果。上颈椎存在复杂血管结构,椎动脉走行变异大且位置深在,相应的静脉系统分布广泛,术中易出血,止血困难。

目前上颈椎疾病的治疗大多数采用开放式手术方式,术中需要广泛暴露,确定解剖结构,同时固定时要使用 C 形臂反复确认内固定的位置。近两年来,随着通道和术中导航技术的发展,我们现在可以实现上颈椎的 CAMISS 治疗。田伟等学者进行了 C_2 Hangman 骨折的微创与切开导航手术的对比。结果表明,CAMISS 较切开导航手术出血明显减少,出血量 CAMISS 组 66.7±25.8ml,切开组 250.0±141.4ml($P<0.01$);6 个月时 VAS 评分 CAMISS 组 0.3±0.5,切开组 1.7±0.6($P<0.01$);两组均没有 3 级的螺钉偏差,没有神经损伤。

2. 胸腰椎 腰椎的微创内固定手术自 2003 年以来,逐渐在世界上普及。目前,已有多家公司能够生产经皮腰椎椎弓根螺钉。经皮腰椎内固定如前述所说,会面临视野小、放射线暴露多等多种不利因素,而通过计算机辅助导航技术则可以克服上述不利因素。

田伟等对比了使用导航微创 TLIF(CAMISS-TLIF)手术与传统切开 TLIF(OP-TLIF)手术治疗成人腰椎滑脱症患者 27 例,利用随机数法分为两组,其中导航微创组 13 例,传统切开组 14 例。出血量导航微创 TLIF 组为 376.92±165.34ml,较传统切开 TLIF 组的 857.14±720.81ml 明显减少,27 例患者均获得随访,随访率 100%,导航微创 TLIF 组随访时间 3~21 个月,平均 12.36 个月;传统切开 TLIF 组随访时间 3~22 个月,平均 11.53 个月。随访发现,日本骨科协会评估治疗(Japanese Orthopaedic Association scores,JOA 评分)改善率导航微创组为 74.74%±11.07%,传统切开 TLIF 组为 61.97%±19.03%,有明显的统计学差异($t=0.177$,$P=0.045$);腰痛 ODI 评分标准(The Oswestry Disability Index,ODI 评分)导航微创 TLIF 组随访时为 2.00±1.915 分,传统切开 TLIF 组为 7.07±7.760 分,有明显的统计学差异($t=-2.289$,$P=0.032$)。

3. 其他　另外，还有许多医生通过 CAMISS 方法进行多种脊柱疾病治疗的尝试。例如胸椎黄韧带骨化的微创切除，通过经椎板腰椎峡部裂拉力螺钉治疗腰椎单纯峡部裂的尝试也都获得了良好的效果。

六、CAMISS 手术的未来发展

目前，CAMISS 手术主要是通过手工导航完成的，但机器人辅助经皮椎弓根螺钉已逐渐开展，从而使这项技术更加简单。

从 2003 年起，以色列生产的 SpineAssist 系统机器人分别在以色列、德国、美国投入使用，从 2005 年至 2009 年，共完成手术 842 例，包括腰椎椎弓根钉 673 例，椎弓根钉优良率达到 97. 3%。但这种机器人辅助系统由于只能固定于腰椎，使用范围受到一定限制。

2015 年，北京积水潭医院与北京航空航天大学设计的脊柱手术机器人也投入临床使用，由于使用的是多个自由度的机械臂结构，因而除了可以用于腰椎，同样也成功用于颈椎和胸椎手术。

未来，随着人工智能的发展，机器人辅助脊柱微创手术可能成为脊柱微创手术的新标准。

（何　达）

参考文献

1. 田伟，刘亚军，刘波，等. 计算机导航在脊柱外科手术应用实验和临床研究. 中华骨科杂志，2006，26（10）：671-675.
2. 张波，田伟，王永庆，等. ISO-3D 辅助计算机导航下齿突骨折的前路螺钉内固定治疗. 山东医药，2010，50（28）：24-26.
3. 茅剑平，田伟，孙宇庆，等. 复杂寰枢椎骨折 1 例. 山东医药，2010，50（28）：51.
4. 胡临，田伟，刘波，等. 后路 C_2/C_3 椎弓根螺钉固定治 Hangman 骨折. 山东医药，2010，50（28）：20-21.
5. Kim CW，Siemionow K，Anderson DG，et al. The eurrent state of minimally invasive spine surgery. J Bone Joint Surg Am，2011，93（6）：582-596.
6. Tsutsumimoto T，Shimogata M，Ohta H，et al. Mini—open versus conventional open posterior lumbar interbody fusion for the treatment of lumbar degenerative spondylolisthesis：comparison of paraspinal muscle damage and slip reduction. Spine（Phila Pa 1976），2009，34（18）：1923-1928.
7. Kim DY，Lee SH，Chung SK，et al. Comparison of muhifidus muscle atrophy and trunk extension muscle strength：pereutaneous versus open pedicle screw fixation. Spine（Phila Pa 1976），2005，30（1）：123-129.
8. Foley KT，Gupta SK. Percutaneous pedicle screw fixation of the lumbar spine：preliminary clinical results. J Neurosurg，2002，97（1 Suppl）：7-12.
9. 田伟，韩骁，何达，等. 导航下微创与传统开放手术治疗胸腰段脊柱骨折的对照研究. 中华外科杂志，2011，49（12）：1061-1066.
10. 何达，田伟，袁强，等. 计算机辅助微创技术结合经椎板拉力螺钉峡部固定植骨治疗单纯腰椎峡部裂. 中华创伤骨科杂志，2014，16（3）：20-23.
11. Rampersaud YR，Foley KT，Shen AC，et al. Radiation exposure to the spine surgeon during fluoroscopically as-

sisted pedicle screw insertion. Spine(Phila Pa 1976),2000,25(20):2637-2645.

12. Fraser J, Gebhard H, Irie D, et al. Iso-C/3-dimensional neuronavigation versus conventional fluoroscopy for minimally invasive pedicle screw placement in lumbar fusion. Minim Invasive Neurosurg, 2010, 53 (4): 184-190.

13. Smith HE, Welsch MD, Sasso RC, et al. Comparison of radiation exposure in lumbar pedicle screw placement with fluoroscopy VS cornputer-assisted image guidance with intraoperative three—dimen sional imaging. J Spinal Cord Med, 2008, 3(1):532-527.

14. Dennis DP. Kaplan L, Dietl R, et al. Clinical Acceptance and Accuracy Assessment of Spinal Implants Guided With SpineAssist Surgical Robot. Spine, 2010, 35(24):2109-2115.

第二部分

计算机导航辅助颈椎手术

第四章

后路寰枢椎经关节突关节螺钉内固定术

一、手术指征

后路寰枢椎经关节突关节螺钉内固定术由 Magerl 等首先于 1987 年提出，故又称之为 Magerl 术。其用 2 枚螺钉分别由后下方向前上方穿过两侧 $C_{1\sim2}$侧块关节并加压固定，从而固定寰枢椎（图 4-1）。

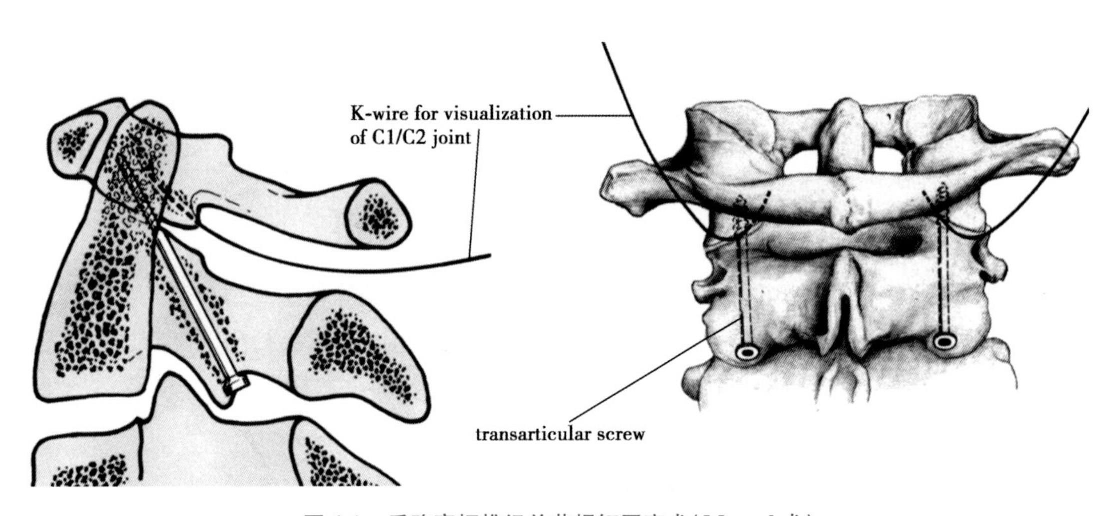

图 4-1　后路寰枢椎经关节螺钉固定术（Magerl 术）

（一）手术适应证

1. 创伤性寰枢椎不稳定，如齿突骨折、横韧带断裂等。
2. 先天性寰枢椎不稳定，如齿突发育不良，齿突骨等。
3. 类风湿关节炎致 $C_{1\sim2}$不稳定。
4. $C_{1\sim2}$既往融合失败。

（二）手术禁忌证

1. $C_{1\sim2}$解剖变异，或寰椎侧块、枢椎峡部骨质破坏。
2. 椎动脉走行变异。

3. 其他，如过度肥胖或胸椎后突，使螺钉不能置入。

二、手术难点及导航优势

该手术内固定邻近延髓、椎动脉等重要器官，螺钉通道缓冲空间狭小，需要有很高的手术技术、在很好的设备条件下才能完成。已经报道的手术并发症有内固定失败（折断、松动等），C_2枕大神经损伤，寰枕关节损伤，舌下神经损伤，椎管受损-脊髓损伤，椎动脉损伤等。尤其是椎动脉损伤问题在Magerl术中十分突出，得到了广泛的关注和研究。很多研究者认为，由于椎动脉的走行变异和寰枢椎解剖结构异常等原因，一些患者至少有一侧不能接受经关节突关节螺钉内固定，其比例甚至可达到人群的20%。大多数研究者认为，Magerl术应在完全复位的前提下进行，在未完全复位时椎动脉损伤的可能性极大，此时经关节突关节螺钉固定应视为禁忌，而应行枕颈融合，或其他形式的内固定。

椎动脉在枢椎段由内下向外上走行，在枢椎峡部的外下部骨质形成“椎动脉沟”的结构，若穿行于枢椎峡部的螺钉侵入椎动脉沟，便极易损伤椎动脉。所以一般认为螺钉的置入在枢椎段越靠内、靠上越是安全的。

计算机辅助的应用，使螺钉置入的过程完全在“可视”的状态下完成，在很大的程度上提高了手术的准确性和安全性，使螺钉的置入精度显著提高，减少了并发症的发生。使用导航技术可在术前和术中选择设计最适宜的螺钉通道，并在手术中完成，使患者得到更为“个体化”的手术治疗方式。因此，导航技术在上颈椎手术，特别是Magerl术中应用的优势十分明显。

三、术前影像学检查及手术规划

常规颈椎开口正位和侧位X线片，颈椎MRI检查了解神经等软组织情况。条件允许的情况下，拍摄颈椎屈伸动力片，了解上颈椎稳定性。行上颈椎CT薄层扫描，并三维重建，了解上颈椎骨质的具体情况。可将CT数据输入导航系统行术前手术规划。

四、开放手术步骤

1. 术前将CT图像原始数据拷贝至导航工作站，使用术前设计功能评估是否存在合适的螺钉通道，并测量估算需要螺钉的直径及长度。

2. 于手术室进行全身麻醉成功后，患者俯卧位，MAYFIELD架牵引固定颅骨，患者上肢用胶带固定于体侧（图4-2）。调整头架位置，在透视下确认C_1、C_2处于复位位置。

3. 颈后及右侧髂后上棘处常规消毒铺单（图4-3）。

4. C_0～C_2正中横切口（图4-4）。

5. 切开皮肤、皮下，暴露出枕骨大孔周源，剥离显露C_1、C_2棘突后弓及侧块（图4-5）。

6. 小心分离C_1、C_2椎板和附着的韧带（图4-6）。

7. 小心地将钛缆从C_1、C_2椎板下穿过（图4-7）。

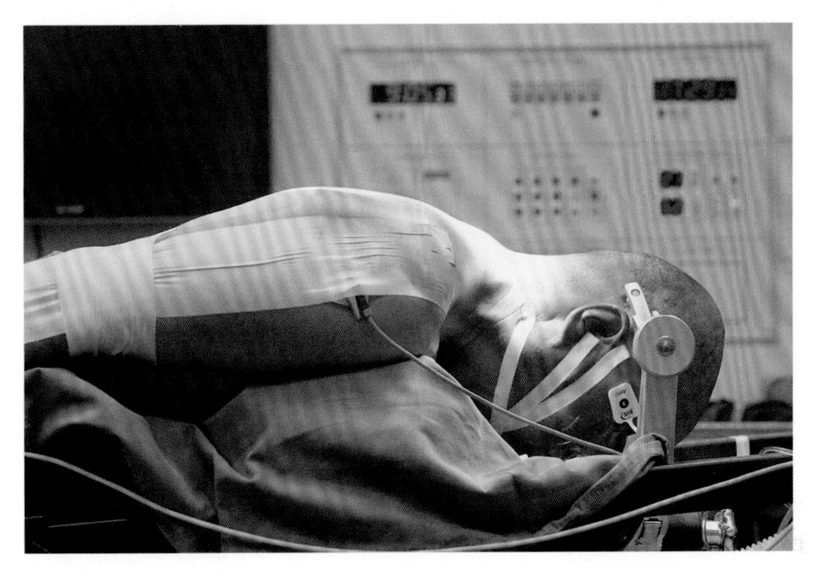

图 4-2

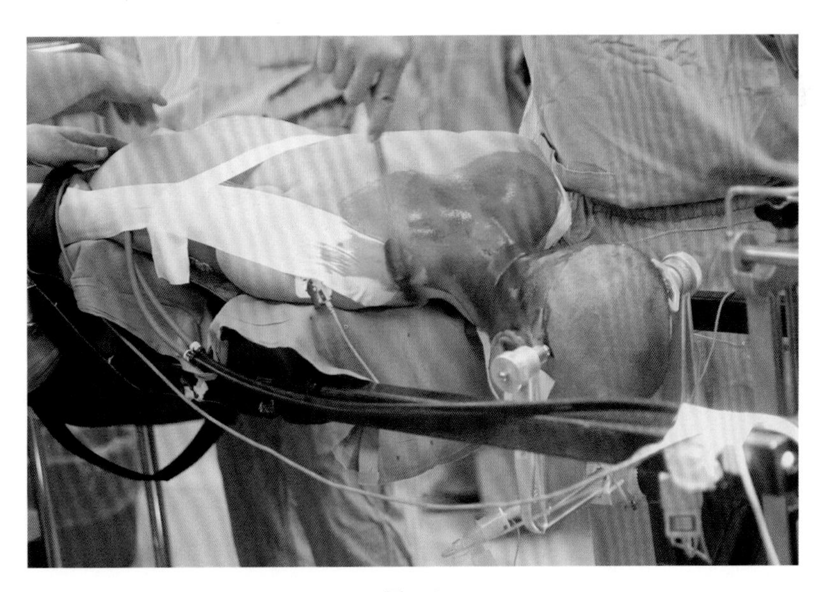

图 4-3

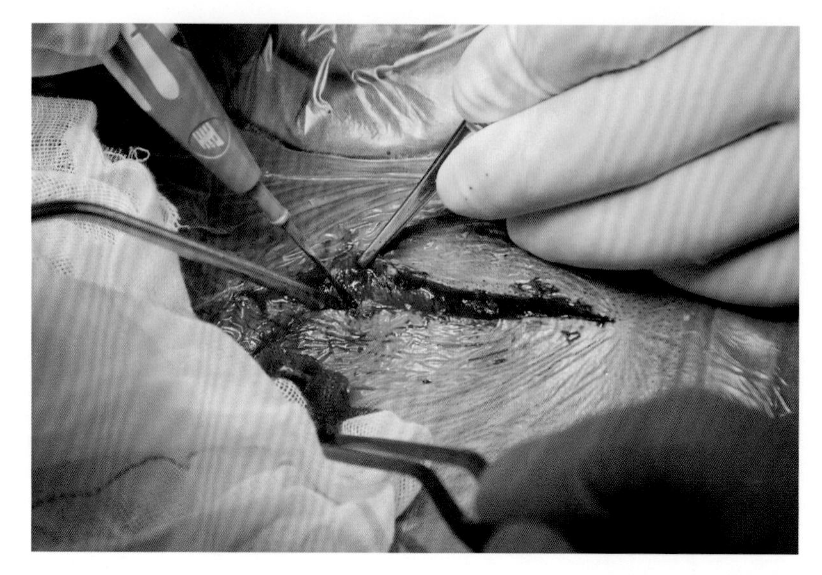

图 4-4

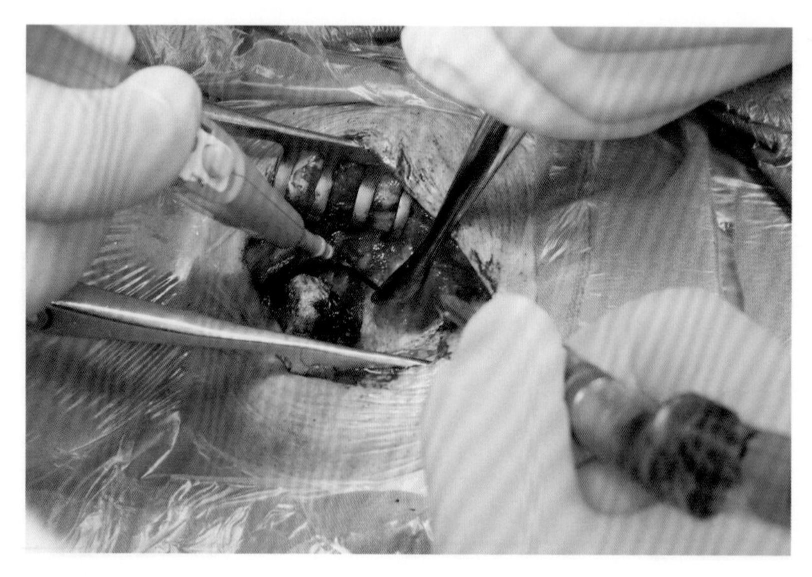

图 4-5

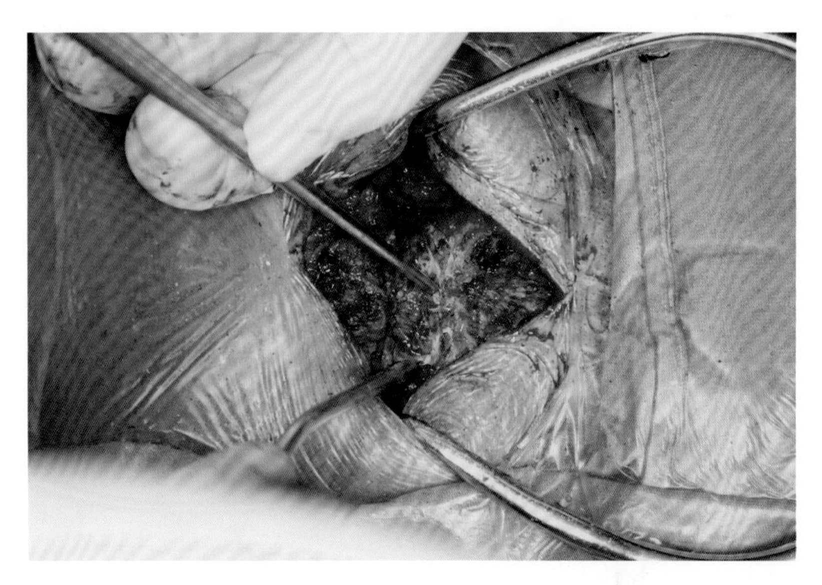

图 4-6

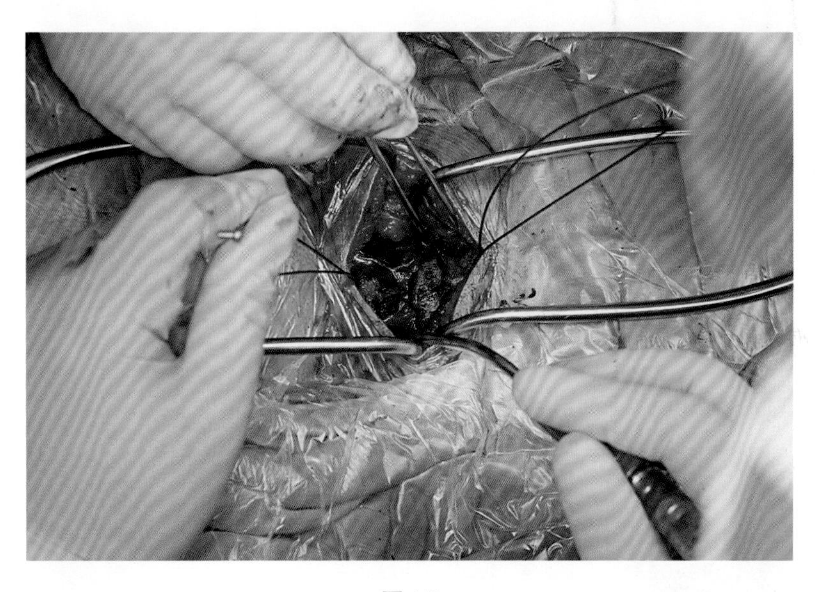

图 4-7

8. 使用临时固定夹固定钛缆（图 4-8）。

9. 再次透视确认 C_1、C_2复位良好，调整头架使颈部充分屈曲，并安装导航示踪器（图 4-9）。

10. 依次注册导航工具及电动 C 形臂（图 4-10）。

11. 使用电动 C 形臂自动扫描 C_2椎体获取术中即时三维影像并传输至导航系统自动注册。

12. 在 3D C-arm 导航引导下确认 C_1、C_2经关节突螺钉的入针点和入针方向（图 4-11、图 4-12）。

13. 从 C_2侧块向 C_1侧块穿入 1. 2mm 克氏针（图 4-13）。

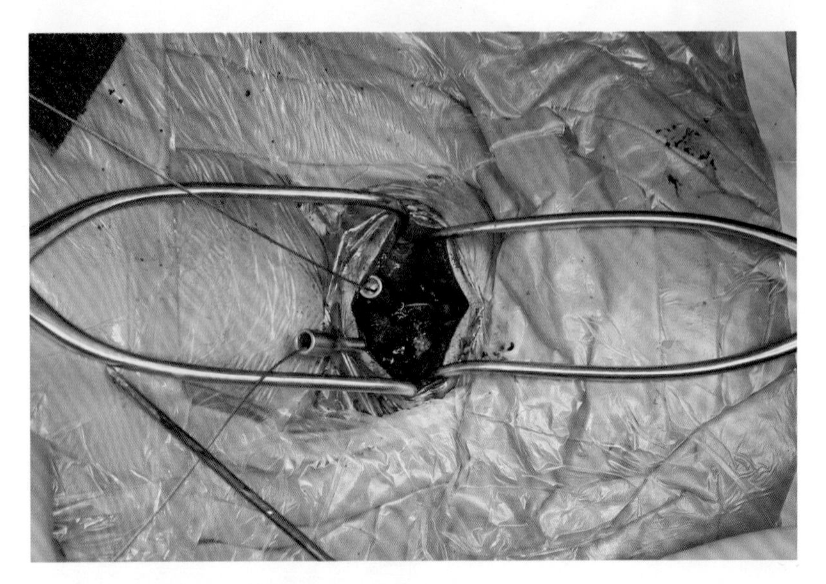

图 4-8

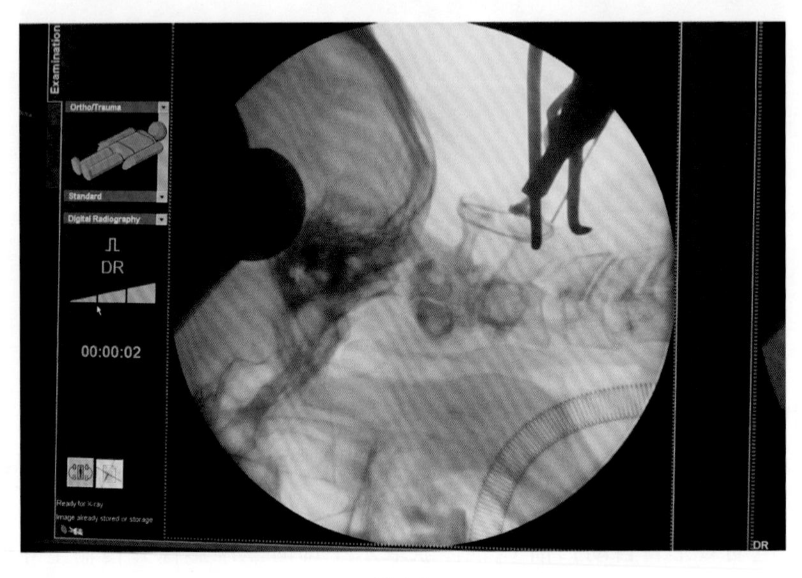
Examination
Ortho/Trauma
Standard
Digital Radiography
DR
00:00:02
DR

图 4-9

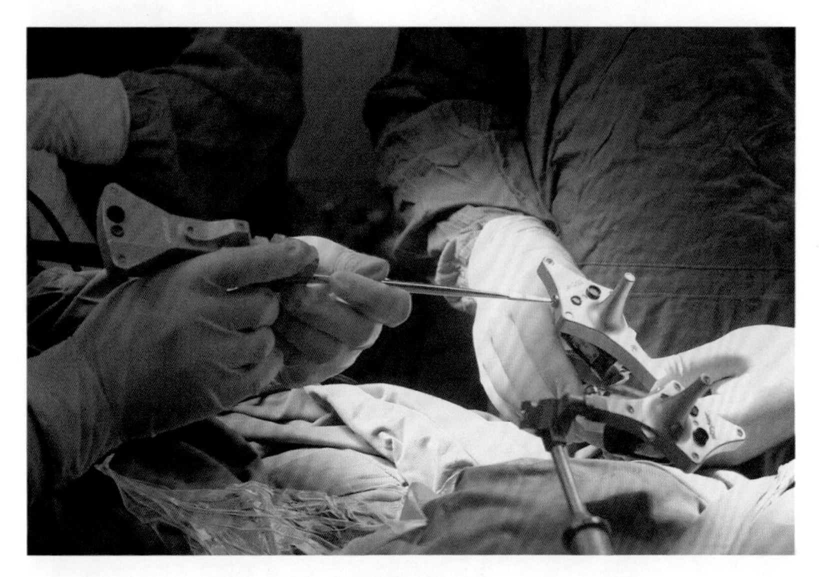

图 4-10

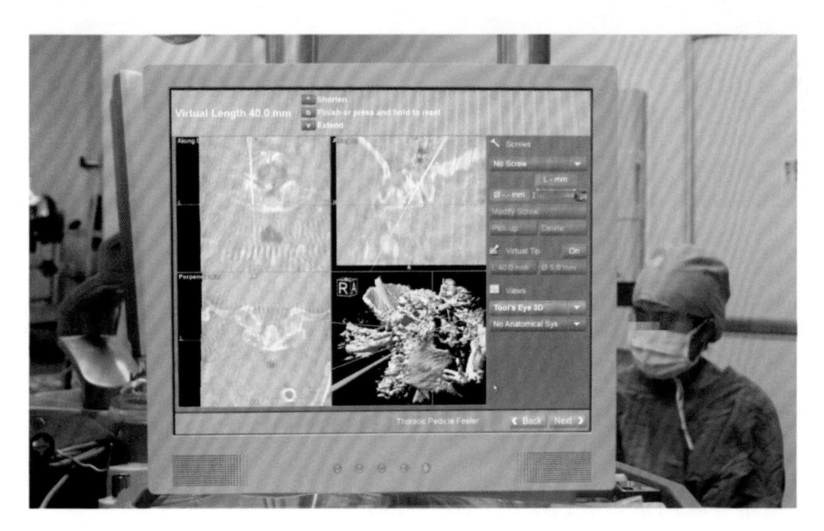
Virtual Length 40.0 mm
Shorten
Finish or press and hold to reset
Extend
No Screw
Virtual Tip
On
Tool's Eye 3D
No Anatomical Sys
Thoracic Pedicle Feeler
Back
Next

图 4-11

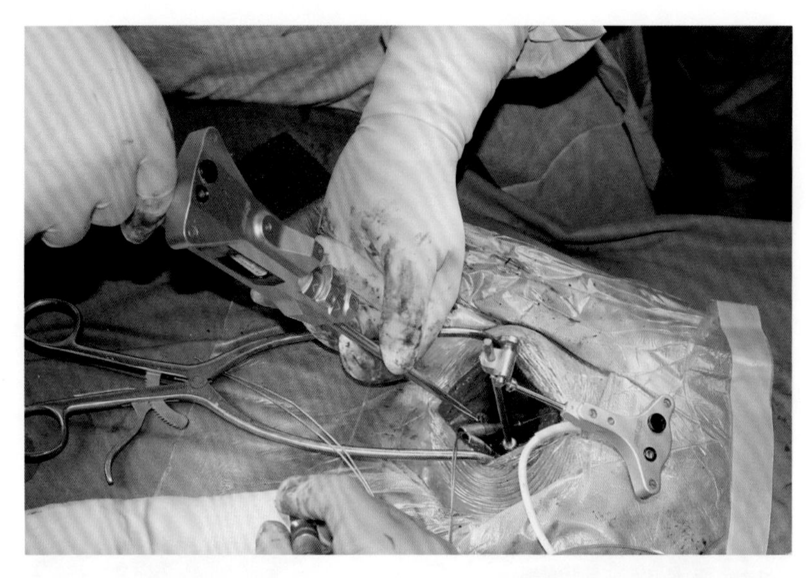

图 4-12

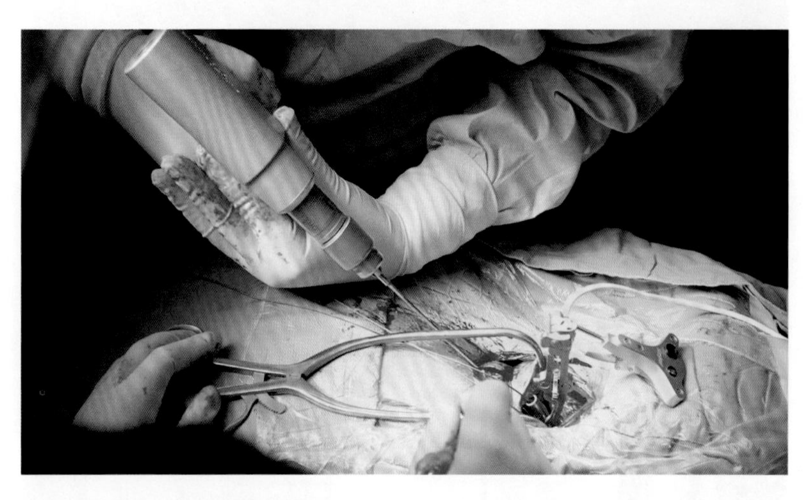

图 4-13

14. 确定位置无误后，沿克氏针置入直径 3.5mm 半螺纹松质骨螺钉各 1 枚固定（图 4-14、图 4-15），并再次透视确定螺钉位置。

15. 松开钛缆的临时固定夹，用磨钻去除 C_1 及 C_2 椎板后侧皮质骨制成植骨床（图 4-16、图 4-17）。

16. 从右侧髂骨取两条骨块（图 4-18、图 4-19）。

17. 将两条骨块植入，收紧钛缆固定（图 4-20），再次透视（图 4-21 为侧位透视；图 4-22 为正位透视）确定位置满意。

18. 生理盐水冲洗伤口，清点纱布器械无误，放置引流管 1 根，用 1 号可吸收线将头下斜肌重叠缝合，逐层缝合皮下、皮肤，关闭切口。

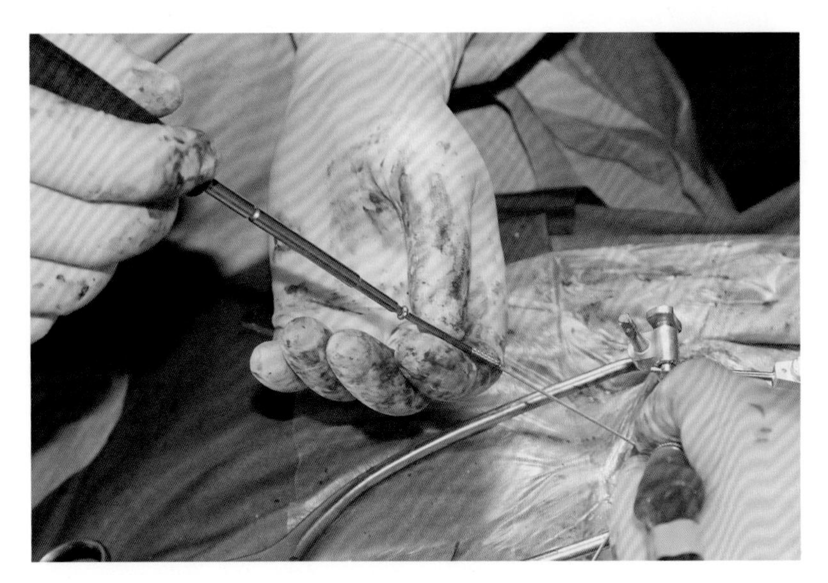

图 4-14

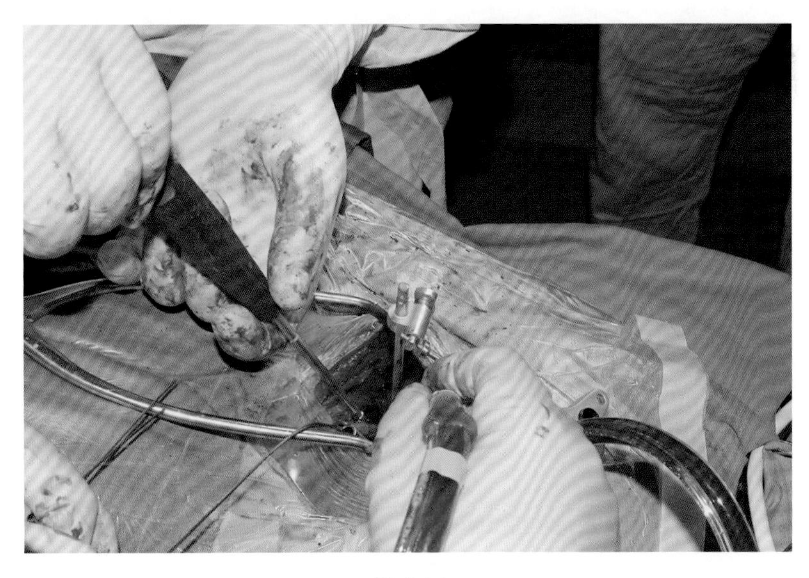

图 4-15

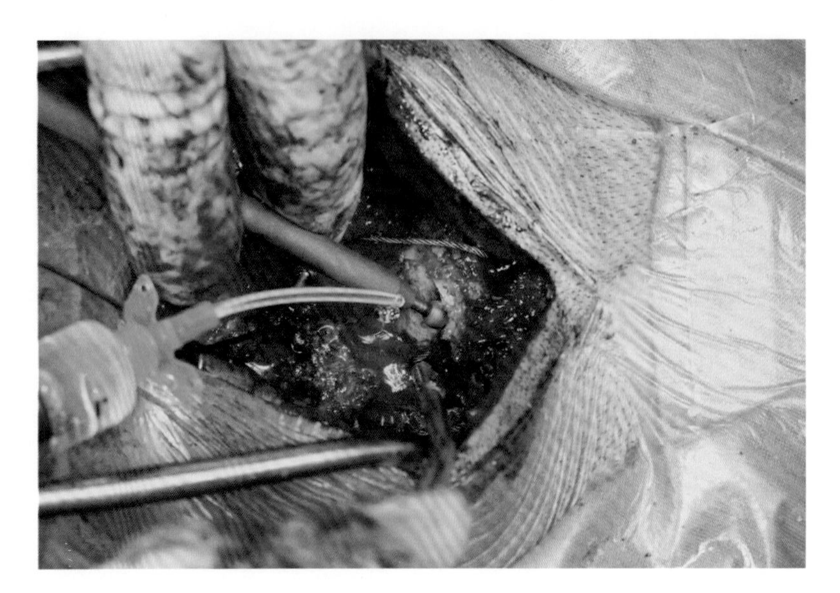

图 4-16

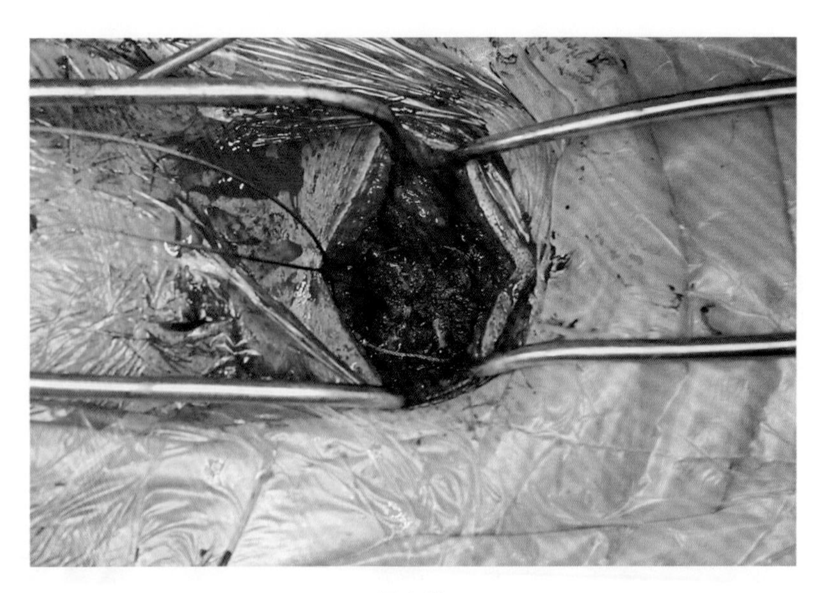

图 4-17

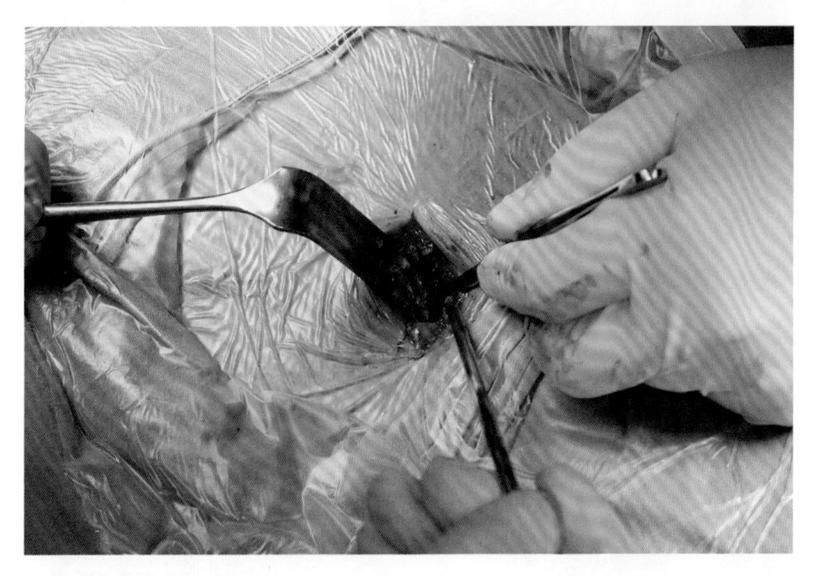

图 4-18

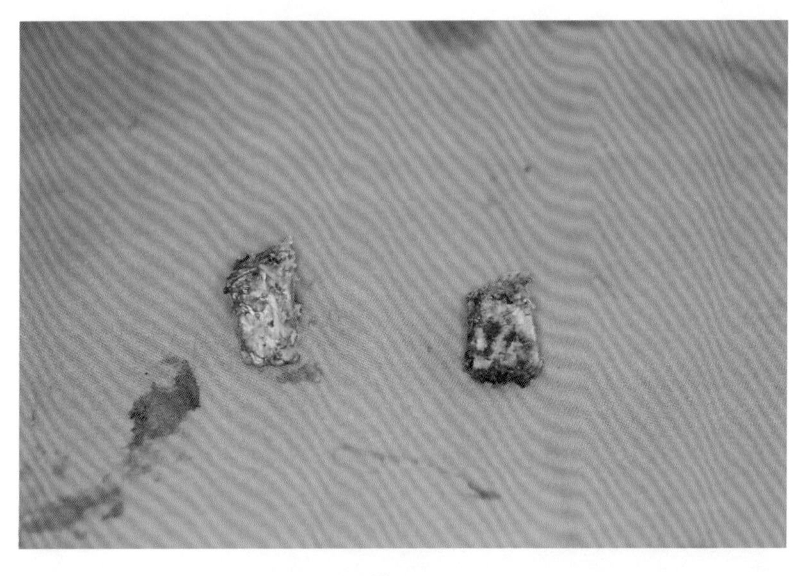

图 4-19

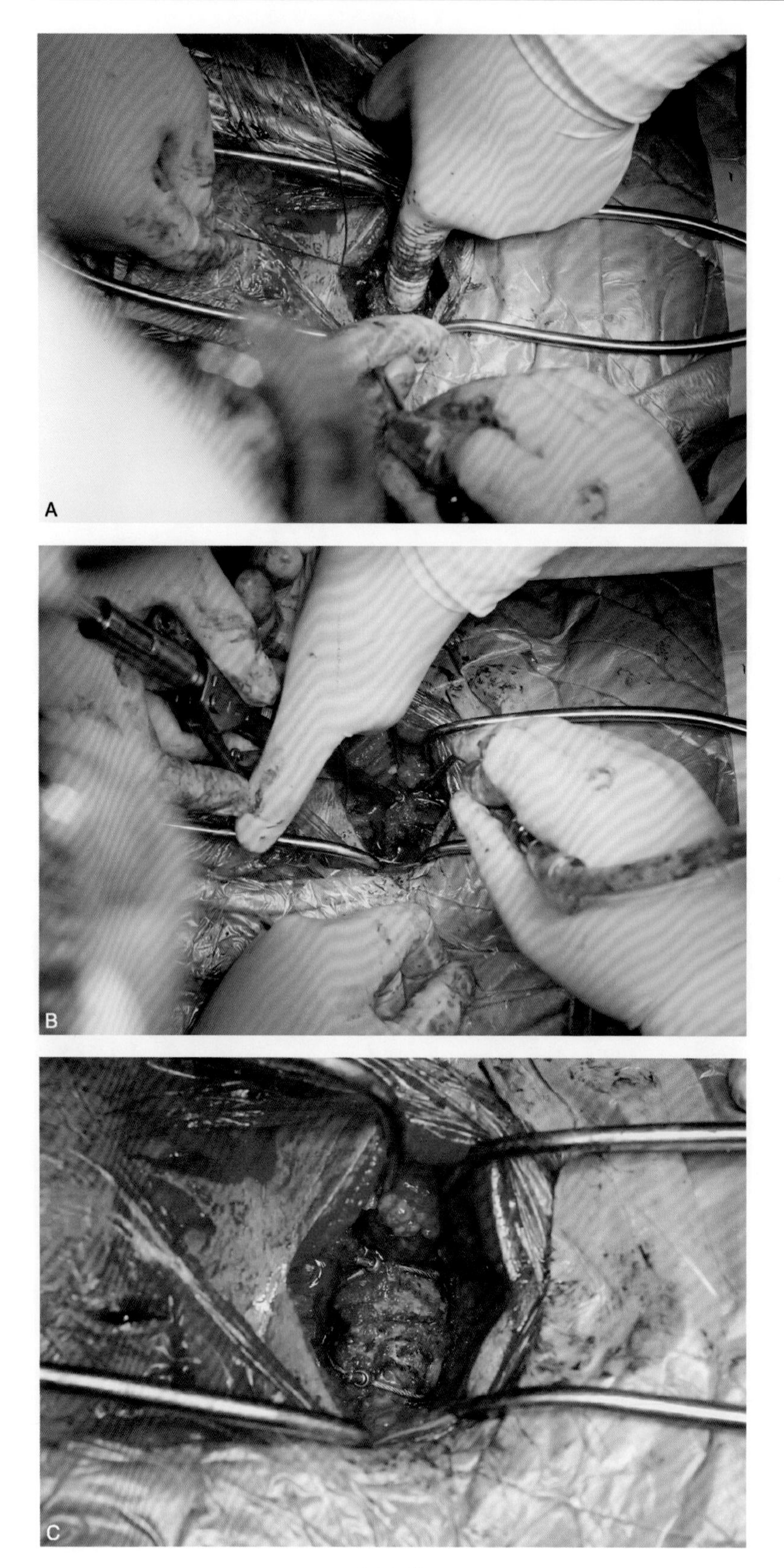

图 4-20

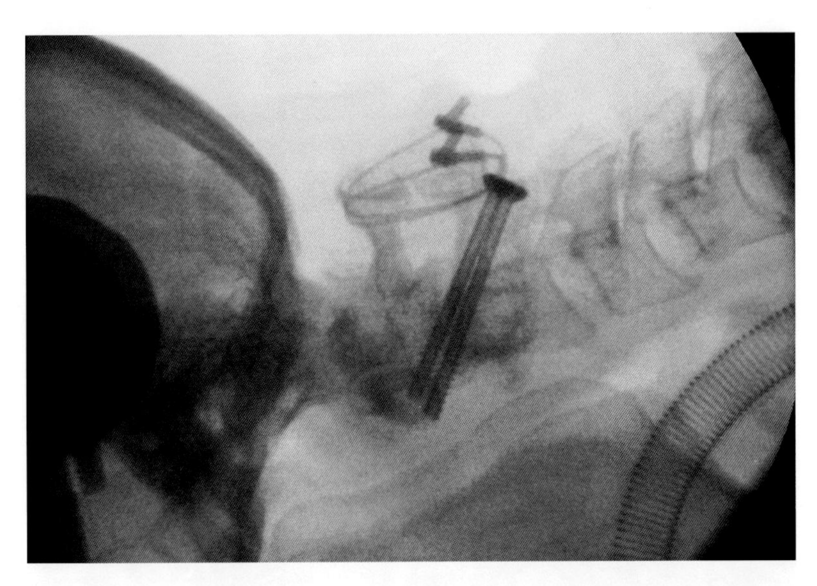

图 4-21

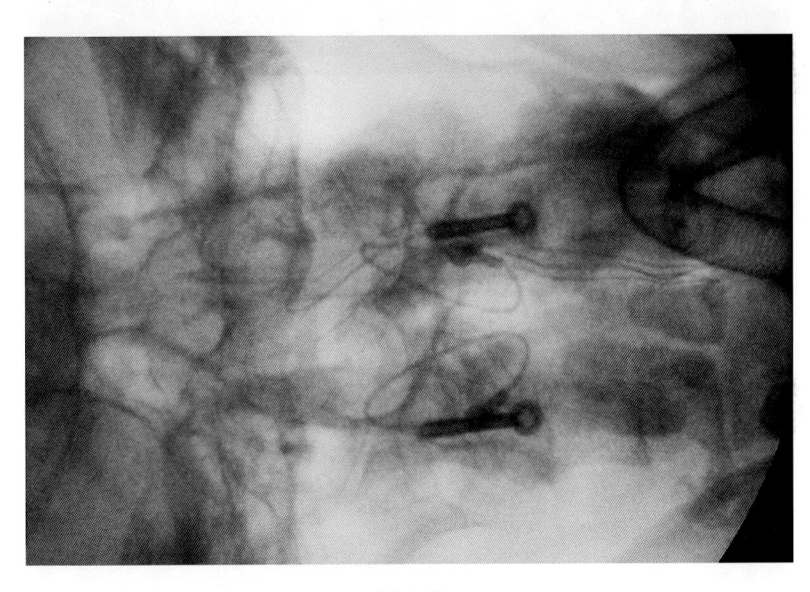

图 4-22

五、CAMISS 手术步骤

1. 术前将 CT 图像原始数据拷贝至导航工作站，使用术前设计功能评估是否存在合适的螺钉通道，并测量估算需要螺钉的直径及长度。

2. 于手术室进行全身麻醉成功后，患者俯卧位，MAYFIELD 架牵引固定颅骨，患者上肢用胶带固定于体侧（图 4-23）。调整头架位置，在透视下确认 C_1、C_2处于复位位置。

3. 颈后及右侧髂后上棘处常规消毒铺单（图 4-24）。

4. $C_{1/2}$正中横切口，切开皮肤、皮下，剥离显露 C_2棘突（图 4-25）。

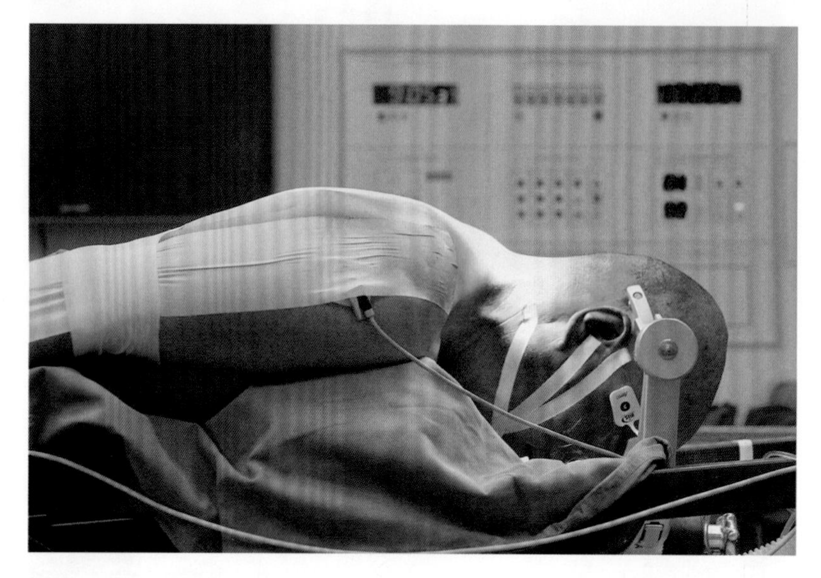

图 4-23

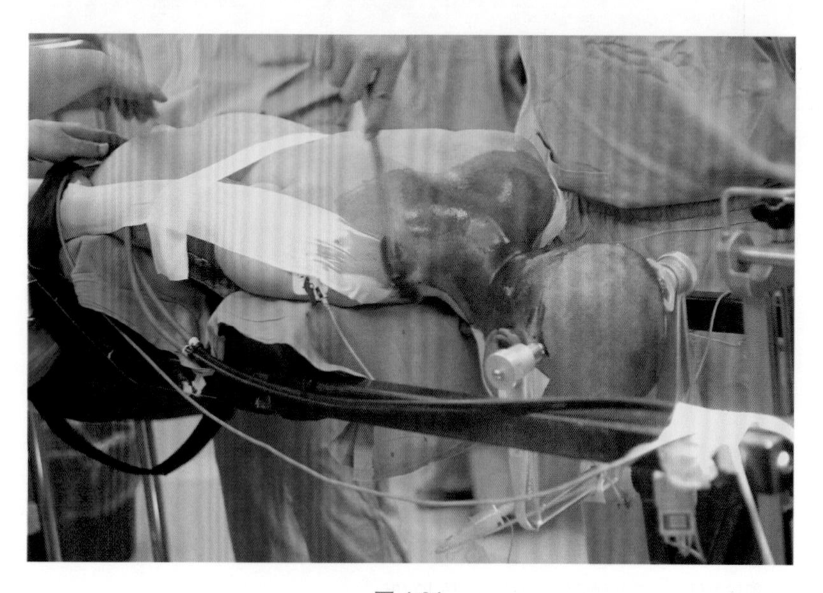

图 4-24

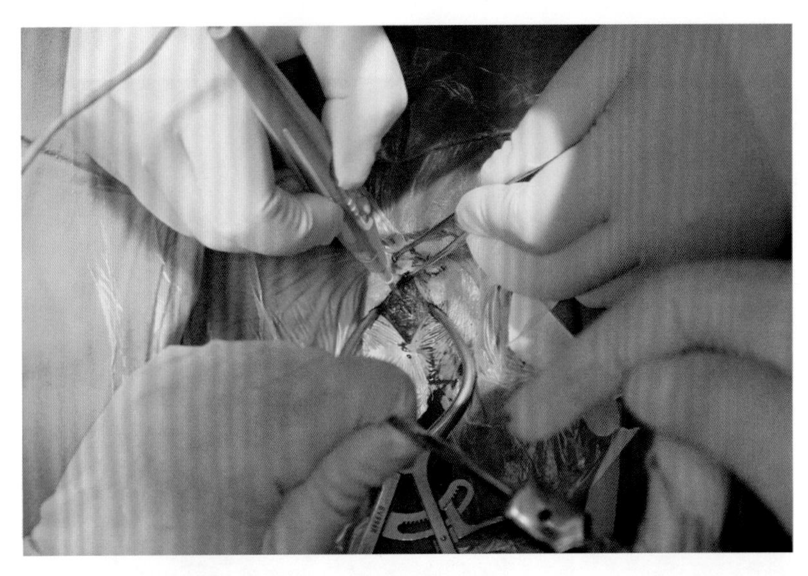

图 4-25

5. 小心分离 C_2 棘突，将 3D 导航示踪器固定于棘突上（图 4-26）。

6. 依次注册导航工具及电动 C 形臂（图 4-27）。

7. 使用电动 C 形臂自动扫描 C_2 椎体获取术中即时三维影像并传输至导航系统自动注册。

8. 在 3D C-arm 导航引导下确定经皮 C_1、C_2 经关节突螺钉的入针点和入针方向（图 4-28）。

9. 在左侧经皮入针点体表投影处切开 1.5cm 横切口（图 4-29）。

10. 以工作套筒依次撑开钉道周围肌肉软组织，安装 Metrix 微创拉钩（图 4-30）。

11. 在导航监视下从 C_2 侧块向 C_1 侧块穿入开路锥（图 4-31）。

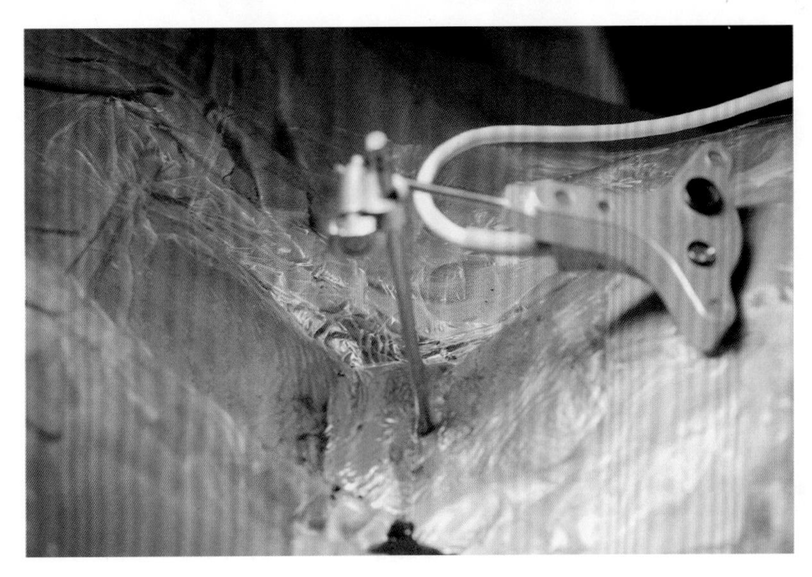

图 4-26

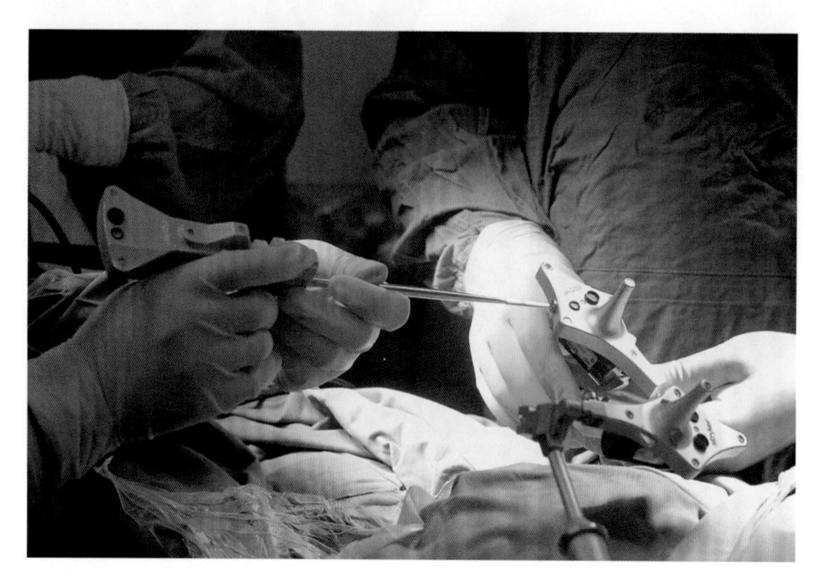

图 4-27

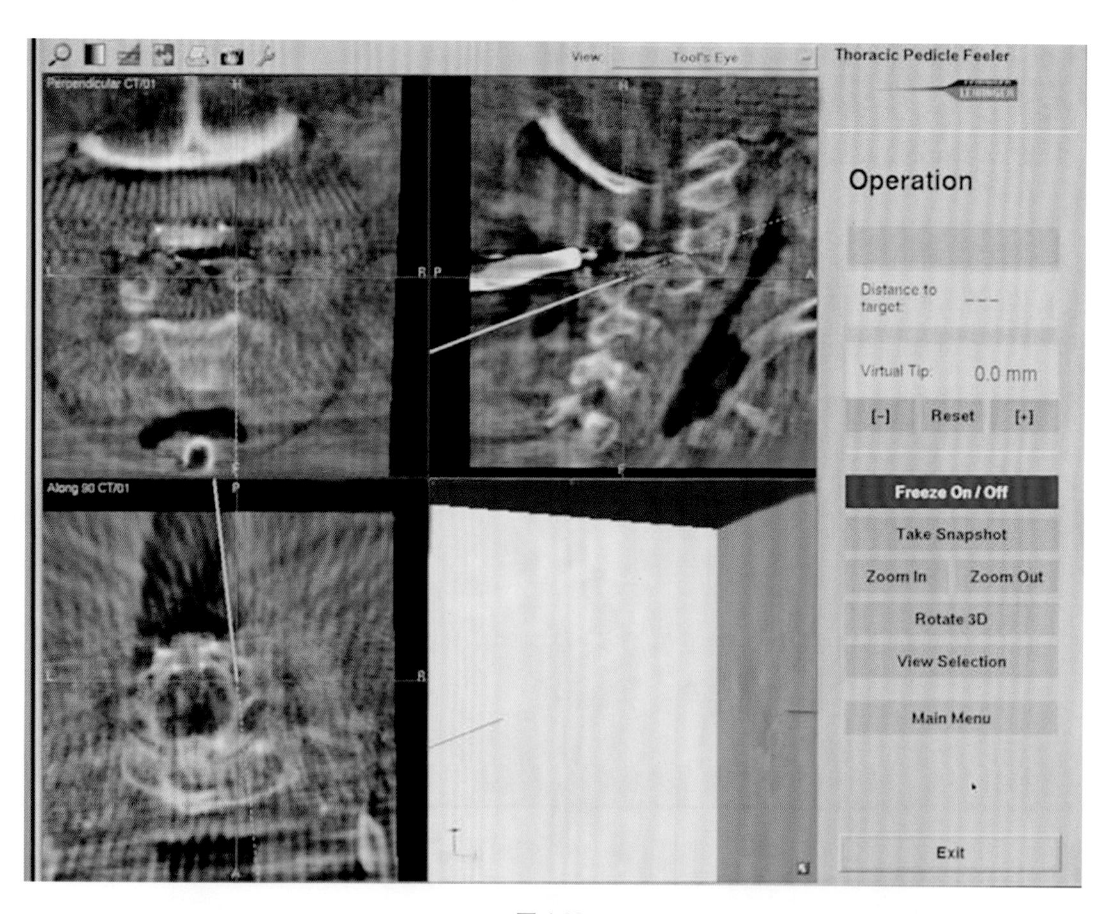
View
Tool's Eye
Thoracic Pedicle Feeler
Perpendicular CT/01
Along 90 CT/01
Operation
Distance to target:

Virtual Tip:
0.0 mm
[-]
Reset
[+]
Freeze On / Off
Take Snapshot
Zoom In
Zoom Out
Rotate 3D
View Selection
Main Menu
Exit

图 4-28

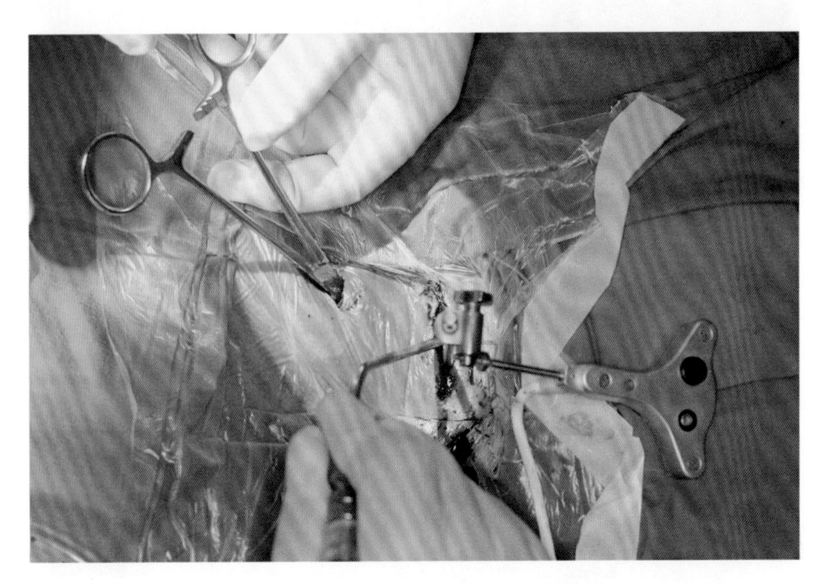

图 4-29

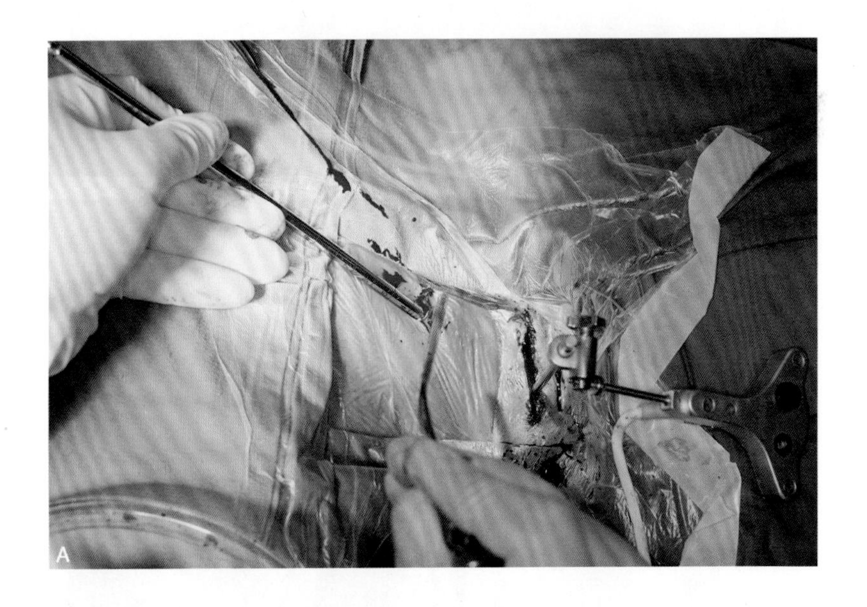

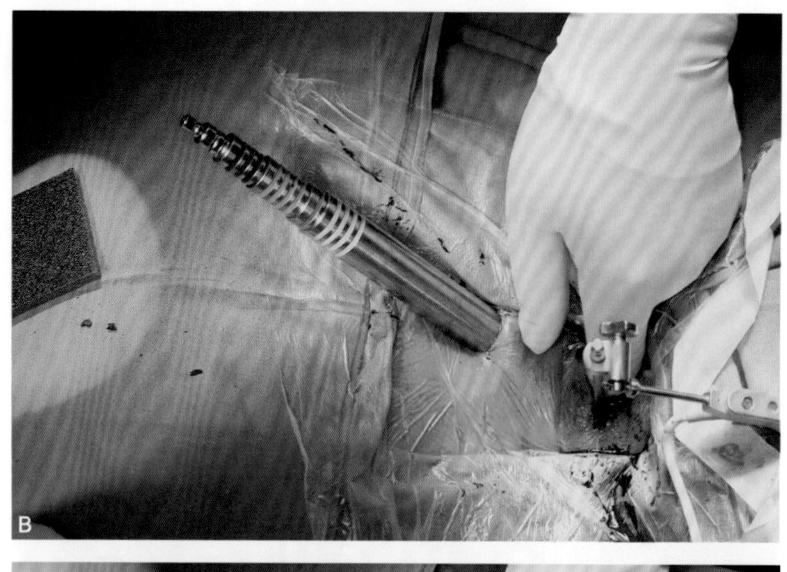
B

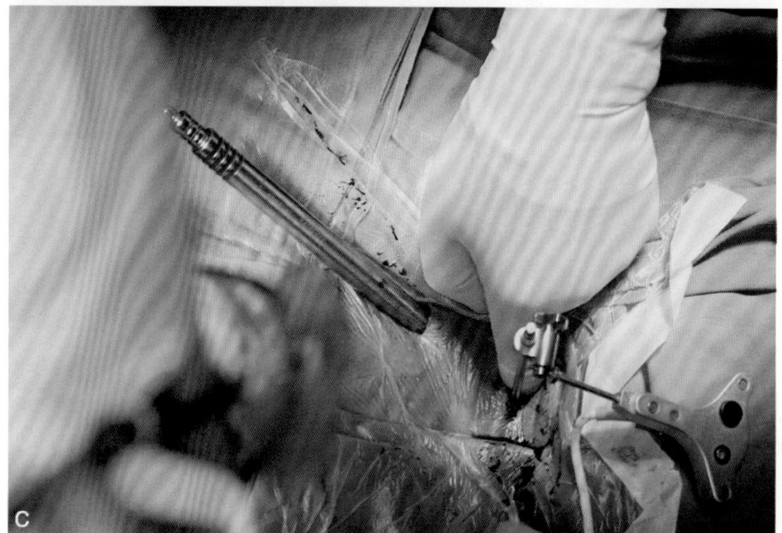
C

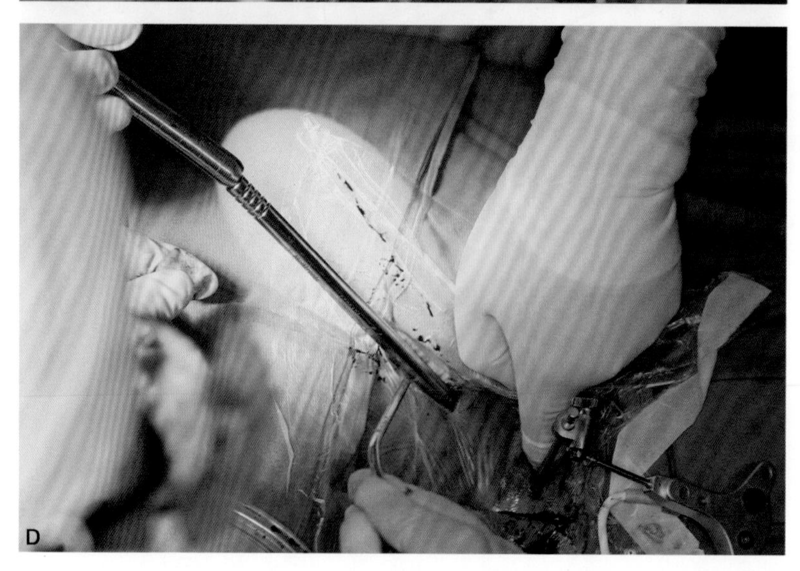
D

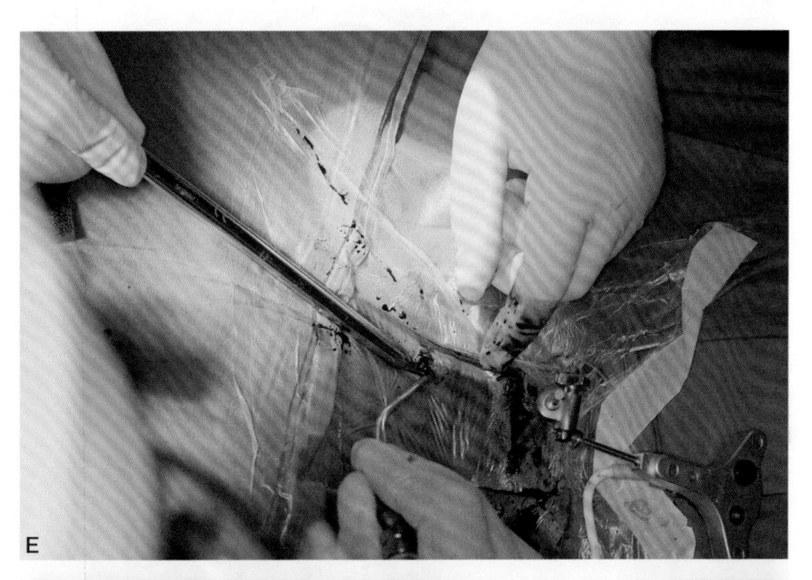

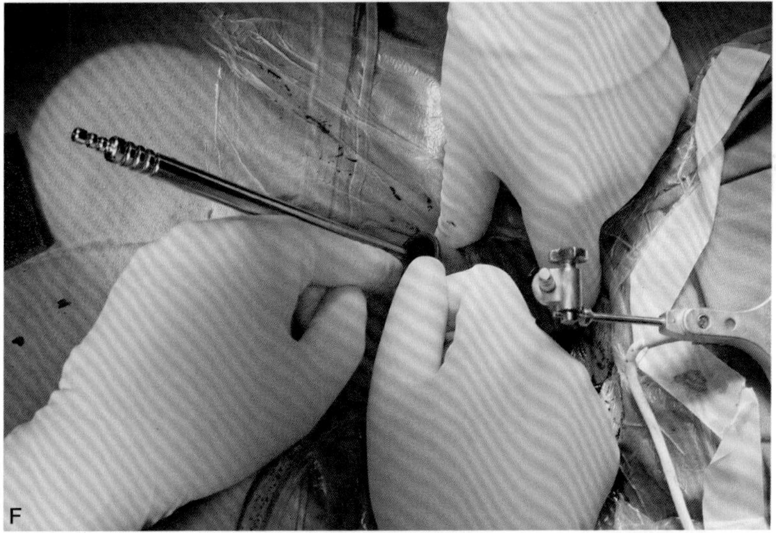

图 4-30

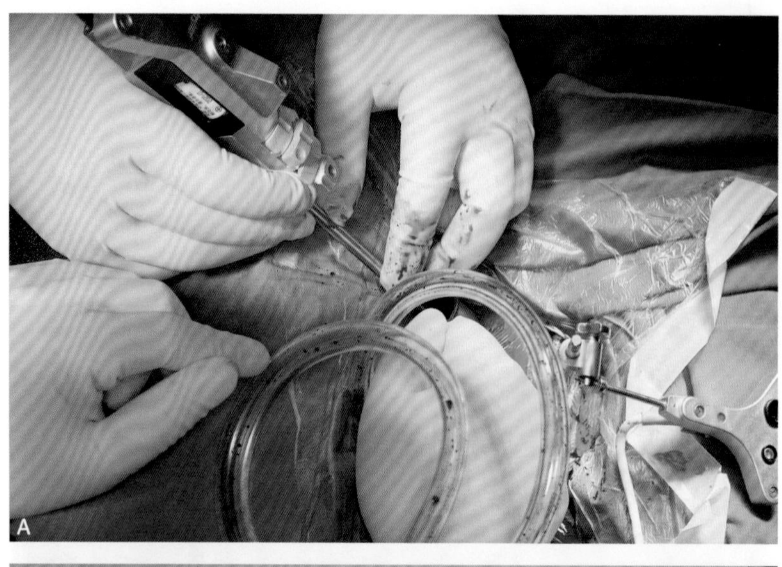
A

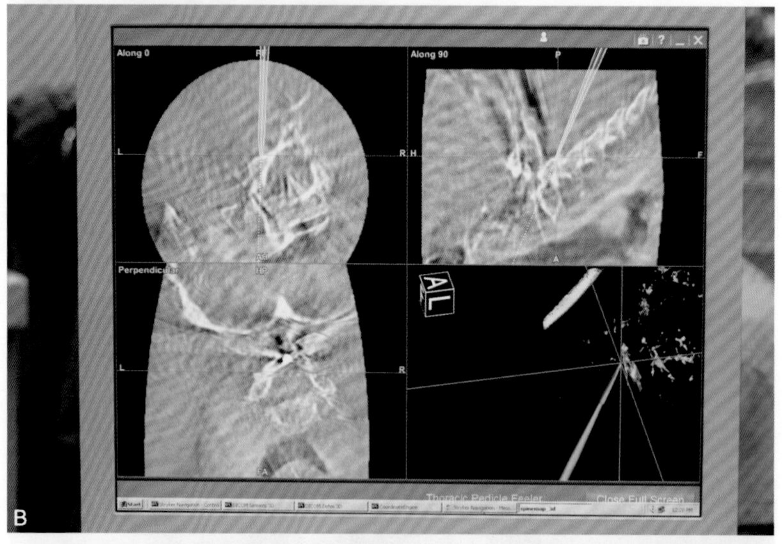
Along 0
Along 90
Thoracic Pedicle Feeler
Close Full Screen
B

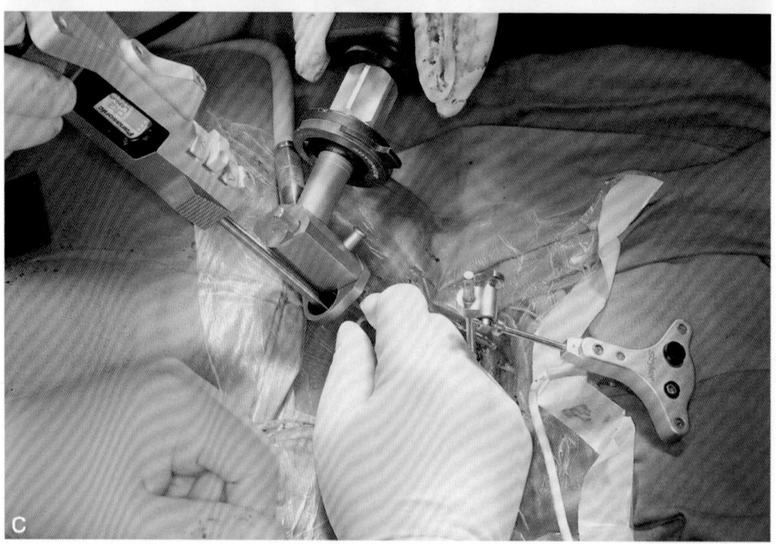
C

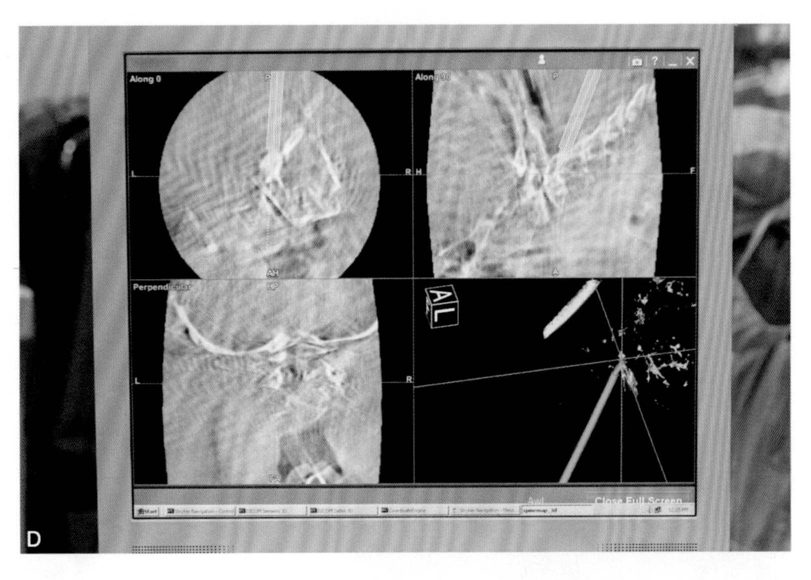

图 4-31

12. 以 3.0mm 空心钻扩孔(图 4-32),并插入导针(图 4-33)。

13. 在内窥镜监视下沿导针置入 3.5mm 半螺纹空心松质骨螺钉一枚固定(图 4-34)。

14. 透视确认螺钉位置满意(图 4-35)。

15. 右侧 $C_{1/2}$螺钉置入方式同左侧。

16. 用磨钻磨除 $C_{1/2}$椎板后方皮质骨制备植骨床,生理盐水冲洗伤口后,置入人工骨或自体骨并压实(图 4-36)。

17. 生理盐水冲洗伤口,清点纱布器械无误,放置引流管,逐层缝合皮下、皮肤,关闭切口(图 4-37)。

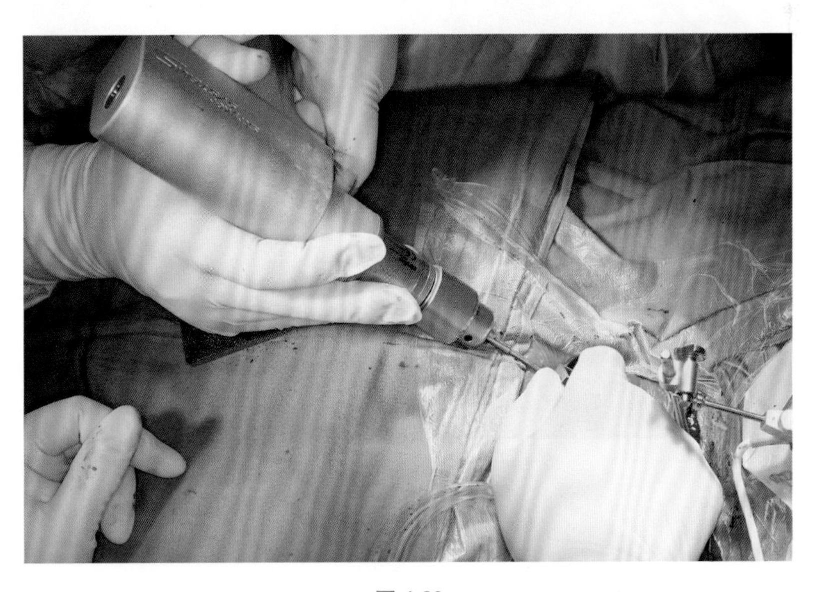

图 4-32

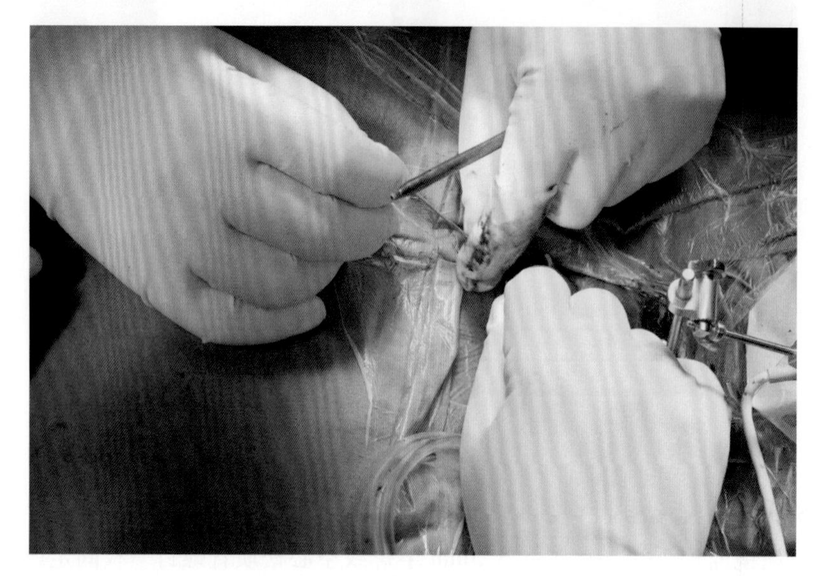

图 4-33

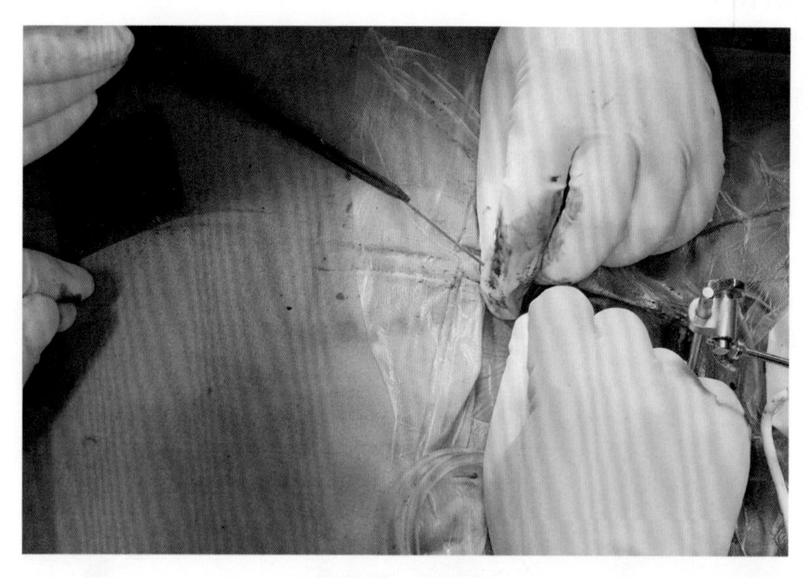

图 4-34

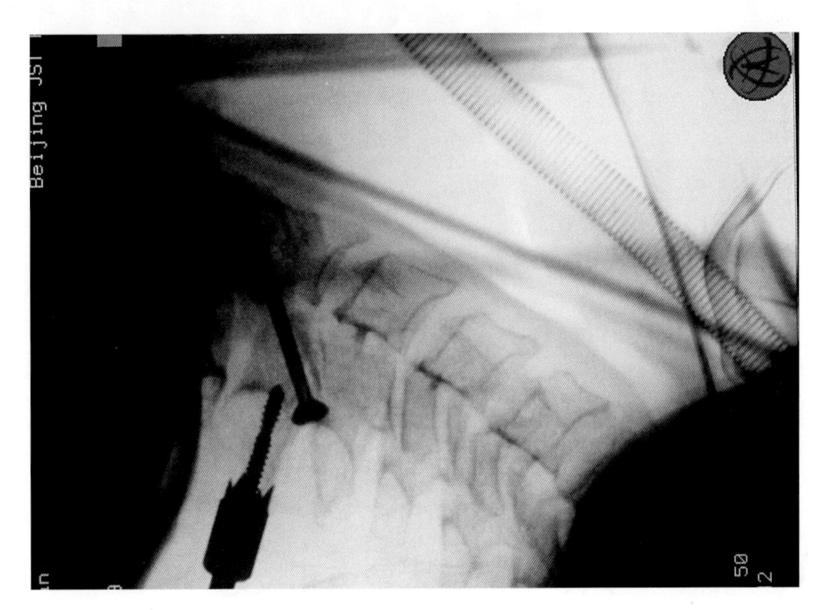

图 4-35

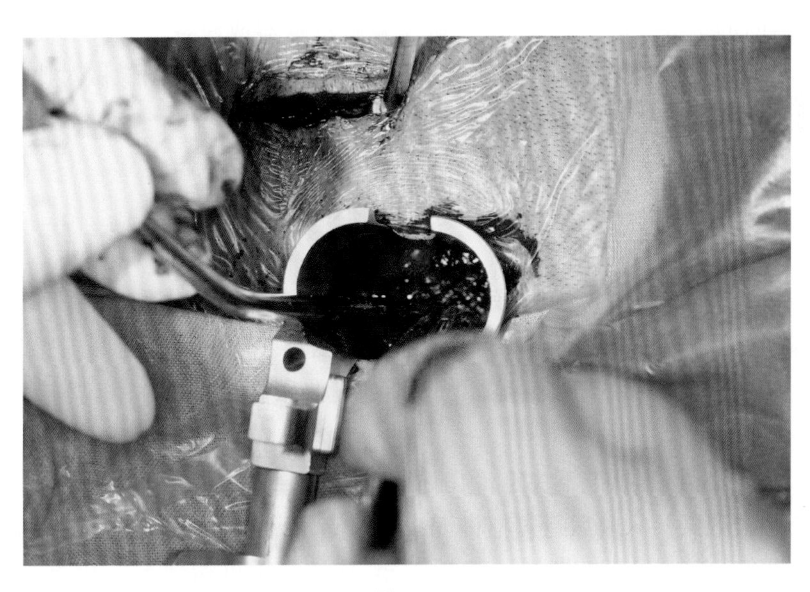

图 4-36

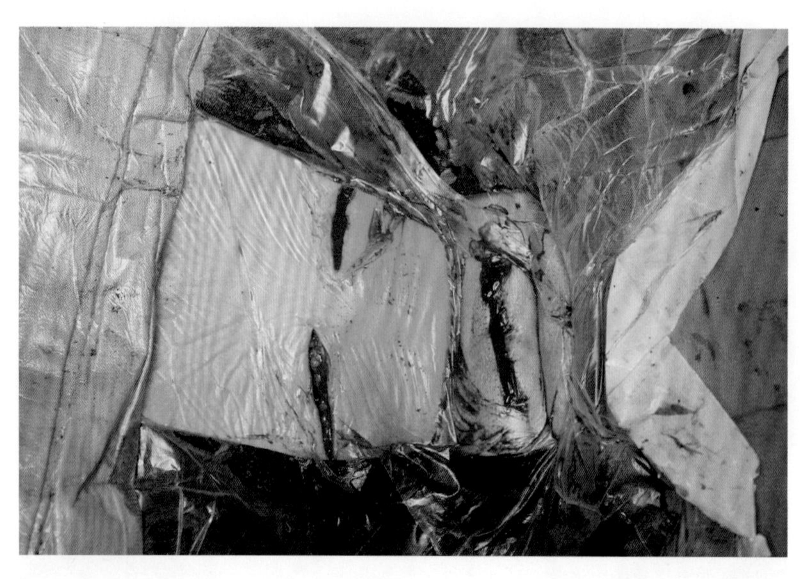

图 4-37

六、导航手术要点和技巧

1. 导航图像建立好后,应尽量避免病人体位、手术床和导航仪的位移,以免发生导航影像与实际偏离的“漂移”现象。

2. 一般在可能的情况下,入钉点越高、越靠内,置钉越安全。

3. 在导航时的手术操作一定要轻柔,避免碰触示踪器或使各个骨关节间产生位移,使导航漂移。有疑问时,应在术中点击明确的解剖标记点,并与导航图像做对比,以确定有无漂移,避免发生意外情况。必要时可再次扫描重建导航图像。

七、典 型 病 例

【主诉】 男性患者,60 岁。主因“颈痛伴四肢麻木 1 年余,行走困难 4 个月”门诊入院。

【专科体检】 双 Hoffman 征(+),双手精细动作困难。双下肢行走踩棉感,连续行走少于 200 米。闭目难立征(+),直线连足征(+),双膝腱、跟腱反射(+),阵挛未引出,Babinski 征(+)。

【诊断】 齿突小骨,寰枢椎不稳定,颈髓损伤。(图 4-38 ~ 图 4-40)

【治疗方法及效果】 入院后行寰枢椎 Magerl+Brooks 固定,取髂骨植骨融合(图 4-41)。术后颈痛、四肢麻木等症状明显缓解。术后 1 年,连续行走可达到 5km 以上。植骨融合佳(图 4-42)。

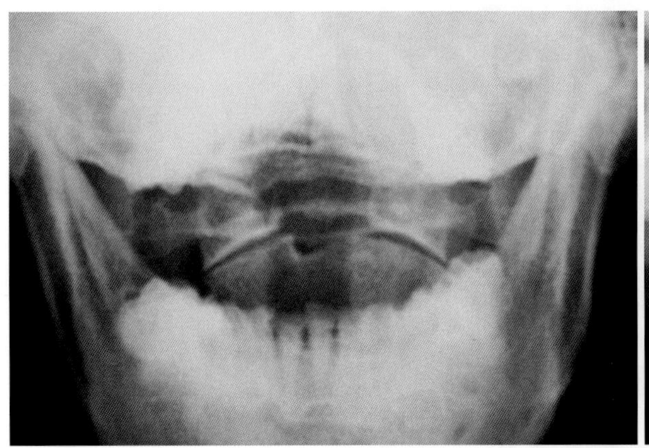
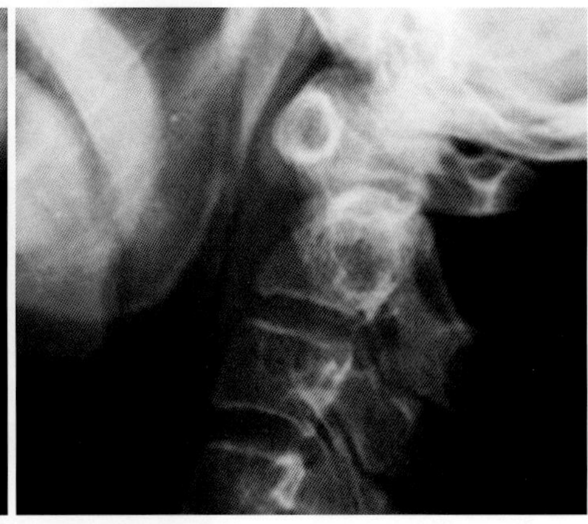

图 4-38

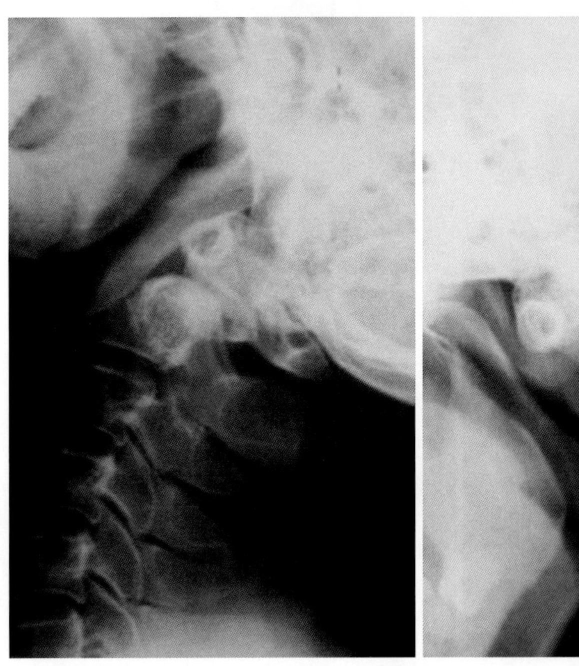
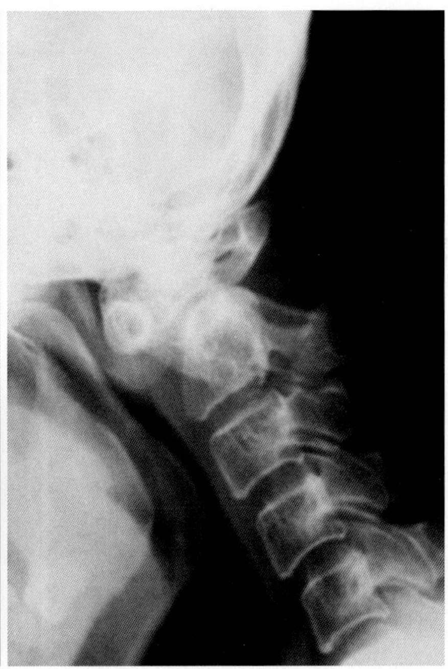

图 4-39

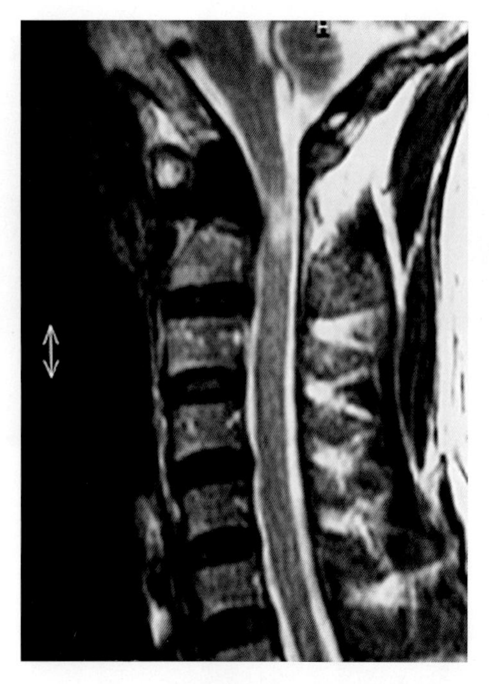

图 4-40

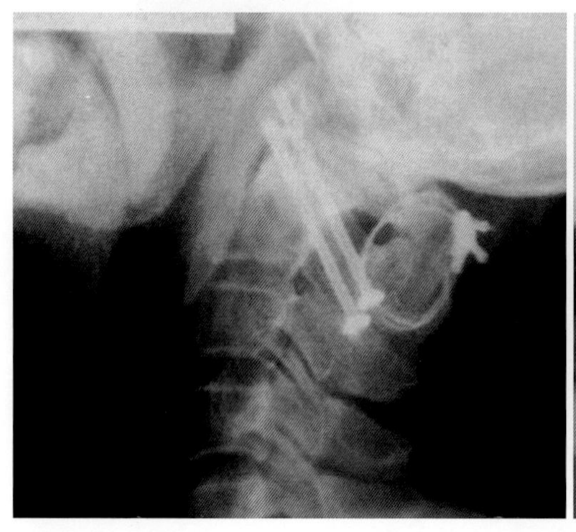
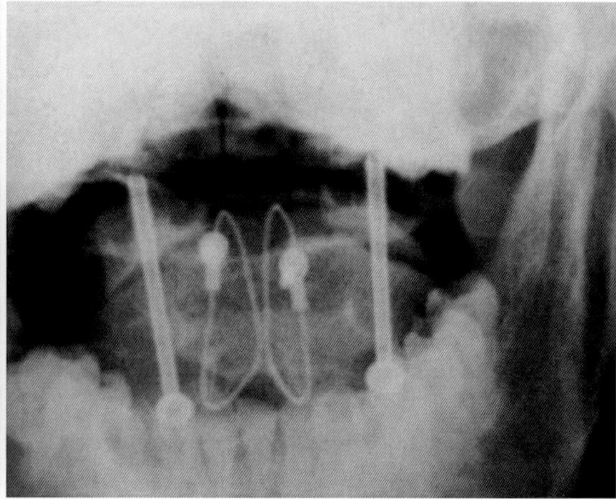

图 4-41

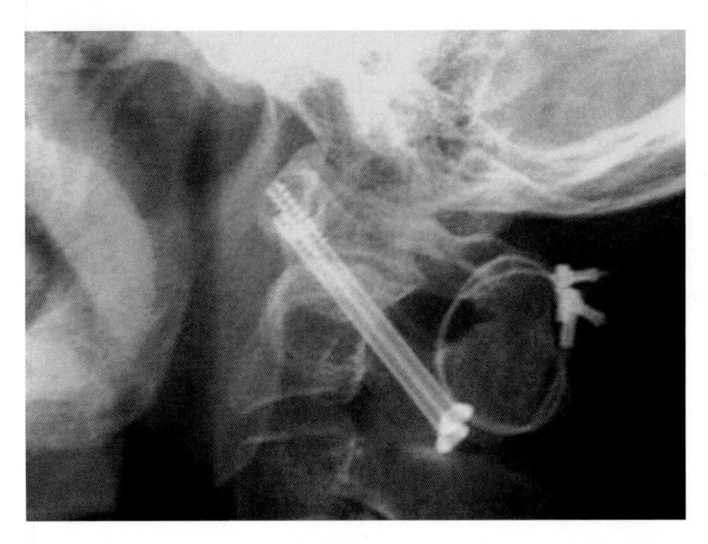

图 4-42

（王永庆　于杰）

参 考 文 献

1. Uehara M, Takahashi J, Hirabayashi H, et al. Computer-assisted C1-C2 Transarticular Screw Fixation "Magerl Technique" for Atlantoaxial Instability. Asian Spine J, 2012, 6(3): 168-177.
2. Weng C, Tian W, Li ZY, et al. Surgical management of symptomatic os odontoideum with posterior screw fixation performed using the magerl and harms techniques with intraoperative 3-dimensional fluoroscopy-based navigation. Spine, 2012, 37(21): 1839-1846.
3. Herz T, Franz A, Giacomuzzi SM, et al. Accuracy of spinal navigation for magerl screws. Clin Orthop Relat Res, 2003, (409): 124-130.
4. Bredow J, Oppermann J, Kraus B, et al. The accuracy of 3D fluoroscopy-navigated screw insertion in the upper and subaxial cervical spine. Eur Spine J, 2015, 24(12): 2967-2976.

第五章

C_1侧块螺钉及C_2椎弓根螺钉内固定术(Harms术)

寰椎侧块螺钉最早由 Goel 和 Laheri 于 1994 年报道，但直到 2001 年由 Harms 和 Merlcher 使用多轴钉棒系统，使其流行起来。在此之前，经 $C_{1/2}$关节螺钉(Magerl 手术)，是固定寰枢椎关节最有效的方法，但由于解剖变异，有 20% 的病例施行 Magerl 手术存在困难。寰椎侧块相对较大，置钉的宽容度优于 Magerl 手术，同时钉棒系统可在一定程度上施加复位力量，因此被广泛应用。

一、手 术 指 征

1. 各种原因导致的寰枢椎关节不稳定。
2. 创伤导致的横韧带断裂，齿状突骨折及 Jefferson 骨折等。
3. 类风湿性关节病。
4. 先天性及发育性畸形。
5. 肿瘤或感染。
6. 特别适用于齿状突骨折。骨折块后移位，前路齿状突螺钉固定需采用颈椎后伸位时，骨折复位困难，可采用后路前屈位将骨折复位，行 Harms 手术将寰枢椎临时固定，维持骨折对位，愈合后可拆除固定物。对于颈椎曲度所限无法采用 Magerl 法固定寰枢椎的病例，Harms 手术是最佳的替代方法。

二、手术难点及导航优势

C_1颈椎即寰椎与其他脊椎结构完全不同，它没有椎体和棘突，它由前弓和后弓通过两侧的关节侧块连接形成环状结构，环绕枢椎(C_2)齿状突转动。寰椎后弓两侧的头侧面各有一条椎动脉沟，其中有椎动脉走行，C_1神经根及静脉，C_2神经根即枕大神经从 C_1及 C_2后弓之间穿出，行走于 $C_{1/2}$关节的后方。手术中需仔细显露以避免损伤这些结构。同时置钉通道中，骨内结构复杂，个体差异大，要避开内侧的脊髓和外侧的椎动脉，部分病例的置钉宽容度较小。置钉的入点较深且偏外，置入时还需要有内倾角度，需要比较广泛的剥离显露，手术创伤较大。微创手术从外侧进入，切口小、剥离范围小，可以很好地保持后方肌群的张力带作用。但微创手术显露局限，辨认骨性标志困难，置钉难度大。在导航引导下的微创手术可以很容易地找到理想的置钉点，避开易损伤的结构，可以根据患者的骨性结构，寻找最理想的置钉通道。

三、术前影像学检查及手术规划

术前应行以上颈椎为中心的 X 线正侧位片及开口位片，观察骨关节畸形及脱位情况，如病情允许应拍摄过屈过伸位，观察脱位的变化。CT 及 MRI 检查来判断神经受压情况。使用薄层螺旋 CT 的数据导入导航设计软件，在各种角度的重建图像中需找最佳的置钉通道，并测量螺钉的合适长度，供手术中参照。必要时应做颈椎血管造影或 MRA 检查，以观察寰枢椎区域血管特别是椎动脉的走行，有助于术中应对。

四、开放手术步骤

1. 患者取俯卧位，使用 Mayfield 头架颅骨牵引固定维持颈椎位置（图 5-1）。

2. 后正中切口切开皮肤及皮下组织，用自动拉钩牵开，用电刀沿中线切开，显露枕骨及C_2、C_3棘突（图 5-2）。

3. 用电刀和 Cobb 骨膜下剥离棘突及椎板，显露双侧C_2、C_3侧块，同时剥离相邻的枕骨，用深自动拉钩拉开（图 5-3）。

4. 用小 Cobb 自C_1后结节向外骨膜下剥离C_1后弓（图 5-4）。

5. 向外剥离约 1.5cm 时，可见C_1后弓外侧的C_2神经节及椎动脉沟处的椎动脉和静脉，显露C_1后弓下方C_2神经根并向下牵开（图 5-5）。

6. 将患者示踪器牢固安装于C_2棘突上（图 5-6）。

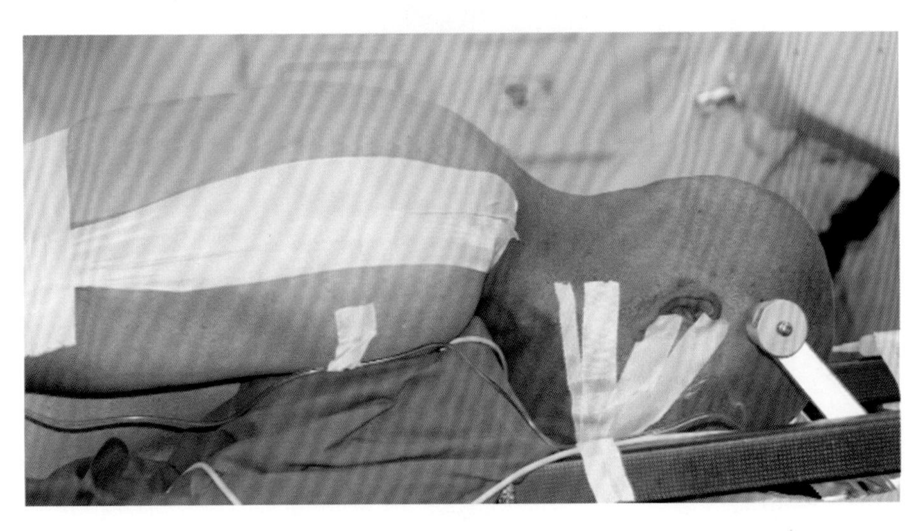

图 5-1

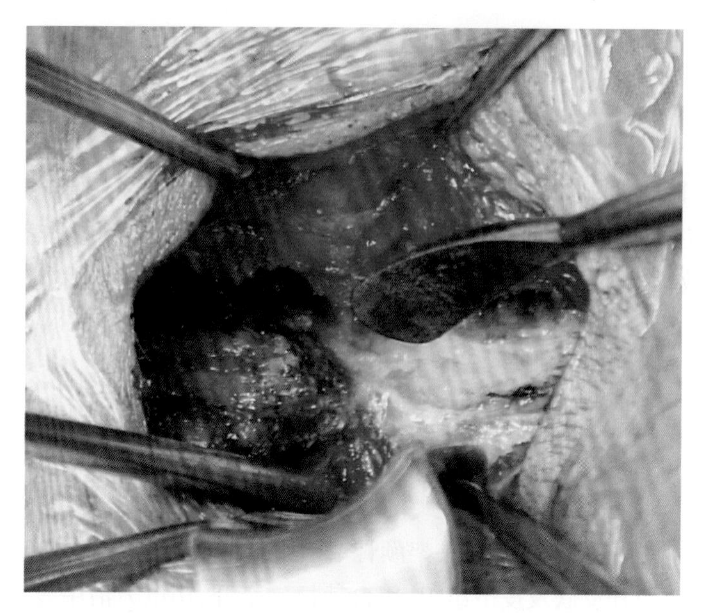

图 5-2

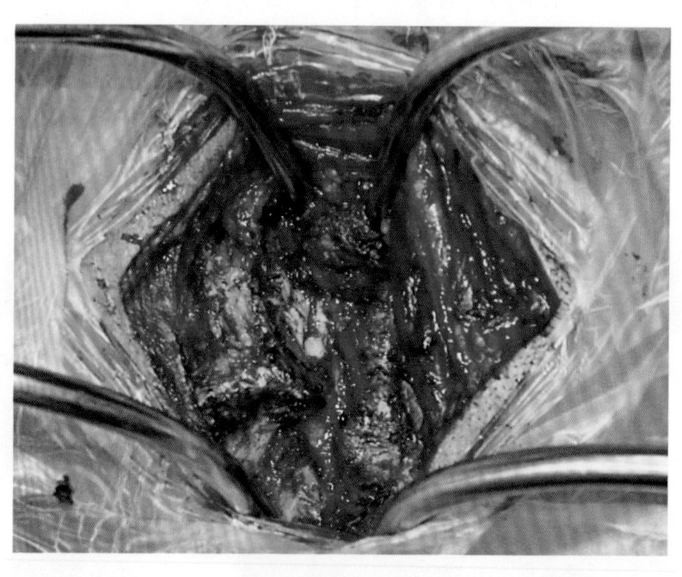

图 5-3

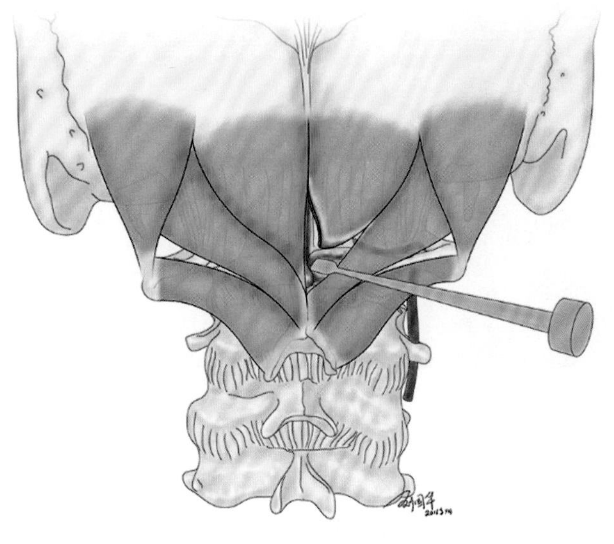

图 5-4

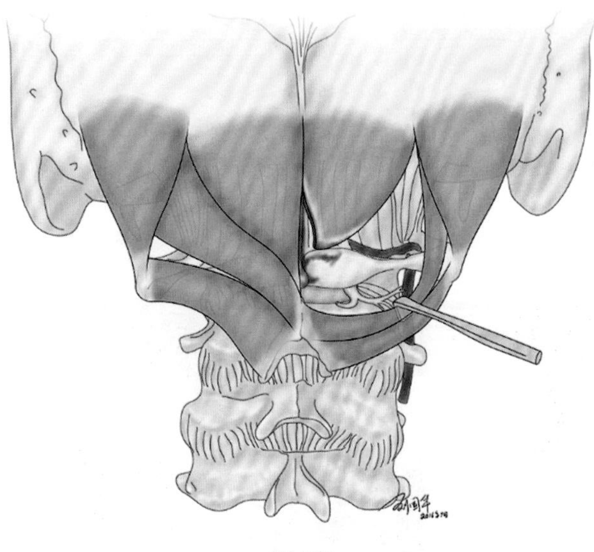

图 5-5

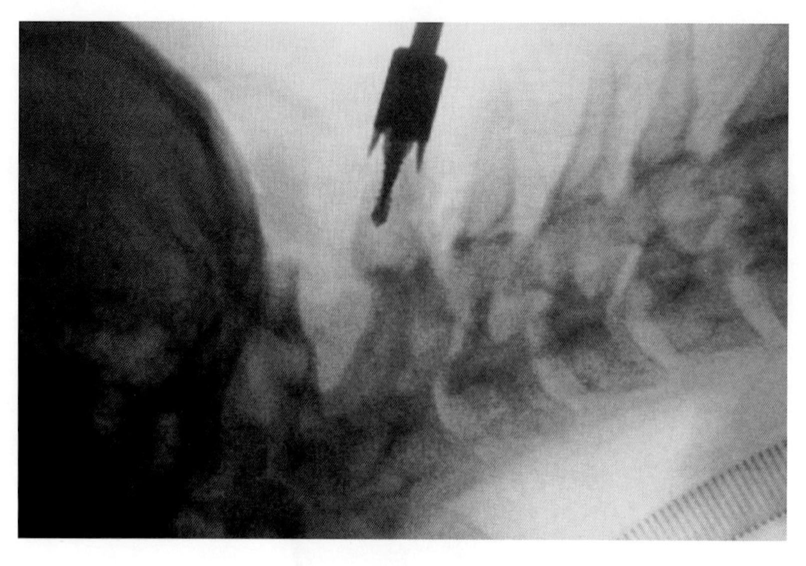

图 5-6

7. 依次注册导航工具及电动 C 形臂。
8. 使用电动 C 形臂自动扫描获取术中即时三维影像并传输至导航系统自动注册。
9. 在导航图像引导下确认 C1 螺钉入点及角度,并测量所需螺钉直径及长度(图 5-7)。

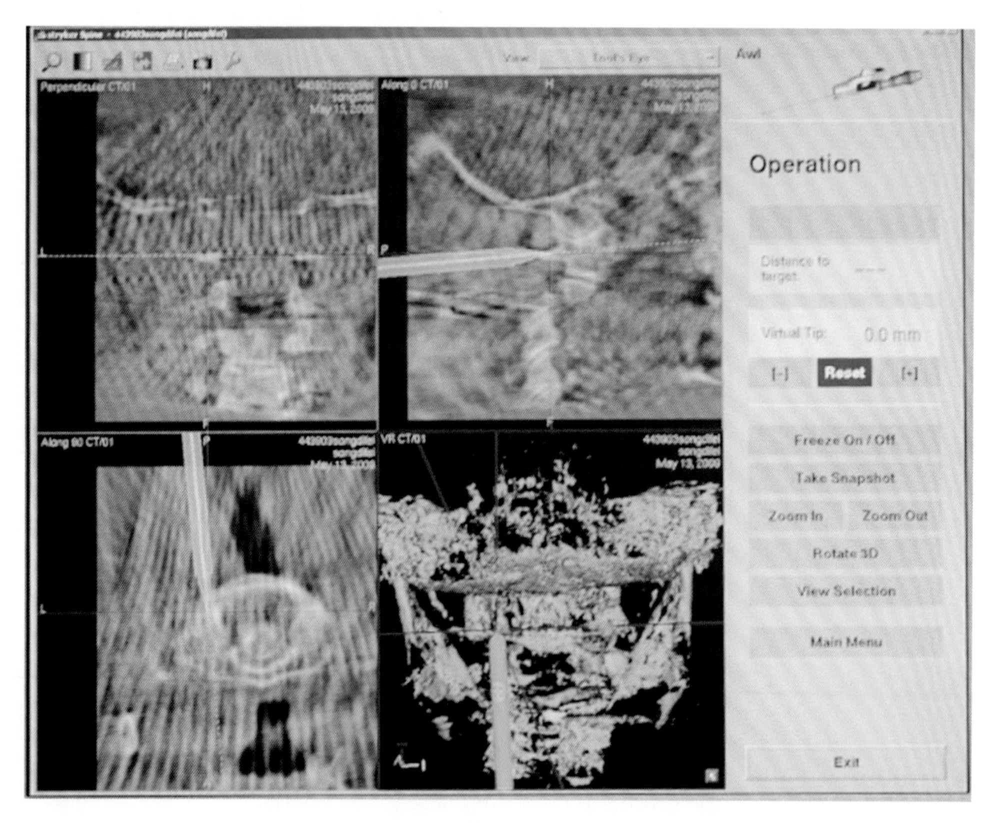

图 5-7

10. 在导航图像引导下确认 C2 螺钉入点及角度，并测量所需螺钉直径及长度(图 5-8)。
11. 安装连杆即完成固定(图 5-9)。
12. 植骨可在 $C_{1、2}$椎弓间，也可显露 $C_{1/2}$侧块关节，磨除关节面后植骨。

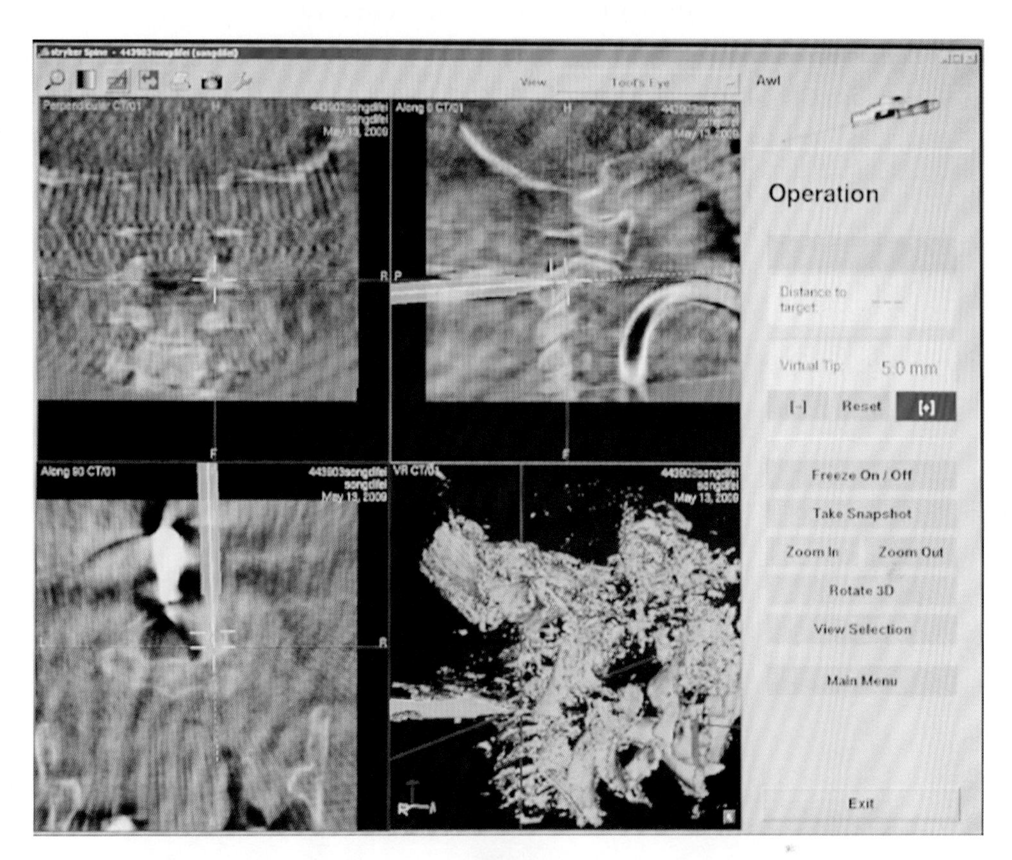

图 5-8

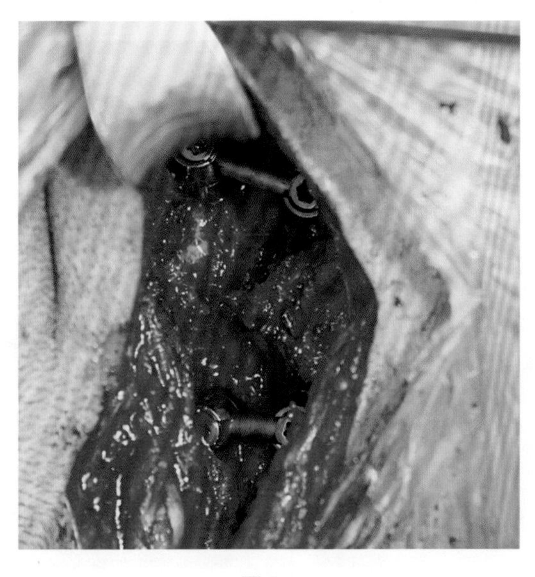

图 5-9

五、CAMISS 手术步骤

1. 放置患者于俯卧位,使用 Mayfield 头架固定头部(图 5-10)。

2. 常规消毒铺单后,安装导航示踪器,根据情况可安装在头架或微创切口固定在 C_2 棘突。注册工具、示踪器、3D C-arm 后,3D C-arm 扫描上颈椎后,数据传至导航系统处理后,即可开始导航手术。使用导航指点器确定皮肤切口位置(图 5-11)。

3. 切开皮肤及皮下组织,用扩张器扩张通道,安装管道式微创拉钩(图 5-12)。

4. 使用导航工具在导航图像引导下在 C_1 侧块打出钉道,拧入直径 3.5mm 多轴椎弓根螺钉(图 5-13)。

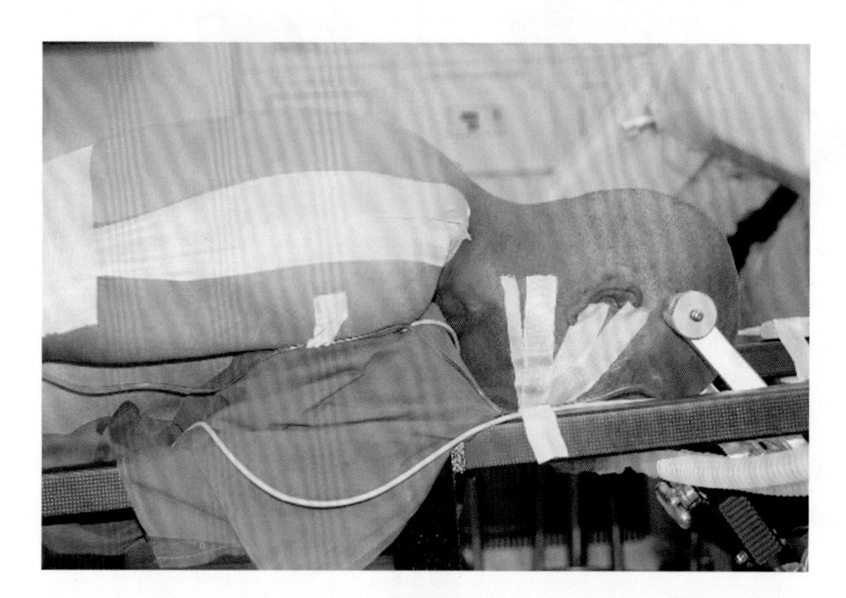

图 5-10

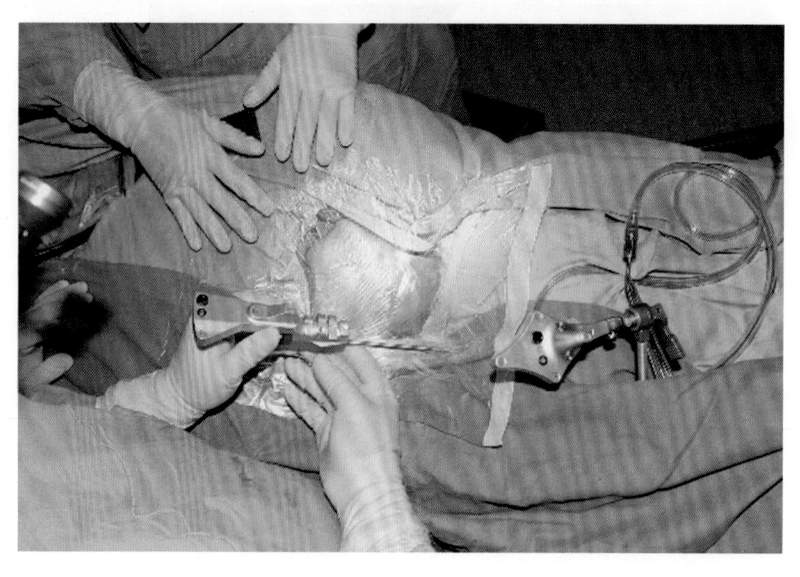

图 5-11

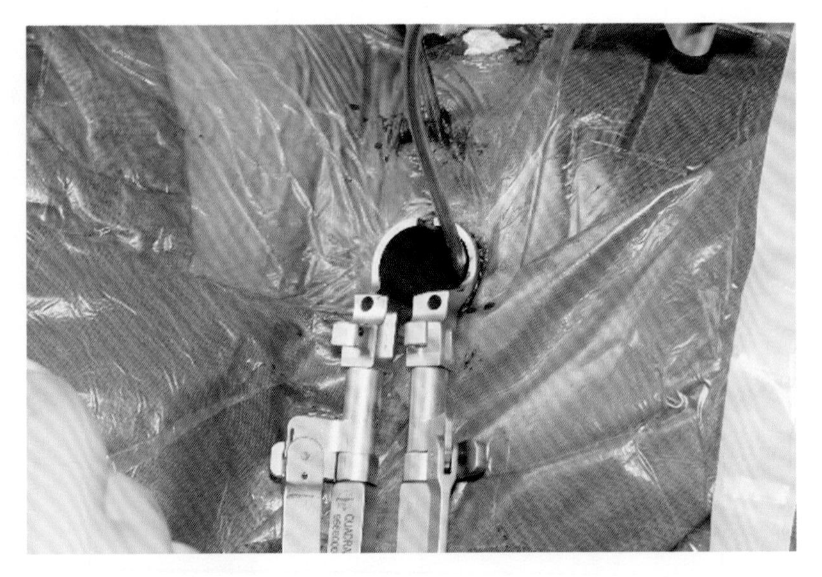

图 5-12

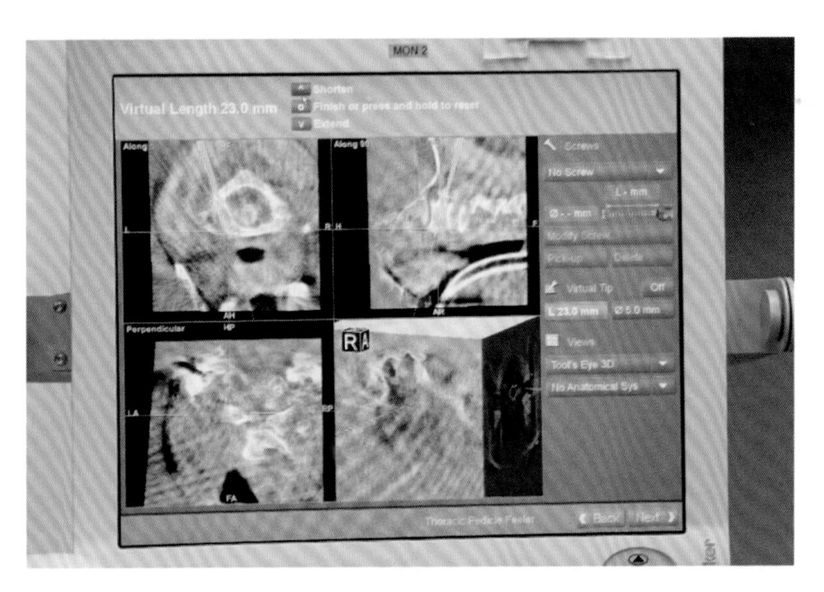
MON 2
Virtual Length 23.0 mm
Shorten
Extend
Along
Perpendicular
Screws
No Screw
Virtual Tip
Off
L 23.0 mm
Views
Tool's Eye 3D
No Anatomical Sys
Thoracic Pedicle Feeler
Back
Next

图 5-13

5. 导航下打开 C_2 钉道,置入直径 3.5mm 多轴椎弓根螺钉(图 5-14)。
6. 用导航注册的磨钻处理 $C_{1/2}$ 侧块关节间隙(图 5-15)。
7. 植骨后安装连杆(图 5-16)。

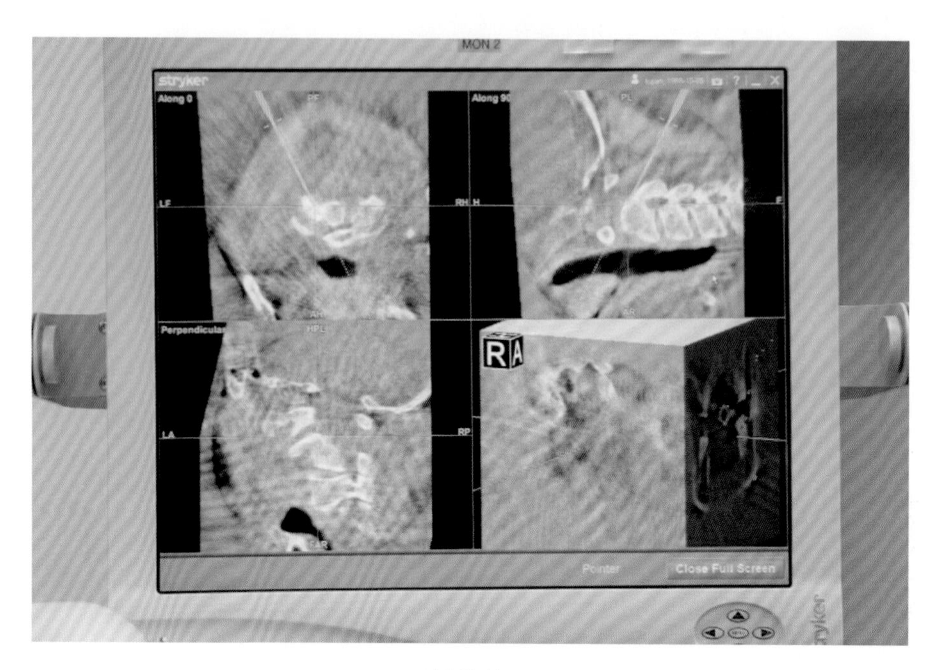

图 5-14

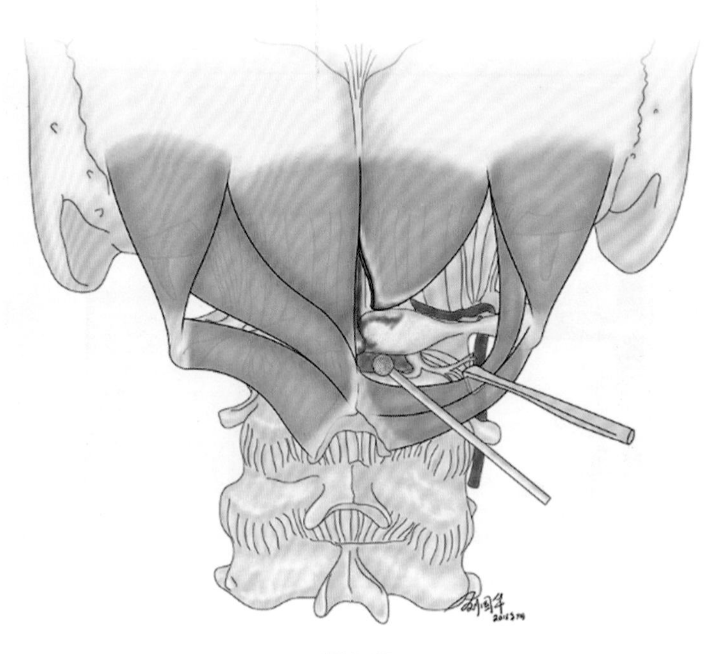

图 5-15

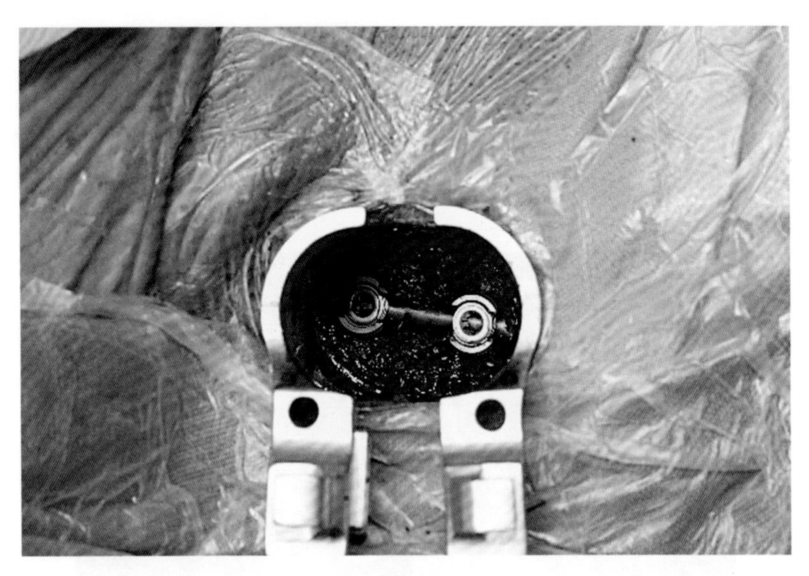

图5-16

六、导航手术要点及技巧

1. 使用Mayfield头架固定颅骨可以牵引颈椎并调整颈椎屈伸位置，术前透视下调整位置，争取维持在复位的位置上。

2. 导航示踪器可安装在头架上或C_2棘突上，可根据病情决定，如体位固定后局部活动度较小，可放置在头架上，这样可以减少一个切口，手术操作时也比较方便。如局部活动大，安装在C_2棘突误差会比较小。

3. 深部显露时尽量使用导航来引导，避开重要的血管神经。

4. 由于打开钉道以及置钉均可在导航下进行，无需寻找骨性标志，不必过多地剥离骨质表面，可以减少神经血管损伤的机会。

5. 由于$C_{1,2}$后弓间，C_1侧块背侧有C_2神经根和静脉丛，微创手术时分离困难，易出血，如导航下观察可行，可在C_1后弓进入置入C_1侧块螺钉。

七、典型病例

【主诉】患者女性，40岁。主因“颈椎骨折术后6个月余，骨折不愈合”由门诊入院。

【入院情况】患者6个月前因车祸伤及颈部、胸部、骨盆及左下肢等处。先于北京积水潭医院院创伤骨科住院行骨盆及左下肢手术，后入住脊柱外科，于2015年8月13日行导航下齿状突骨折复位、空心钉内固定术，术后定期复查，齿状突骨折处未愈合。现为进一步治疗入院。

【既往史】患者既往无高血压、冠心病、糖尿病等慢性病史，无药物过敏史，否认烟酒嗜好,有输血史。

【专科体检】步态正常,颈部颈托保护,颈部旋转及屈伸活动受限,颈部棘突压痛(-)。四肢感觉正常,肌力Ⅴ级,病理征(-)。

【影像学检查】患者术前CT提示为原始损伤为Ⅱ型齿状突骨折(图5-17、图5-18)。此次入院CT提示齿状突骨折未愈合(图5-19、图5-20)。

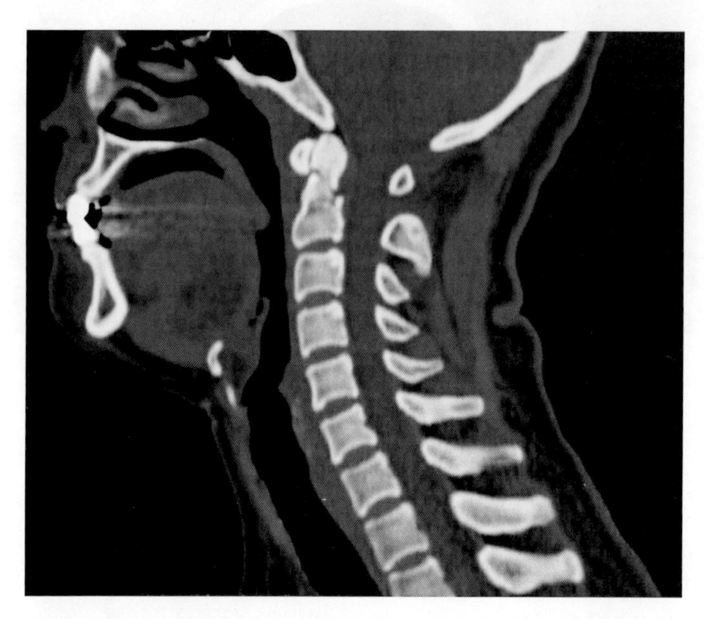

图5-17 原始损伤CT影像(矢状位),提示Ⅱ型齿状突骨折

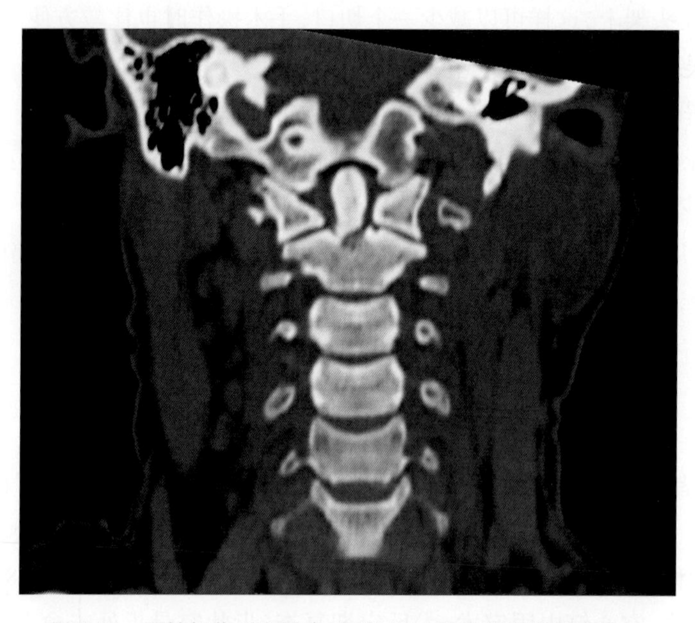

图5-18 原始损伤CT影像(冠状位),提示Ⅱ型齿状突骨折

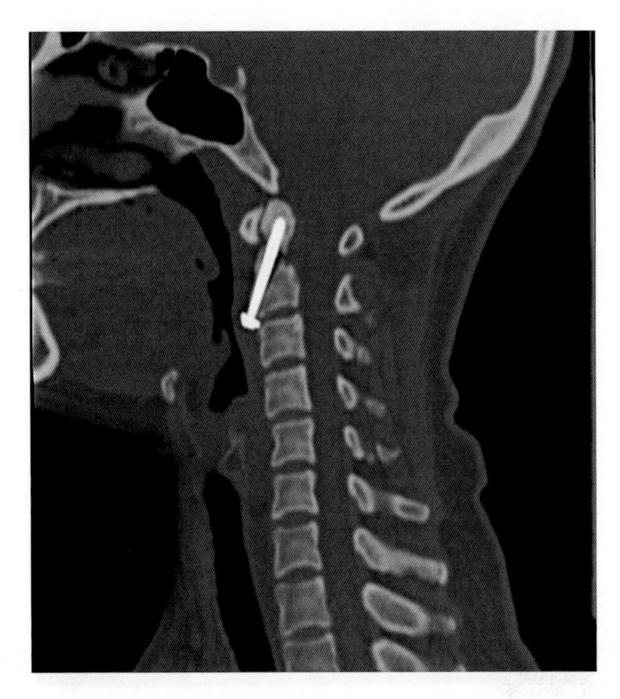

图 5-19　第二次术前 CT 影像(矢状位),提示骨折未愈合

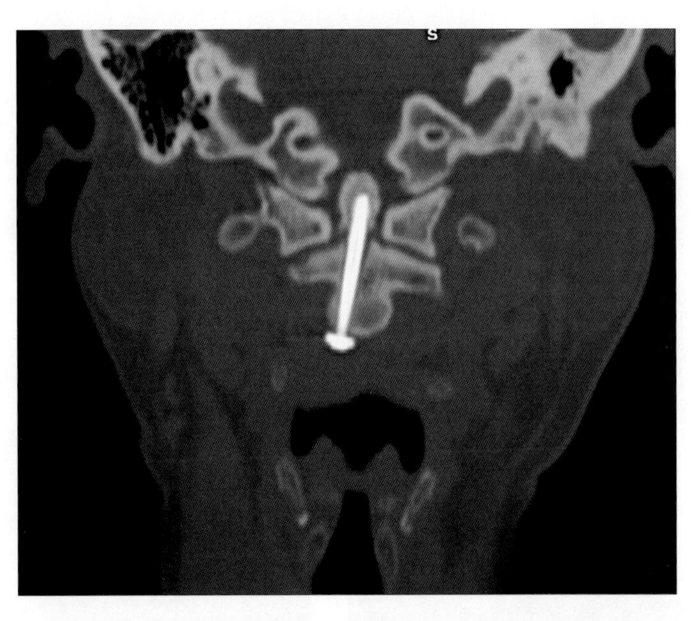

图 5-20　第二次术前 CT 影像(冠状位),提示骨折未愈合

【诊断】 齿状突骨折(Ⅱ型,术后不愈合)

【治疗方法与效果】 患者在全麻下行计算机导航下 C_1 侧块螺钉及 C_2 椎弓根螺钉内固定,植骨融合术(CAMISS),手术顺利,术后伤口愈合良好,术后 CT 及三维重建提示内固定位置满意(图 5-21 ~ 图 5-25)。

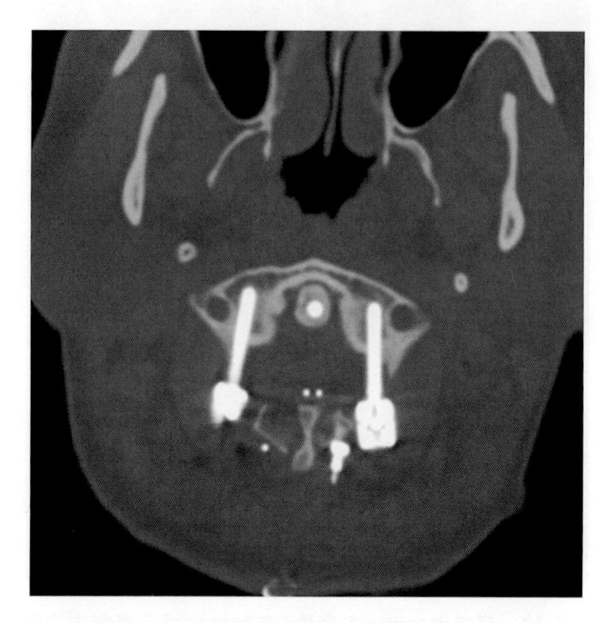

图 5-21 术后 CT 片，提示 C_1 侧块螺钉位置良好

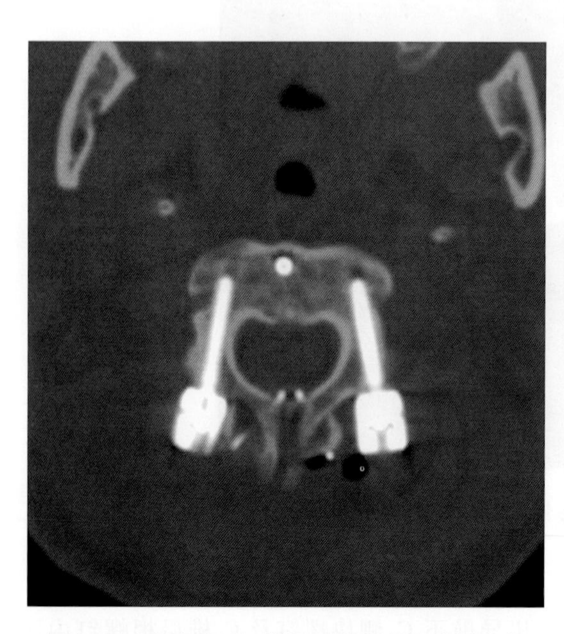

图 5-22 术后 CT 片，提示 C_2 椎弓根钉位置良好

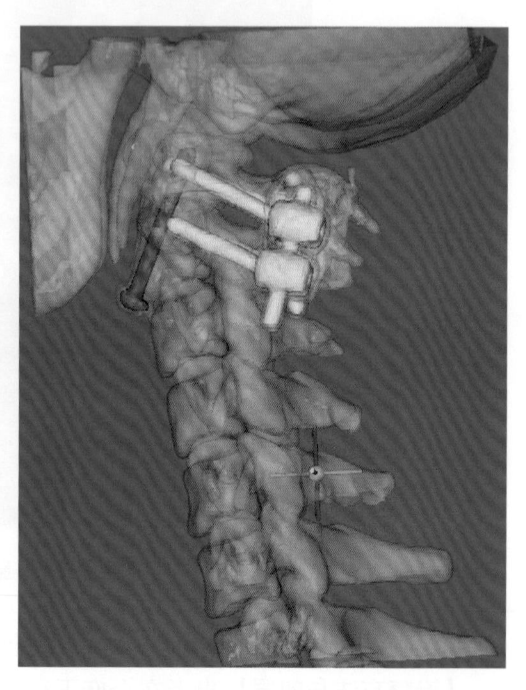

图 5-23 术后 CT 三维重建（侧面观），提示内固定位置良好

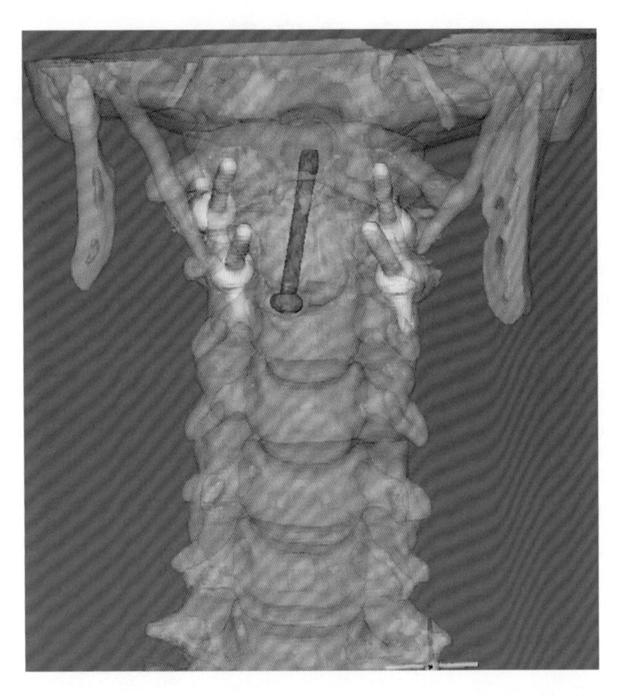

图 5-24　术后 CT 三维重建(前面观),提示内固定位置良好

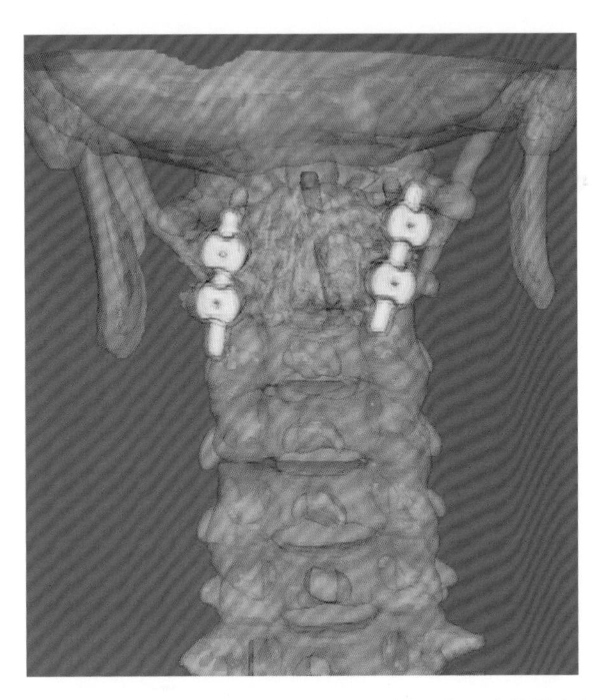

图 5-25　术后 CT 三维重建(后面观),提示内固定位置良好

(胡临　张宁)

参考文献

1. Weng C, Tian W, Li ZY, et al. Surgical management of symptomatic os odontoideum with posterior screw fixation performed using the magerl and harms techniques with intraoperative 3-dimensional fluoroscopy-based navigation. Spine, 2012, 37(21):1839-1846.
2. Guppy KH, Chakrabarti I, Banerjee A. The use of intraoperative navigation for complex upper cervical spine surgery. Neurosurg Focus, 2014, 36(3):E5.
3. Jeon SW, Jeong JH, Choi GH, et al. Clinical outcome of posterior fixation of the C1 lateral mass and C2 pedicle by polyaxial screw and rod. Clin Neurol Neurosurg, 2012, 114(6):539-544.
4. Yang YL, Zhou DS, He JL. Comparison of isocentric C-arm 3-dimensional navigation and conventional fluoroscopy for C1 lateral mass and C2 pedicle screw placement for atlantoaxial instability. J Spinal Disord Tech, 2013, 26(3):127-134.
5. Costa F, Ortolina A, Attuati L, et al. Management of C1-2 traumatic fractures using an intraoperative 3D imaging-based navigation system. J Neurosurg Spine, 2015, 22(2):128-133.

第六章

前路齿状突螺钉内固定术

一、手术指征

前路齿状突空心螺钉内固定术治疗齿状突骨折由 Nakanishi 等在 1982 年首先报道,该技术是对骨折的直接固定,对骨折断端有加压作用,不仅有利于骨折的愈合,而且保留了寰枢关节的正常结构和功能。该手术的适应证主要为 Anderson-D'Alonzo 分型ⅡB 型和浅型Ⅲ型骨折,不能耐受外固定治疗的ⅡA 型骨折也可采用此术式。对于伴有寰枢椎脱位的如术前可通过牵引复位,也可采用此术式。手术禁忌证主要为重度骨质疏松,强直性脊柱炎等颈椎后伸困难,短颈畸形桶状胸等没有螺钉进针的角度,齿状突骨折不愈合,齿状突骨折其骨折线自后上斜向前下者,骨折端为粉碎性等。

临床上常用 Anderson-D'Alonzo 分型,将齿状突骨折分为Ⅰ、Ⅱ、Ⅲ三型。Ⅰ型骨折又称为齿突尖骨折,为齿状突尖韧带和一侧的翼状韧带附着部的斜形骨折,约占 4%,属于稳定型骨折。Ⅱ型骨折又称基底部骨折,为齿状突与枢椎体连接处的骨折,最为常见约占 65%。Ⅱ型骨折属于不稳定型骨折,不愈合率也较高。Grauer 等在 Anderson-D'Alonzo 分型的基础上将Ⅱ型骨折细分为 3 个亚型,ⅡA 型为基底部横行骨折,无移位;ⅡB 型为骨折线为前上后下的斜行骨折或移位超过 1mm 的横行骨折;ⅡC 型为骨折线为前下后上的斜行骨折或骨折端有粉碎性骨块。Ⅲ型骨折为枢椎体部骨折,骨折端下方有一大的松质骨基底,骨折线常涉及一侧或两侧的枢椎上关节面,约占 31%(图 6-1)。Ⅲ型骨折根据骨折线位置高低可分为浅型和深型骨折。

齿状突骨折的愈合率与年龄、脊髓损伤情况、骨折线的形态、骨折移位程度,和骨折端粉碎情况等因素相关。根据 Anderson-D'Alonzo 分型Ⅰ型骨折和Ⅲ型骨折中的深型骨折属于稳定型骨折,一般给予外固定治疗即可。根据 Grauer 改良的分型,ⅡA 型骨折只需外固定,ⅡB 型骨折建议行齿状突空心螺钉内固定术,ⅡC 型骨折需行寰枢椎内固定融合术。一些学者提出对于术前和术中无法解剖复位的ⅡB 型骨折无法置入空心螺钉,建议行寰枢椎内固定融合术。Ⅲ型骨折中的浅型骨折因骨折线接近齿状突颈部治疗可以同ⅡB 型骨折。

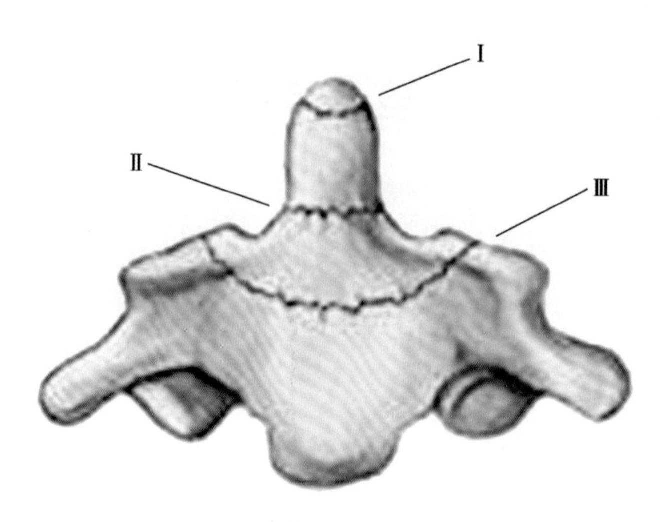

图 6-1 齿状突骨折 Anderson-D'Alonzo 分型

二、手术难点及导航优势

枢椎齿状突骨折在成人颈椎骨折中占 10% ~15%,多由头颈部的直接暴力引起。因为齿状突解剖结构上的特殊性,导致手术难度大,对手术精确度要求更高,所以齿状突骨折手术一直是脊柱外科手术的难点。齿状突是上颈椎重要的连接结构,枢椎通过齿状突尖在前方与寰椎前弓后面的齿突关节面构成寰齿前关节,后方与寰椎横韧带构成寰齿后关节。齿状突基底部较细,骨皮质较薄,松质骨稀疏,是齿状突的薄弱和易骨折部位。齿状突基底部骨折发生率高有其解剖学基础:①基底部是密质骨为主的齿突和松质骨为主的椎体的移行部位,也是应力交界处;②齿突为高出的圆柱状骨,基底部较细,是力学薄弱处;③基底部无韧带结构的支持;④齿突和枢椎椎体分别来自不同的骨化中心,在齿突和椎体结合部有软骨联合,约在 12 岁发生骨性融合,但有 1/4 的软骨板骨化不全,残存于齿突和枢椎椎体之间,受到水平剪切力和轴向压缩力作用容易发生骨折,骨折不愈合率较高。文献报道中国人齿状突基底部冠状外径为(8.9±1.0)mm,冠状内径为(6.3±0.8)mm。齿状突尖端后方为延髓脊髓移行部,骨折移位后可发生高位急性或慢性脊髓压迫。

颈椎前路齿状突空心螺钉内固定术需要术者熟知寰枢椎局部的解剖关系,熟练掌握颈前路手术和后路寰枢椎固定融合术的手术技巧,如术中空心钉螺钉置入失败,应事先准备好备选方案。

传统的颈前路齿状突空心螺钉内固定因术中螺钉置入操作的过程中需同时监测正位和侧位的 X 线影像,一般需准备双 C-arm 同时监测。北京积水潭医院在使用 3D C-arm 实时导航辅助手术前一般使用 G-arm 术中监测,因此对开展此项手术的医院在硬件设备上要求较高。建议尽量不要使用单 C-arm,因手术操作的过程中需即刻透视监测,而术中转换 C-arm 位置时可能影响术者操作的准确性,增加手术失败的风险和延长手术时间。使用 3D C-arm

实时导航引导手术可在术前通过一次扫描及导航重建影像得到实时图像以引导手术，无需术中反复透视监测，节省了手术时间，避免了术中反复移动透视设备对手术的干扰。使用3D C-arm实时导航在术中可以用矢状位、冠状位和横断位的3个层面的影像来指导手术，较传统利用透视监测下手术所得到的病变部位的信息更全面、图像质量更高、更有利于术中准确判断置入螺钉的立体位置。

传统的颈前路齿状突空心螺钉内固定术麻醉时建议使用绷带卷固定气管插管，并使患者保持开口位，可避免对术中正位影像的干扰。在3D C-arm实时导航辅助下手术因术中无需依赖透视监测可使用常规牙垫牢固固定气管插管。手术前需先行头颅Mayfield头架固定，同时应将病人在手术台上牢固固定。Mayfield头架可以牢固固定头部避免因手术操作而引起的头颈部的相对位移，且Mayfield头架在术中可以即时调节以避开下颌对手术操作和术中透视监测的干扰。传统手术要求在手术前应通过旋转头架调节好Mayfield头架的位置，避免下颌和牙齿对正位影像的遮挡。而3D C-arm实时导航辅助下手术，术中依赖导航引导手术无需依赖术中即时透视，因此对术前头部体位摆放的要求较低，术前仅使下颌足够上仰闪避出手术入路即可，因此使用3D C-arm实时导航引导手术术前体位的摆放较传统手术容易，可以缩短手术准备时间。

三、术前影像学检查及手术规划

齿状突骨折的患者术前应常规行颈部X线片、薄层CT扫描和三维重建，以及MRI检查，并根据这些影像学检查结果详细进行术前评估。术前的X线片可以了解寰枢椎的相互关系，有无寰枢椎脱位，有无寰枢椎潜在不稳定趋势（寰齿间隙在成人>3mm提示横韧带断裂）和有无颈椎畸形等影响手术的因素。薄层CT扫描及三维重建可以了解齿状突骨折的详细情况，骨折线的走行，骨折端有无碎块，寰椎后弓与齿状突间的关系，寰枢椎侧块关节的关系，以上信息有助于骨折的精准分型，了解有无寰枢椎潜在不稳定的趋势，有助于选择最佳的治疗方式。MRI可以了解有无脊髓损伤，横韧带有无损伤。以上三种辅助检查可以相互补充，有利于全面了解齿状突骨折的详细信息，制订最佳手术方案。同时术前应对患者的一般状况详细评估，排除手术禁忌证，保证手术的安全。对于骨折存在移位的病例，应术前试行颈椎牵引复位，对于术前可解剖复位的ⅡB型骨折和浅型Ⅲ型齿状突骨折可施行前路齿状突螺钉内固定，对于不可解剖复位的骨折宜行后路寰枢椎固定融合手术。在牵引的过程中应密切观察患者的病情变化，有无脊髓功能的恶化，避免牵引并发症的出现。并在牵引过程中定期复查床边X线片，了解骨折复位的情况。

在术前可以利用术前CT数据进行术前模拟置钉，将术前CT数据导入导航系统，通过导航重建出三维图像，在该重建图像上更详细地观察骨折的形态和骨折块间的相互关系，如术前骨折无移位或通过牵引已复位，可以进行模拟置钉，测量模拟螺钉的直径和长度，同时可以确定术中是植入1枚还是2枚螺钉，使术者在术前做好充分地手术规划。

四、开放手术步骤

1. 体位 患者取仰卧位，使用头颅 Mayfield 头架固定，通过旋转头架调节好 Mayfield 头架的位置，避免下颌和牙齿对正位影像的遮挡。头部中立位，避免头部旋转，头部稍低，下颌充分上仰使颈椎保持足够的前凸以提供螺钉置入的路径，避免胸部对螺钉置入产生影响。同时应将病人在病床上牢固固定（图 6-2）。

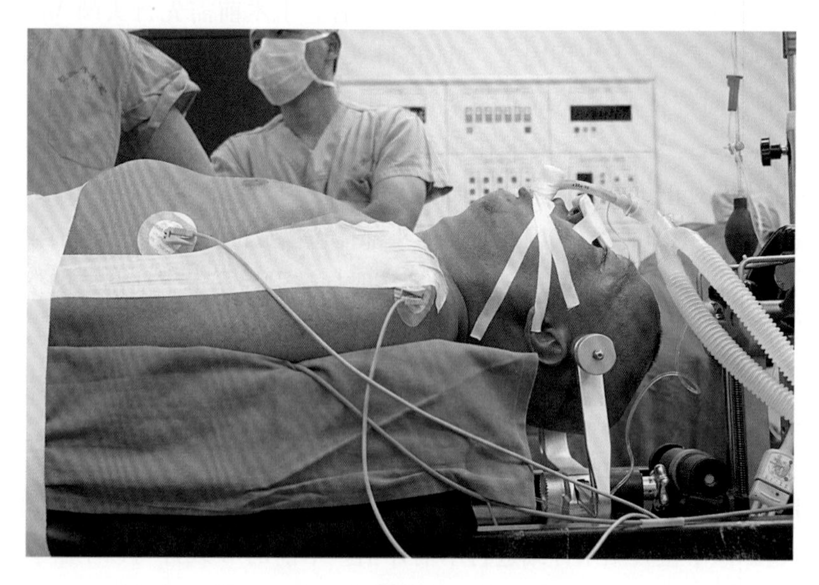

图 6-2

2. 确定切口位置 使用克氏针根据螺钉置入的方向确定皮肤切口的位置（图 6-3）；如皮肤切口的位置不当，可能因为切口的张力影响螺钉置入的方向，或因为切口张力过大而被迫扩大切口增加损伤。

3. 入路 消毒铺单。取颈前方横行切口，钝性剥离至椎体前方，并潜行向头侧剥离至 C_2椎体前下缘（图 6-4）。

4. 安放患者示踪器 安放在切口内，固定在下位颈椎的椎体上（图 6-5）。

5. 使用 3D C-arm 获取导航数据 规划路径，测量螺钉长度（图 6-6）。

6. 使用导航专用尖锥确定入针点（图 6-7）。

7. 用导航专用开路锥在枢椎椎体内和齿状突内打出钉道若导航专用开路锥无法通过时有时仍需使用克氏针引导并透视辅助确认克氏针的路径是否精确（图 6-8）。

8. 在钉道内插入克氏针，透视确认克氏针在事前打出的钉道内（图 6-9）。

9. 打入空心螺钉并确认螺钉位置（图 6-10）。

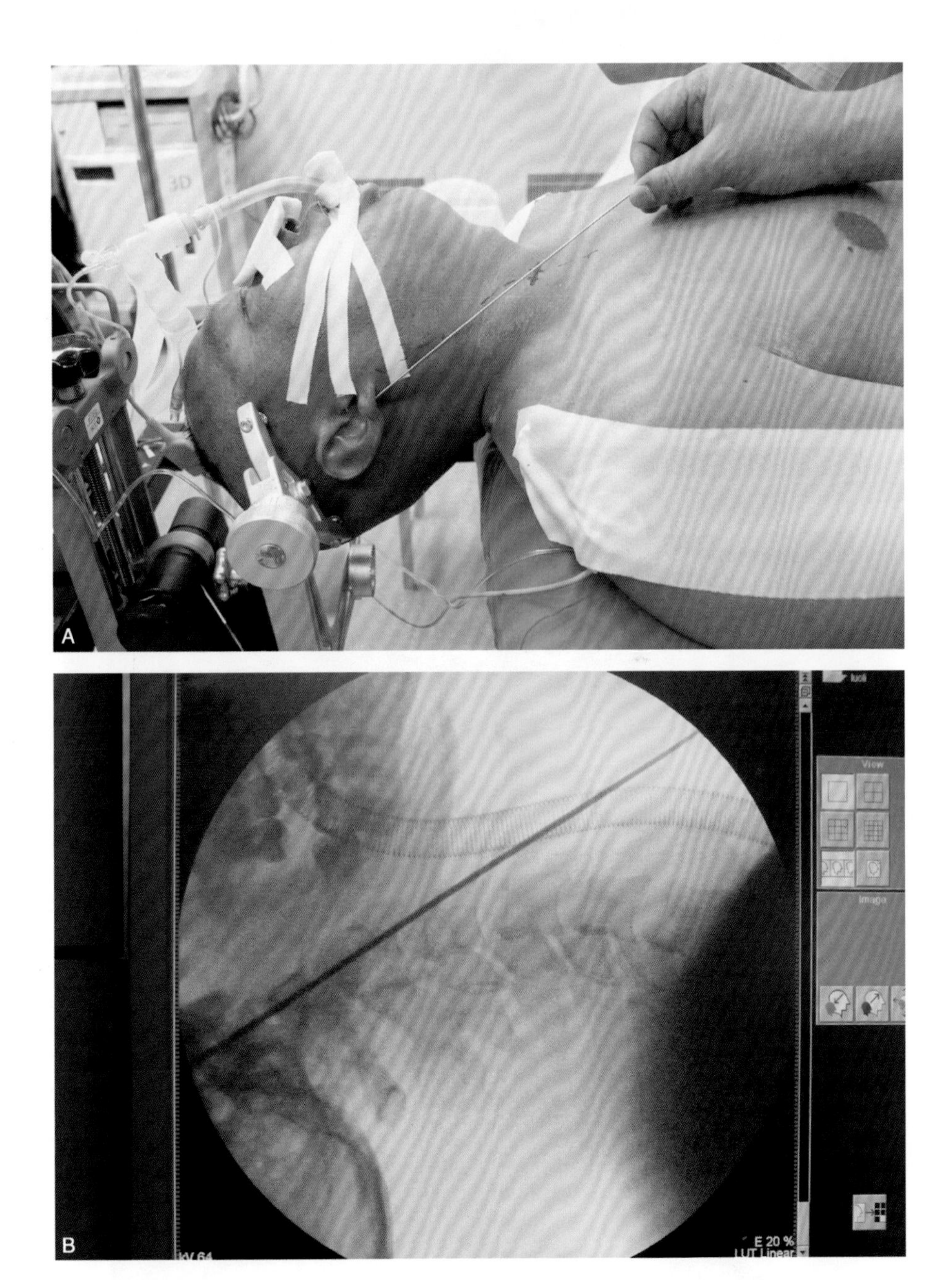

图 6-3

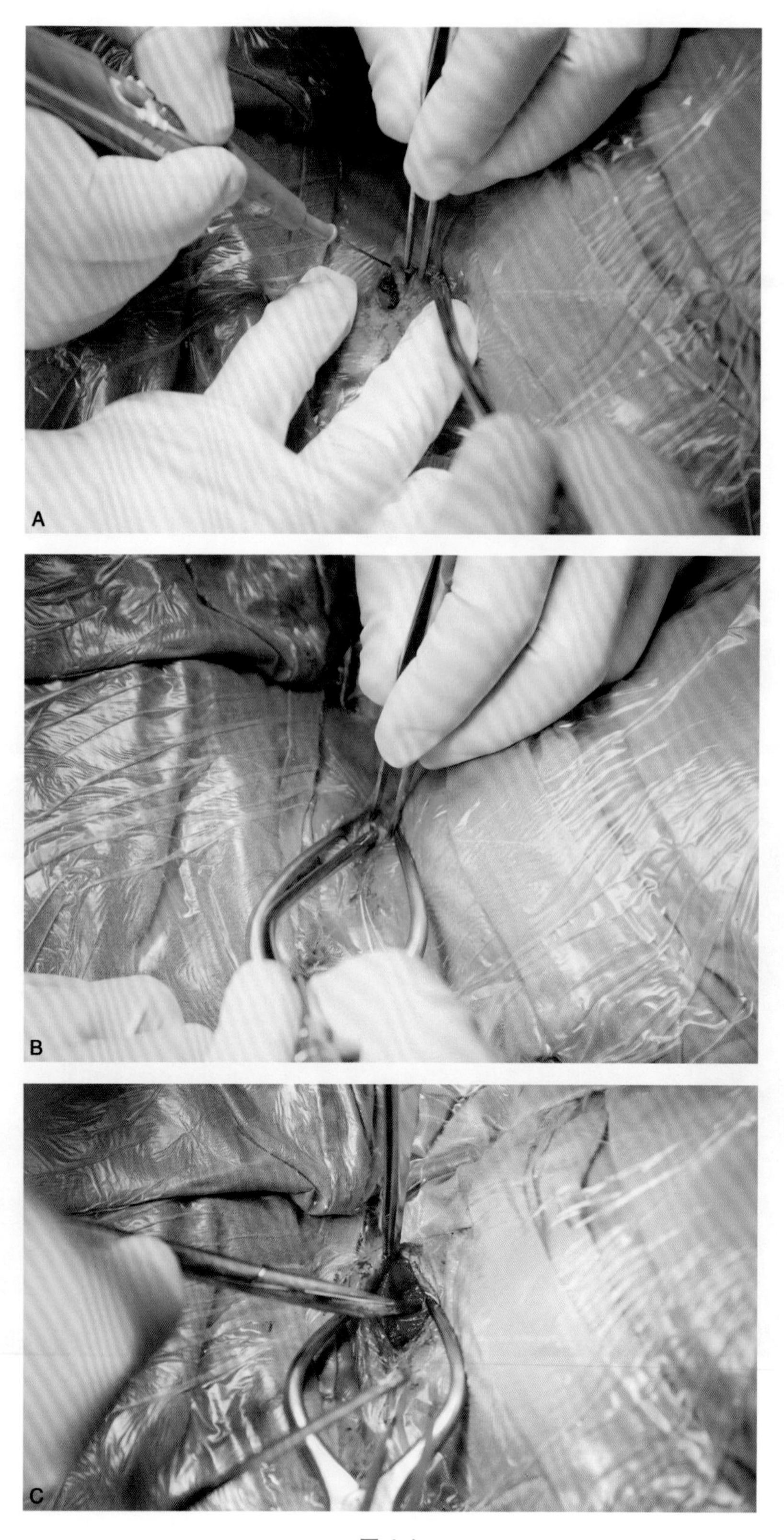

图 6-4

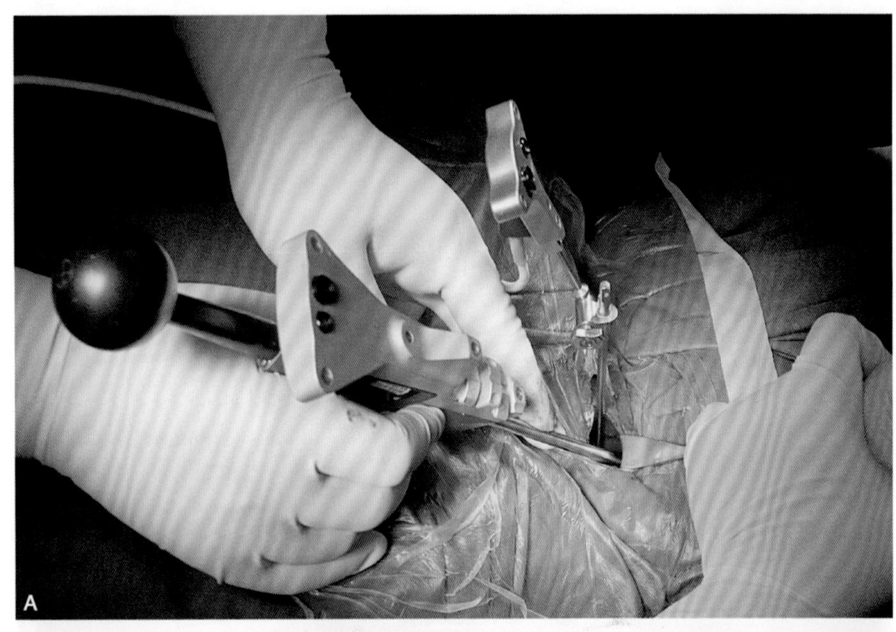

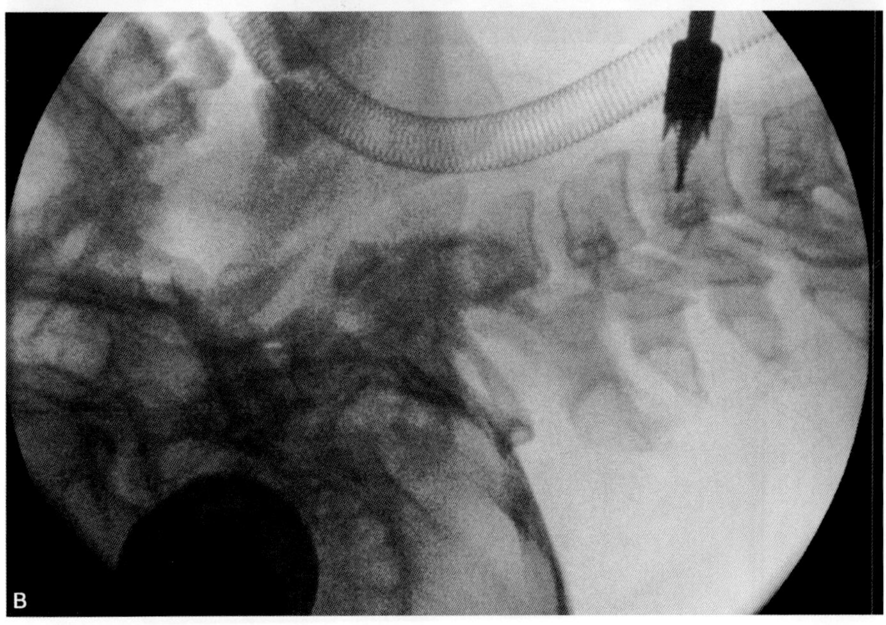

图 6-5

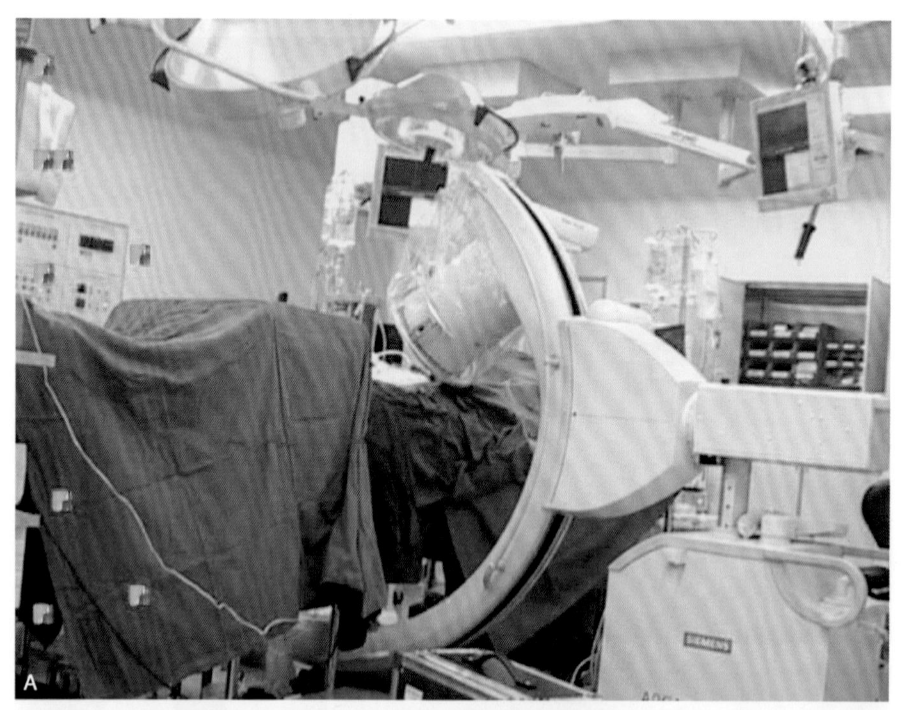
A

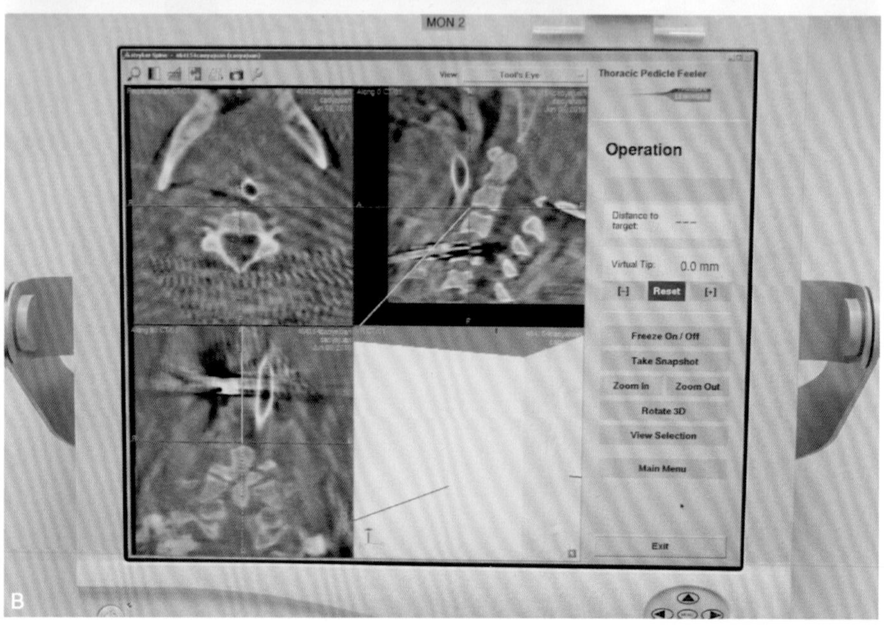
MON 2
Thoracic Pedicle Feeler
Operation
Distance to target:
Virtual Tip:
0.0 mm
Reset
Freeze On / Off
Take Snapshot
Zoom In
Zoom Out
Rotate 3D
View Selection
Main Menu
Exit
B

图 6-6

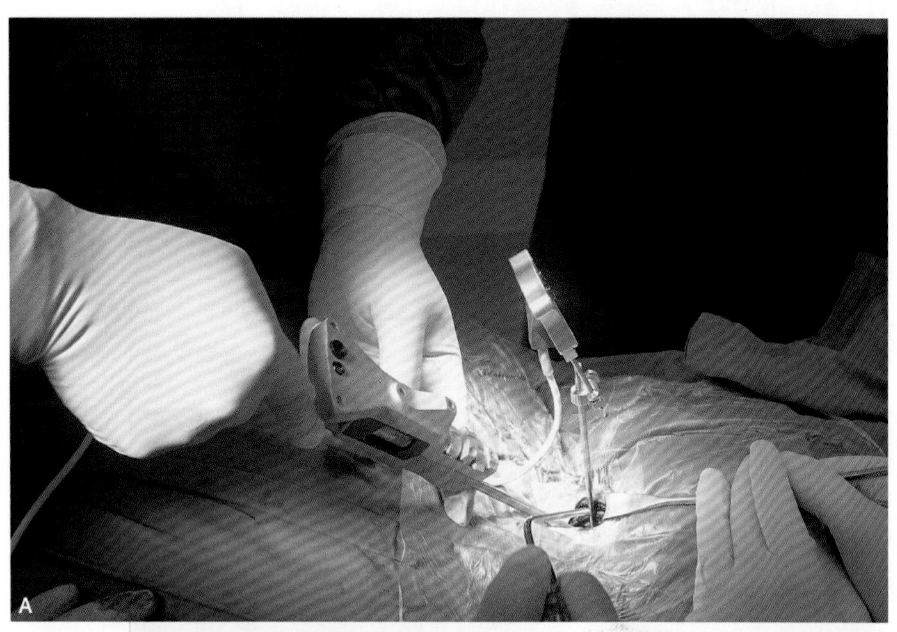
A

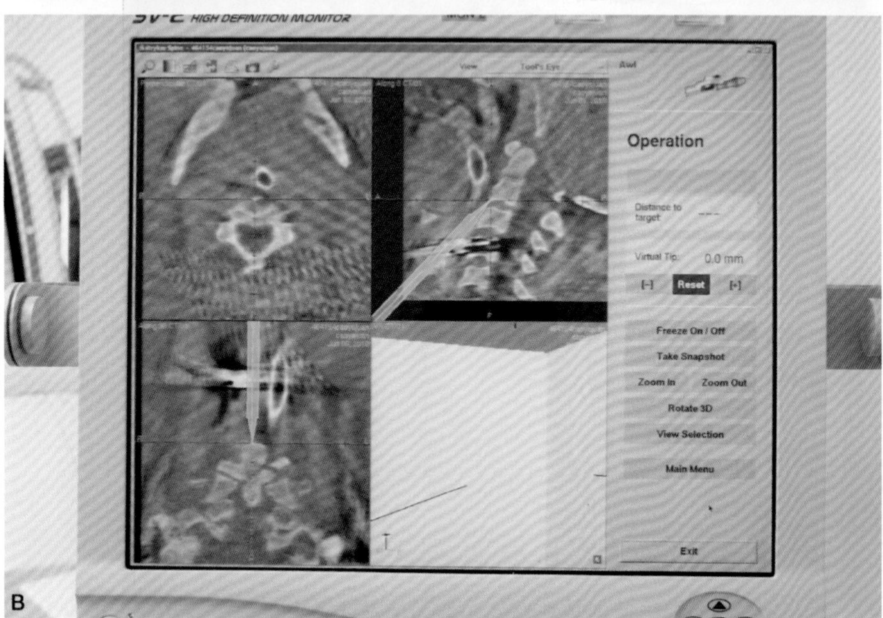
HIGH DEFINITION MONITOR
Operation
Distance to target
Virtual Tip: 0.0 mm
[-]
Reset
[+]
Freeze On / Off
Take Snapshot
Zoom In
Zoom Out
Rotate 3D
View Selection
Main Menu
Exit
B

图 6-7

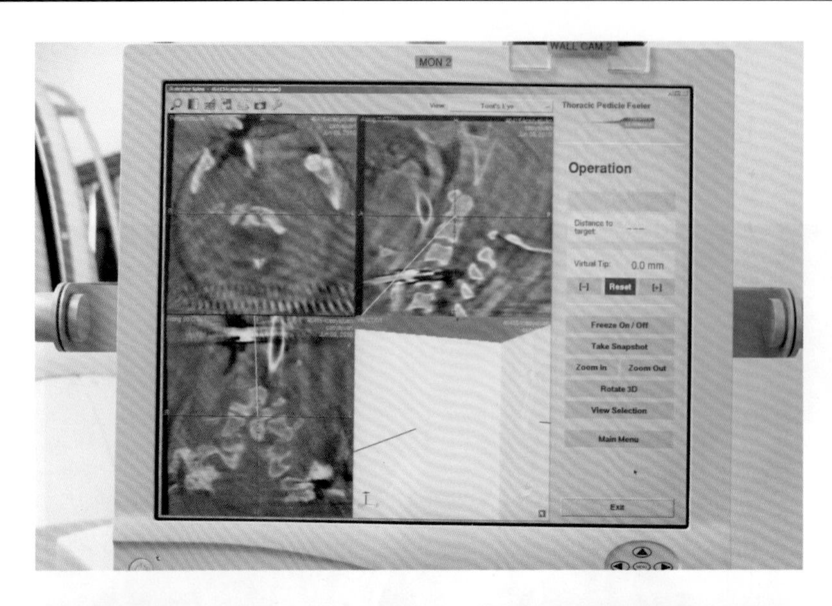
MON 2
WALL CAM 2
Thoracic Pedicle Feeler
Operation
Distance to target:
Virtual Tip:
0.0 mm
Reset
Freeze On / Off
Take Snapshot
Zoom In
Zoom Out
Rotate 3D
View Selection
Main Menu
Exit

图 6-8

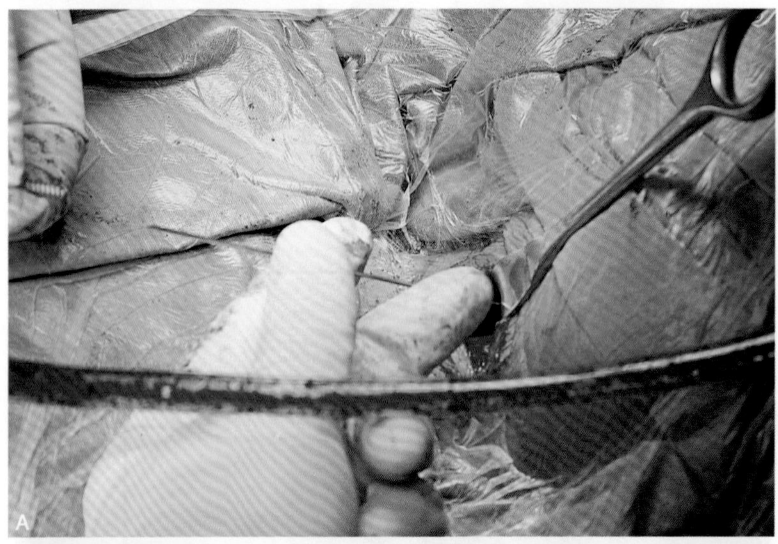
A

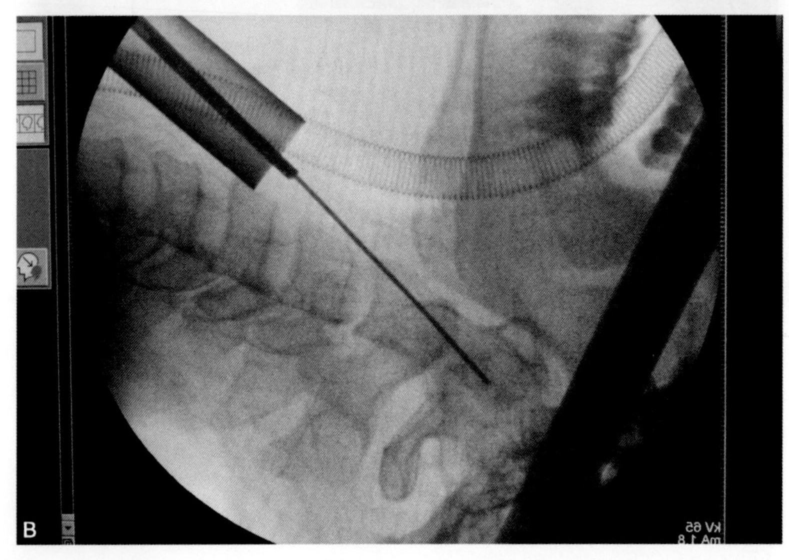
B

图 6-9

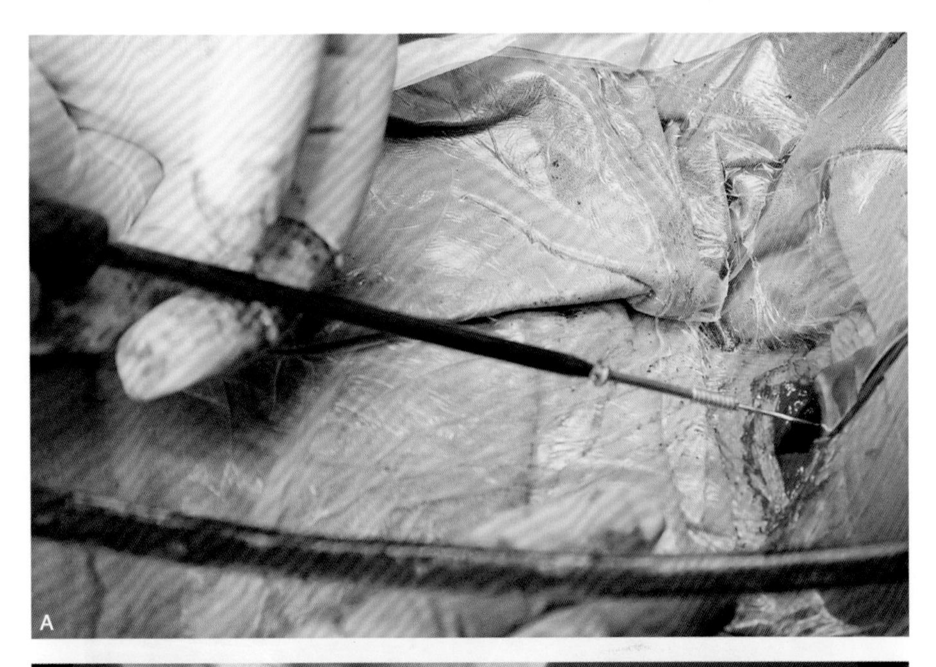

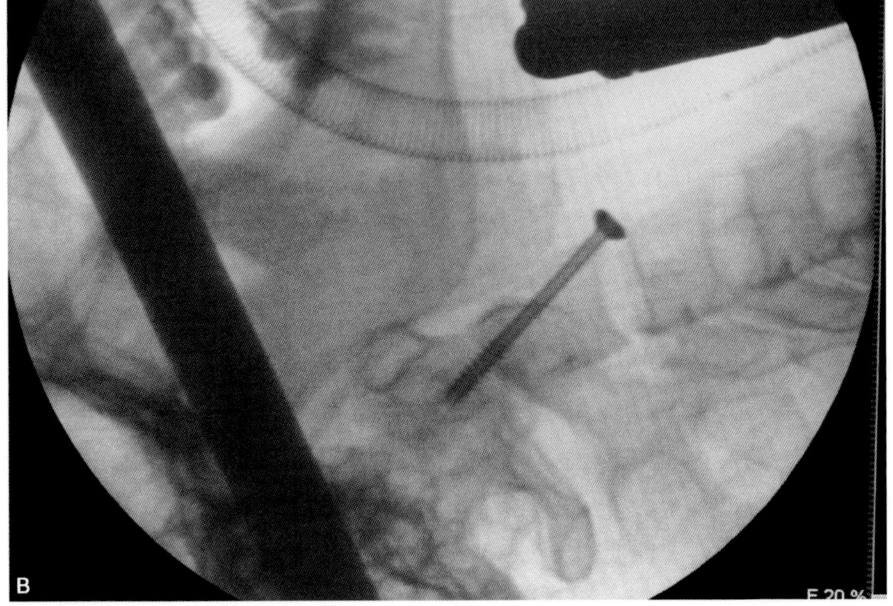

图 6-10

五、CAMISS 手术步骤

1. 体位 患者取仰卧位,使用头颅 Mayfield 头架固定,同时将病人在病床上牢固固定(图 6-11)。调整 Mayfield 头架,头部中立位,避免头部旋转,使下颌足够上仰以提供手术入路。

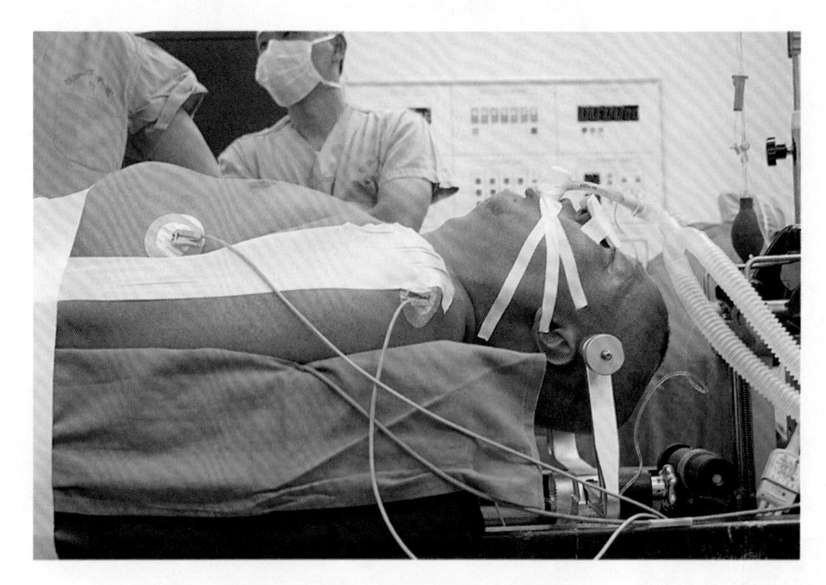

图 6-11

2. 安放患者示踪器 示踪器安放在与 Mayfield 头架相连的连杆上(图 6-12)。这种方法可以采用更小的切口,而且避免了因躲避病人示踪器对手术操作的干扰。

3. 使用 3D C-arm 获取导航数据 规划路径,测量螺钉长度(图 6-13)。

4. 确定切口位置 使用导航指点器确定皮肤切口位置(图 6-14)。

5. 入路 消毒铺单。取颈前方横行切口,钝性剥离至椎体前方,并潜行向头侧剥离至 C_2 椎体前下缘(图 6-15A、B、C)。使用微创扩张器置入微创套筒(图 6-15D、E、F)。

6. 使用导航专用尖锥确定入针点(图 6-16)。

7. 用导航专用开路锥在枢椎椎体内和齿状突内打出钉道若导航专用开路锥无法通过时有时仍需使用克氏针引导。并透视辅助确认克氏针的路径是否精确(图 6-17)。

8. 在钉道内插入克氏针(图 16-18A),透视确认克氏针在术前打出的钉道内(图 6-18B)。

9. 打入空心螺钉(图 6-19A),并通过透视确认螺钉位置(图 6-19B)。

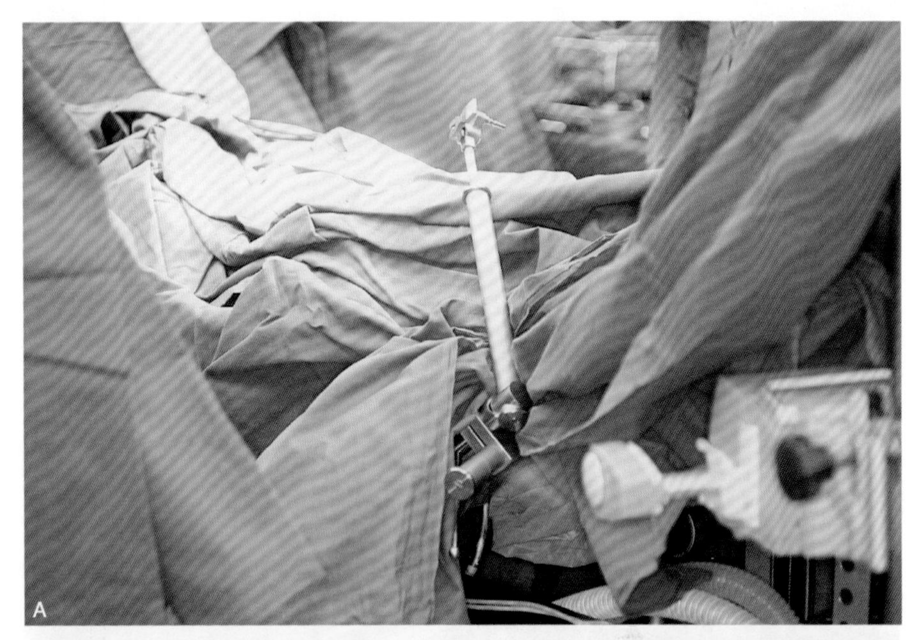

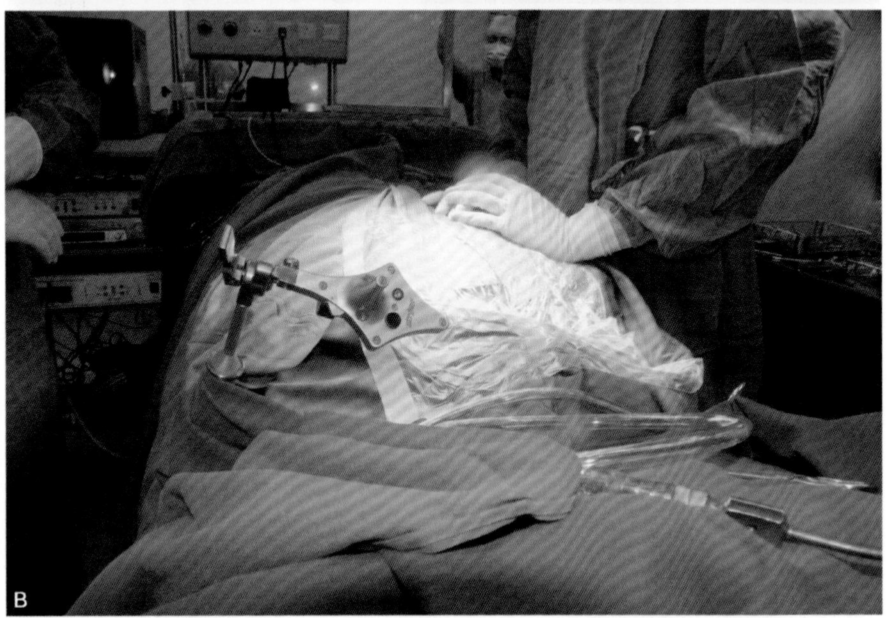

图 6-12

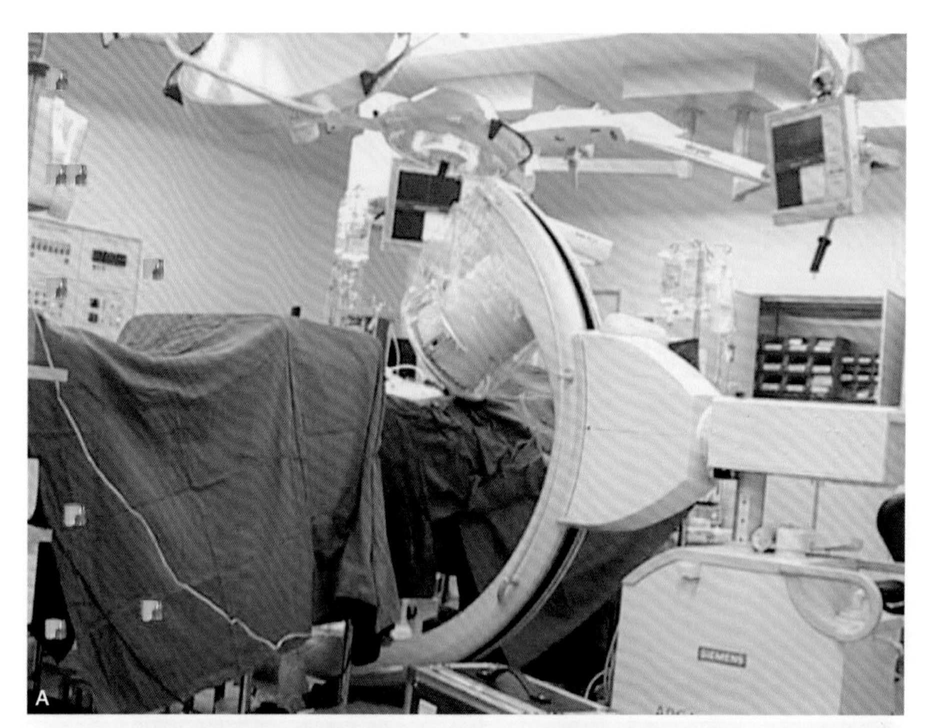
A

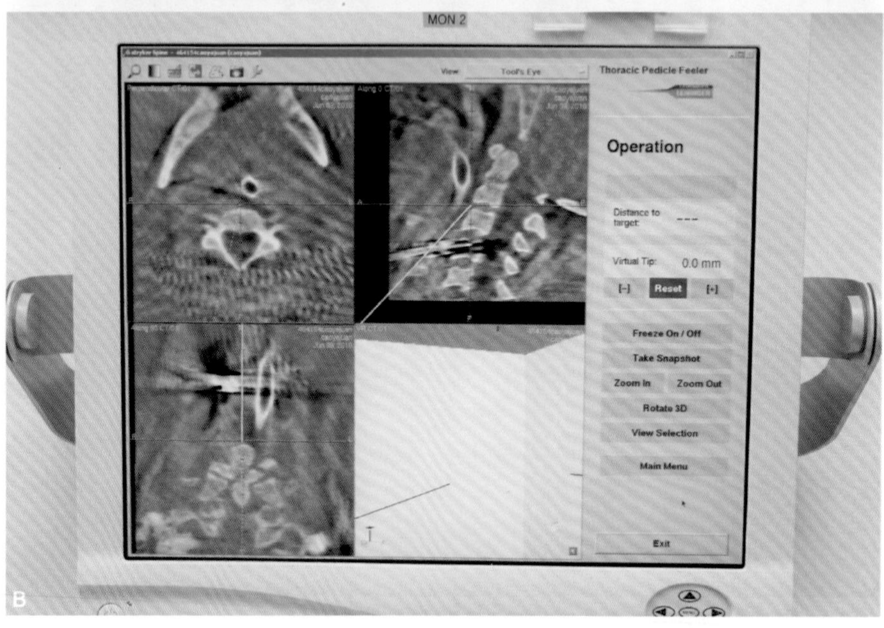
MON 2
Thoracic Pedicle Feeler
Operation
Distance to target:
Virtual Tip:
0.0 mm
Reset
Freeze On / Off
Take Snapshot
Zoom In
Zoom Out
Rotate 3D
View Selection
Main Menu
Exit
B

图 6-13

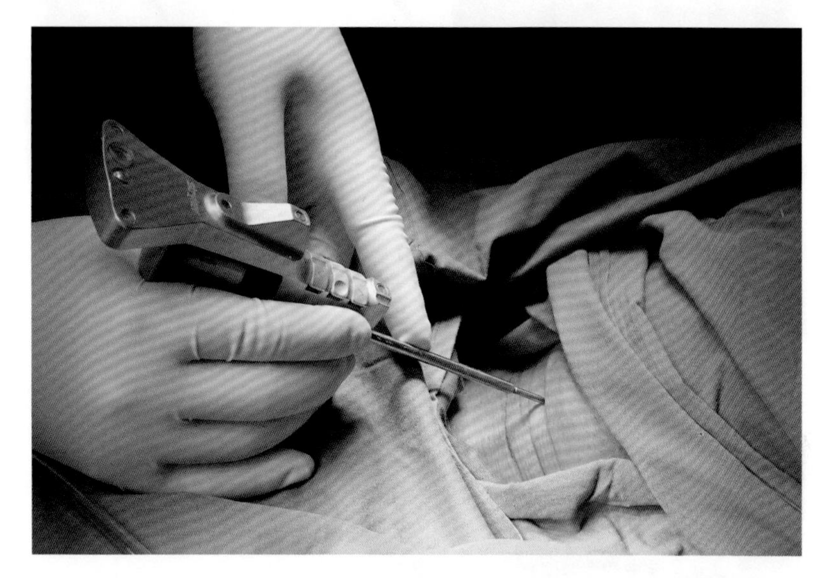

图 6-14

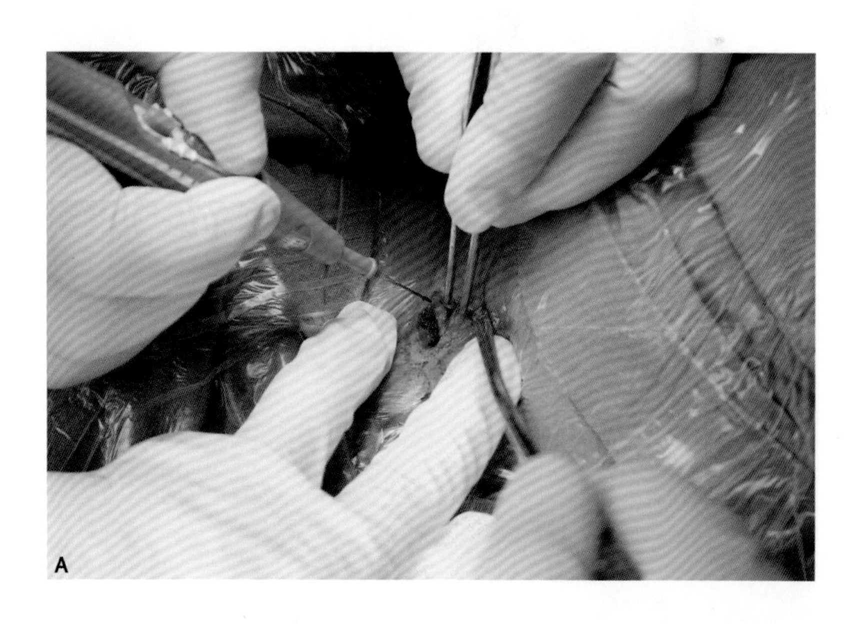

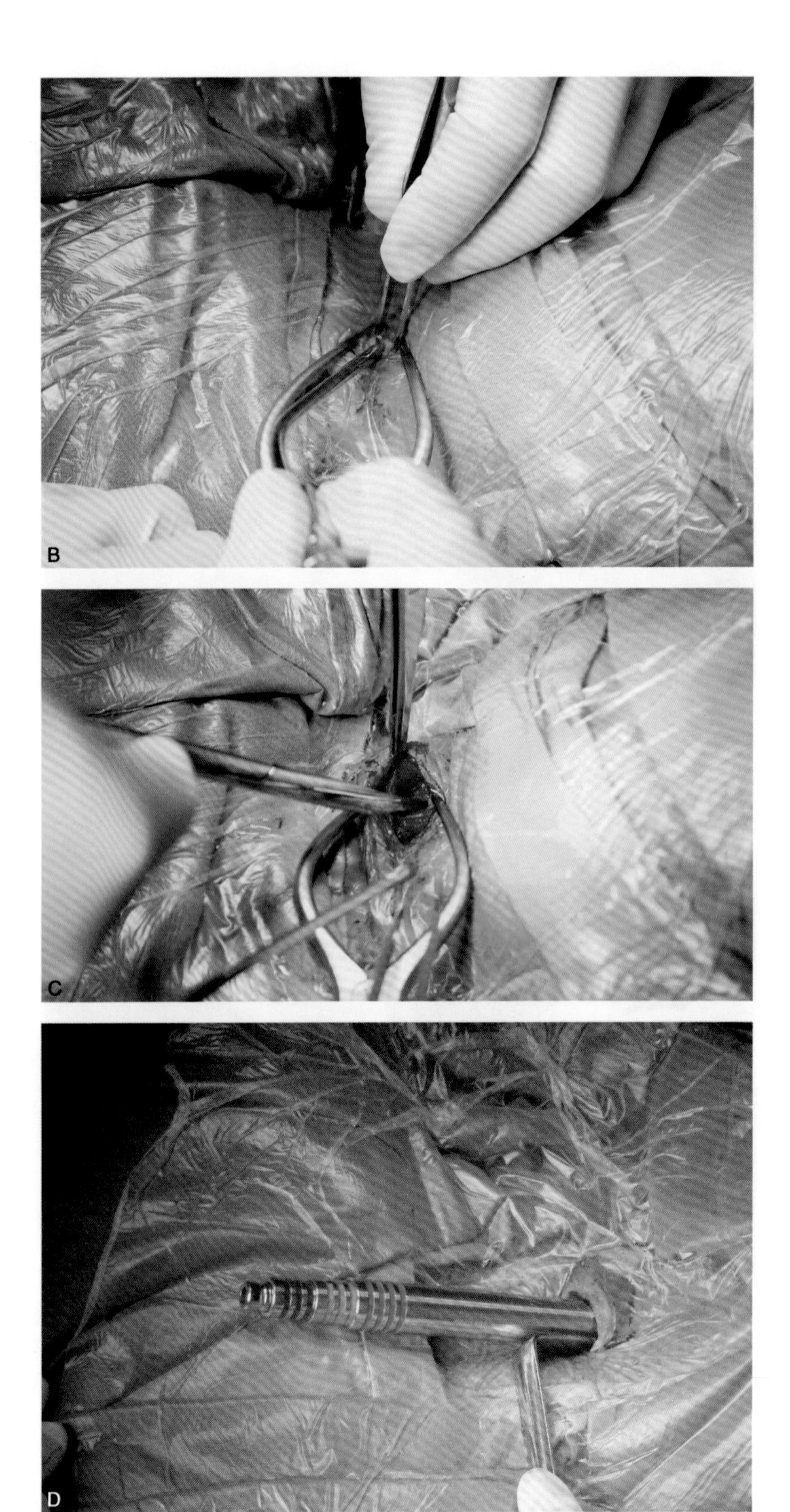
B
C
D

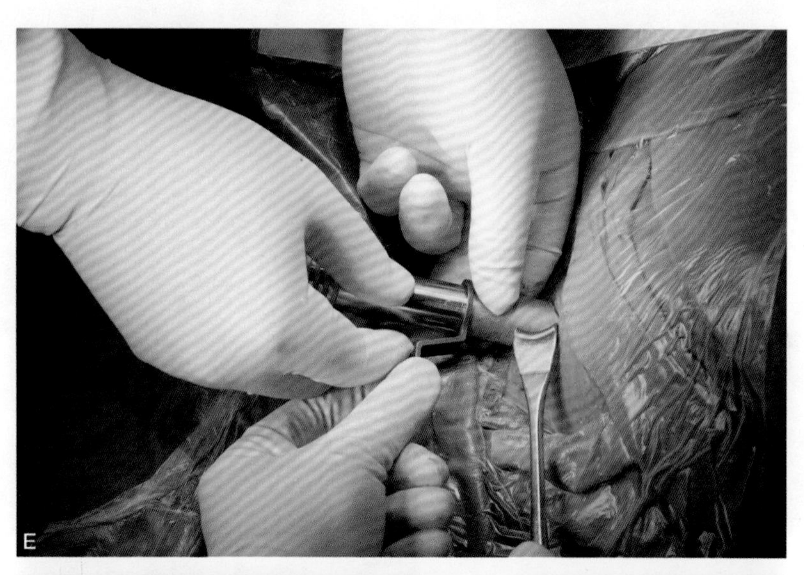

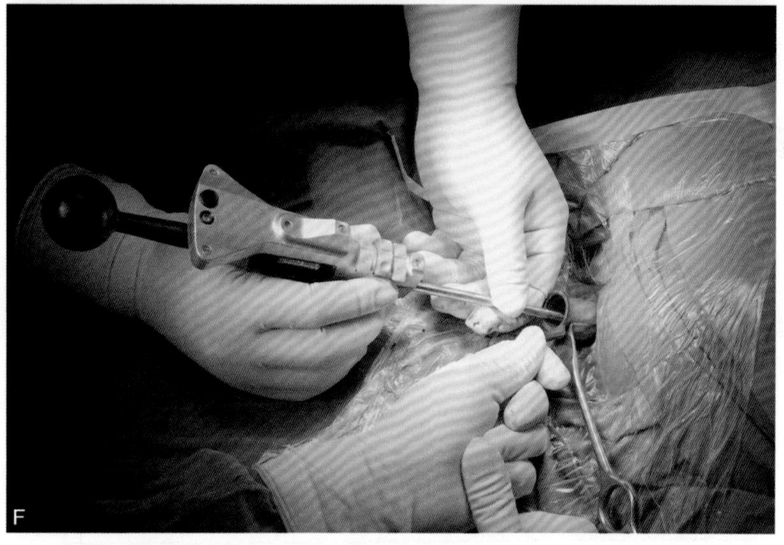

图 6-15

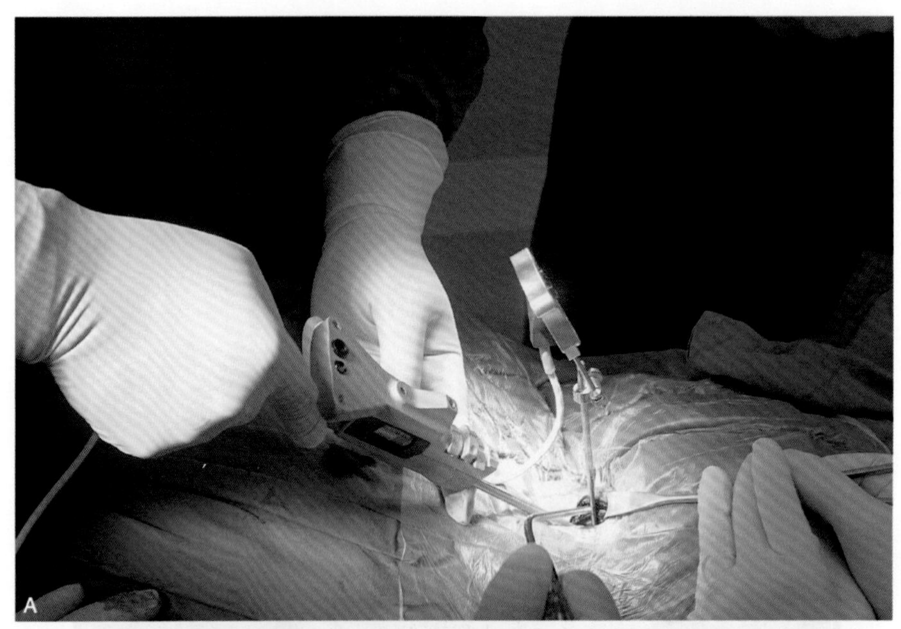
A

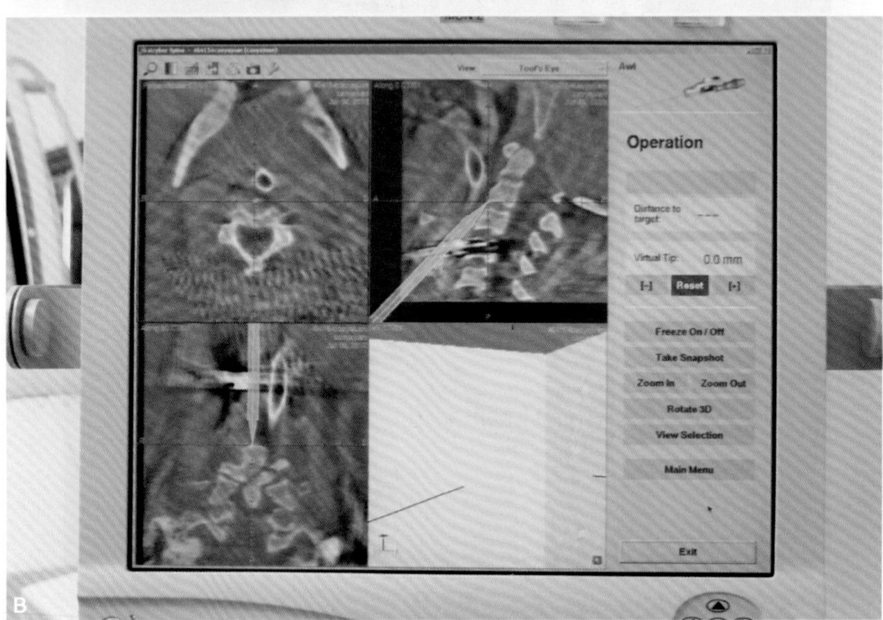
Operation
Virtual Tip: 0.0 mm
Reset
Freeze On / Off
Take Snapshot
Zoom In
Zoom Out
Rotate 3D
View Selection
Main Menu
Exit
B

图 6-16

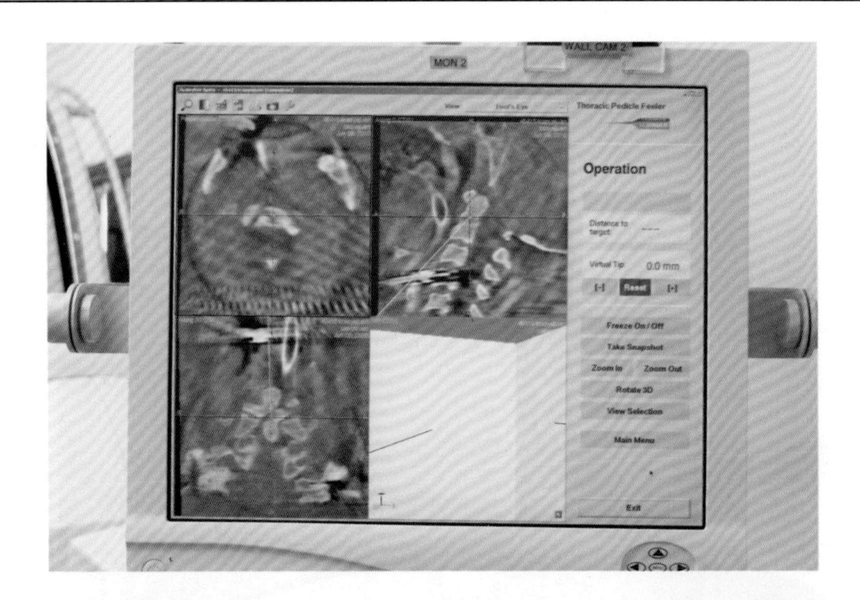
MON 2
WALL CAM 2
Thoracic Pedicle Feeler
Operation
Distance to target
Virtual Tip
0.0 mm
Reset
Freeze On / Off
Take Snapshot
Zoom In
Zoom Out
Rotate 3D
View Selection
Main Menu
Exit

图 6-17

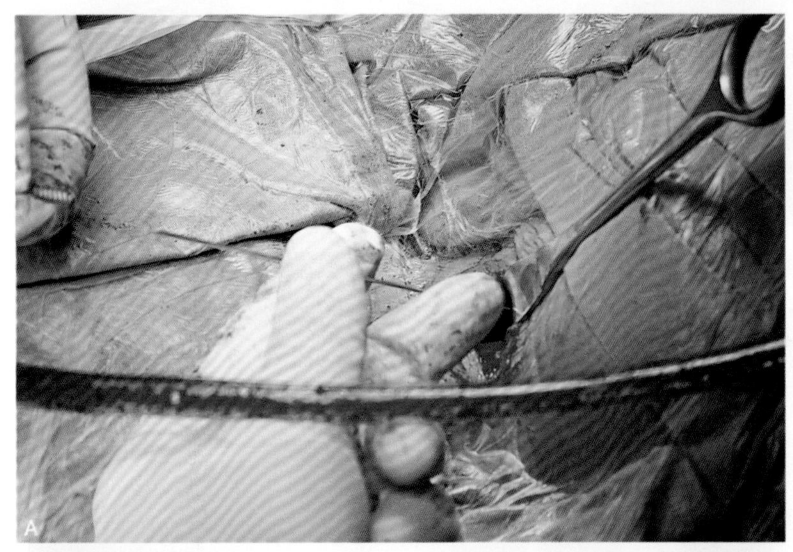
A

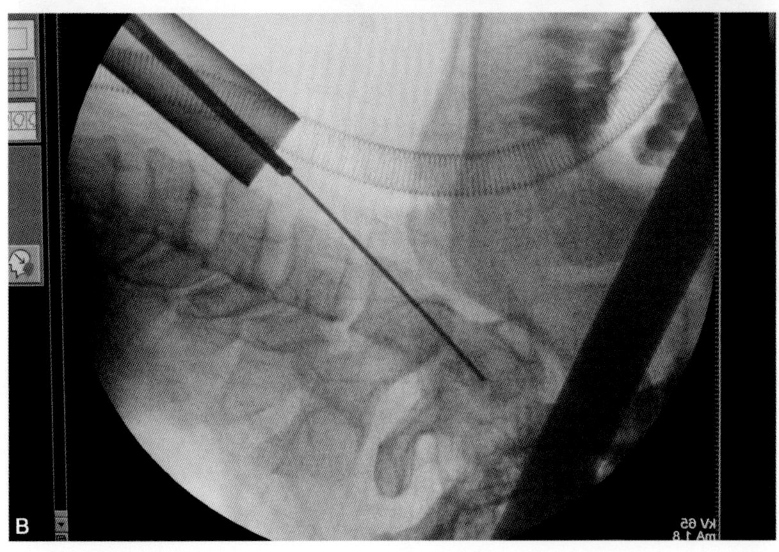
B

图 6-18

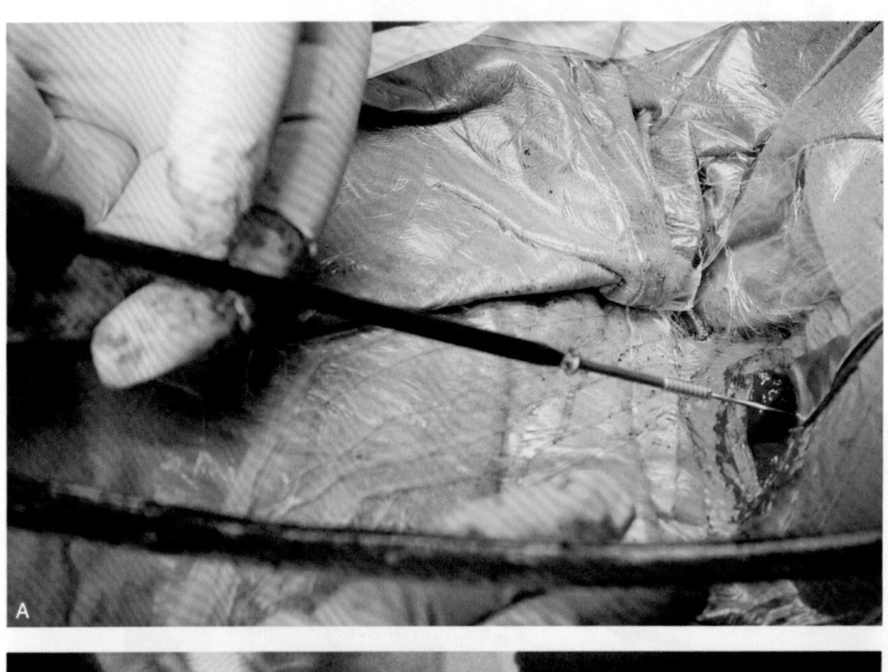

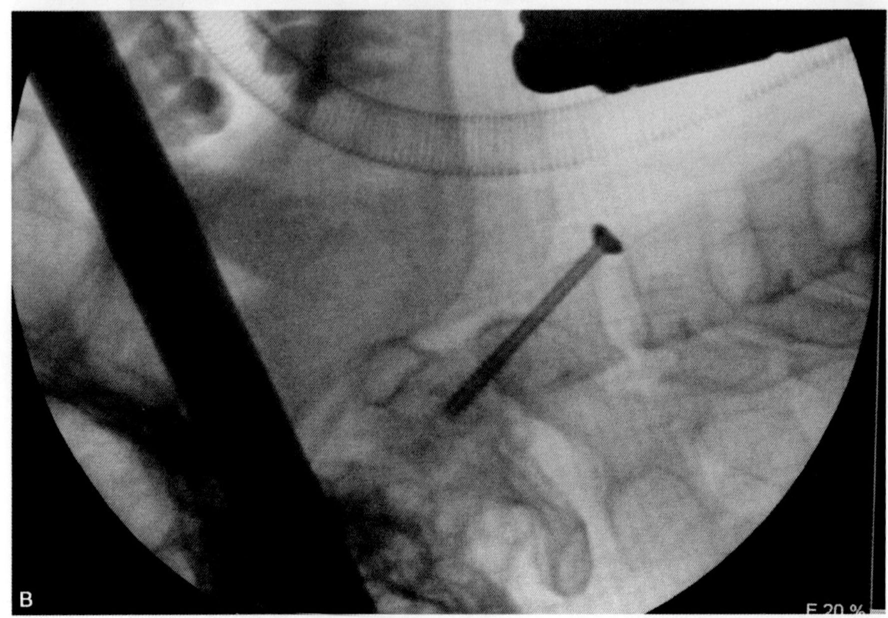

图 6-19

六、导航手术要点及技巧

导航引导下CAMISS手术，术中依赖导航作为手术置钉的引导，因此术中保持导航系统的稳定是减少手术误差、降低手术风险的关键。首先在术中扫描完成后应尽量避免改变患者颈部的相对位置；同时在手术操作过程中应尽量轻柔，避免因用力操作使颈部产生不可恢复的相对位移；手术操作过程中应避免碰触病人示踪器以影响导航的准确性。同时，在使用导航器械操作时应避免人为遮挡导航器械上的红外线发射点，影响导航相机对导航器械的监控，增大手术误差。在使用导航开路锥打钉道的时候，因导航专用开路锥有一定的直径又不够锋利，有时在操作的过程中可能无法进入齿状突，为防止术中过度用力将齿状突顶开，在导航专用开路锥无法通过时有时仍需使用克氏针引导。因空心螺钉使用的克氏针直径最大为1.2mm，针较软易弯曲变形，即使将克氏针注册后也很难保证操作的精确性，因此在这一操作步骤时仍需透视辅助确认克氏针的路径是否精确。

导航的优势在于：①导航可以同时给出冠状位和矢状位的图像；②可以使术者在钉道方向的定位上更容易作出判断，且容易一次完成；③螺钉的长度和直径可事先通过导航图像精确测量出来；④术中导航辅助可以大大减少反复透视的次数，减少了手术时间和手术医生的放射线暴露。但由于导航存在一定的误差，且术中可能因手术操作影响病人示踪器的位置从而使误差增大和失准，为保证手术的安全性和精确性，术者在操作过程中应具备及时发现问题的能力，同时在术中可以辅助透视帮助确认。因此了解导航的特性及其相关器械的特点，可以充分发挥导航的优势，安全且精确地完成颈前路齿状突空心螺钉内固定术。

七、典型病例

【主诉】 患者男性，41岁。主因“车祸伤后颈部疼痛活动受限2周”由门诊入院。

【入院情况】 患者入院前2周车祸伤后颈部疼痛，活动受限，左颈肩部疼痛，无四肢活动受限，无四肢疼痛麻木，在当地医院诊断为C_2齿状突骨折，锁骨骨折（左），在当地医院行左锁骨骨折内固定术，今为进一步诊治C_2齿状突骨折来院就诊。

【既往史】 既往有糖尿病和高血压病史，无药物过敏史，否认烟酒嗜好。

【专科体检】 步态正常，颈部颈托保护，颈部活动度未查，上颈部棘突压痛。四肢感觉正常，肌力Ⅴ级，双侧肱二头肌，肱三头肌反射正常，双侧Hoffmann征（-），双侧Babinski征（-）。

【影像学检查】 术前CT示C_2齿状突基底部骨折，骨折线为前上后下，远端轻度向前移位（图6-20）。术前MRI示C_2齿状突基底部骨折，骨折线为前上后下，局部T_2像有轻度水肿信号，后方脊髓未见明显压迫（图6-21）。

【治疗方法与效果】 于2015年2月4日在全麻下行颈椎前路导航引导下微创齿状突骨折空心钉内固定术（CAMISS），手术顺利，术后颈部疼痛缓解，伤口愈合良好，术后X线片示齿状突骨折复位良好，空心螺钉位置满意。术后5天出院（图6-22）。

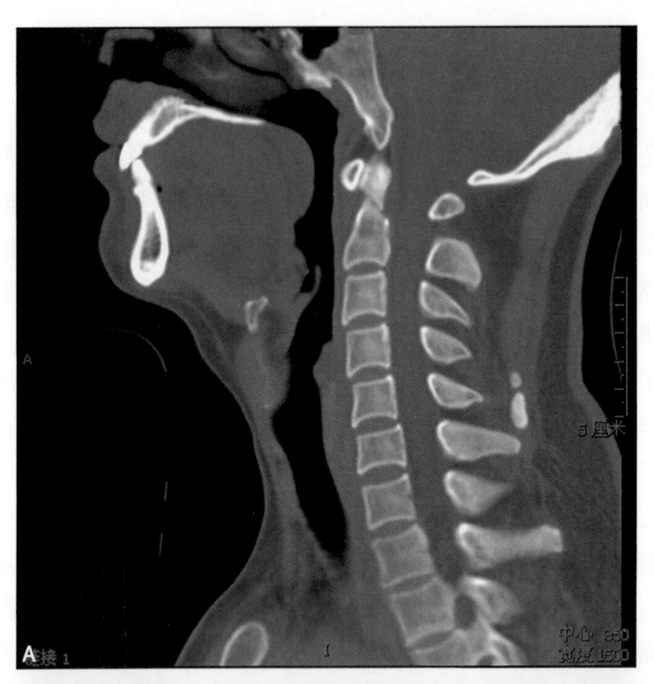

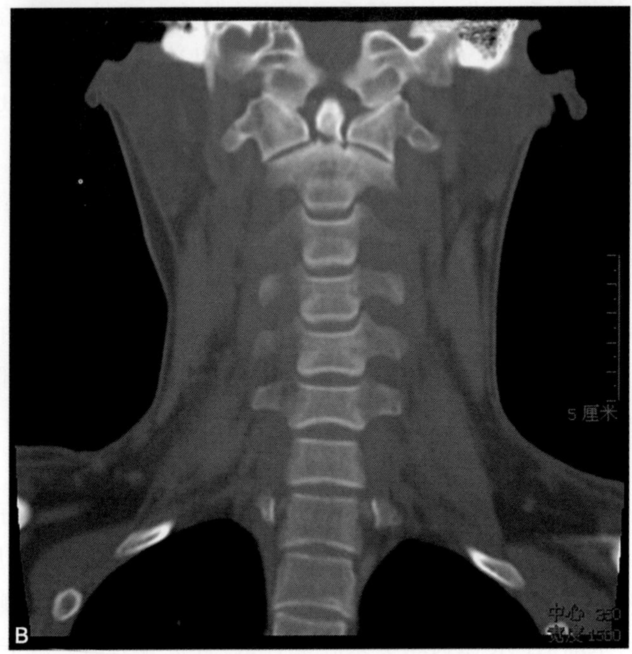

图 6-20 术前 CT 影像

A. 矢状位示 C2 基底部骨折，为骨折线前上后下的ⅡB 型骨折，齿状突有轻度移位；B. 冠状位示 C_2 基底部骨折，齿状突左右间隙基本等宽

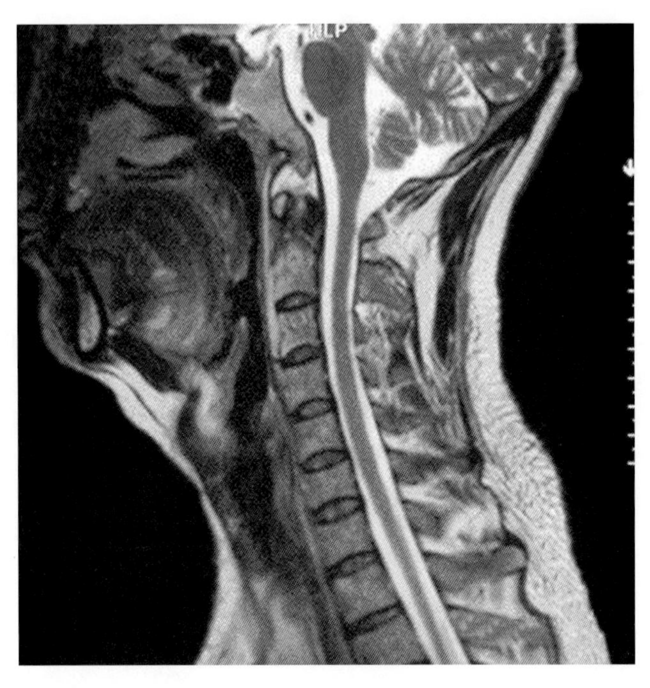

图 6-21　术前 MRI 示齿状突基底部骨折，未见脊髓受压

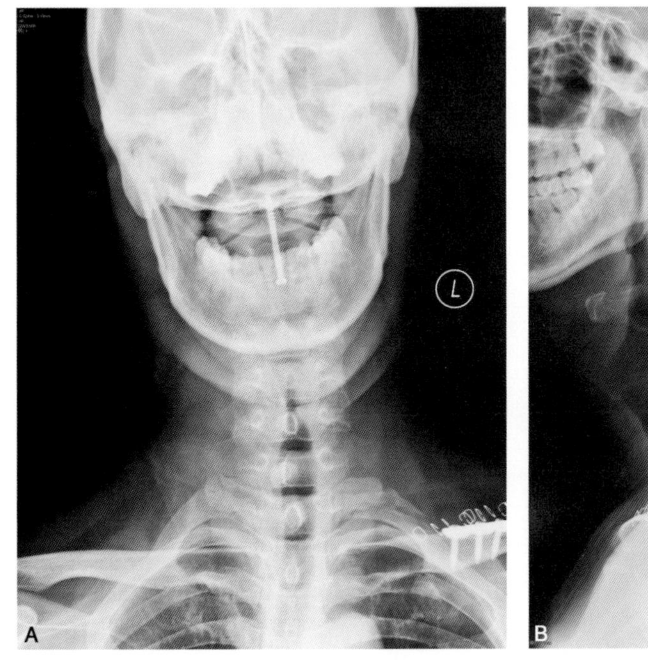

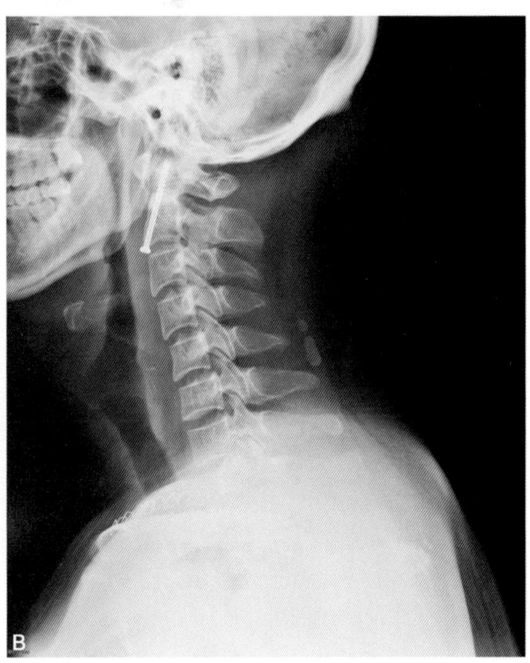

图 6-22　术后 X 线片影像

A. 正位示齿状突螺钉居中，位置良好；B. 侧位示齿状突螺钉位置良好，骨折复位良好

（茅剑平　赵经纬）

参 考 文 献

1. Anderson LD, D'Alonzo RT. Fracture of the odontoid process of the axis. J Bone Joint Surg Am, 1974, 56(8): 1663-1674.
2. Grauer JN, Shafi B, Hilibrand AS, et al. Proposal of a modified, treatment-oriented classification of odontoid fractures. Spine J, 2005, 5(2): 123-129.
3. Perri B, Siddiqur K, Baron EM, et al. Acute odontoid fractures: anterior odontoid fixation. Oper Tech Orthop, 2007, 17: 163-168.
4. 闫明,王超,王圣林. 新鲜齿状突骨折的分型与治疗方式选择. 中国脊柱脊髓杂志,2009,19(9):650-655.
5. 王会同,陈振强. 齿状突解剖与齿状突骨折手术治疗现状. 中国骨关节损伤杂志,2007,22(12): 1054-1057.
6. 瞿东滨,金大地,江建明,等. 齿突形态的测量及临床意义. 中国临床解剖杂志,1999,17(4):338-339.

第七章

经峡部螺钉治疗Hangman骨折

一、手 术 指 征

1. Levine-Edwards 分型Ⅰ型或轻微移位的Ⅱ型 Hangman 骨折，MRI 显示 $C_{2/3}$ 椎间盘信号正常。

2. 多发创伤、头面部创伤、老年病人对 Halo 外固定架不耐受者尤其应考虑该手术治疗。

二、手术难点及导航优势

峡部螺钉治疗 Hangman 骨折可直接修复损伤的枢椎峡部，保留颈椎正常的生理活动。但是枢椎峡部毗邻椎动脉，且上颈椎有时存在骨性结构或血管结构的变异，增加了置钉的风险。术中即时三维导航技术提供实时三维图像，可以增加置钉准确性。此外，枢椎椎弓根同矢状位平面成角较大，手术暴露对软组织剥离大，导航微创 CAMISS 技术通过颈后两侧小切口置入通道进行手术，可大大减少对软组织的医源性损伤，减少术中出血及术后颈痛的发生。

三、术前影像学检查及手术规划

术前 CT 和 MRI 是必要的影像学检查。

CT 用于评估骨折的移位情况及分型，以及椎弓根的解剖形态从而指导选择螺钉尺寸。也可将 CT 数据导入导航工作站，使用螺钉设计功能对峡部螺钉钉道的骨质情况，螺钉入点及角度，螺钉尺寸进行术前预判。

MRI 用于评价神经压迫情况，以及是否存在 $C_{2/3}$ 椎间盘的撕裂。

术前评估椎动脉走行对于防止并发症出现非常重要，CT 以及 MRI 均能提供椎动脉走行有无变异的重要信息。对于可疑异常的病人需行 CTA 或 MRA 检查。

四、开放手术步骤

1. 术前将 CT 图像原始数据拷贝至导航工作站，使用术前设计功能评估是否存在合适的螺钉通道，并测量估算需要螺钉的直径及长度。

2. 患者进入手术室后行气管插管，全身麻醉下安装 Mayfield 架。

3. 患者取俯卧位于 Jackson 手术床上（图 7-1A），Mayfield 架固定头颈（图 7-1B）。

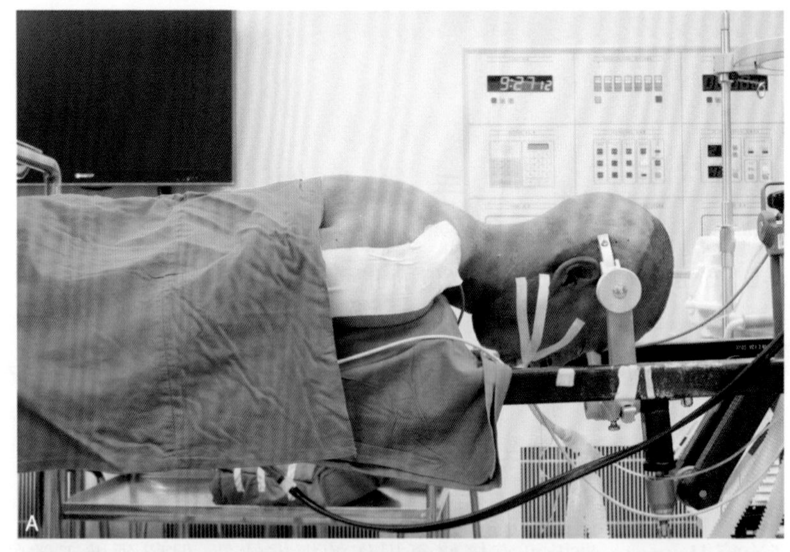

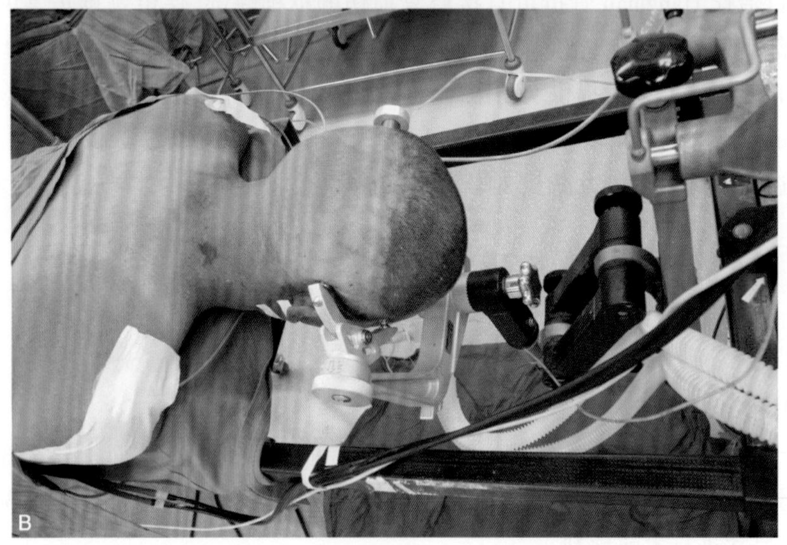

图 7-1

4. 患者上肢用胶带固定于体侧（图 7-2）。

5. 取 $C_2 \sim C_4$后正中切口（图 7-3）。

6. 暴露 C_2棘突及椎板（图 7-4）。

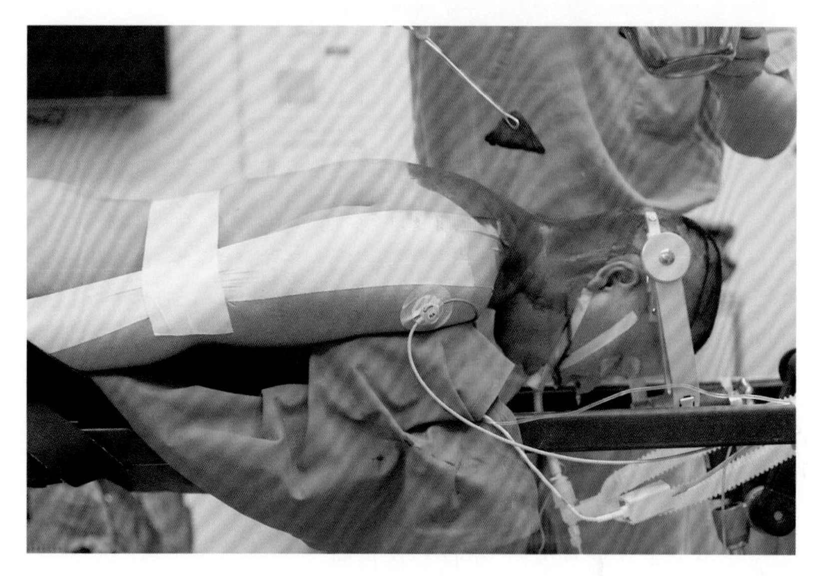

图 7-2

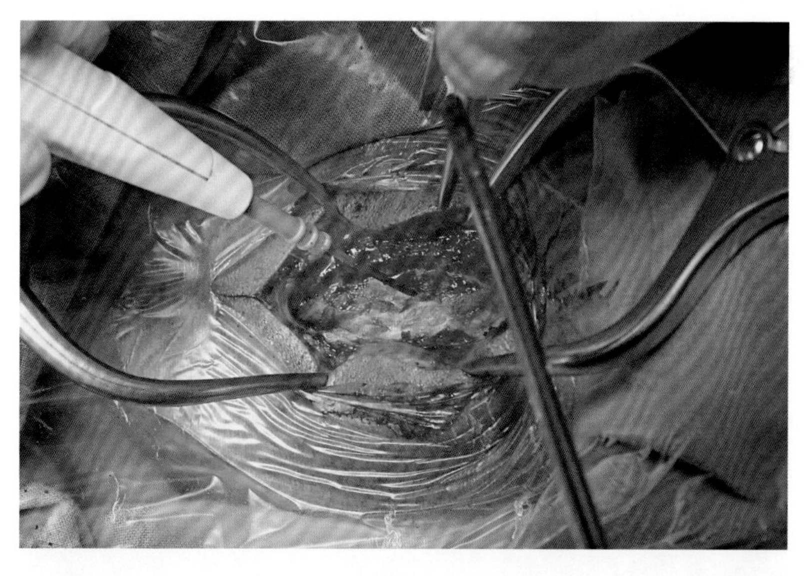

图 7-3

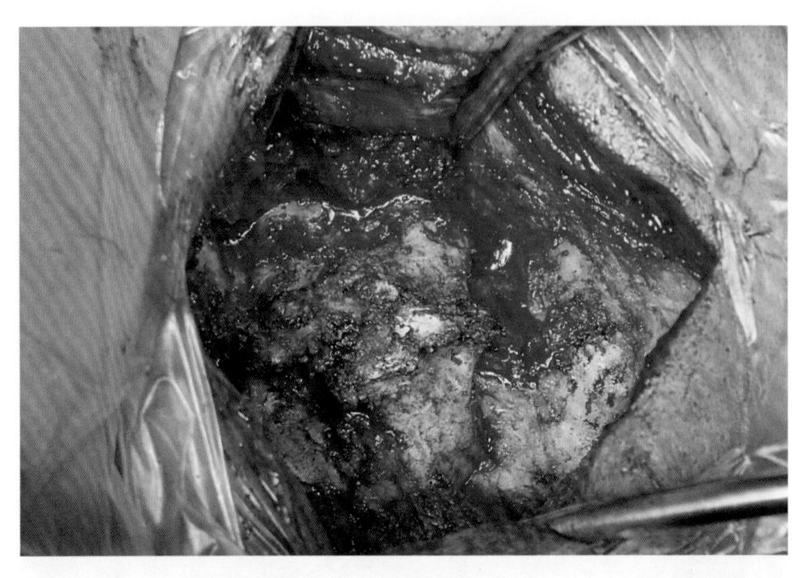

图 7-4

7. 调整头架位置，在透视下确认骨折复位满意（图 7-5）。

8. 持续施加适当大小的颅骨牵引，维持复位位置。

9. 将患者示踪器牢固安装于 C_4 棘突上（图 7-6）。

10. 依次注册导航工具及电动 C 形臂（图 7-7）。

11. 使用电动 C 形臂自动扫描 C_2 椎体获取术中即时三维影像并传输至导航系统自动注册（图 7-8）。

12. 在导航图像引导下确认螺钉入点及角度，并测量所需螺钉直径及长度（图 7-9）。

13. 使用微型高速磨钻磨除螺钉入点处皮质骨（图 7-10）。

14. 在导航图像引导下使用导航开路器钻探螺钉通道（图 7-11）。

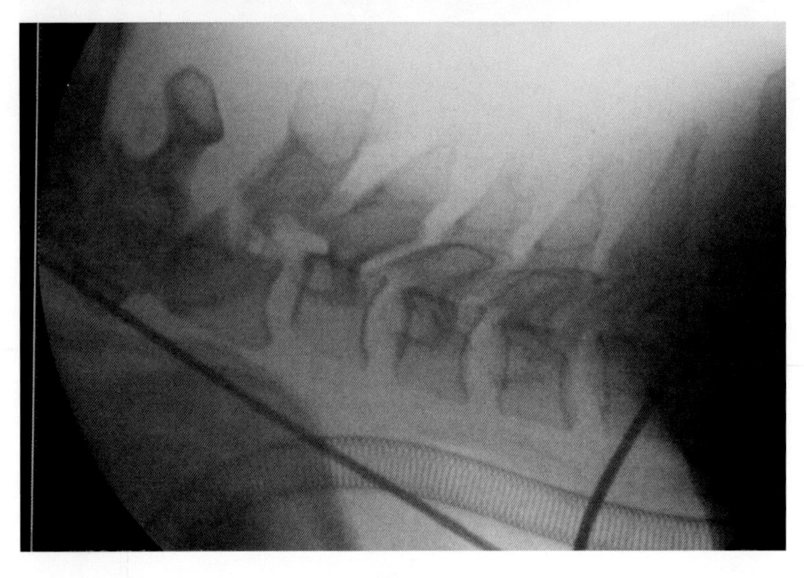

图 7-5

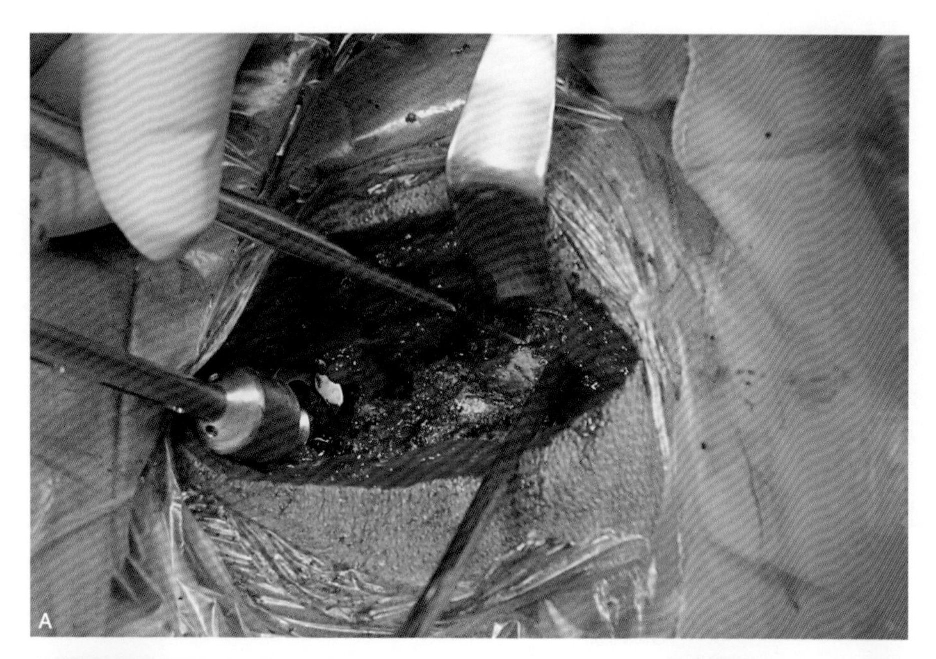

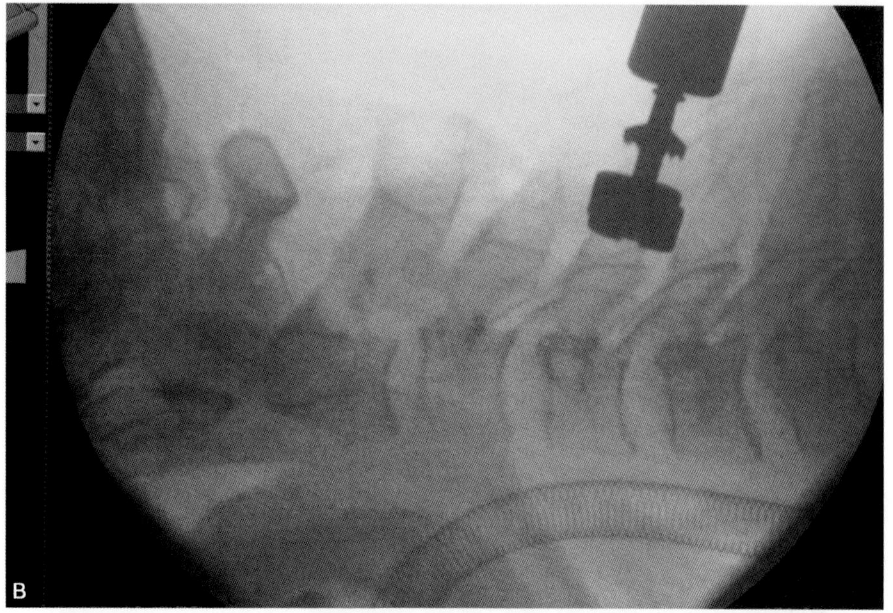

图 7-6

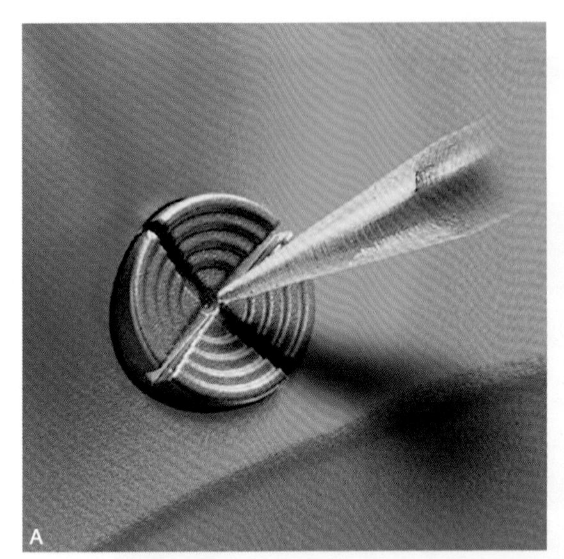
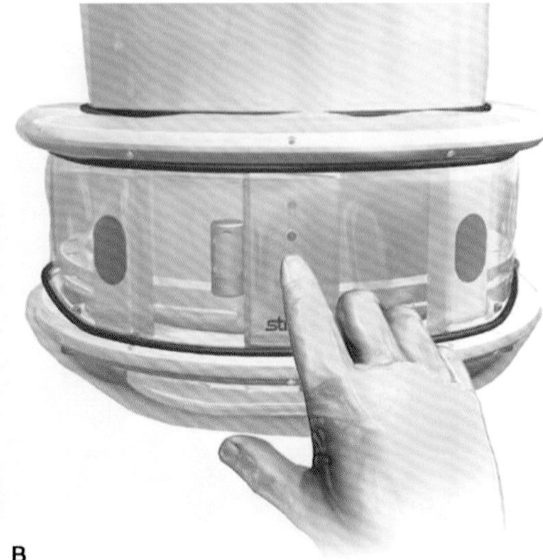

图 7-7

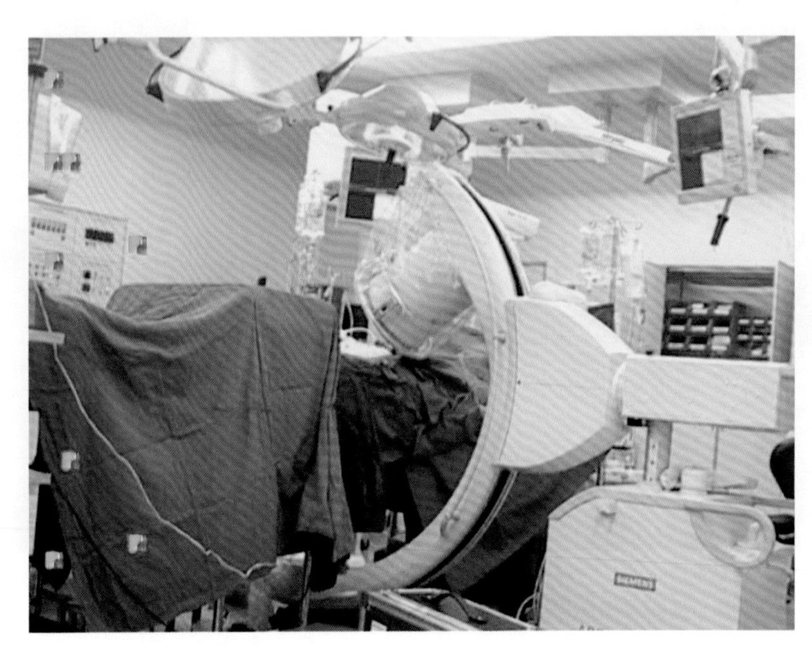

图 7-8

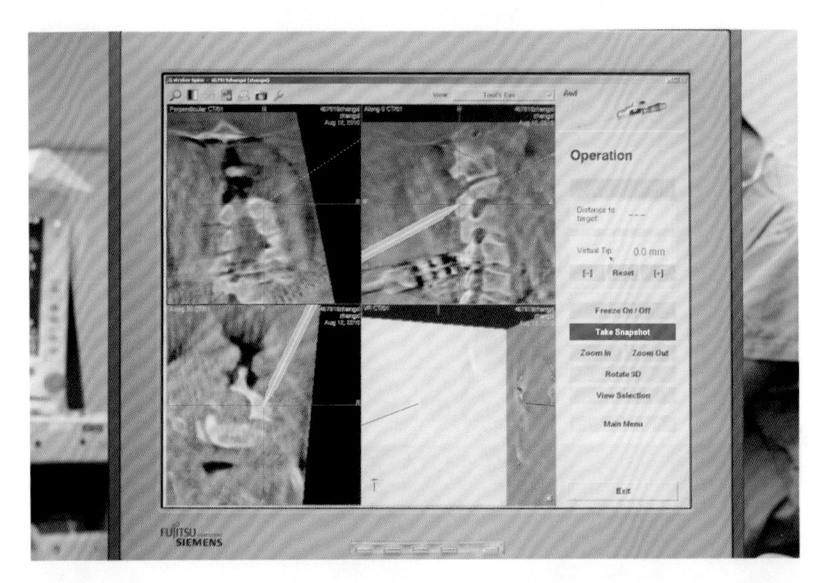
Operation
Virtual Tip
0.0 mm
Reset
Freeze On / Off
Take Snapshot
Zoom In
Zoom Out
Rotate 3D
View Selection
Main Menu
Exit
FUJITSU
SIEMENS

图 7-9

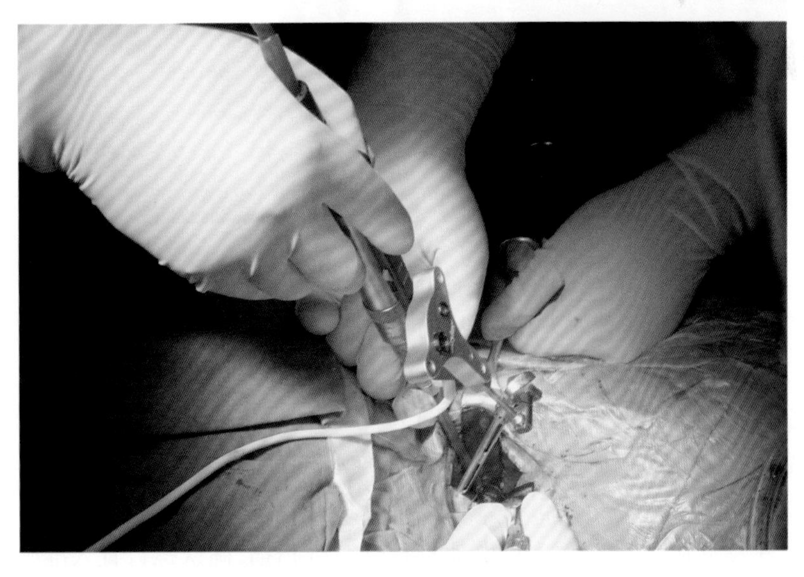

图 7-10

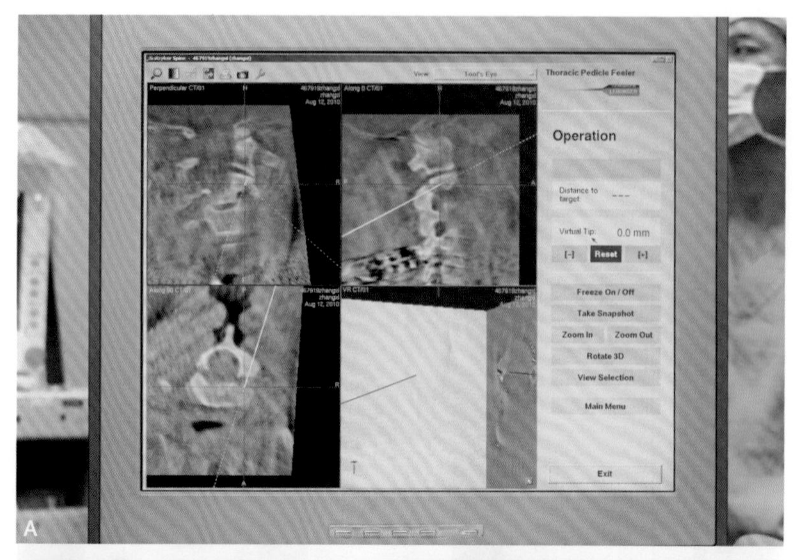

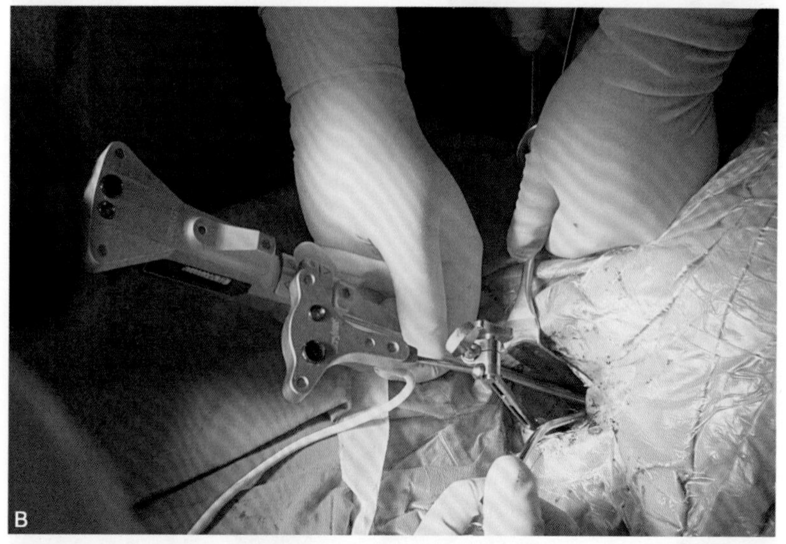

图 7-11

15. 过程中术者需松开导航工具,并让助手放松皮肤及肌肉牵拉,不断确认通道位置准确(图 7-12)。

16. 通道钻探完成后,置入克氏针(图 7-13)。

17. 以克氏针为引导置入适当长度及直径的空心拉力螺钉(图 7-14)。

18. 同法导航下置入对侧峡部螺钉。

19. 螺钉置入完成后,术中再次行电动 C 形臂三维扫描,确认螺钉置入准确及骨折复位满意(图 7-15)。

20. 两侧各留置负压引流管 1 根,逐层缝合切口。

21. 患者术后第二天在颈托保护下下地活动,出院后颈托制动 3 个月。

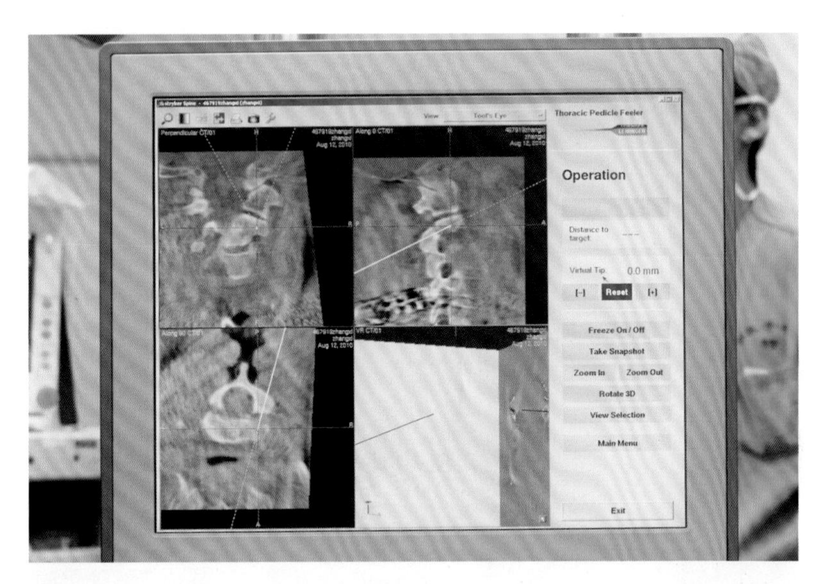
Thoracic Pedicle Feeler
Operation
Distance to target
Virtual Tip
0.0 mm
[-]
Reset
[+]
Freeze On / Off
Take Snapshot
Zoom In
Zoom Out
Rotate 3D
View Selection
Main Menu
Exit

图 7-12

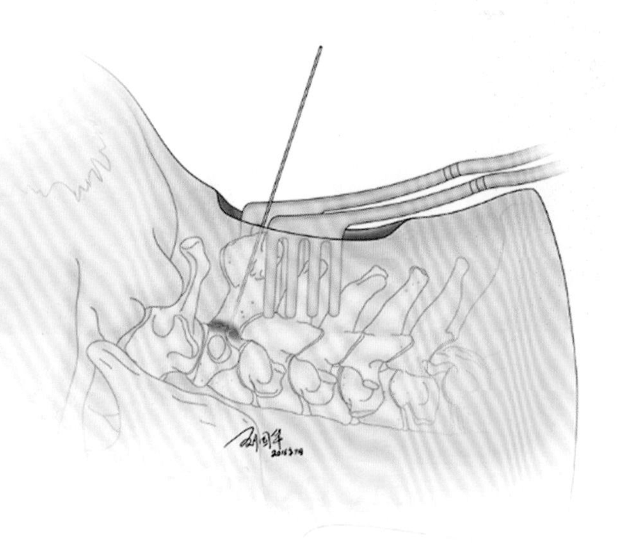

图 7-13

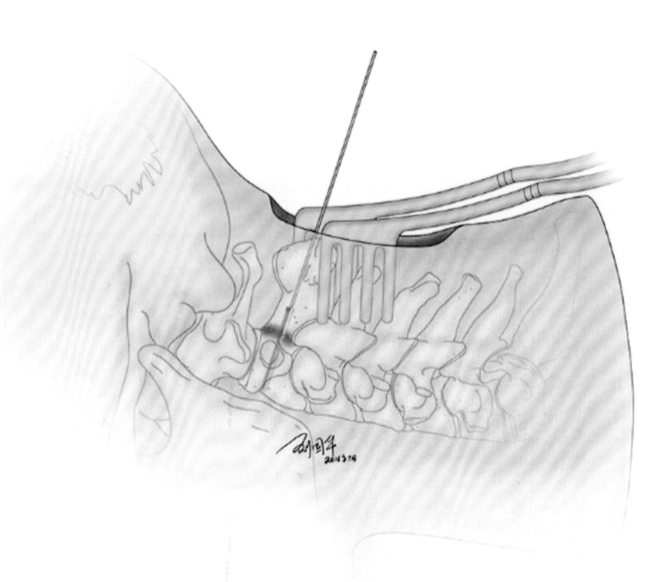

图 7-14

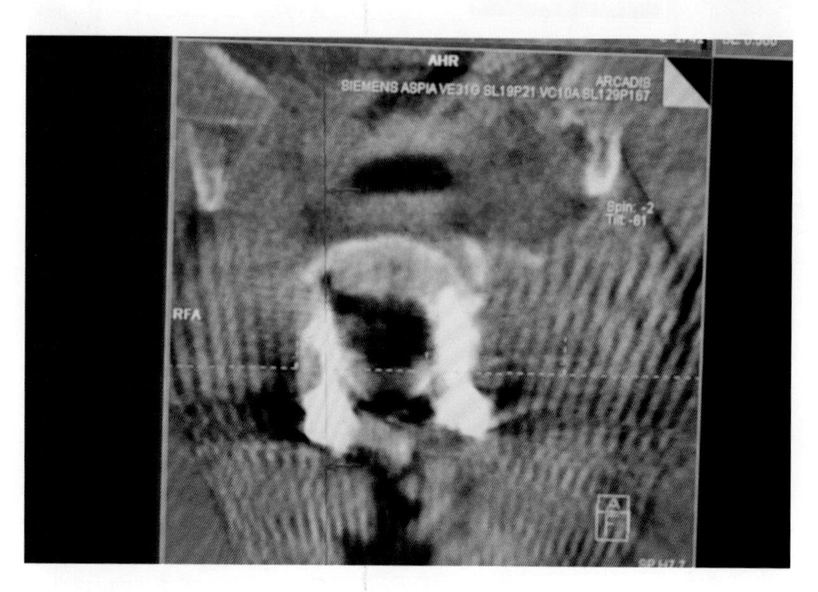

图 7-15

五、CAMISS 手术步骤

1. 术前将 CT 图像原始数据拷贝至导航工作站，使用术前设计功能评估是否存在合适的螺钉通道，并测量估算需要螺钉的直径及长度。

2. 患者进入手术室后行气管插管，全身麻醉下安装 Mayfield 架。

3. 患者取俯卧位于 Jackson 手术床上，Mayfield 架固定头颈，患者上肢用胶带固定于体侧（图 7-16）。

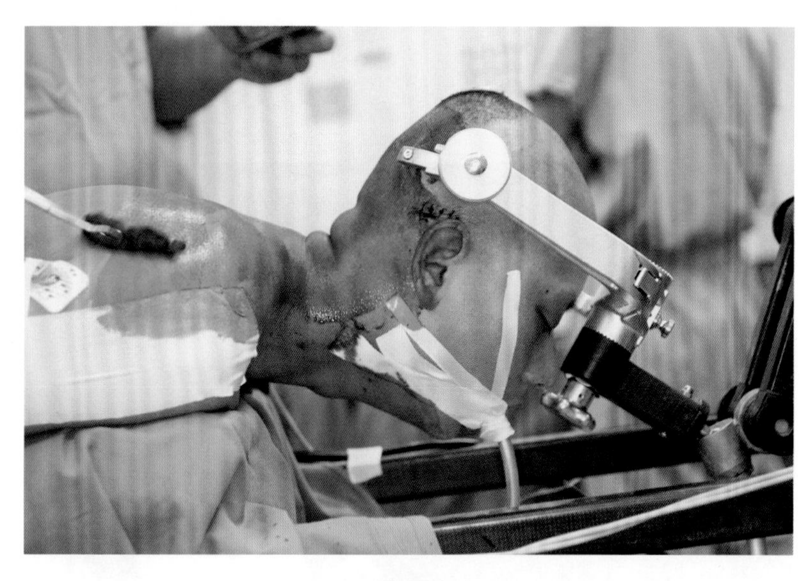

图 7-16

4. 调整头架位置，在透视下确认骨折复位满意（图 7-17）。

5. 持续施加适当大小的颅骨牵引，维持复位位置。

6. 将体外导航自由臂与 Mayfield 架连接，放置到理想位置后锁死各关节（图 7-18）。

7. 将患者示踪器牢固安装到体外导航自由臂上（图 7-19）。

8. 依次注册导航工具及电动 C 形臂（图 7-20）。

9. 使用电动 C 形臂自动扫描 C_2 椎体获取术中即时三维影像并传输至导航系统自动注册（图 7-8）。

10. 在导航图像引导下，在两侧枢椎峡部螺钉钉道的体表投影处分别做 1～2cm 横行切口（图 7-21）。

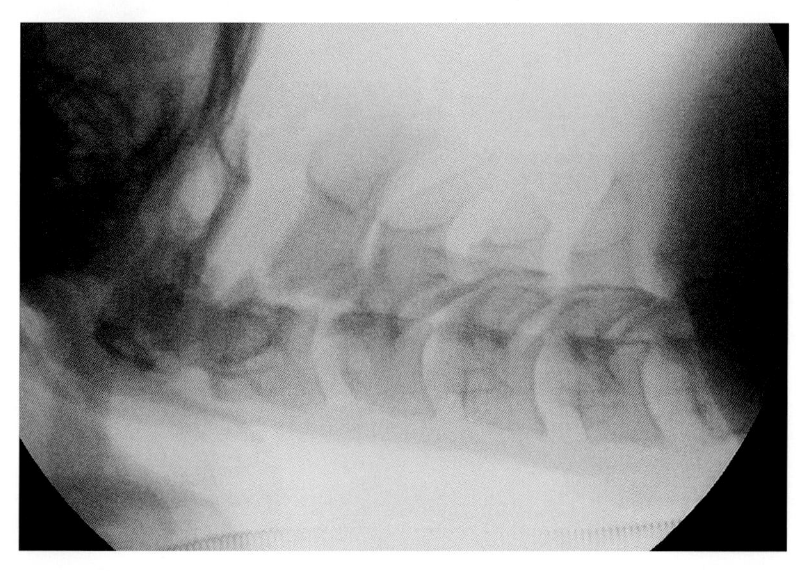

图 7-17

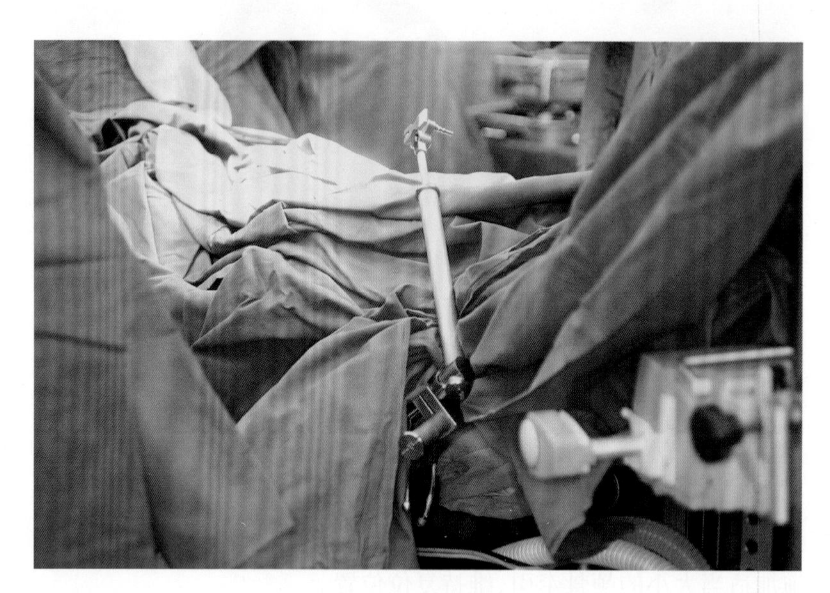

图 7-18

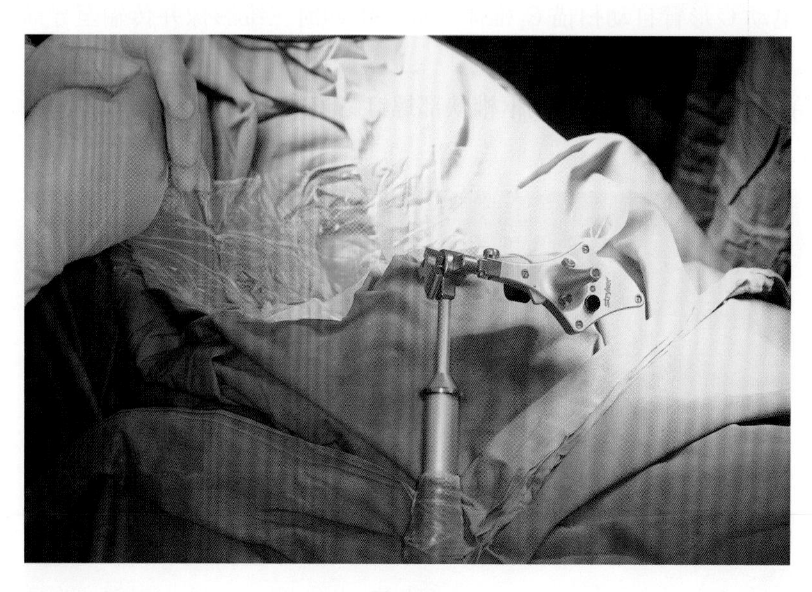

图 7-19

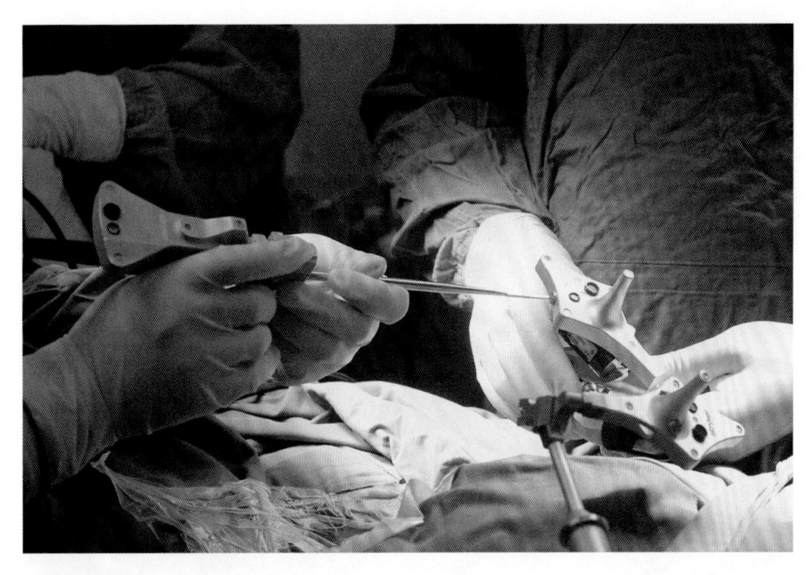

图 7-20

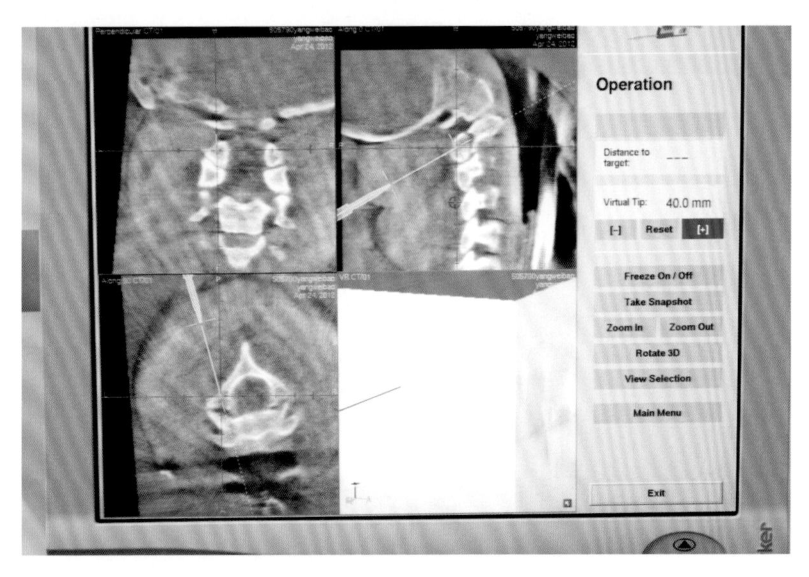

图 7-21

11. 纵行切开筋膜,使用血管钳沿肌肉走行方向扩张皮下操作通道(图 7-22)。

12. 使用微创套筒沿导航指引入钉方向逐级扩张皮下通道至枢椎后方椎板骨表面(图 7-23)。

13. 沿套筒置入微创自动拉钩,确认拉钩安放牢固,必要时需助手协助固定或使用自由臂固定(图 7-24)。

14. 在导航图像引导下再次确认峡部螺钉入点及角度,并测量所需螺钉直径及长度(图 7-25)。

15. 在微型高速磨钻上安装万用示踪器,注册高速磨钻(图 7-26)。

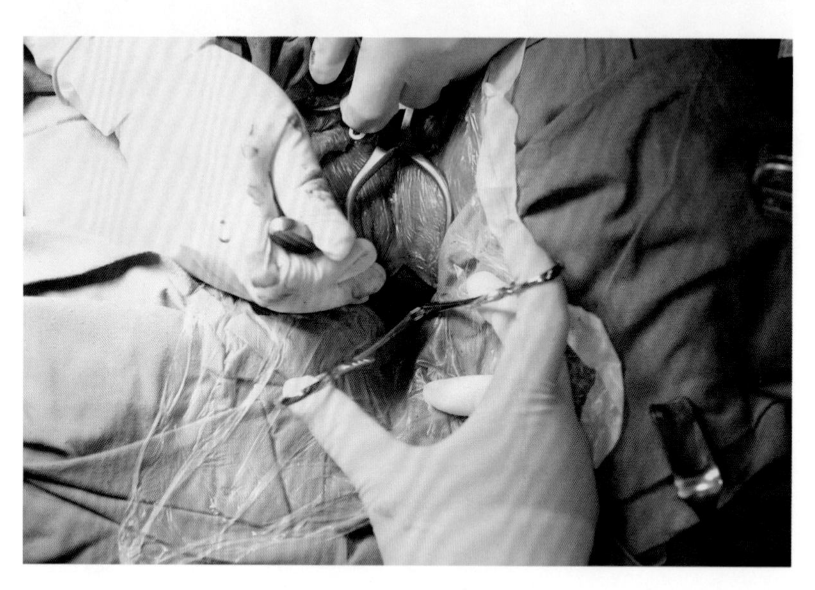

图 7-22

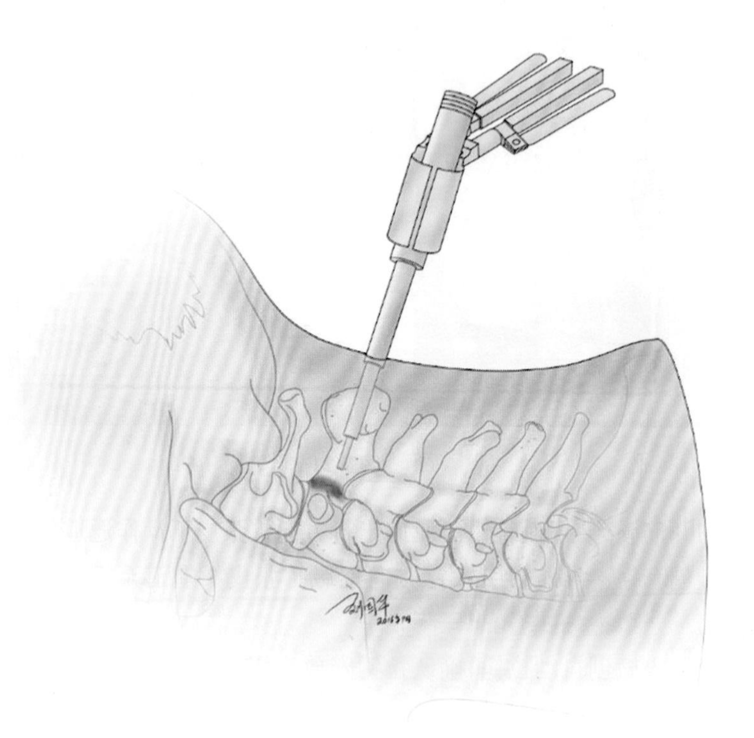

图 7-23

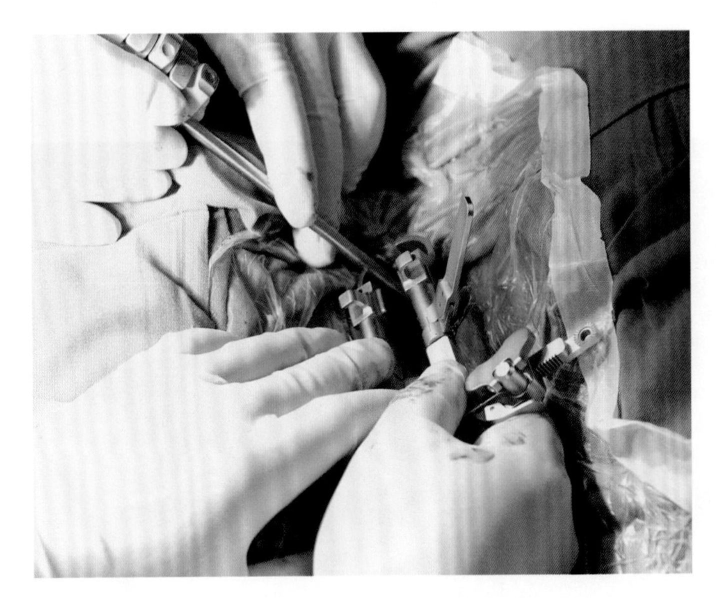

图 7-24

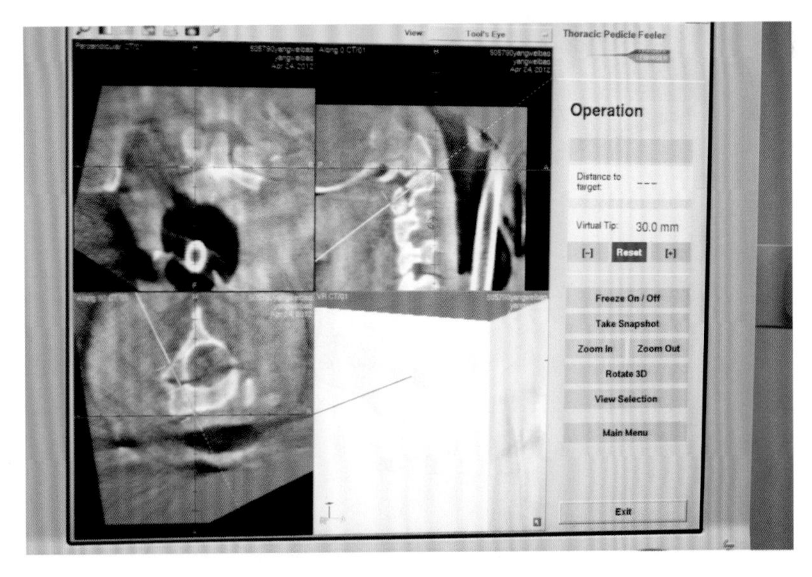
View:
Tool's Eye
Thoracic Pedicle Feeler
Operation
Distance to target:

Virtual Tip:
30.0 mm
[-]
Reset
[+]
Freeze On / Off
Take Snapshot
Zoom In
Zoom Out
Rotate 3D
View Selection
Main Menu
Exit

图 7-25

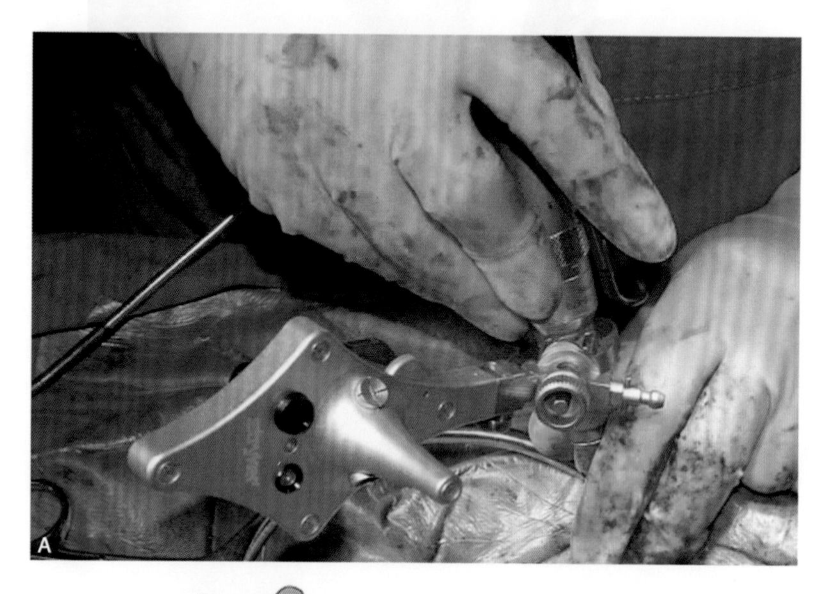

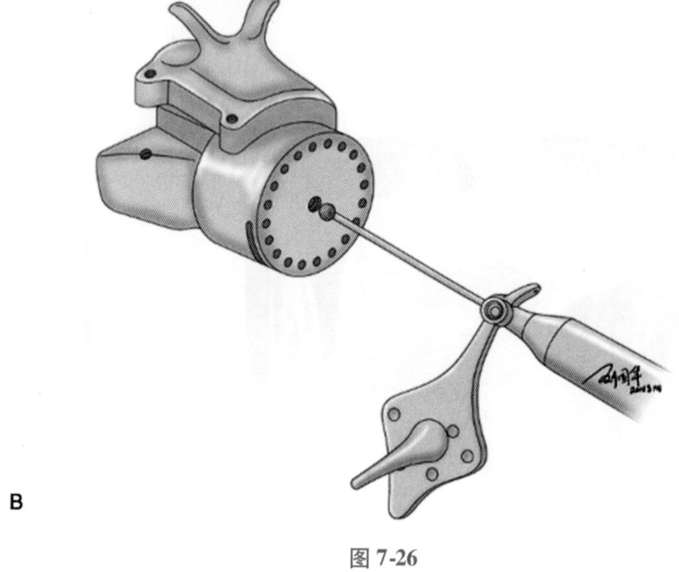

图 7-26

16. 在导航引导下使用高速磨钻磨除螺钉入点处皮质骨(图 7-27)。

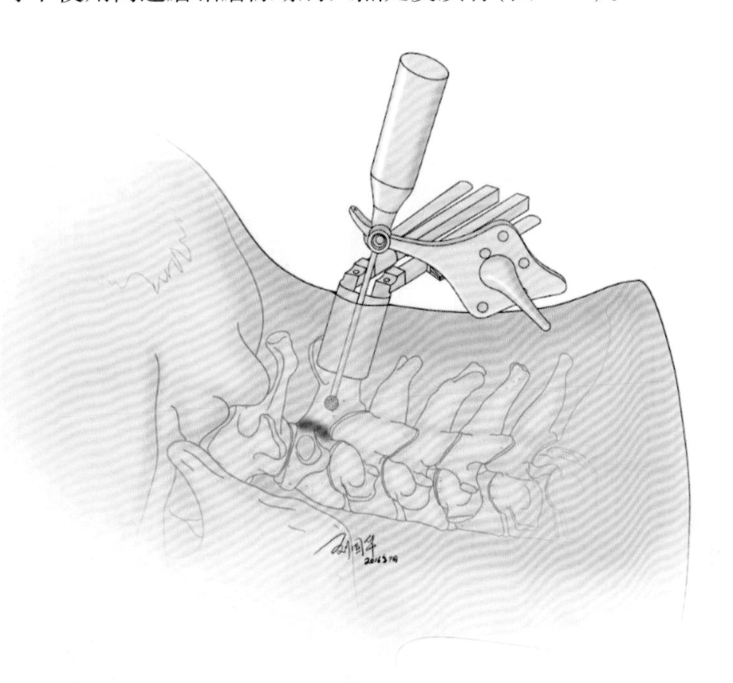

图 7-27

17. 在导航图像引导下使用导航开路器钻探螺钉通道(图 7-28)。

18. 过程中术者需松开导航工具,并让助手放松皮肤及肌肉牵拉,不断确认通道位置准确。

19. 通道钻探完成后,置入克氏针(图 7-29)。

20. 以克氏针为引导置入适当长度及直径的空心拉力螺钉(图 7-30)。

21. 螺钉置入完成后术中再次行电动 C 形臂三维扫描,确认螺钉置入准确及骨折复位满意(图 7-31)。

22. 逐层缝合切口,各切口均不放置引流管。

23. 患者术后第二天在颈托保护下下地活动,出院后颈托制动 3 个月。

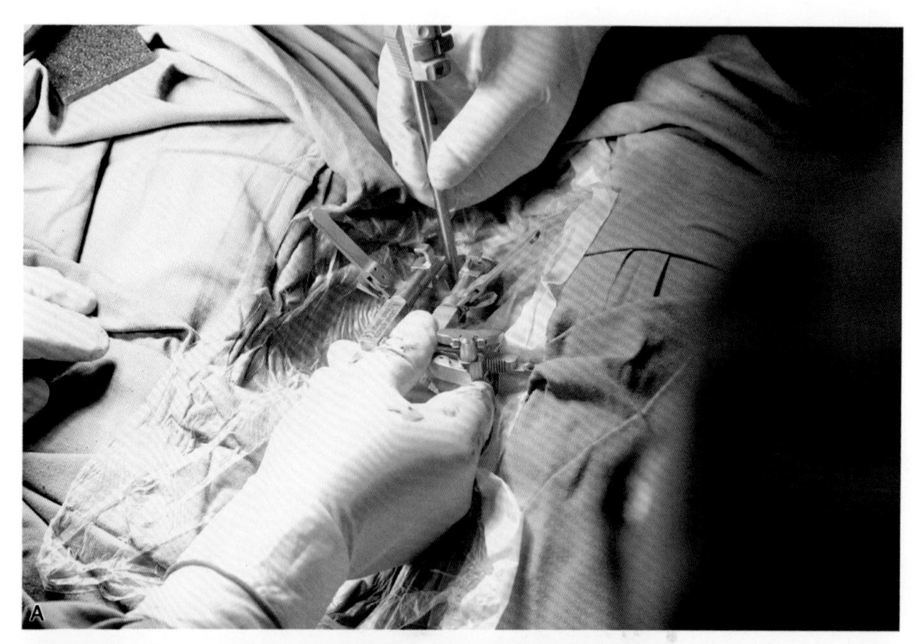
A

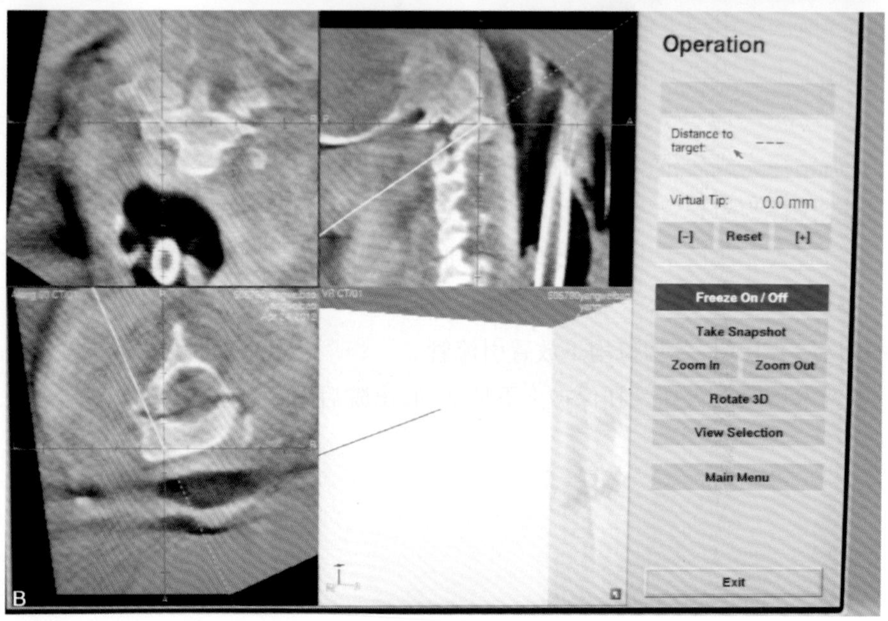
Operation
Distance to target:

Virtual Tip:
0.0 mm
[-]
Reset
[+]
Freeze On / Off
Take Snapshot
Zoom In
Zoom Out
Rotate 3D
View Selection
Main Menu
Exit
B

图 7-28

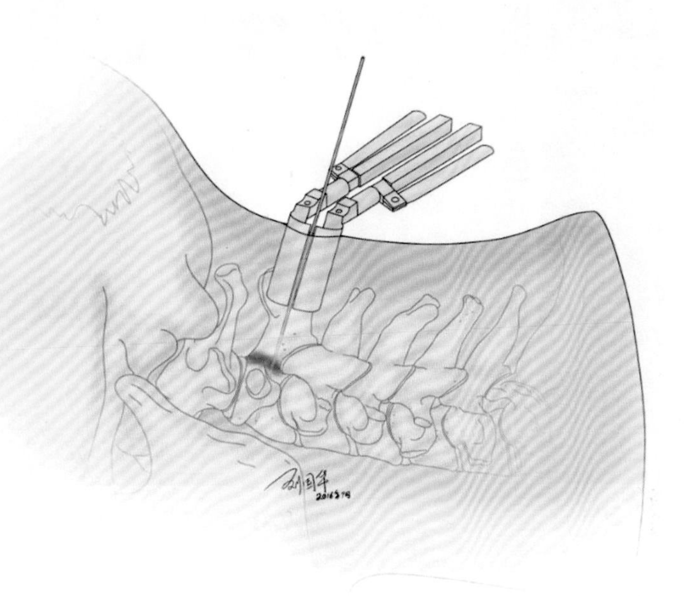

图 7-29

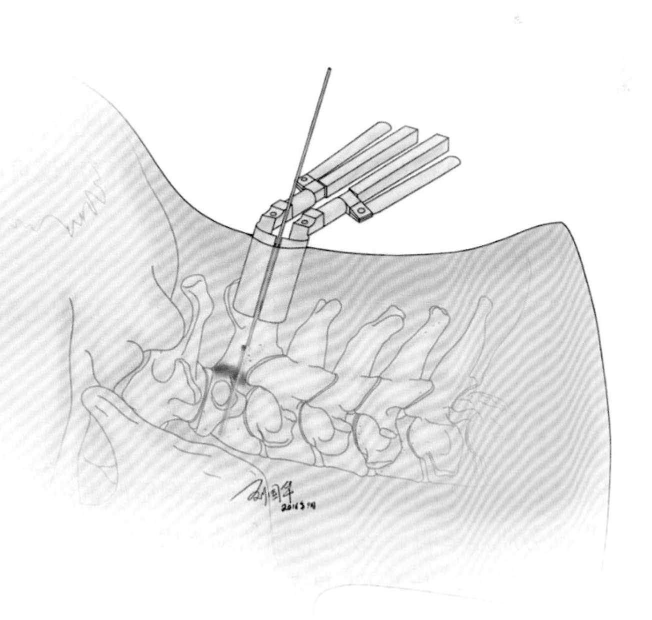

图 7-30

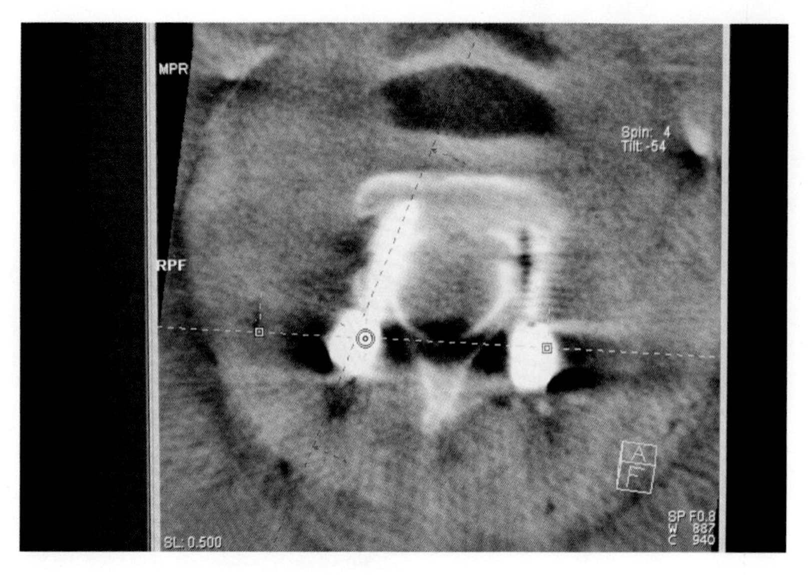

图 7-31

六、导航手术要点及技巧

1. Hangman 骨折为枢椎双侧峡部骨折，此时枢椎后方附件同前方椎体及椎弓根不连续，因此建议将病人示踪器通过体外导航自由臂与 Mayfield 架连接为一整体，减少钻探远端钉道时的图像漂移。

2. 虽然该手术主要针对稳定骨折，但在导航操作时骨折端仍存在位移造成导航精确性降低的可能，因此使用导航开路器钻探螺钉通道，不能用力过大，且过程中需要不断地暂停操作，松开导航器械，确认通道位置正确。螺钉置入完成后建议再次行电动 C 形臂三维扫描，确认螺钉置入准确。

3. 术中导航图像的获取在皮下通道制备之前完成，微创套筒扩张皮下通道时软组织牵拉可能会造成影像漂移，因此手术过程中操作需要轻柔，尽量避免漂移的发生。

七、典 型 病 例

【主诉】患者男性，44 岁。主因“从自行车上摔倒后严重颈痛”就诊。

【入院查体】椎旁肌痉挛明显，颈椎各向活动受限，神经系统查体正常。

【影像学检查】颈椎 X 线片及 CT 显示 C_2 双侧峡部骨折，不伴 C_2 和 C_3 间脱位。MRI 未见 $C_{2/3}$ 椎间盘信号改变，提示 $C_{2/3}$ 椎间盘无撕裂。

【诊断】根据影像学表现该骨折分型为 Levine-Edwards Ⅰ型 Hangman 骨折

【治疗方法与效果】在术中即时三维导航引导下经颈后两侧小切口置入微创套筒并钻探峡部螺钉通道，之后沿通道分别置入 2.0 克氏针 1 枚，以克氏针引导双侧分别置入长度

32mm，直径 3. 5mm 空心螺钉 1 枚。手术时间 120 分钟，出血 50ml。术后 CT 显示双侧峡部螺钉置入准确。病人颈痛 VAS 评分术前 6 分，术后 6 个月随访时降至 1 分。11 个月终末随访时病人未诉任何神经症状，颈椎序列正常，骨折愈合良好。

（郎　昭）

参考文献

1. Effendi B, Roy D, Cornish B, et al. (1981) Fractures of the ring of the axis. A classification based on the analysis of 131 cases. J Bone Joint Surg Br, 1981, 63-B(3): 319-327.
2. Levine AM, Edwards CC. The management of traumatic spondylolisthesis of the axis. J Bone Joint Surg Am, 1985, 67(2): 217-226.
3. Li XF, Dai LY, Lu H, et al. (2006) A systematic review of the management of hangman's fractures. Eur Spine J, 2006, 15(3): 257-269.
4. Yoshida G, Kanemura T, Ishikawa Y. Percutaneous pedicle screw fixation of a Hangman's fracture using intraoperative, full rotation, three-dimensional image(O-arm)-based navigation: a technical case report. Asian Spine J, 2012, 6(3): 194-198.
5. Sugimoto Y, Ito Y, Shimokawa T, et al. Percutaneous screw fixation for traumatic spondylolisthesis of the axis using iso-C 3D fluoroscopy-assisted navigation(case report). Minim Invasive Neurosurg, 2010, 53: 83-85.
6. Leconte P (1964) Fracture et luxation des deux premières vertèbres cervicales, in Judet R (ed): Luxation Congénitale de la Hanche. Fractures du Cou-de-pied Rachis Cervical. Actualités de chirurgie orthopédique de l'Höpital Raymond-Poincaré. Paris: Masson et Cie 147-166.
7. Judet R, Roy-Camille R, Saillant G(1970) Actualités de chirurgie orthopédique de l'Höpital Raymond-Poincaré. VIII. Fractures du rachis cervical. Paris: Masson 174-195.
8. ElMiligui Y, Koptan W, Emran I. Transpedicular screw fixation for type II Hangman's fracture: a motion preserving procedure. Eur Spine J, 2010, 19(8): 1299-1305.
9. Rajasekaran S, Vidyadhara S, Shetty AP. Iso-C3D fluoroscopy-based navigation in direct pedicle screw fixation of Hangman fracture: a case report. J Spinal Disord Tech, 2007, 20(8): 616-619.
10. Wu YS, Lin Y, Zhang XL, et al. Management of hangman's fracture with percutaneous transpedicular screw fixation. Eur Spine J, 2003, 22(1): 79-86.

第八章

颈椎椎弓根螺钉内固定技术

一、手 术 指 征

1. 颈椎骨折、脱位。
2. Hangman 骨折。
3. 多节段颈椎管狭窄症合并颈椎不稳定。
4. 多节段颈椎管狭窄症合并后凸畸形。
5. 颈椎或颈胸段后凸畸形。
6. 颈椎后纵韧带骨化症合并后凸畸形。
7. 颈胸段后纵韧带骨化症。
8. 颈椎后路椎板减压或成型术后后凸畸形。
9. 多椎板广泛减压的颈椎椎管内肿瘤合并后凸畸形。
10. 颈椎原发肿瘤或转移癌造成的颈椎不稳定。
11. 结核、类风湿、炎症等因素造成的颈椎不稳定。
12. 强直性脊柱炎出现骨折脱位。
13. 颈椎复杂畸形。

二、手术难点及导航优势

（一）解剖特点

颈椎除寰椎外，均由椎体、横突、椎板及棘突组成。椎弓根位于椎体与椎板交界处，内侧紧邻椎管，外侧为横突，上下为神经根管。颈椎双侧横突孔中有椎动脉通过。椎管内为脊髓和硬膜，神经根管内神经根横向延伸出来。由于人体的个体发育差异，不同的人体之间，以及不同的颈椎之间，颈椎椎弓根的入钉点、横向角和矢状角存在很大的变异。

Panjabi 于 1991 年发表了关于下颈椎三维解剖结构的论文，由于颈椎椎弓根解剖变异大且结构较细小，从 C_2 到 C_7，不同的数据来源、不同个体的相同节段以及同一个体的不同节段，椎弓根的高、宽、椎弓的轴向投射点和轴线角度、椎弓根螺钉的进钉点和进钉方向均有较大的差异。而且周围还毗邻颈髓、椎动脉、神经根等重要结构。因此，颈椎椎弓根螺钉实际上需要个体化置钉，导致该技术临床应用受到很大地限制，主要的并发症就是椎弓根螺钉穿透率较高，潜在的神经、血管损伤风险大，主要为椎动脉、脊髓、硬膜和神经根的损伤，严重时可导致病人瘫痪、大出血、眩晕、神经根痛等。

（二）生物力学

1994 年，Kotani 探索了使用颈椎椎弓根螺钉固定的生物力学可能性，对比前路、后路、前后路联合等内固定方法，发现对于颈椎前、中、后三柱均有损伤，颈椎前路钢板加后路钢丝与颈椎椎弓根螺钉均可提供最好的固定强度；对于多节段三柱损伤，颈椎椎弓根螺钉由于具有三柱固定的优势，比其他方法能够提供更好的固定强度。Jones 等人比较了颈椎椎弓根螺钉和侧块螺钉的抗拉力强度，结论是椎弓根螺钉的抗拉力强度（675N）明显优于侧块螺钉（355N）；Kothe 等人也报道了颈椎椎弓根螺钉的优良生物力学强度。

（三）徒手置钉

Abumi 于 1992 年发表了使用颈椎椎弓根固定治疗外伤性颈椎间盘突出症。Abumi 下颈椎椎弓根螺钉置钉技术选择进钉点位于关节面中点的外侧，靠近上关节面的后缘，入点用高速磨钻钻孔，去处皮质骨，显露椎弓根入口的髓腔。X 线透视引导下插入椎弓根探针。Abumi 报道的置钉穿出率为 6.7%。

Ludwig 的报道采用椎板椎间孔切除开窗（laminoforaminotomy）置钉技术，将部分椎板椎间孔切除开窗暴露椎弓根的上下缘和内侧缘后在直视下置钉。Ludwig 的实验报告 88% 螺钉在椎弓根内，12% 为有危险的穿出。

Karaikovic 报道，采用漏斗法置钉技术（the Funnel Technique），将侧块皮质去除，再将椎弓根螺钉通道的髓腔松质骨逐渐刮除以显露椎弓根通道。结果螺钉完全在椎弓根内的为 83.2%；无危险的穿出为 9.7%；有危险的穿出为 7.1%。

Lee 等建立了关键槽孔法（key slot），将入钉点选择在侧块的内半侧，距离上关节面下缘 1～2mm，磨除进钉点后方的侧块皮质骨及松质骨，进钉方向与 Abumi 法相似，穿透率为 9.7%。

研究发现下颈椎的椎弓根外侧壁是最薄的，而且有文献报道下颈椎（$C_{3\sim7}$）椎弓根螺钉置入外侧壁穿孔风险是内侧穿孔的 2 倍，外侧穿孔可能引起椎动脉损伤，但内侧穿孔却很少引起脊髓损伤。为了降低外侧壁穿透的风险，Mahesh 等采用椎弓根内侧皮质螺钉置入技术，结果显示 Abumi 法与 Mahesh 椎弓根内侧皮质螺钉法的 Ⅰ 度外侧穿孔发生率分别为 18.6% 和 7.95%；Ⅱ 度外侧穿孔发生率分别为 9.30% 和 1.10%，差异有统计学意义。

Tofuku 等则选择侧块与椎板的交界处作为进钉点，术中使用侧位 X 线确定进钉方向，穿透率为 11.8%。

（四）面临的困难和前景

总体而言，各种传统的颈椎椎弓根螺钉徒手置钉技术均是基于颈椎椎弓根解剖轴的研究，根据临床医生实际经验得出的结论，同时通过不同程度地破坏颈椎结构的完整性来换取一定程度的置钉准确率。但是基于解剖标志和椎弓根解剖轴的徒手置钉技术由于忽略了个体之间颈椎的解剖学差异，容易导致穿钉错误，并且实际操作时最为关键的螺钉方向问题并不能被有效解决。

术前通常可以采用 CT 扫描判断椎弓根的大小和走向，但是缺乏立体感和实时感，术中只能依据其他解剖标志和相对关系间接定位，凭经验和解剖学知识进行操作。判断螺钉位置正确与否的方法主要是依靠手感和 C 形臂透视，靠手感比较盲目，随意性较大；靠 C 形臂透视，要求 C 形臂机反复更换正、侧位多次进行 X 线照射，这就使手术过程不时中断；而且透视图像为解剖叠加图像，本质上也难以完全准确地判断椎弓根的解剖标志，因而降低了手术的精度，给螺钉的植入带来困难，常造成螺钉位置不佳。

由于椎弓根螺钉固定强度的 60% 在于椎弓根本身，椎体松质骨提供 15% ~20% 的固定强度。另外的 20% ~25% 的固定强度由椎体前缘骨皮质提供。因此，毫无疑问，提高椎弓根螺钉的置入准确性是提高固定强度，降低颈椎椎弓根螺钉内固定并发症的关键，所以必须实行导航引导下的个体化置钉。

颈椎椎弓根除了直径相对较小，存在个体差异、节段差异以及局部解剖变异等因素之外，还有一些复杂情况使得颈椎椎弓根螺钉技术变得更加难以完成：①在复杂颈椎畸形患者，颈椎椎弓根存在结构的严重扭曲；②在退变增生明显患者，局部结构不清；③在炎症性脊椎关节炎患者（如强直性脊柱炎）或既往颈椎做过后外侧融合患者，难以区分颈椎后部正常结构。这些都使得手术风险倍增，仅凭术者的经验也依然难以掌控，需要更可靠的辅助技术帮助完成手术。

三、术前影像学检查及手术规划

（一）影像学常规检查和意义

1. 颈椎正、侧位，颈椎过屈过伸侧位，左右侧屈位　明确颈椎的骨性结构；椎体形态；生理曲度；侧弯、椎体间稳定性。

2. 颈椎间盘和椎体 CT 及三维重建　明确骨性结构的内部形态、三维形态，压缩或爆裂；骨质增生情况、韧带骨化的范围和程度。

3. 颈椎 MRI　明确脊髓的形态和信号改变、内部结构、外部压迫情况；椎管内异常改变；明确椎间盘突出和移位、退变或损伤情况；明确骨内的损伤和骨髓水肿。

（二）影像学特殊检查和意义

1. 颈椎管造影术　可以行术后 CT 明确脊髓受压迫后的扁平率，判断压迫的严重程度。

2. 颈椎体增强 CT 及三维重建　明确骨性结构内占位的性质。

3. 颈椎增强 MRI　明确椎管内肿物的性质。

4. 颈椎间盘造影　明确间盘内损伤情况和后纵韧带完整性。

5. QCT　判断骨质疏松症的程度，初步判断内固定的稳定性。

6. 骨扫描　明确肿瘤类疾病的全身骨结构多发情况。

（三）根据影像学资料进行手术规划

1. 术前 X 线检查　帮助了解椎体的侧弯旋转情况，初步判断椎弓根截面大小。

2. 术前椎体断层 CT 检查　了解椎体是否存在畸形，椎弓根是否存在变异，是否存在感染、炎症、肿瘤引起的骨破坏，椎弓根内松质骨通道是否太细、无髓腔或硬化。

3. 通过 CT 可以测算颈椎椎弓根螺钉入钉点、横向角、螺钉的直径和长度，从而确定手术内固定的节段和范围，设计手术方案。

四、开放导航手术步骤

1. 术前将 CT 图像原始数据拷贝至导航工作站，使用术前设计功能评估是否存在合适的螺钉通道，并测量估算需要螺钉的直径及长度。

2. 患者进入手术室后行气管插管，全身麻醉下安装 Mayfield 架（图 8-1）。

3. 患者取俯卧位于 Jackson 手术床上，Mayfield 架固定头颈（图 8-2）。

4. 患者上肢用胶带固定于体侧（图 8-3）。

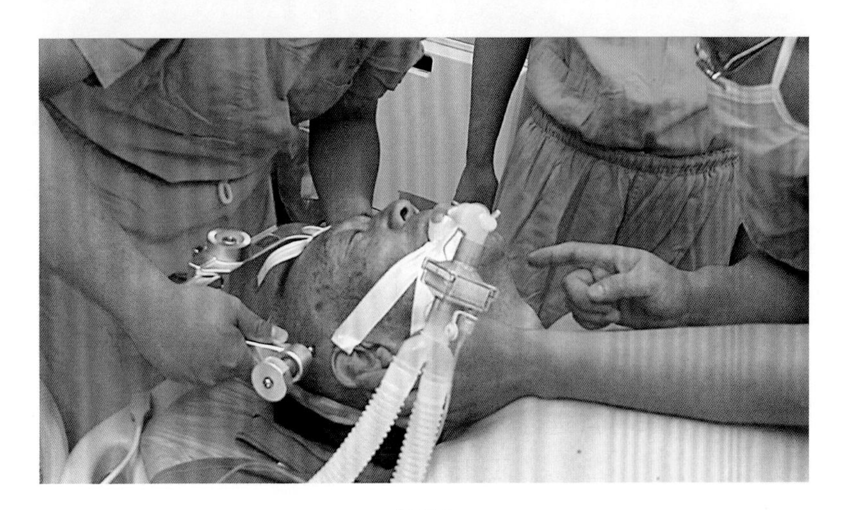

图 8-1

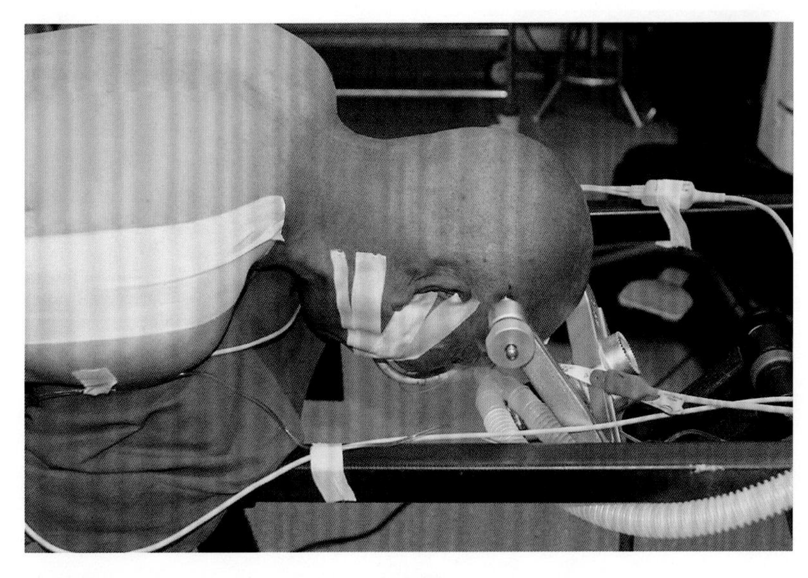

图 8-2

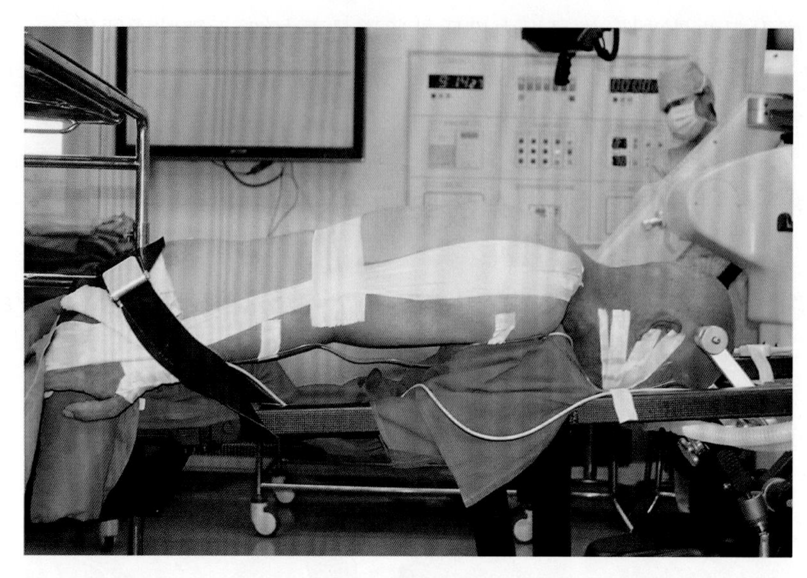

图 8-3

5. 调整头架位置，在透视下确认相应椎体置钉角度存在（图 8-4）。

6. 取颈椎后方正中切口（图 8-5）。

7. 暴露相应棘突及椎板，向外侧显露至侧块外缘。

8. 将病人示踪器固定在术区最上端的棘突上，避免金属伪影影响手术固定椎弓根的影像（图 8-6）。

9. 对术中使用的工具进行注册，包括指点器、尖锥、开路器、磨钻等（图 8-7）。

10. 对扫描使用的 3D-C arm 进行注册。

11. 在透视下进行正侧位透视，确定扫描范围，确保手术需要固定的椎体均在扫描范围之内。

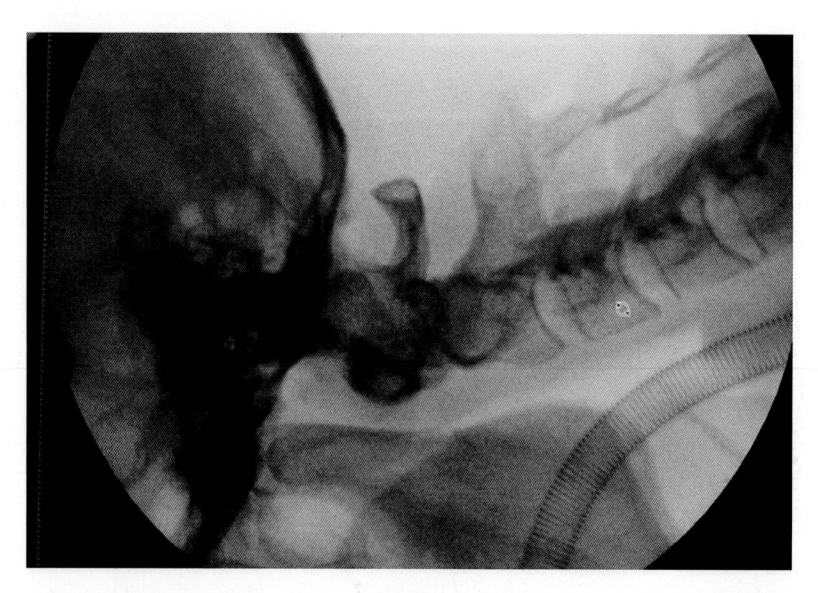

图 8-4

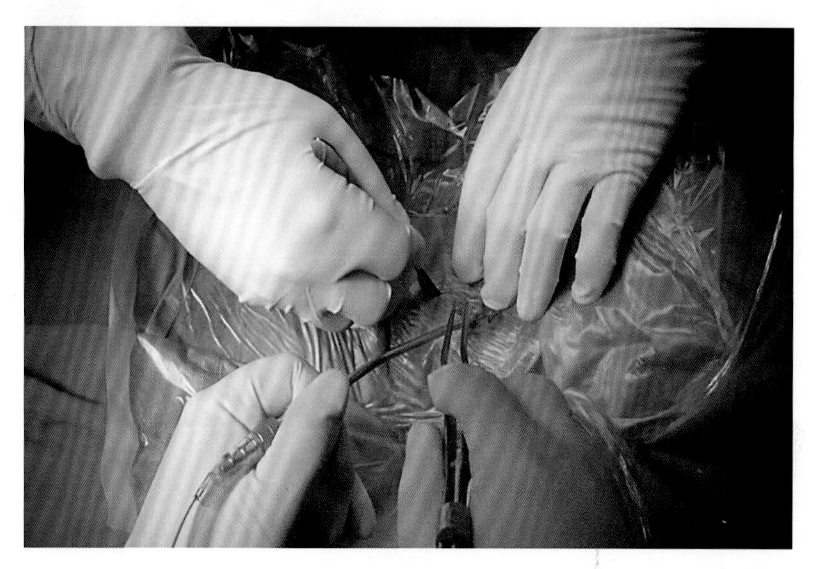

图 8-5

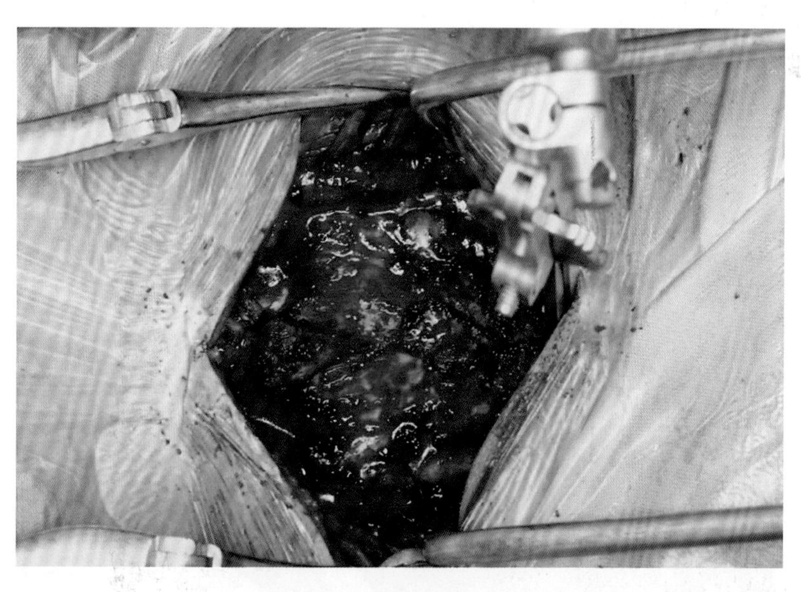

图 8-6

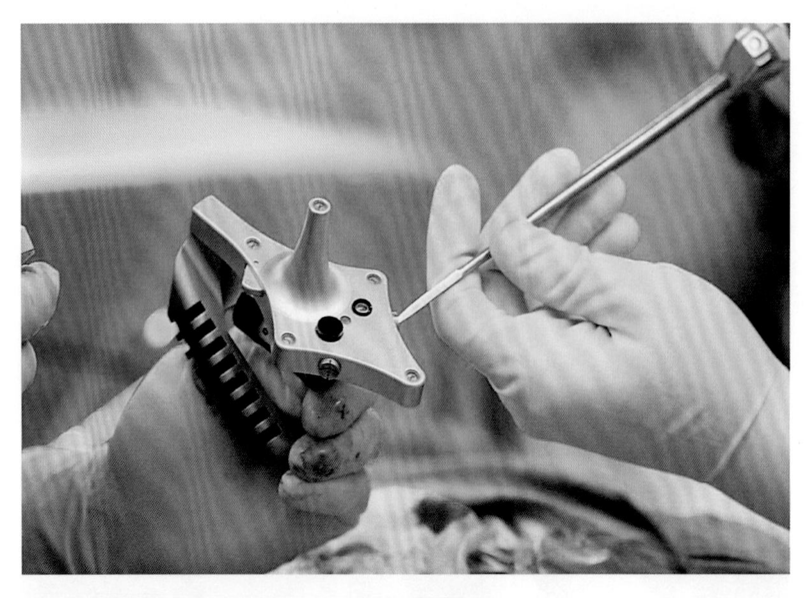

图 8-7

12. 然后进行实时 3D 扫描并传输数据。如果固定阶段较长,可分次进行多次 3D 扫描(图 8-8)。

13. 计算机显示成功后,用指点器进行导航指示,观察椎弓根正确的入点和方向(图 8-9)。

14. 在计算机图像中测量出椎弓根的粗细、长度,选择正确的螺钉。

15. 在微型高速磨钻上安装万用示踪器,注册高速磨钻。

16. 使用微型高速磨钻磨除螺钉入点处皮质骨(图 8-10)。

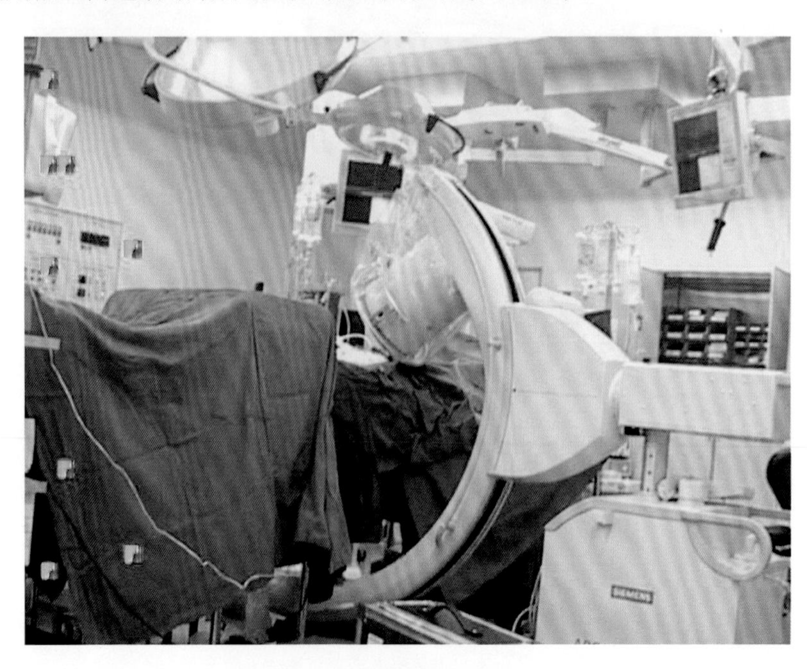

图 8-8

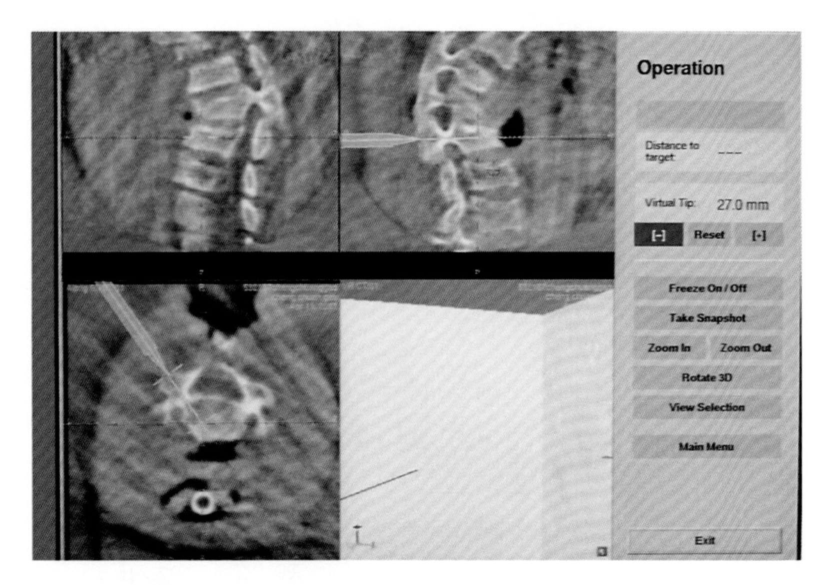

图 8-9

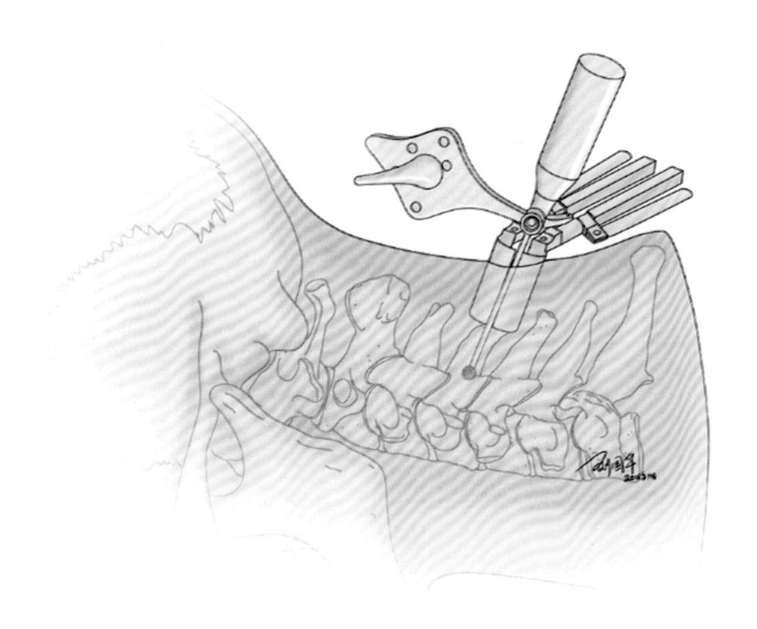

图 8-10

17. 在导航图像引导下使用导航开路器钻探螺钉通道(图 8-11)。

18. 过程中术者需松开导航工具,并让助手放松皮肤及肌肉牵拉,不断确认通道位置准确。

19. 螺钉置入完成后术中再次行电动 C 形臂三维扫描,确认螺钉置入准确(图 8-12)。

20. 安装连杆(图 8-13)。

21. 留置负压引流管,逐层缝合切口。

22. 患者术后第一天在颈托保护下下地活动,出院后颈托制动 3 个月。

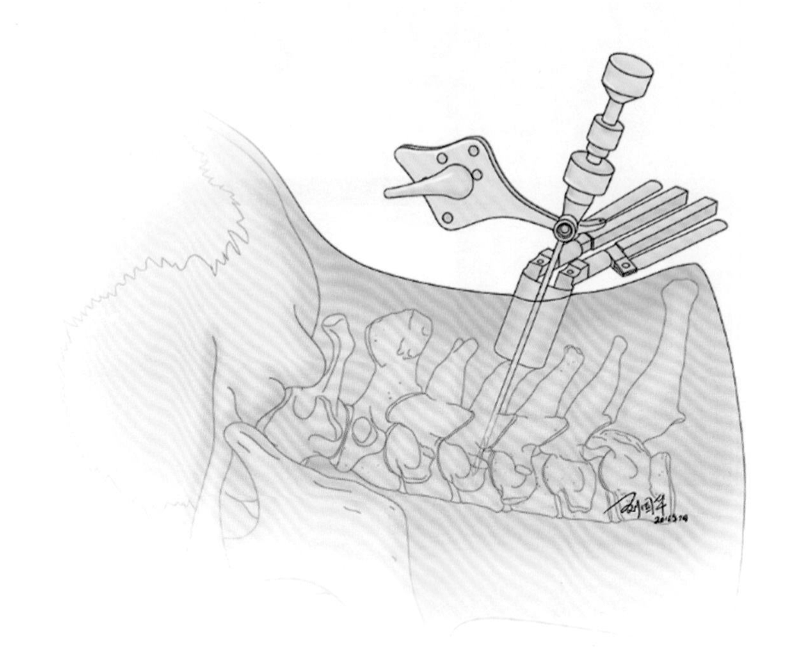

图 8-11

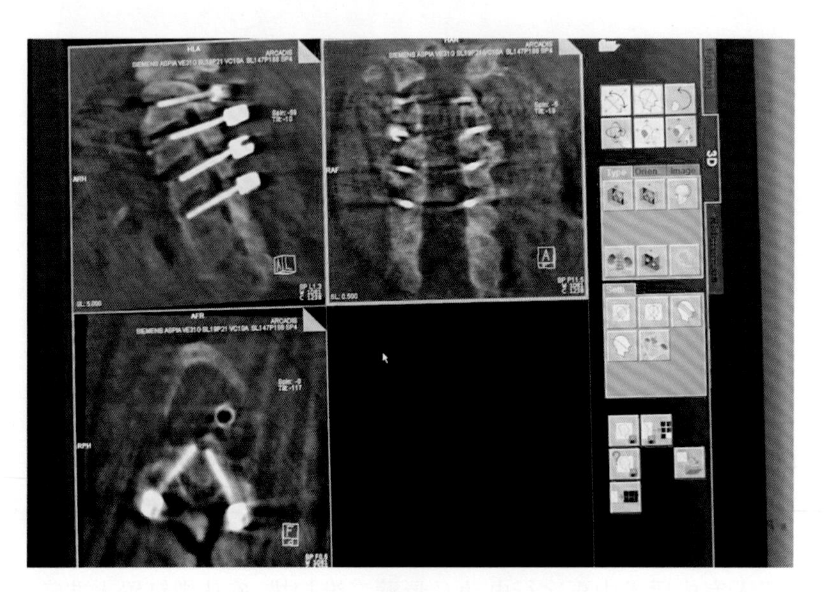

图 8-12

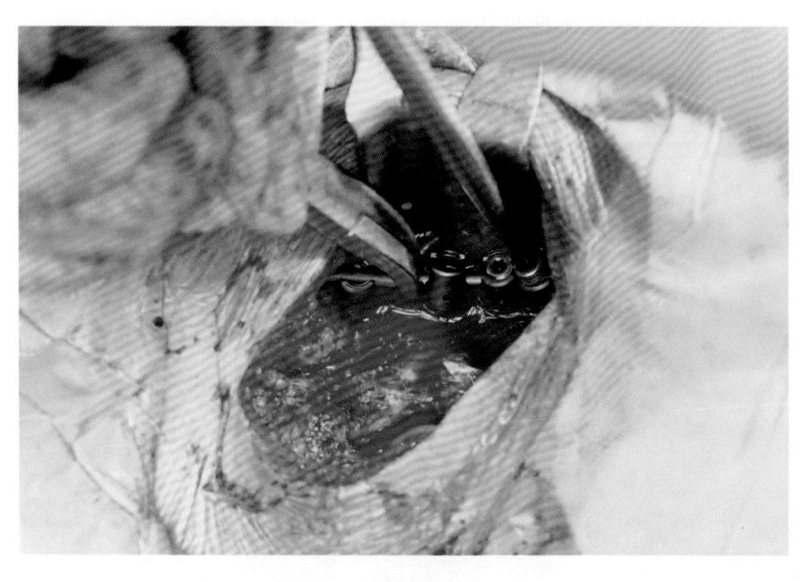

图 8-13

五、CAMISS 手术步骤

1. 术前将 CT 图像原始数据拷贝至导航工作站，使用术前设计功能评估是否存在合适的螺钉通道，并测量估算需要螺钉的直径及长度。

2. 患者进入手术室后行气管插管，全身麻醉下安装 Mayfield 架。

3. 患者取俯卧位于 Jackson 手术床上，Mayfield 架固定头颈。

4. 患者上肢用胶带固定于体侧。

5. 将体外导航自由臂与 Mayfield 架连接，放置到理想位置后锁死各关节（图 8-14）。

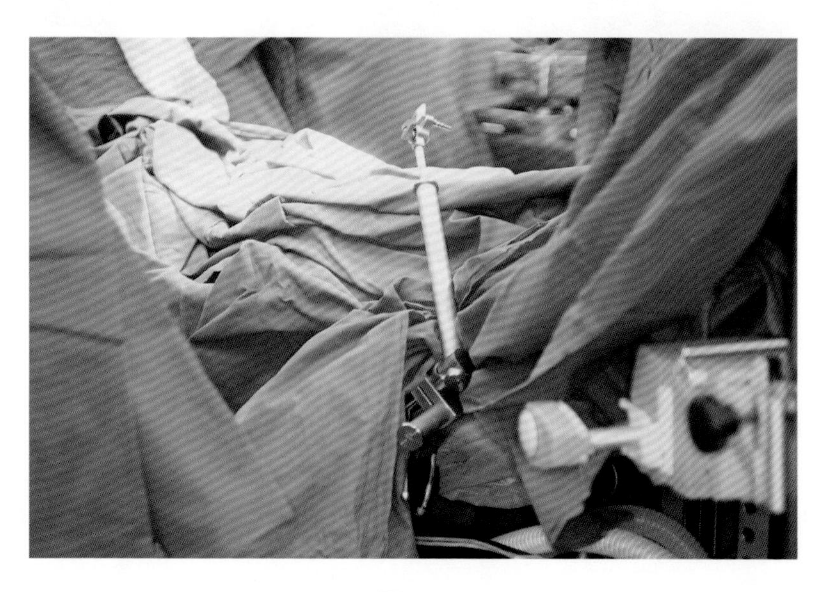

图 8-14

6. 将患者示踪器牢固安装到体外导航自由臂上(图 8-15)。

7. 对术中使用的工具进行注册,包括指点器、尖锥、开路器、磨钻等(图 8-16)。

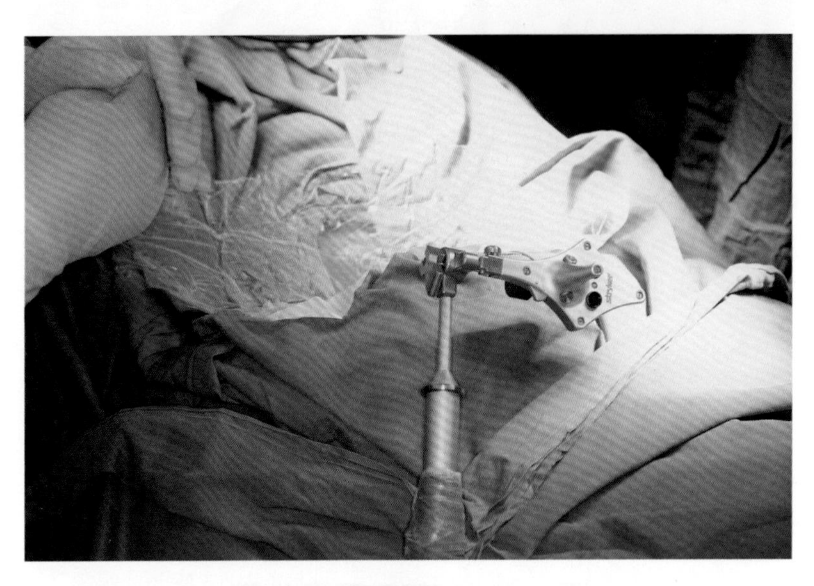

图 8-15

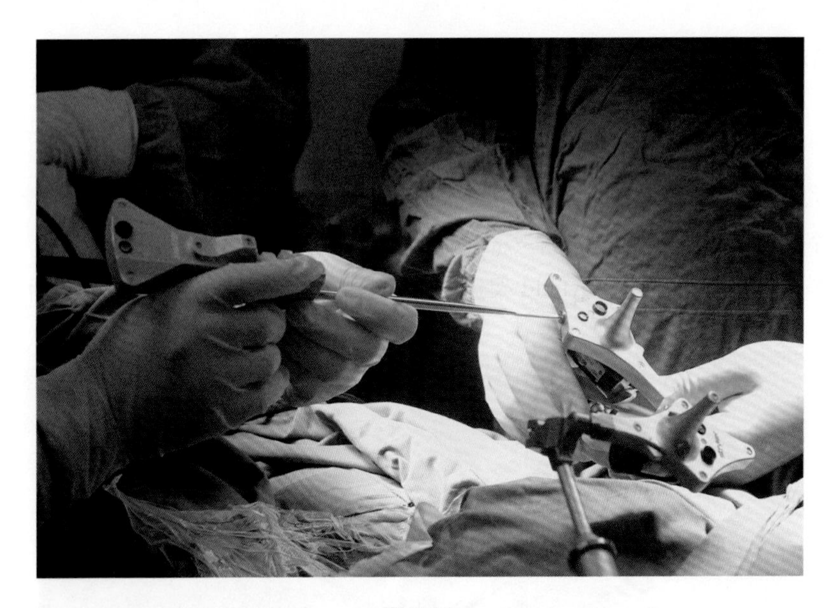

图 8-16

8. 对扫描使用的 3D-C arm 进行注册。

9. 使用电动 C 形臂自动扫描相应椎体获取术中即时三维影像并传输至导航系统自动注册(图 8-8)。

10. 在即时三维导航引导下,经皮确认椎弓根螺钉入钉点,微切口切开皮肤,置入微创套筒扩张器。

11. 使用微创套筒沿导航指引入钉方向逐级扩张皮下通道至椎板骨表面(图 8-17)。

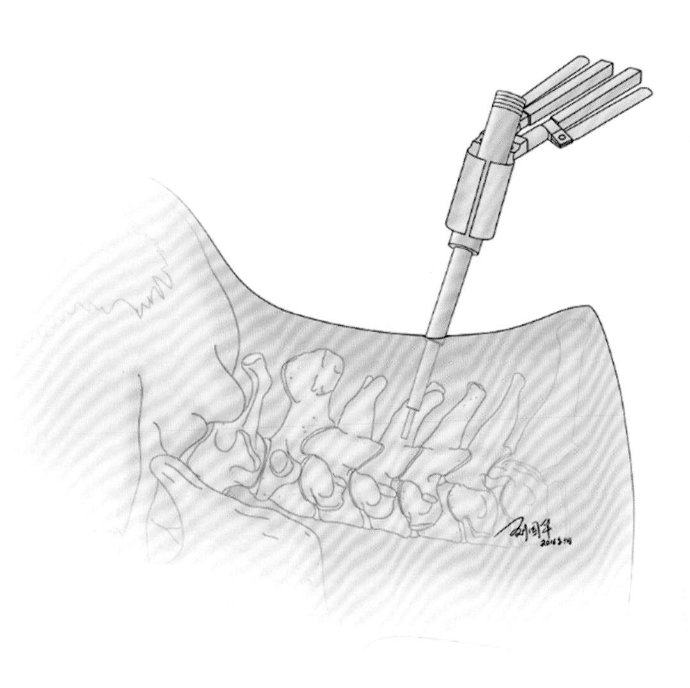

图 8-17

12. 沿套筒置入微创自动拉钩,确认拉钩安放牢固,必要时需助手协助固定或使用自由臂固定(图 8-18)。

13. 在导航图像引导下再次确认螺钉入点及角度,并测量所需螺钉直径及长度。

14. 在微型高速磨钻上安装万用示踪器,注册高速磨钻(图 8-19)。

15. 在导航引导下使用高速磨钻磨除螺钉入点处皮质骨。

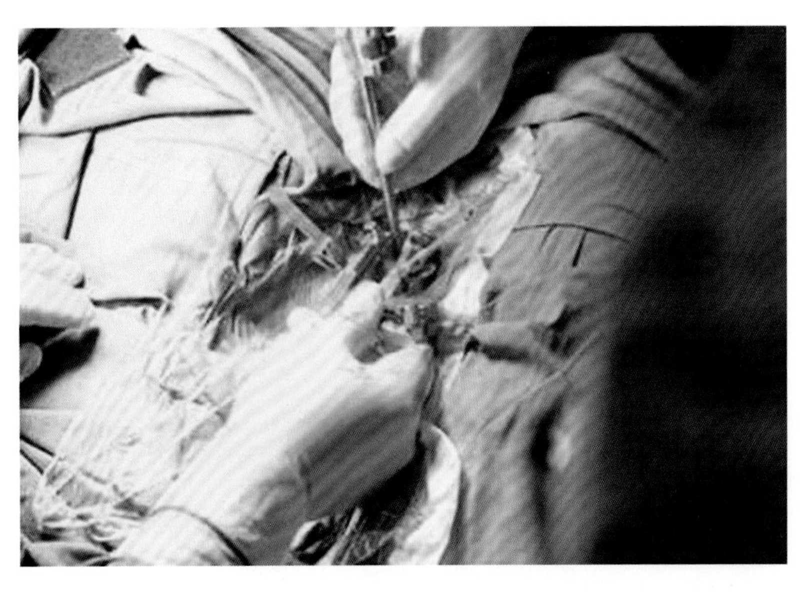

图 8-18

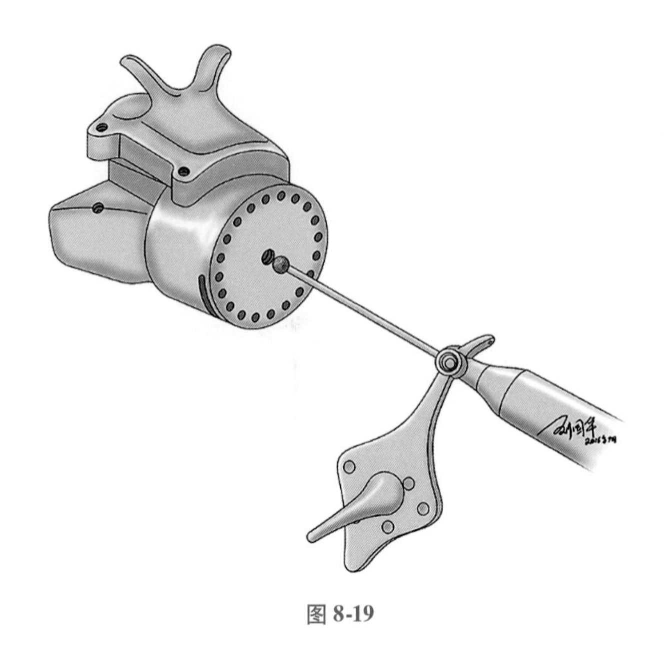

图 8-19

16. 在导航图像引导下使用导航开路器钻探螺钉通道(图 8-20)。

17. 过程中术者需松开导航工具,并让助手放松皮肤及肌肉牵拉,不断确认通道位置准确。

18. 螺钉置入完成后术中再次行电动 C 形臂三维扫描,确认螺钉置入准确。

19. 经微创套筒扩张器放入连杆(图 8-21)。

20. 逐层缝合切口,各切口均不放置引流管。

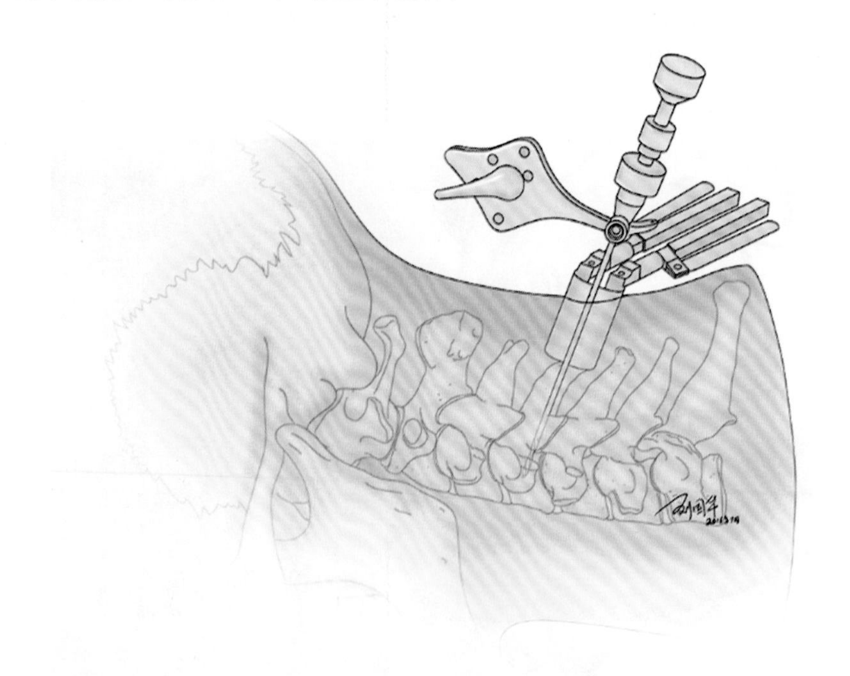

图 8-20

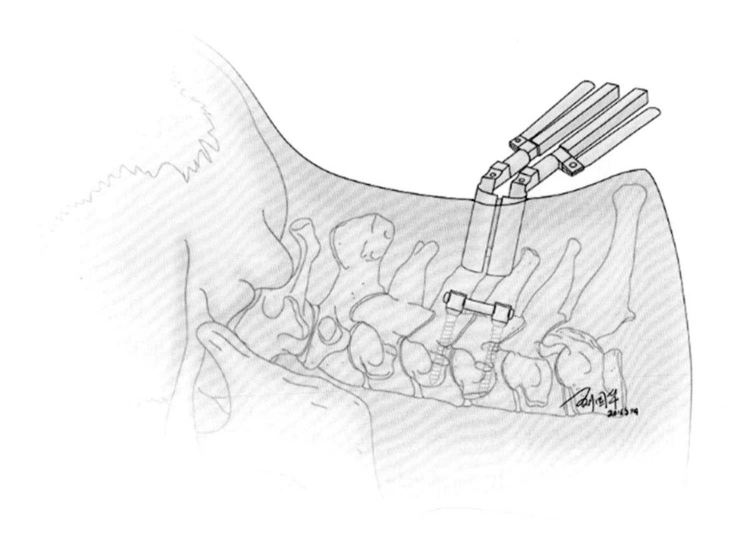

图 8-21

21. 患者术后第一天在颈托保护下下地活动，出院后颈托制动 3 个月。

六、导航手术要点及技巧

（一）三种不同导航方法辅助颈椎椎弓根螺钉置入的优缺点及其临床应用价值

实验研究证明，透视导航法置钉准确率与透视法相比差异无统计学意义，说明导航系统本身的精确度是可以接受的，可以达到虚拟透视的效果。但是受到透视图像本身的限制，阅读脊椎二维透视图像需要一定的临床经验，主要适用于较粗大的腰椎椎弓根手术，尤其是多次手术后的病例，局部解剖标志结构不清，应用导航系统省时且更准确，但是对于细小的颈椎或颈胸段以及严重畸形的椎弓根，较难把握精确的置钉角度，不建议使用。

CT 导航和 Iso-C 术中三维导航系统均为三维立体导航，操作直观形象，可以精确引导置钉的角度和深度，并且在置钉之后立刻可以三维重建评估置钉的准确性，但是也要谨慎注意发生置钉穿破椎弓根的可能性。在高风险的颈胸椎后路内固定手术或严重畸形病例，使用该技术可以帮助降低手术风险。

CT 导航系统可以进行术前计划，了解椎弓根形态有无变异，设计螺钉型号和植入方向。但患者 CT 资料只能在术前获取，如果术中体位变化明显，则虚拟的三维图像不能真实反映三维关系，有误导术者的可能。特别是在颈椎不稳定骨折或脱位病例，术中椎体的相对位置与术前相比会发生明显变化，术者应深刻认识这一特点，并可以通过分节段单椎体注册的方法避免误差。在点注册的过程中，因为参考点选择和人工操作的误差，增加了手术时间并有可能降低导航精确度。

Iso-C 术中三维导航可以获取术中即时三维重建图像并自动传输到导航系统，可以像透视导航一样进行自动注册和图像实体融合，基本继承了透视导航和CT导航两种方法的优点，并克服了其缺点。虽然其三维图像较CT图像粗略，尤其立体重建图像更为明显，但是真正引导操作的三维断层图像和CT图像差别不大，可以满足精确定位的需要。该技术具有良好的应用前景并已经开始逐渐替代其他两种导航技术，尤其在颈椎椎弓根螺钉置入手术中，不但精准而且方便快捷。

（二）导航系统使用的注意事项

在应用导航系统置入颈椎椎弓根螺钉时，应该注意以下问题：

1. 术中患者一般采取俯卧位，需要在手术床上完全固定住患者，不能和手术床之间发生相对移位；在做颈胸段手术时，往往选择头高脚低体位，如果固定不牢靠，手术过程中患者会向床尾端移位，导致导航发生漂移。

2. 头部最好使用Mayfield头架固定，避免头颈部手术在过程中受力（拉钩、椎弓根开路器）移动发生相对移位；尤其在做颈椎三柱损伤的骨折脱位时，头颈部位置改变会导致骨折脱位近端的椎体位置相对移位。

3. 正确安放导航仪，以保证最佳红外线示踪信息接收效果。

4. 操作过程中，在示踪器、导航注册操作器械与红外线摄像头之间不要存在遮挡，需要保持良好的信号通道。

5. 患者示踪器应牢固固定在骨性结构上，术中一旦启动了导航系统，患者示踪器绝对不能出现移动。示踪器相当于导航所虚拟的三维空间的坐标原点，一旦发生移位，虚拟的三维图像将和实际图像发生漂移，不能配准。

6. CT导航时注册参考点的核准一定要尽可能准确，并进行面注册，必要时重复注册；虽然Iso-C术中即时导航的三维图像不如CT图像清楚，但是一般来说对于手术操作已经足够清楚，并且由于避免了人工注册，所以精度是非常准确的，建议尽量使用Iso-C术中即时导航。

7. 导航操作应认真、轻柔，应在操作静止状态下观察螺钉位置；避免粗暴动作造成患者示踪器移动或损坏智能导航器械。颈椎和胸椎、腰椎不一样，助手拉钩用力过度会导致颈椎和示踪器移位；椎弓根开路器过度使力也会导致颈椎和示踪器移位。

8. 术中应选择几个临床容易判断的解剖标志，如棘突或关节突等，用以多次验证导航系统的指示是否准确。

9. 术中操作应符合传统经验。如果所有操作正确，应该确信导航系统的精确性。

10. 术者早期学习使用导航系统时容易出现操作失败，应用导航系统需要严格遵循操作流程并接受系统训练。

11. 使用导航技术能够提高颈椎椎弓根螺钉置钉的准确性，但是也会有少量置钉穿破椎弓根的情况。Yoshimoto等人使用O形臂的研究结果表明：无临床并发症的轻度穿破椎弓根的发生率为8.3%；会导致严重临床并发症的严重的穿破椎弓根的发生率为2.8%。需要结合术者的经验等使得颈椎椎弓根螺钉的置入更加准确。

七、典 型 病 例

颈椎椎弓根螺钉是颈椎生物力学上最稳定的内固定,能有效恢复颈椎矢状序列、提供坚强的内固定及更高的融合率,已经成功治疗颈椎骨折脱位、颈椎不稳定、颈椎后凸畸形、颈椎肿瘤、颈椎炎性疾病和颈椎复杂先天性畸形等各种疾病,获得了显著的临床疗效。由于颈椎椎弓根、椎动脉及神经根等结构存在较大的个体差异,术前评估应个体化。虽然与颈椎椎弓根螺钉固定相关的神经和血管相关并发症不能完全避免,但只要进行充分地术前个体化评估,术中采用精准的计算机导航辅助下个体化置钉,同时术者在术中注意结合自己的经验,可以最大限度地降低螺钉置入的神经和血管相关并发症。导航辅助下颈椎椎弓根螺钉内固定技术已经应用于治疗各种颈椎疾患,并发症少,临床疗效良好,具有广泛的临床应用价值。

典型病例 1　颈椎多发骨折伴脱位

颈椎多发骨折(C_2、C_3、C_4),伴颈椎脱位(C_3)。行颈椎后路即时导航引导下椎弓根螺钉内固定、颈椎脱位复位植骨融合术(图 8-22 ~ 图 8-29)。

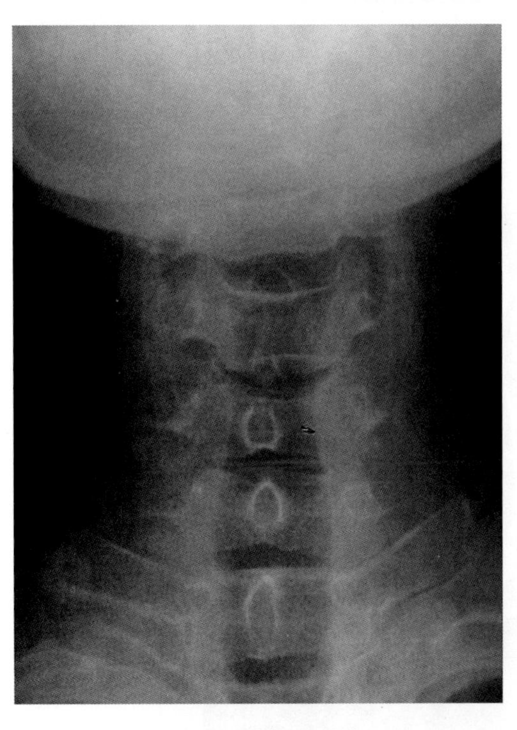

图 8-22　颈椎正位片

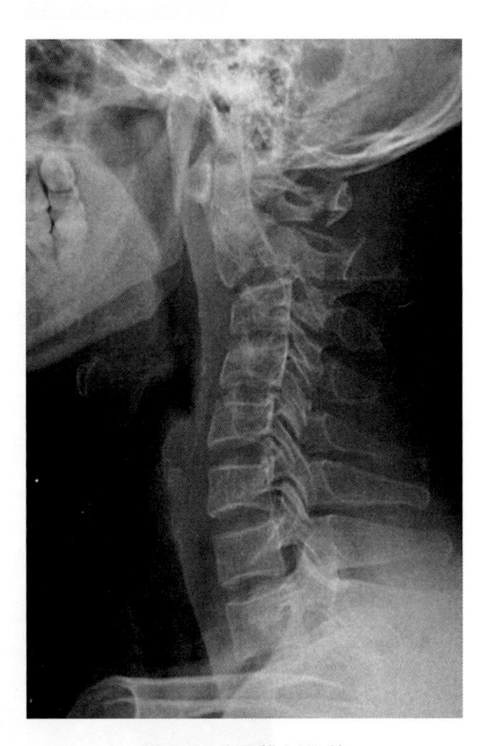

图 8-23　颈椎侧位片

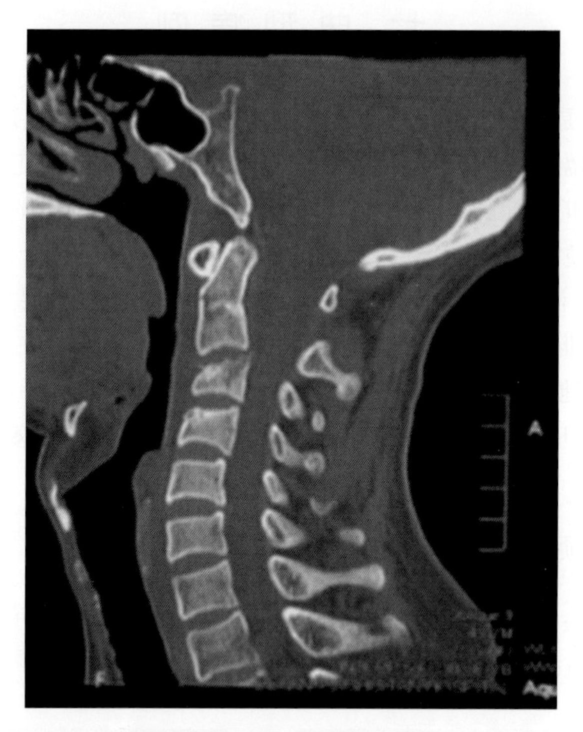

图 8-24 颈椎 CT 矢状位重建

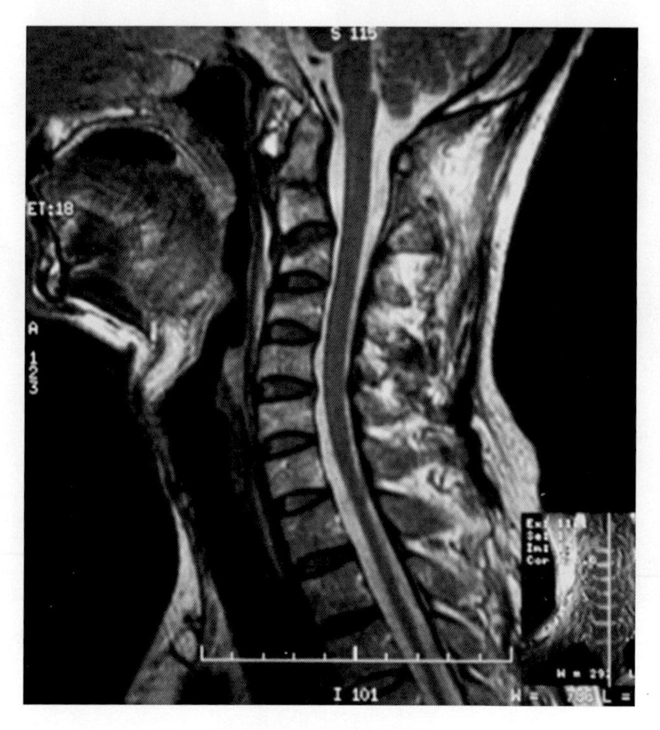

图 8-25 颈椎 MRI

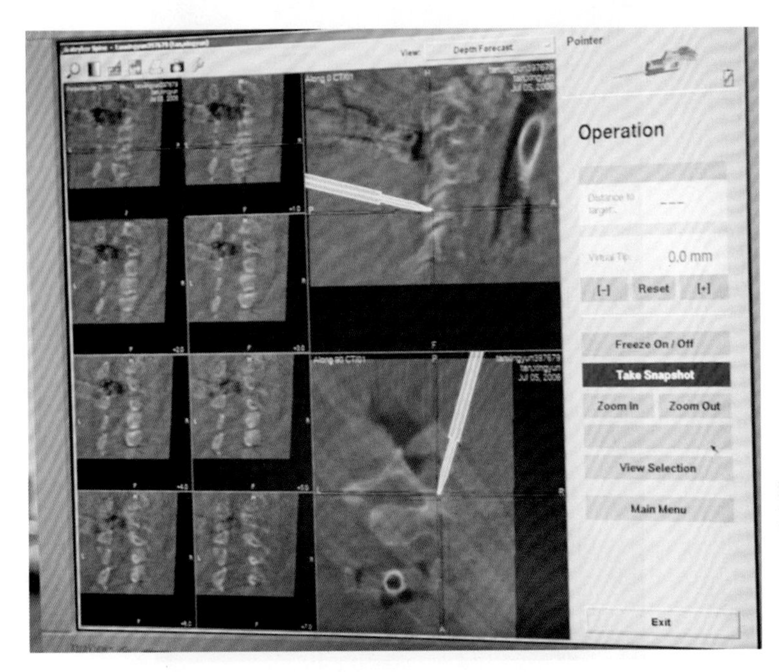

图 8-26　术中导航引导下适时显示入钉点和方向

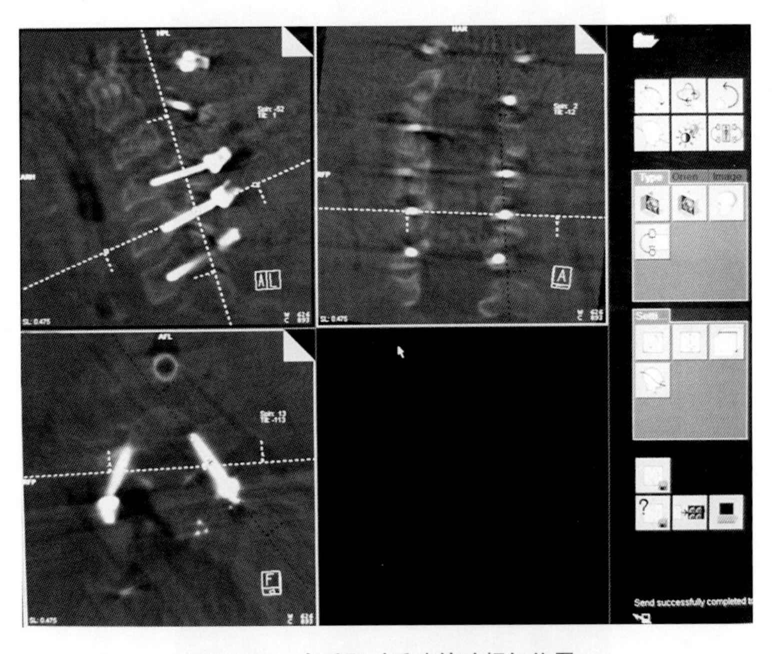

图 8-27　术后即时重建检验螺钉位置

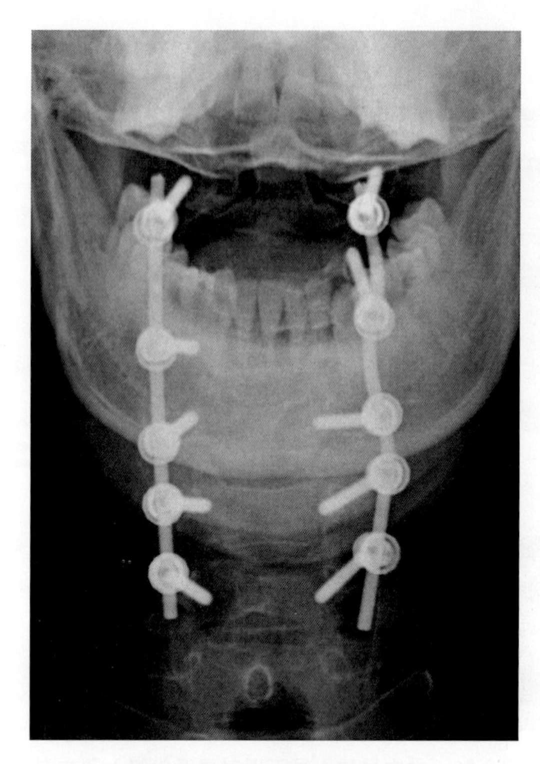

图 8-28　术后颈椎 X 线正位片

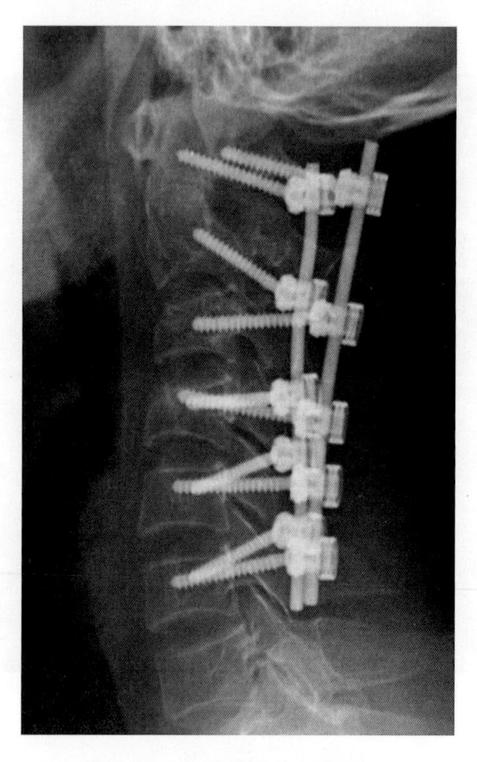

图 8-29　术后颈椎 X 线侧位片

典型病例 2　颈椎骨折脱位（C_7/T_1）

颈椎骨折脱位、脊髓损伤。行颈椎后路切开复位、关节突松解、即时导航引导下椎弓根螺钉内固定、植骨融合术（图 8-30 ~ 图 8-37）。

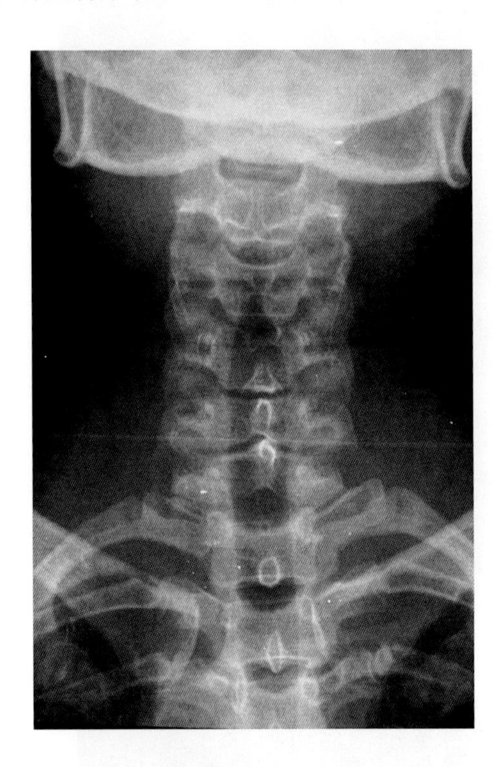

图 8-30　颈椎正位片

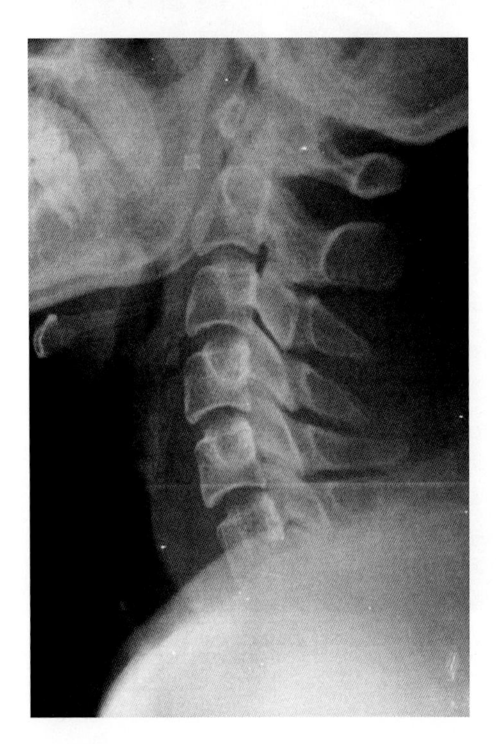

图 8-31　颈椎侧位片

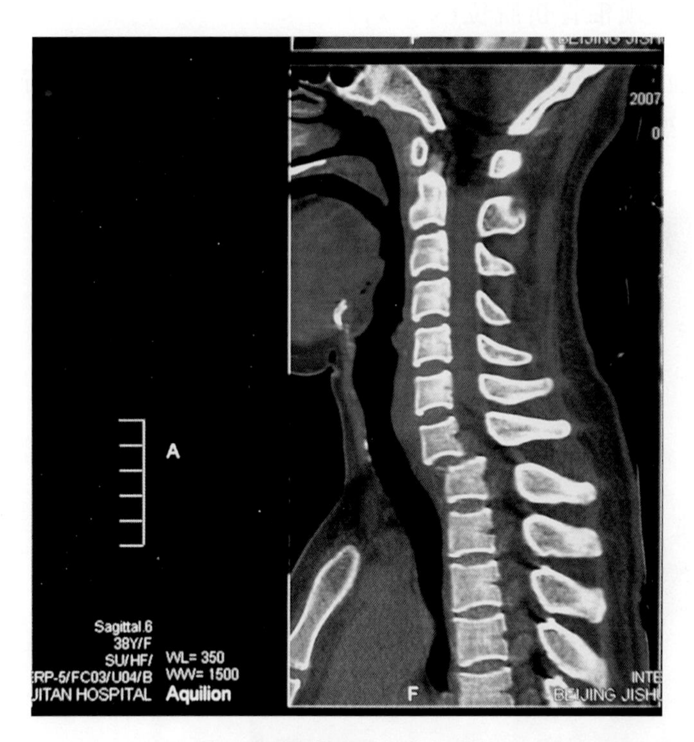

图 8-32 颈椎 CT 矢状位重建

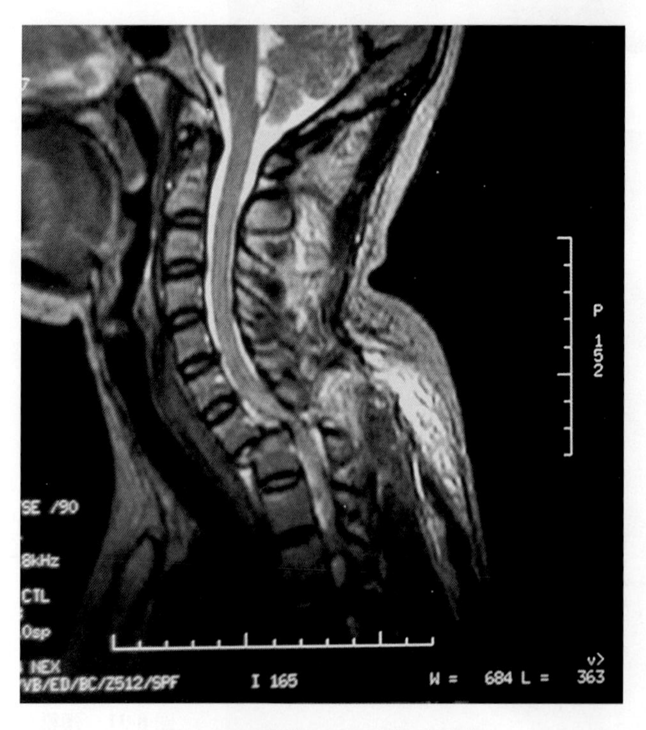

图 8-33 颈椎 MRI 示脊髓压迫

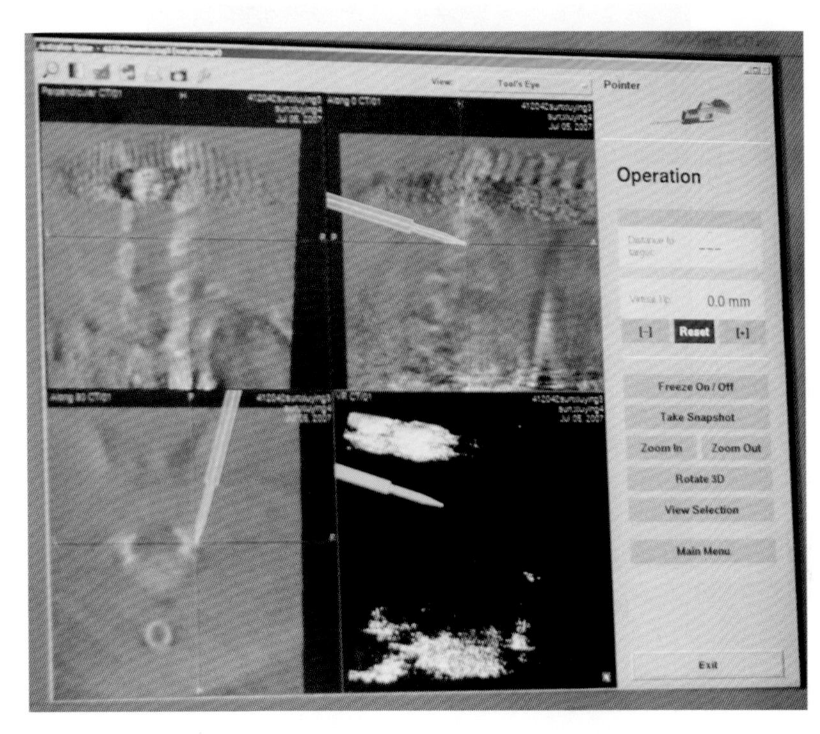

图 8-34　术中导航引导下适时显示入钉点和方向

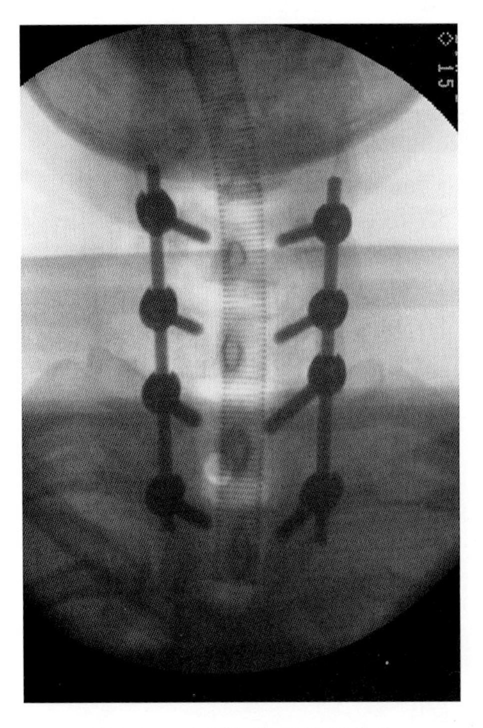

图 8-35　术后颈椎 X 线正位片

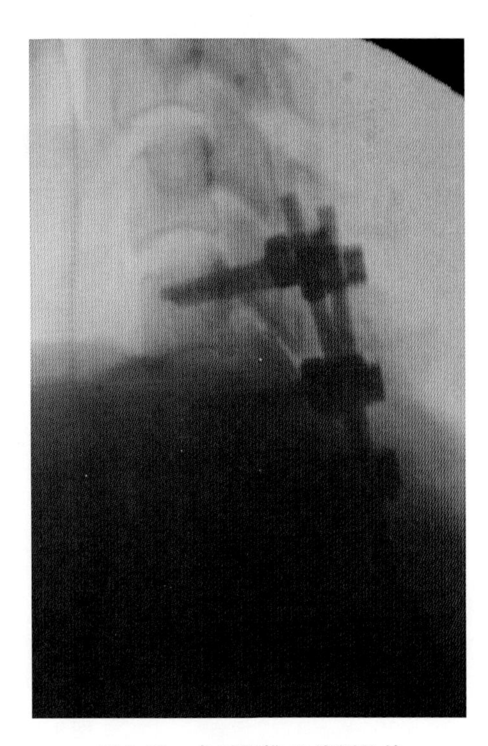

图 8-36　术后颈椎 X 线侧位片

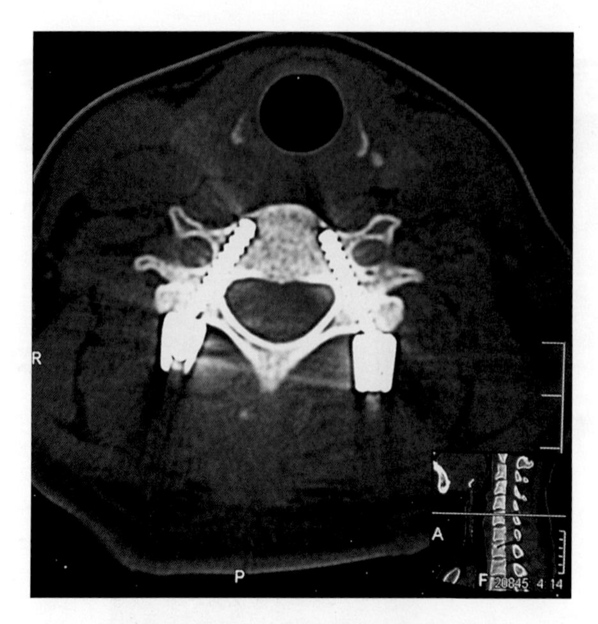

图 8-37 术后 CT 示颈椎椎弓根螺钉位置

典型病例 3 颈椎后纵韧带骨化症

颈椎后纵韧带骨化症、颈椎后凸畸形、颈椎不稳定。行颈椎后路棘突纵割式椎管扩大成型减压、人工骨间隔物植入融合、导航引导下椎弓根螺钉内固定、后凸畸形矫形、植骨融合术(图 8-38 ~ 图 8-45)。

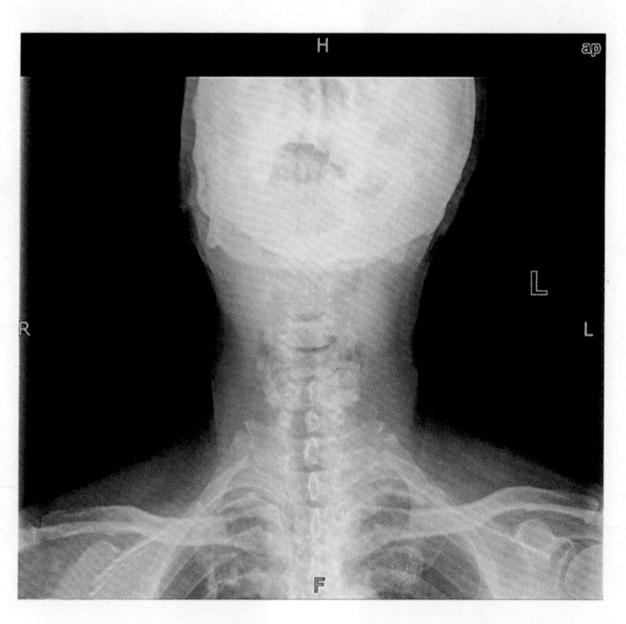

图 8-38 颈椎正位片

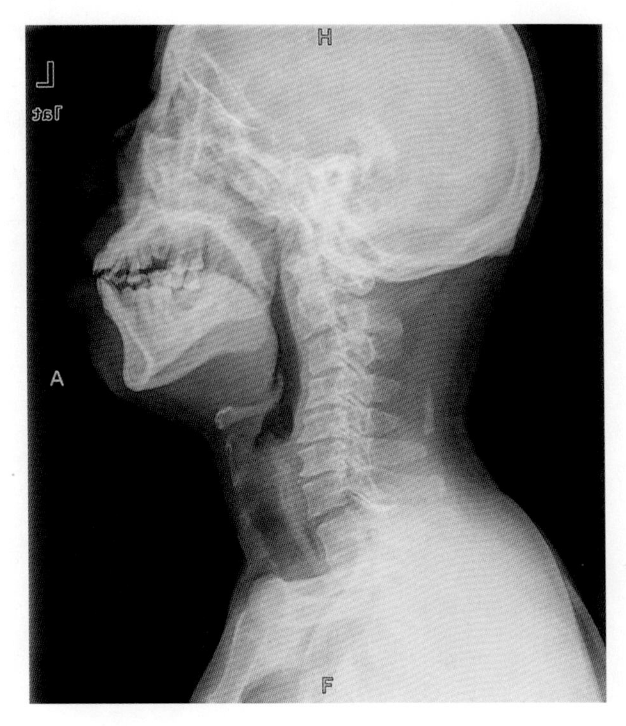

图 8-39　颈椎侧位片

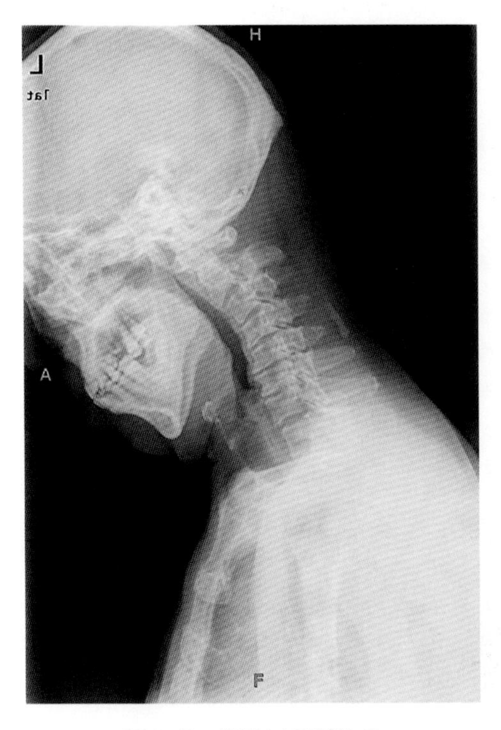

图 8-40　颈椎过屈侧位片

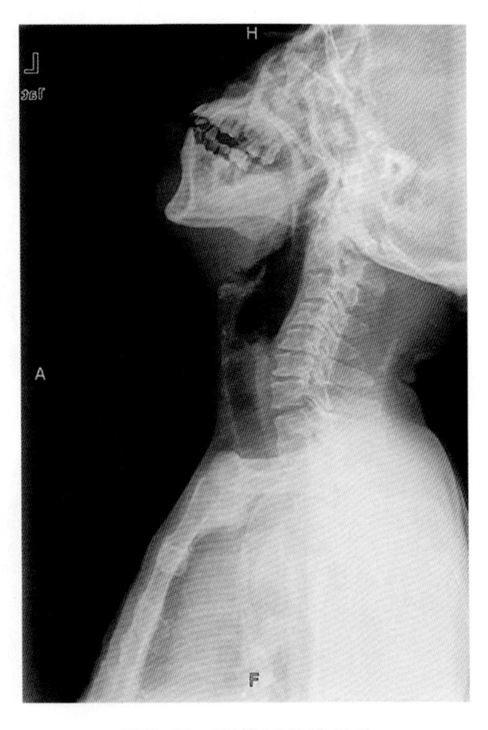

图 8-41　颈椎过伸侧位片

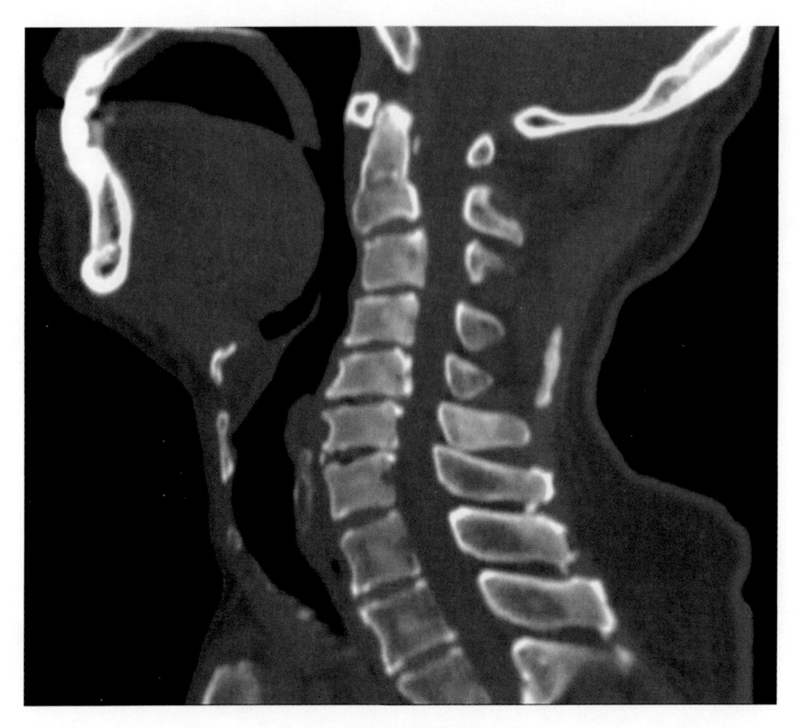

图 8-42 颈椎 CT 矢状位重建

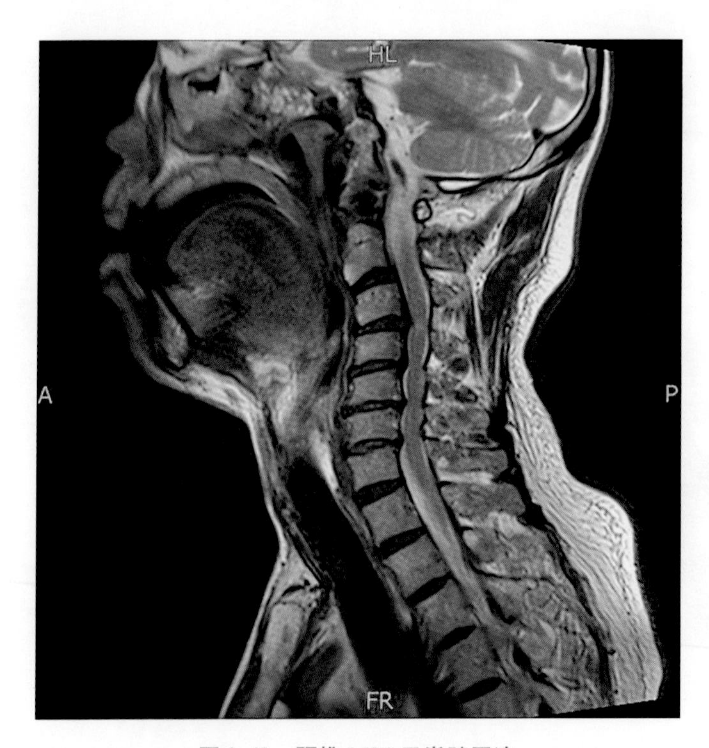

图 8-43 颈椎 MRI 示脊髓压迫

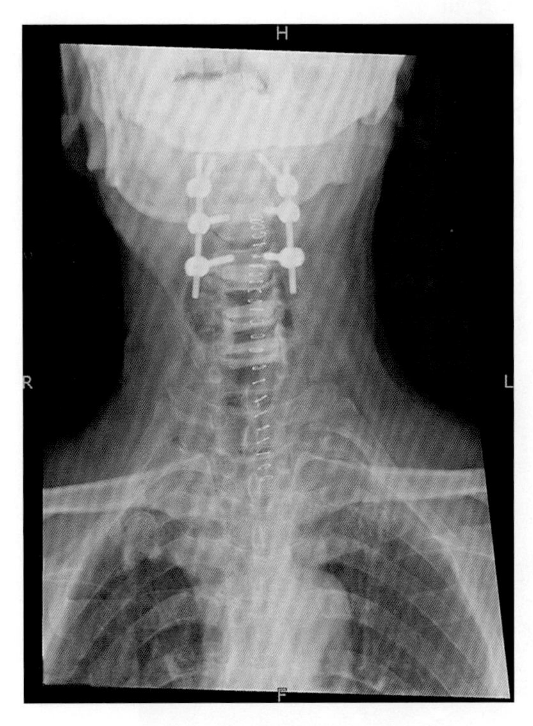

图 8-44　术后颈椎 X 线正位片

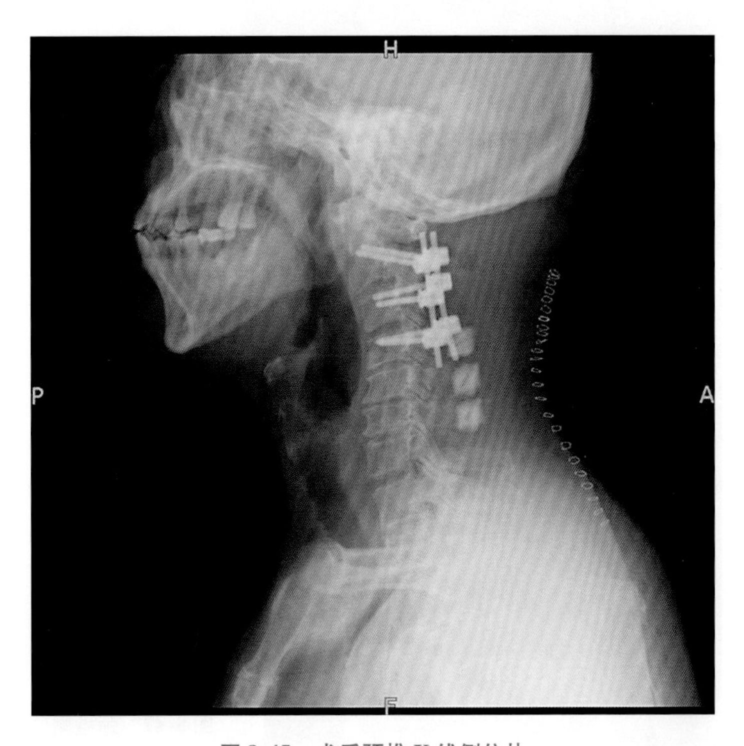

图 8-45　术后颈椎 X 线侧位片

典型病例 4 颈椎肿瘤

颈椎椎板肿瘤伴后凸畸形。行颈椎后路肿瘤切除，即时导航引导下椎弓根螺钉内固定、后凸畸形矫正、植骨融合术（图 8-46 ~ 图 8-55）。

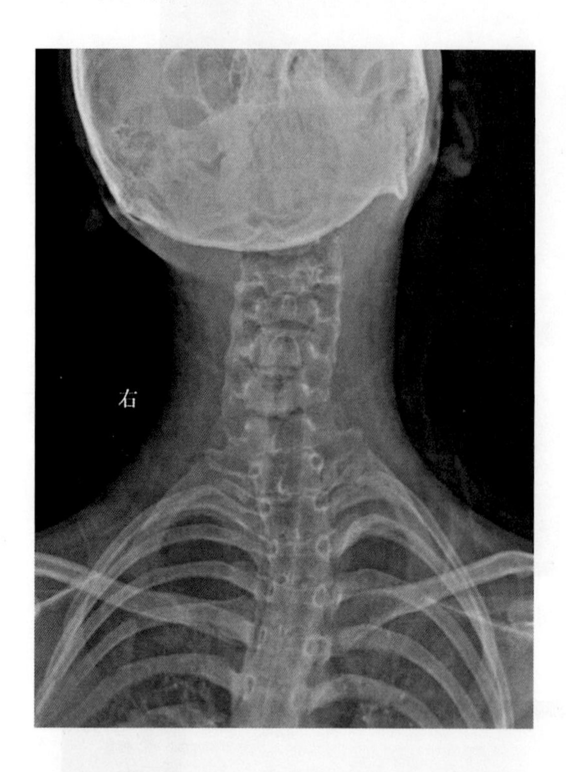

图 8-46 颈椎正位片

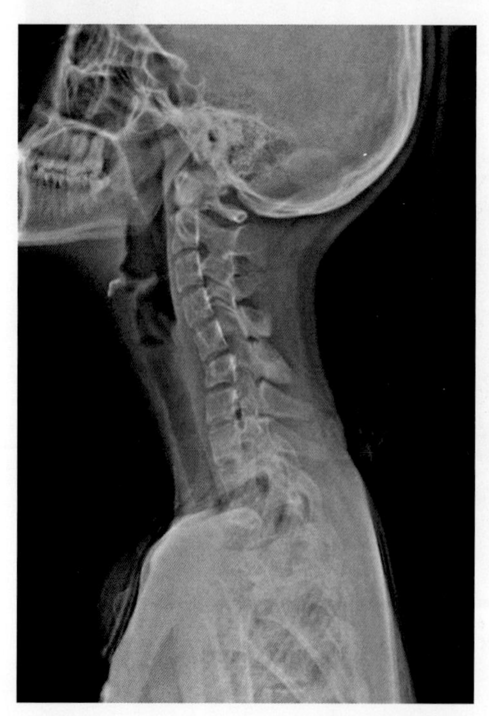

图 8-47 颈椎侧位片

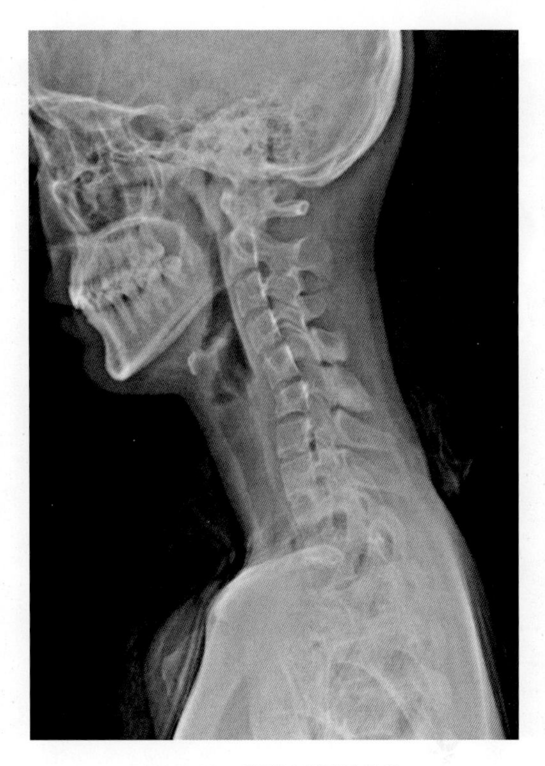

图 8-48　颈椎过屈侧位片

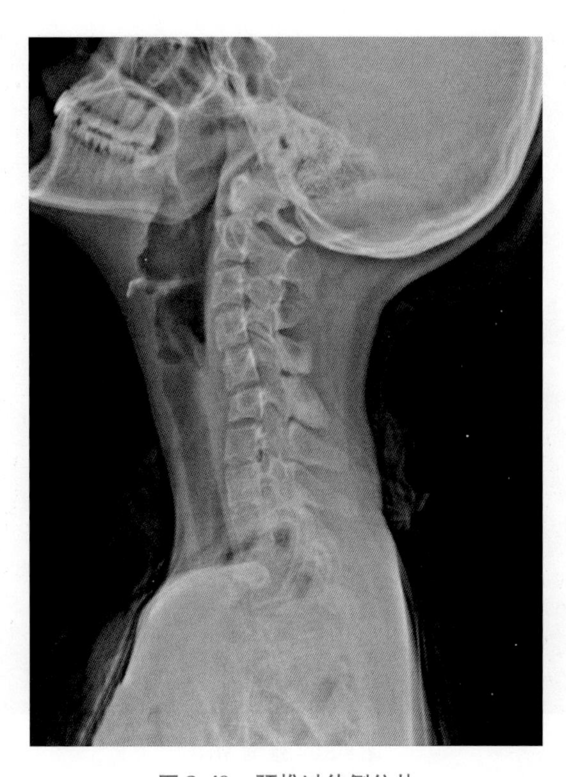

图 8-49　颈椎过伸侧位片

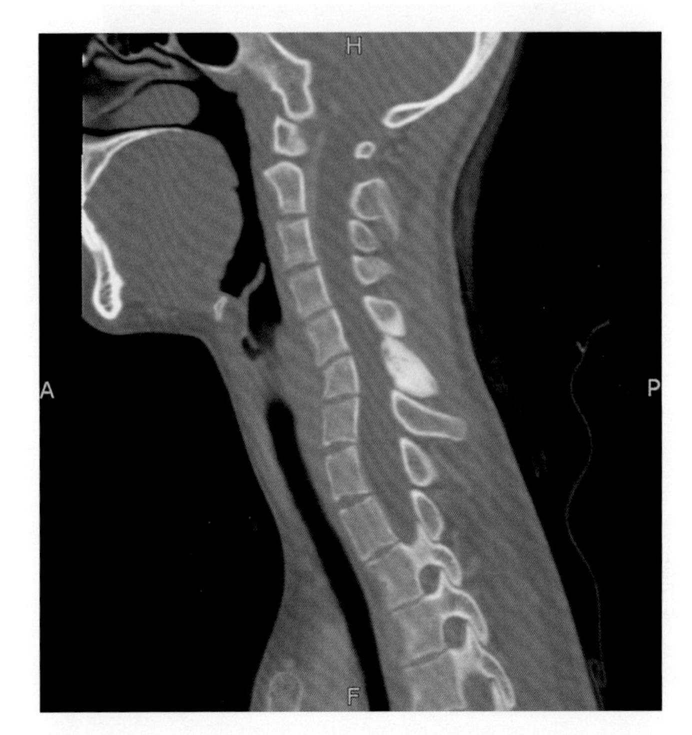

图 8-50 颈椎 CT 矢状位重建

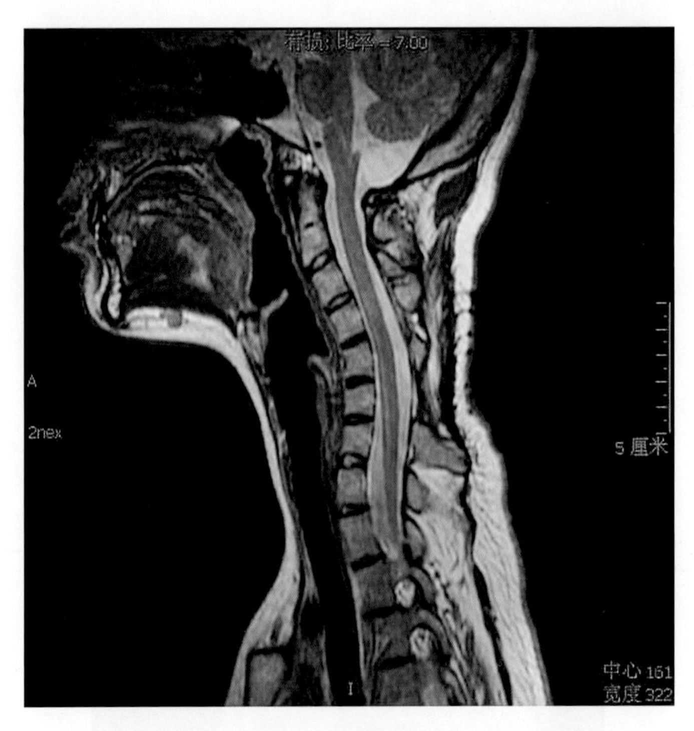

图 8-51 颈椎 MRI

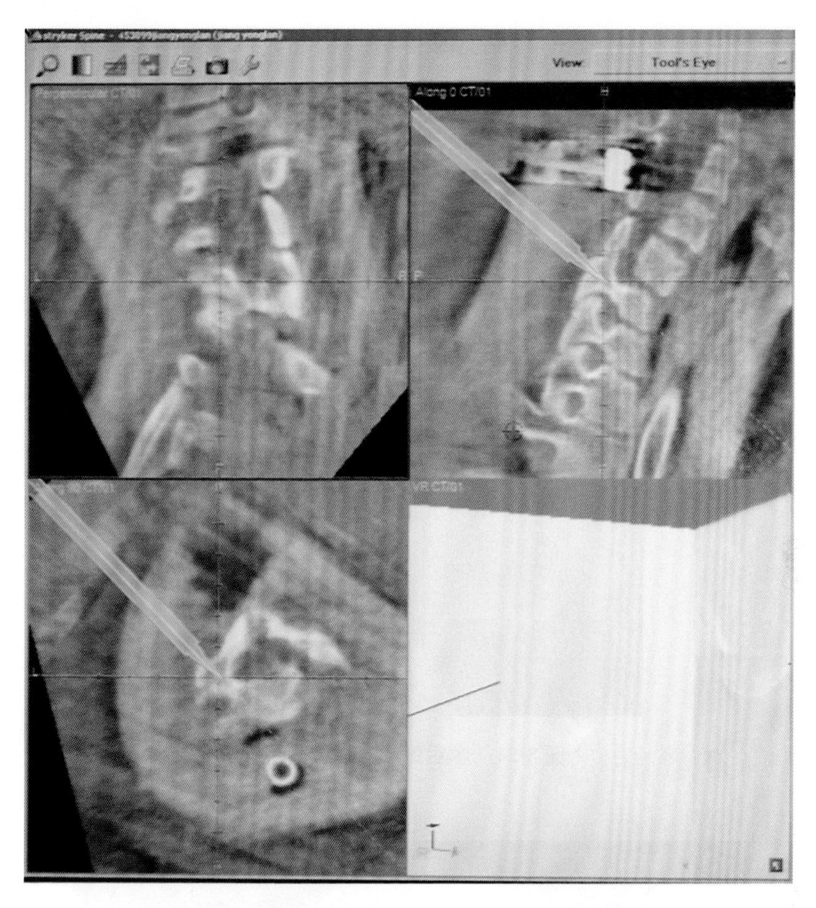

图 8-52　术中导航引导下适时显示入钉点和方向

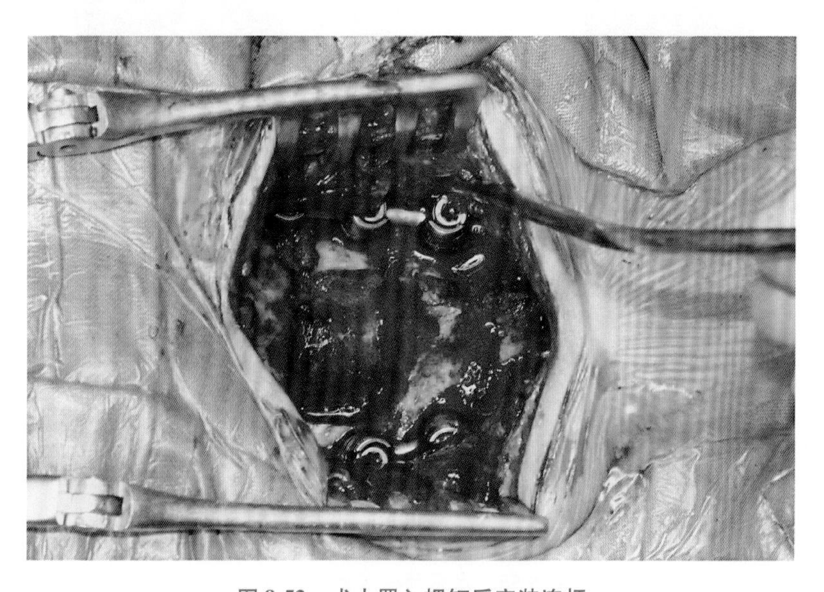

图 8-53　术中置入螺钉后安装连杆

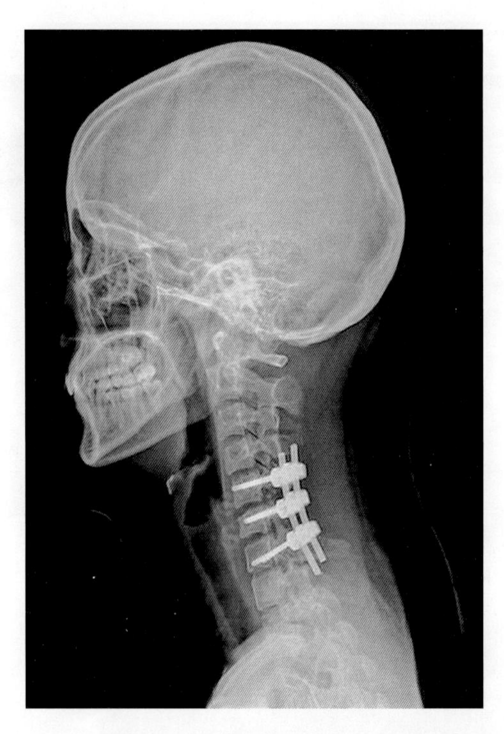

图 8-54　术后颈椎 X 线正位片

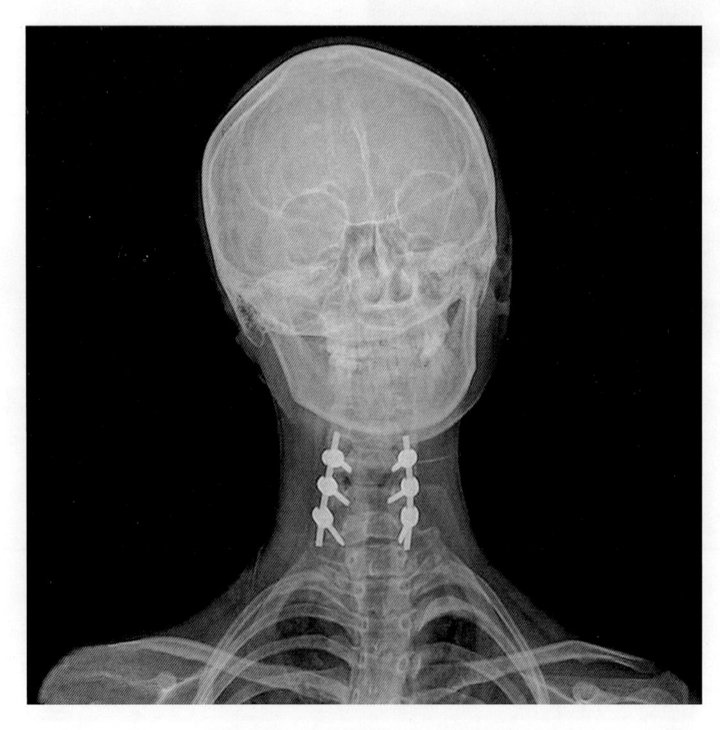

图 8-55　术后颈椎 X 线侧位片

典型病例 5　颈椎椎管内肿瘤椎板减压术后后凸畸形矫正

颈椎管内神经鞘瘤切除、椎板切除回置术后 13 个月。术后出现颈椎后凸侧弯畸形，脊髓压迫症状；行颈椎后路重建椎板切除减压、术中即时三维导航引导下颈椎椎弓根螺钉内固定、颈椎后凸畸形矫正、植骨融合术（图 8-56 ~ 图 8-68）。

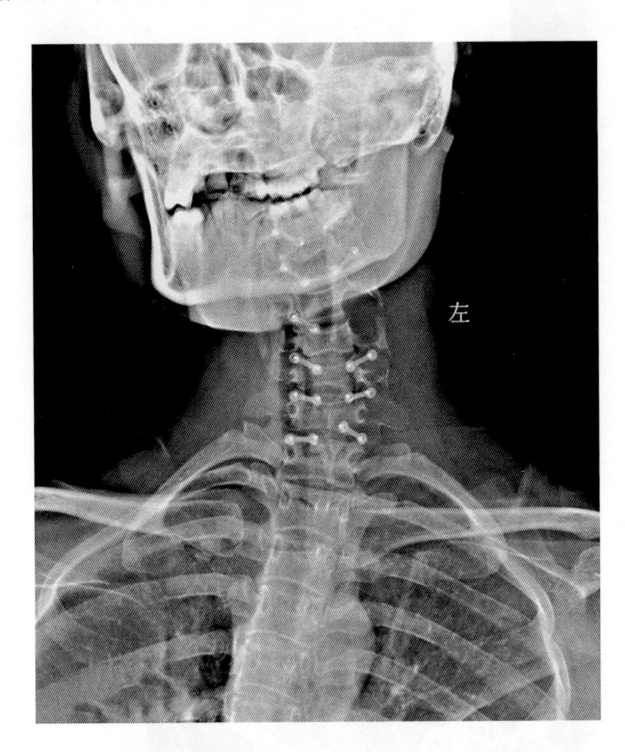

图 8-56　颈椎正位片

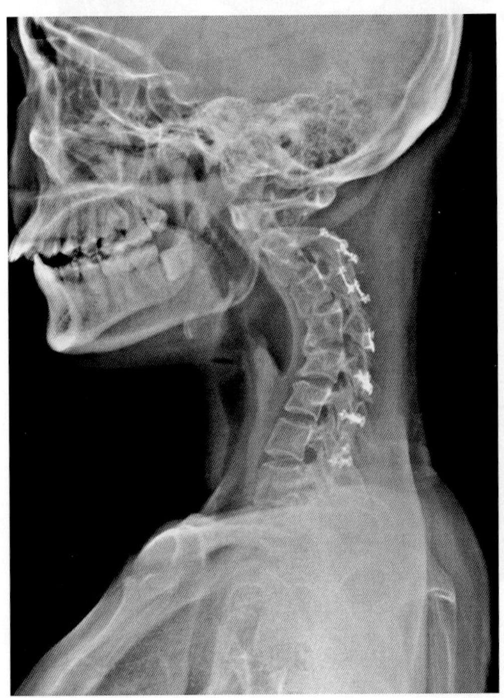

图 8-57　颈椎侧位片

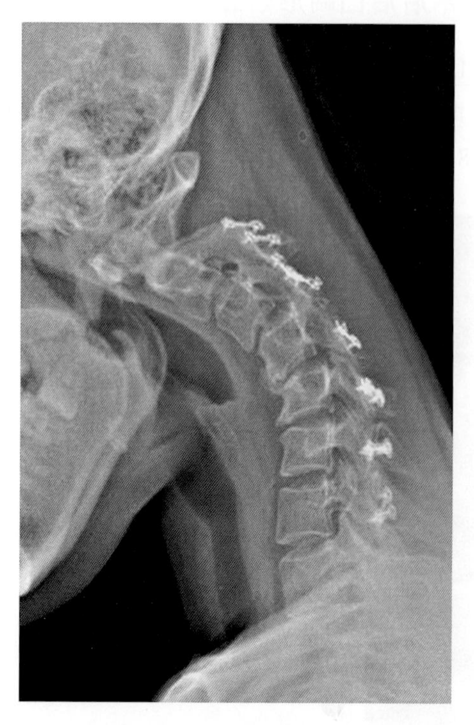

图 8-58 颈椎过屈侧位片

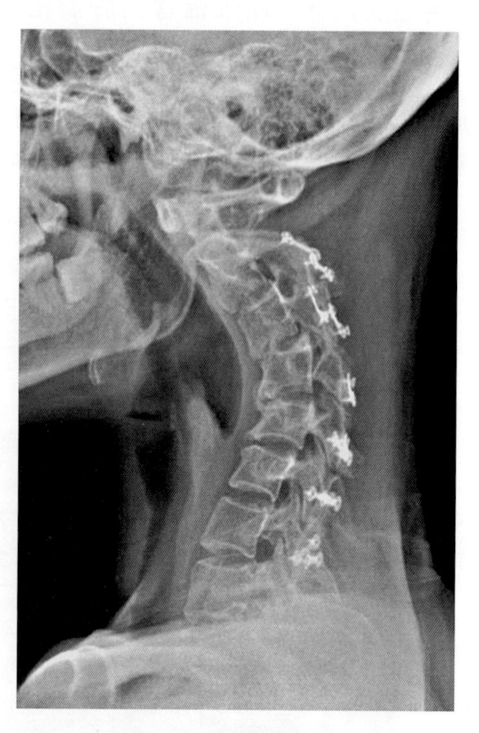

图 8-59 颈椎过伸侧位片

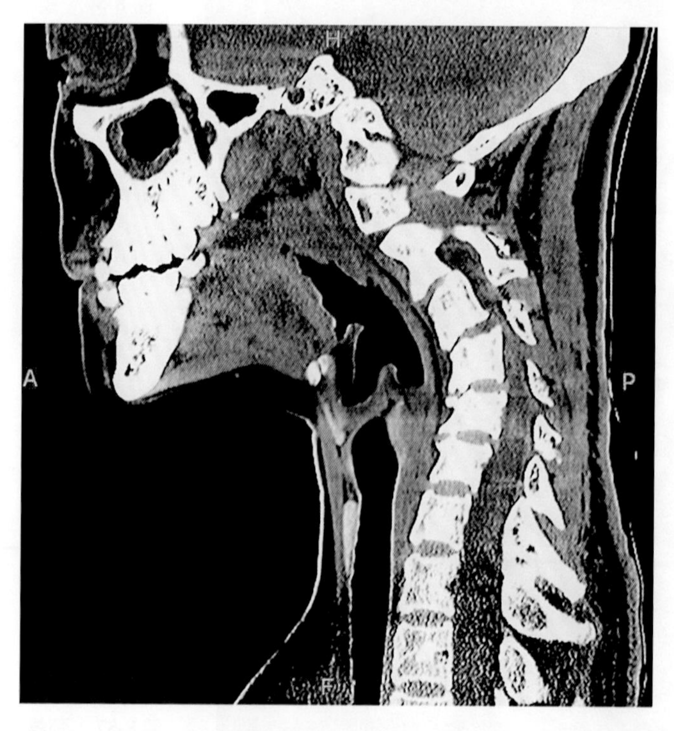

图 8-60 颈椎 CT 矢状位重建

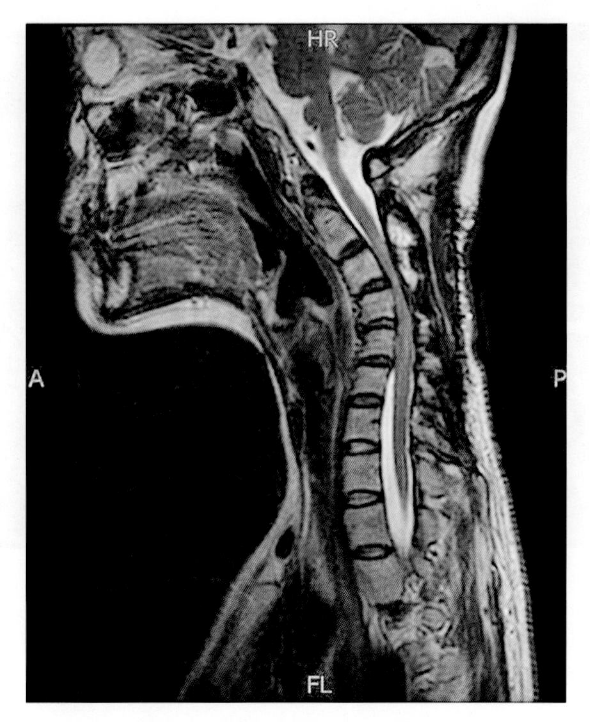

图 8-61　颈椎 MRI 示脊髓压迫

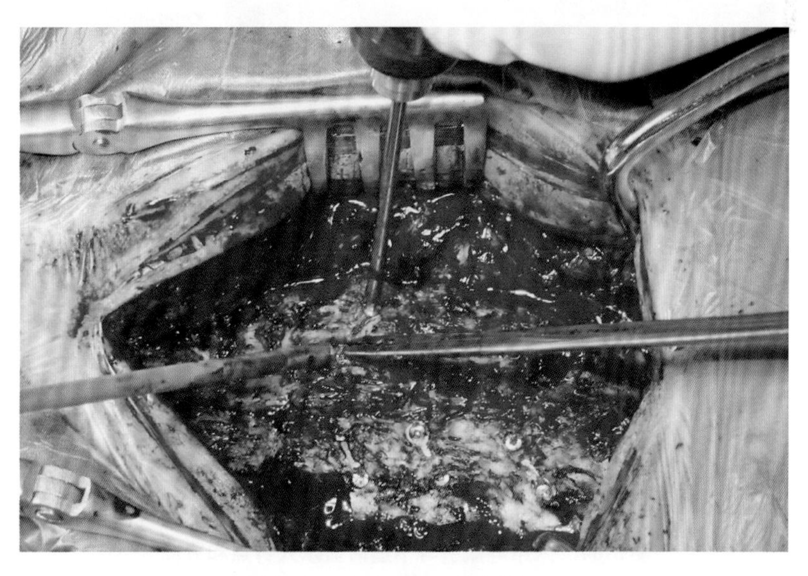

图 8-62　术中显露、去除椎板钉

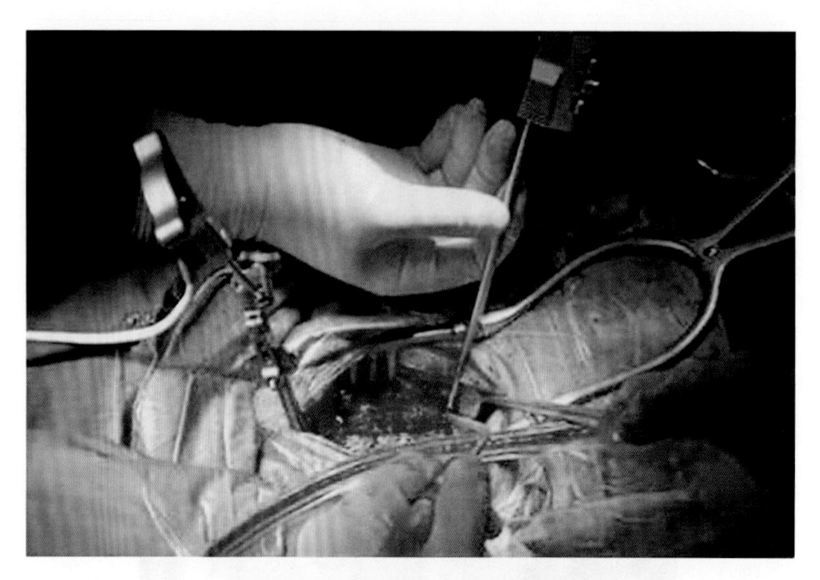

图 8-63 术中导航引导下在椎弓根钻孔

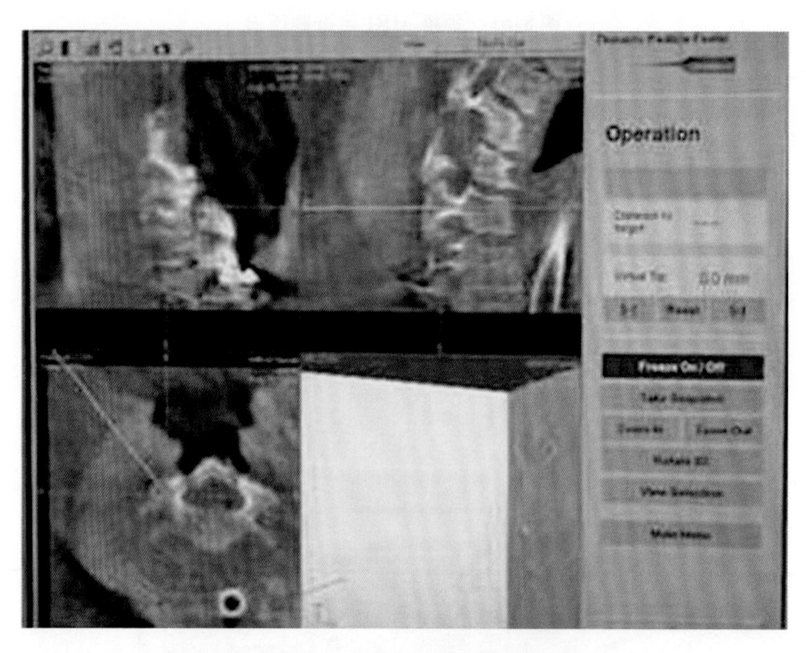

图 8-64 术中导航引导下适时显示入钉点和方向

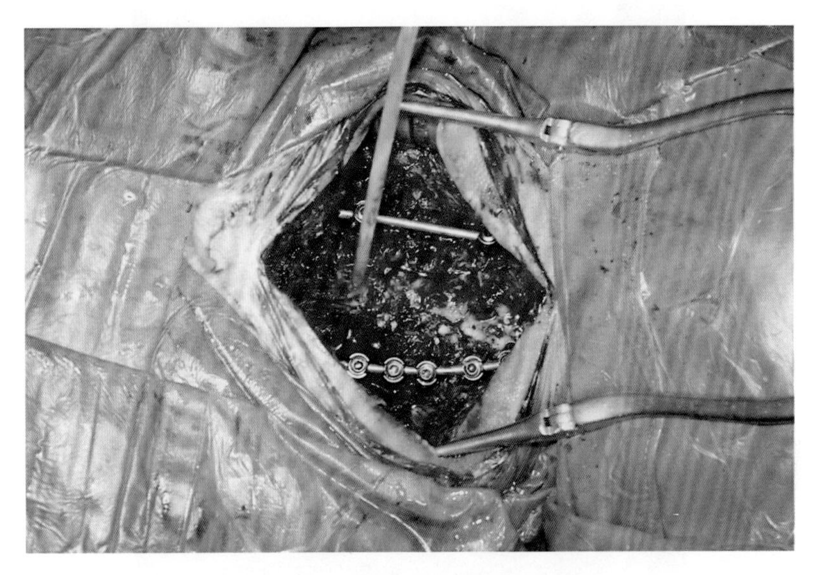

图 8-65　术中置入螺钉后安装连杆

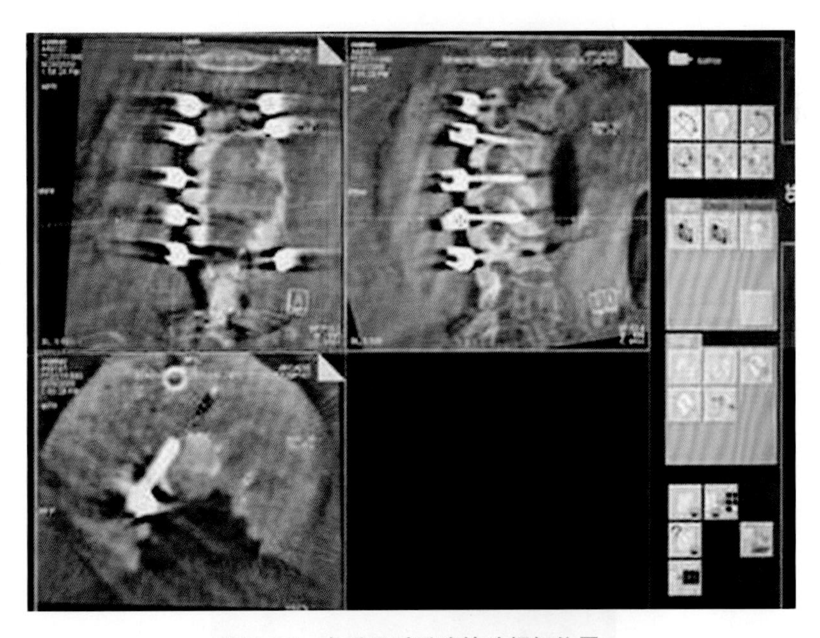

图 8-66　术后即时重建检验螺钉位置

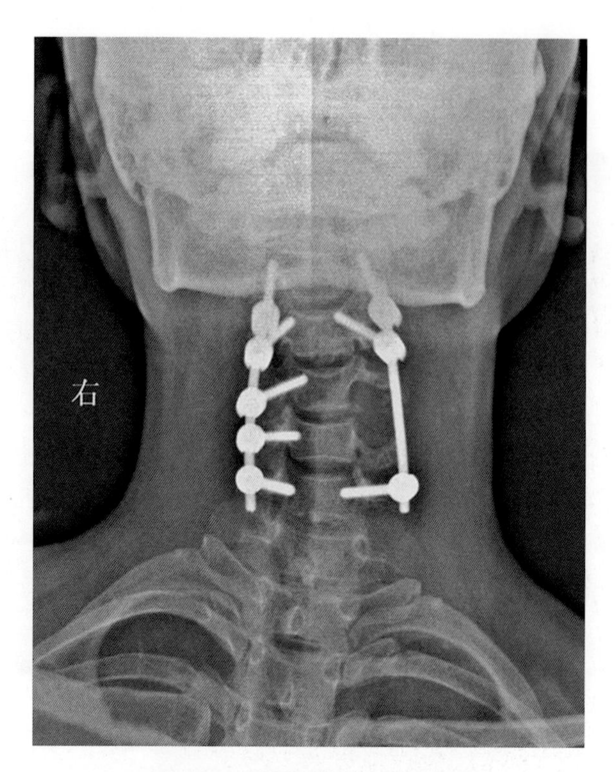

图 8-67　术后颈椎 X 线正位片

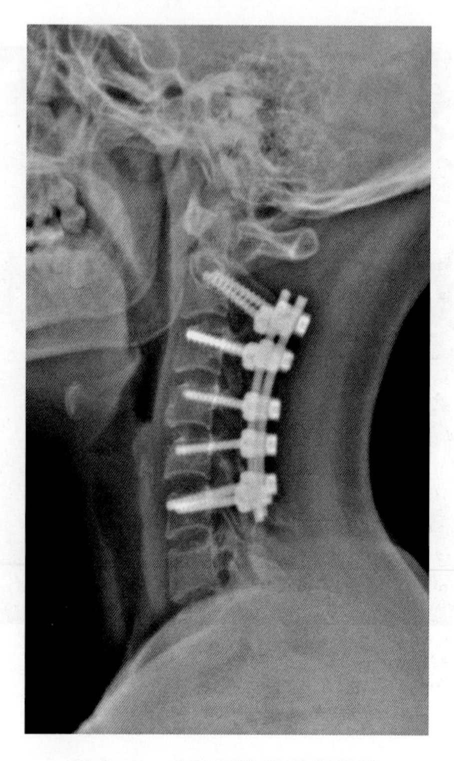

图 8-68　术后颈椎 X 线侧位片

典型病例 6　颈胸段畸形

颈胸段畸形、脊髓压迫症；行颈胸段椎板减压、CT 导航引导下椎弓根螺钉内固定、经椎弓根截骨减压矫形、植骨融合术（图 8-69 ~ 图 8-75）。

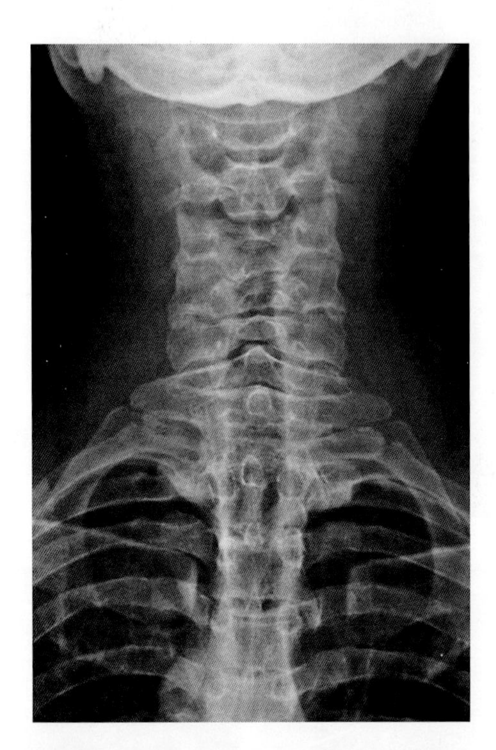

图 8-69　颈椎正位片

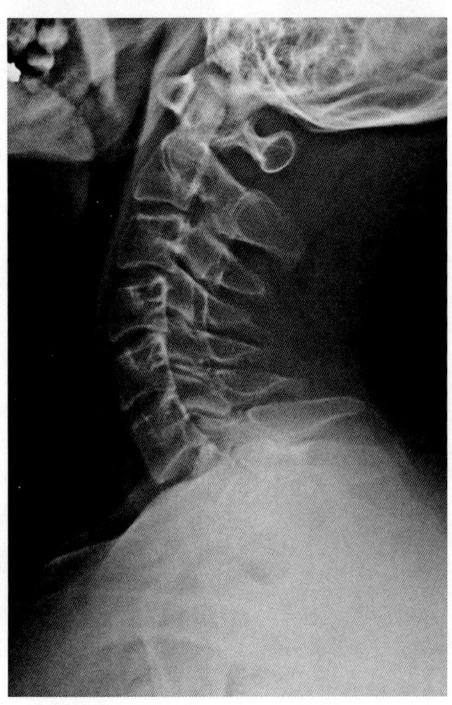

图 8-70　颈椎侧位片

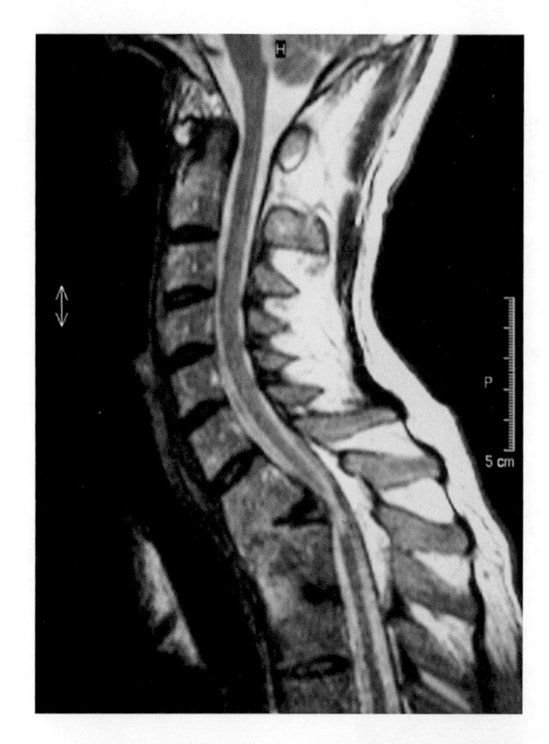

图 8-71 颈椎 MRI 示脊髓压迫

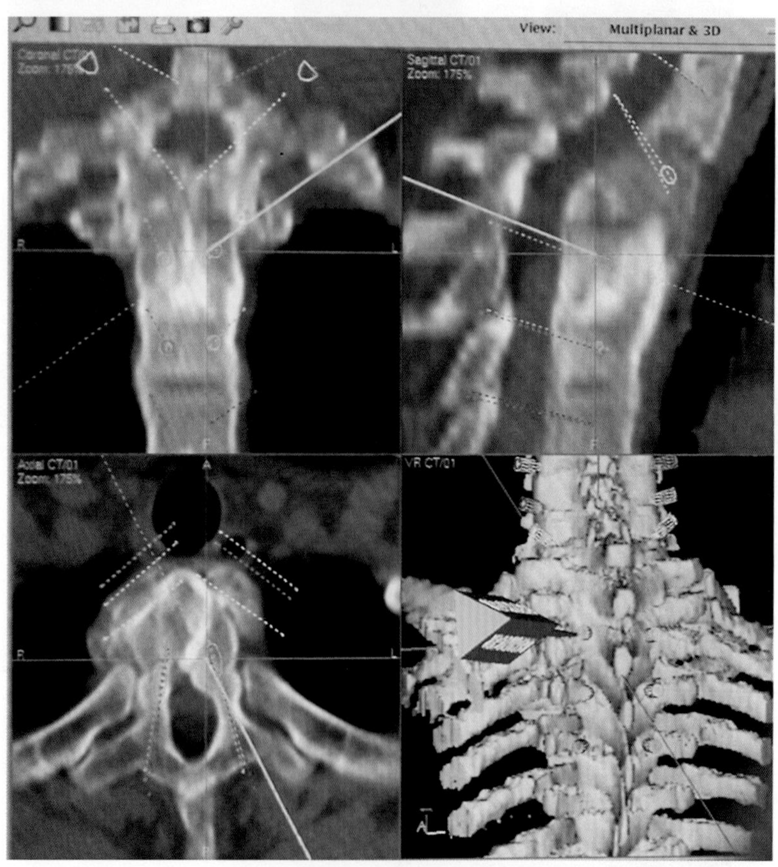

图 8-72 导航引导下置钉

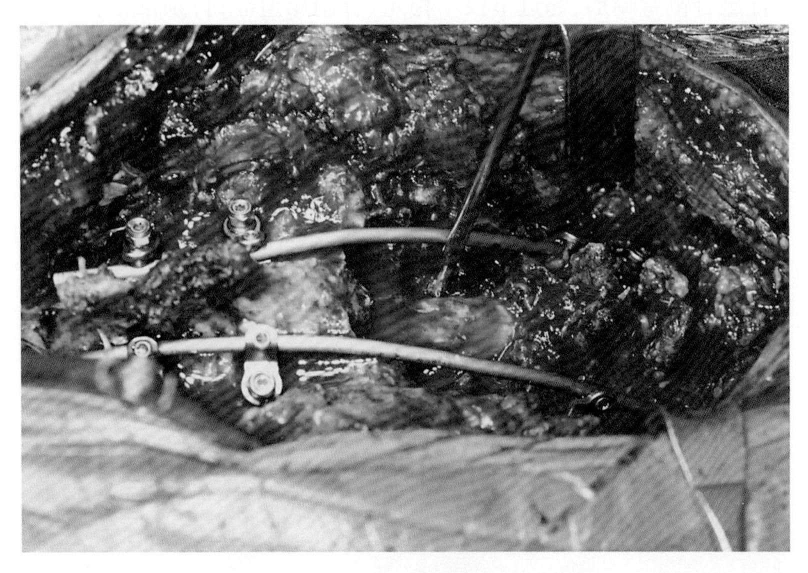

图 8-73　术中置入螺钉后安装连杆

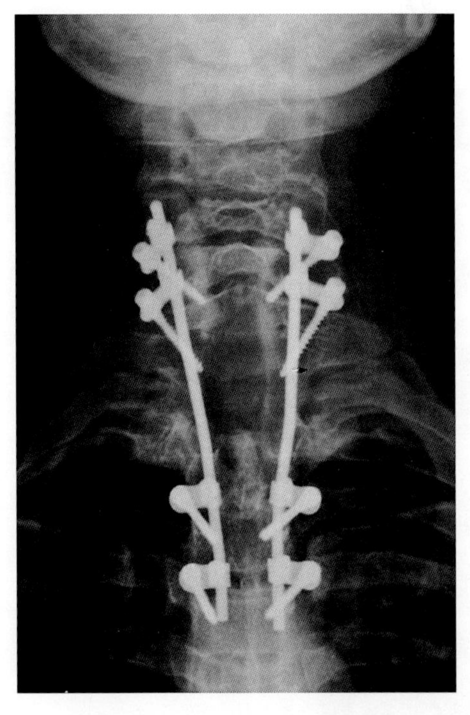

图 8-74　术后颈椎 X 线正位片

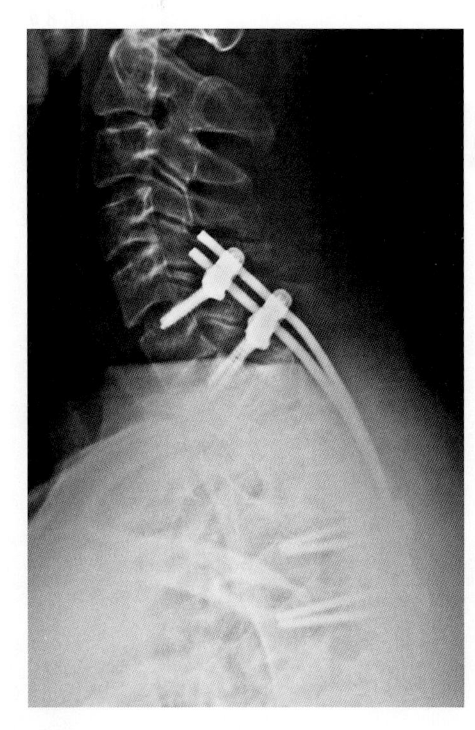

图 8-75　术后颈椎 X 线侧位片

典型病例7 复杂颈椎畸形

颈椎先天性融合侧弯畸形、邻近节段不稳定、脊髓压迫症；行颈椎椎板减压、即时三维导航引导椎弓根螺钉内固定、植骨融合术(图8-76～图8-86)。

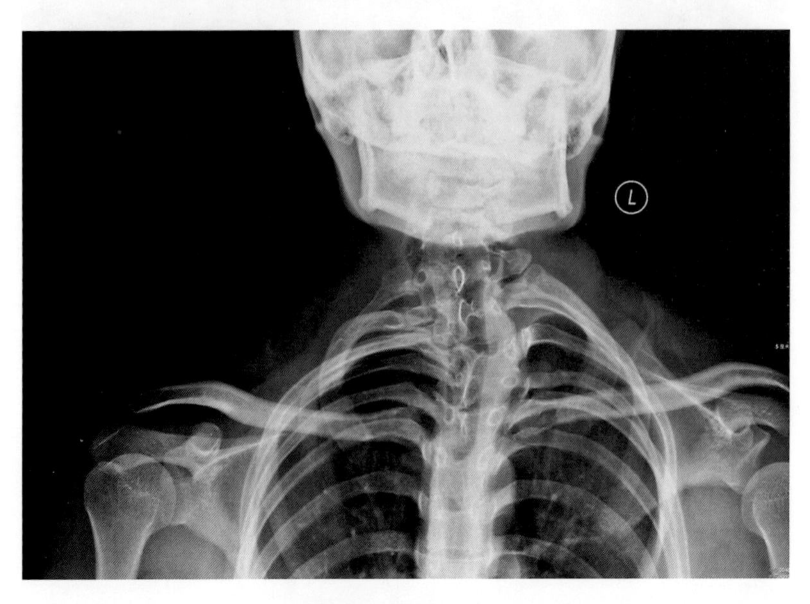

图8-76 颈椎正位片

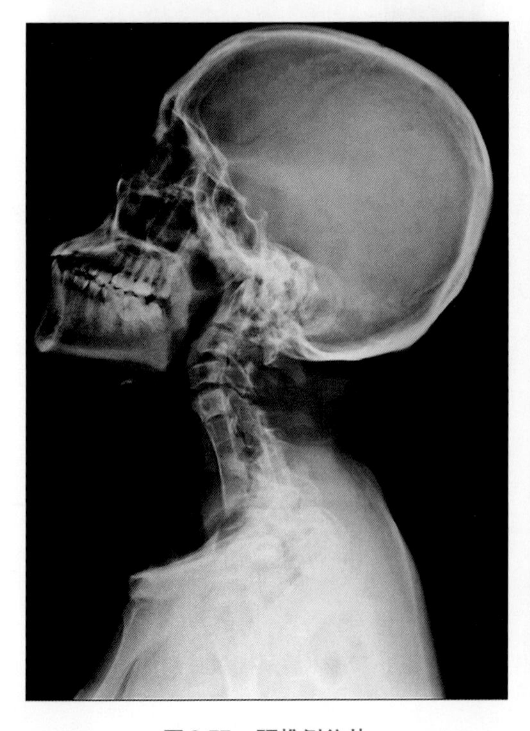

图8-77 颈椎侧位片

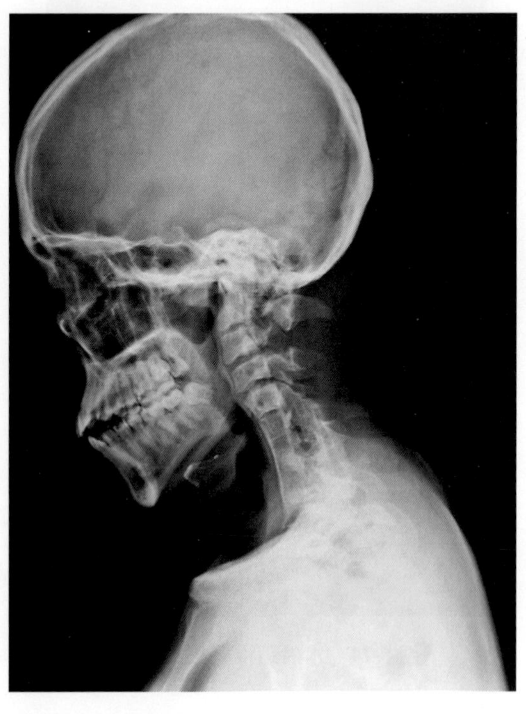

图8-78 颈椎过屈侧位片

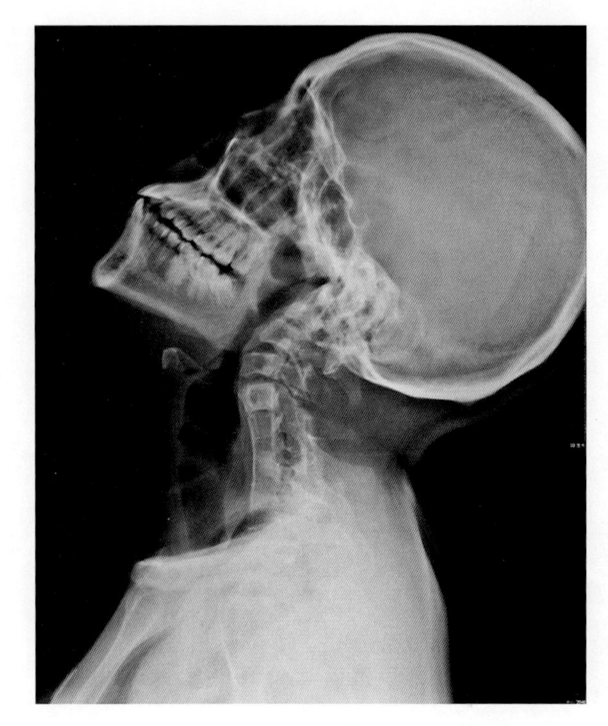

图 8-79　颈椎过伸侧位片

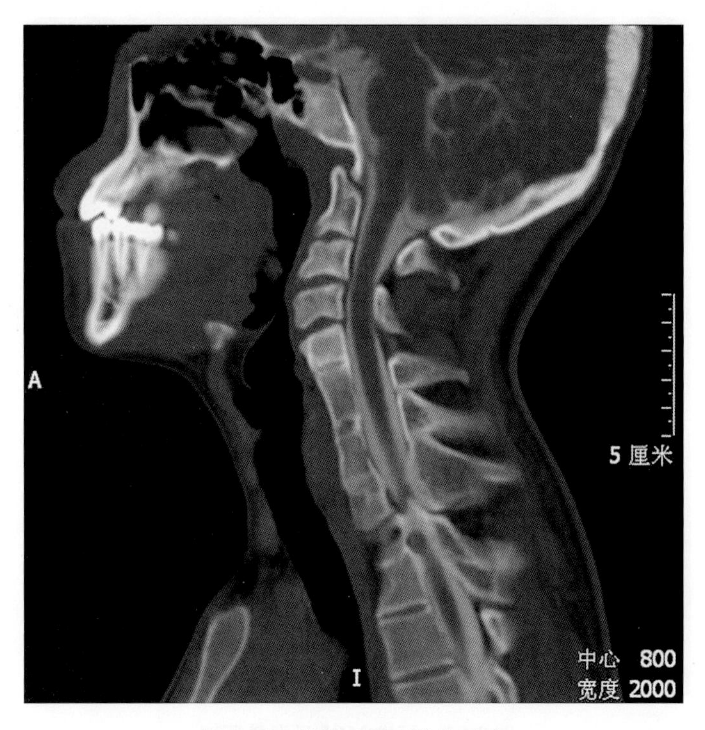

图 8-80　颈椎 CT 矢状位重建

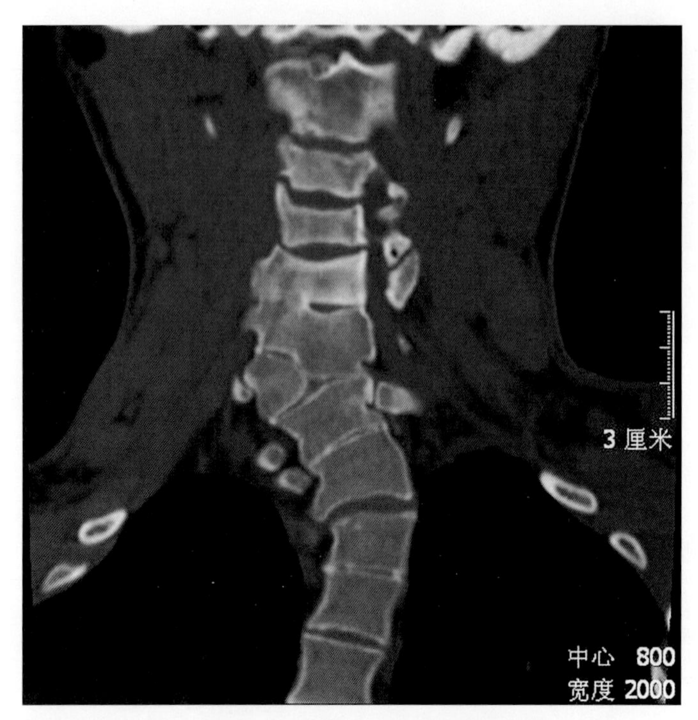

图 8-81 颈椎 CT 冠状位重建

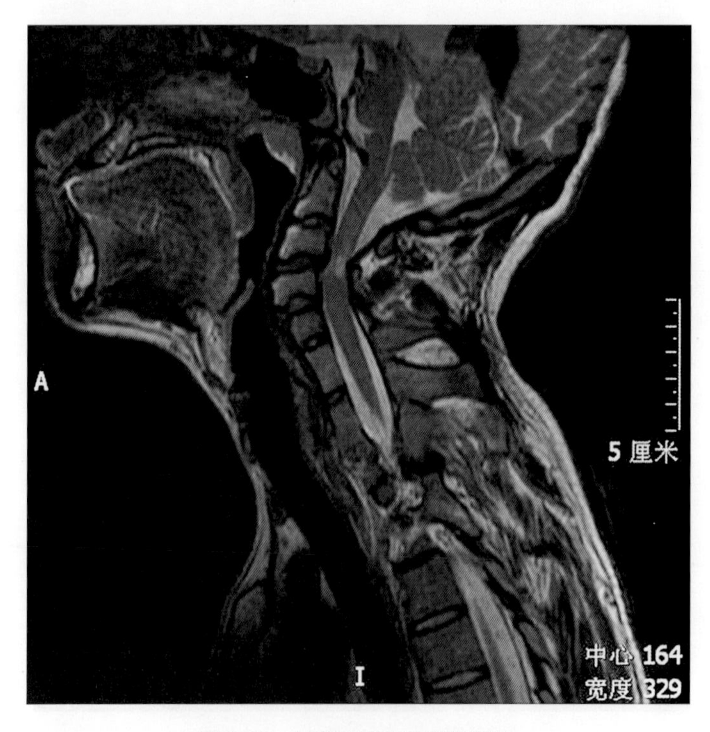

图 8-82 颈椎 MRI 示脊髓压迫

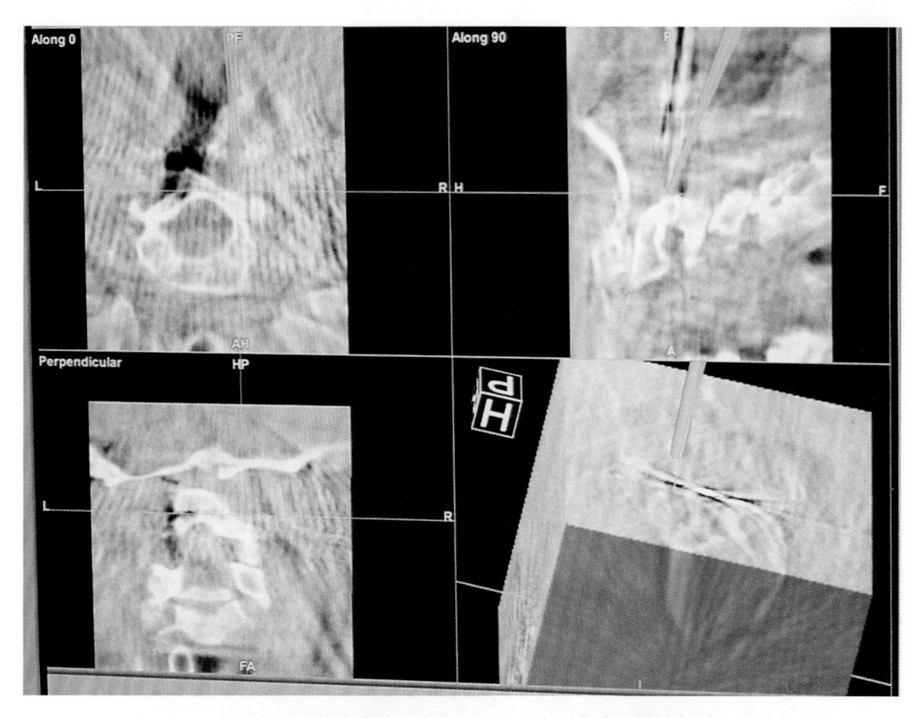

图 8-83　术中导航引导下适时显示入钉点和方向

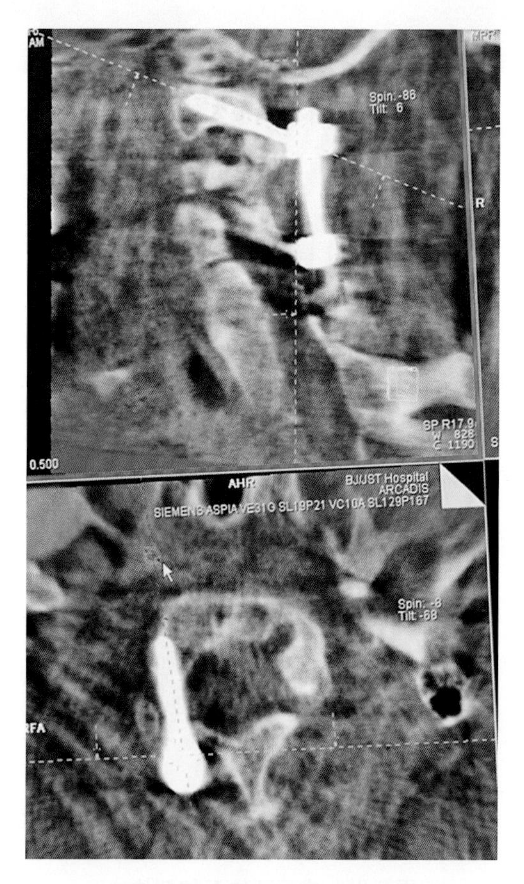

图 8-84　术后即时重建检验螺钉位置

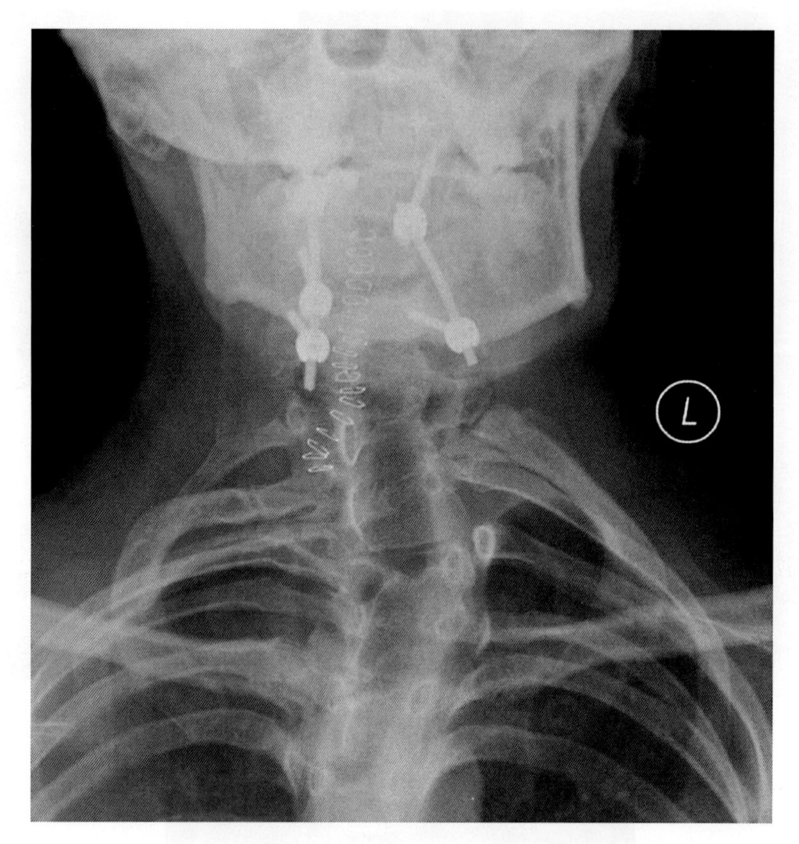

图 8-85 术后颈椎 X 线正位片

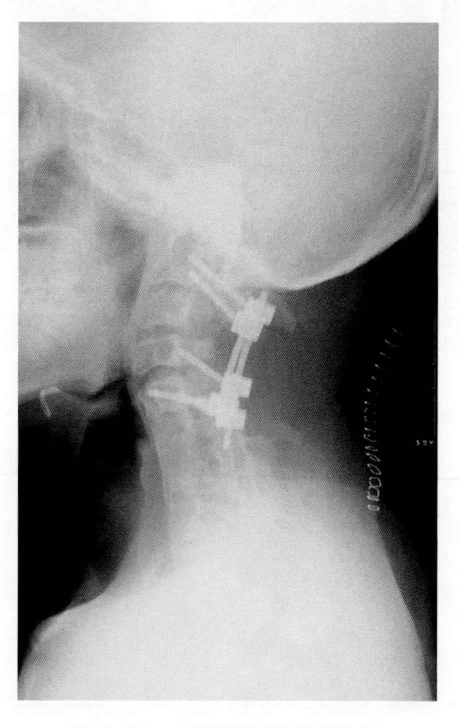

图 8-86 术后颈椎 X 线侧位片

典型病例 8　Hangman 骨折

颈椎后路切开复位、即时三维导航引导下经椎弓根螺钉内固定、植骨融合术（图 8-87 ~ 图 8-95）。

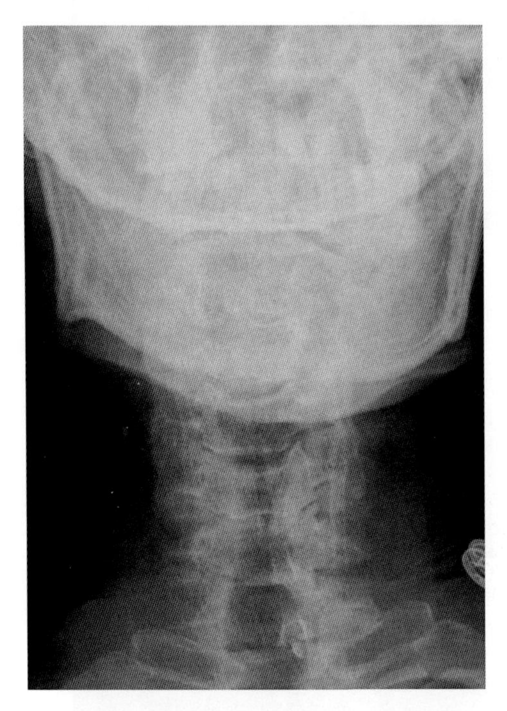

图 8-87　颈椎正位片

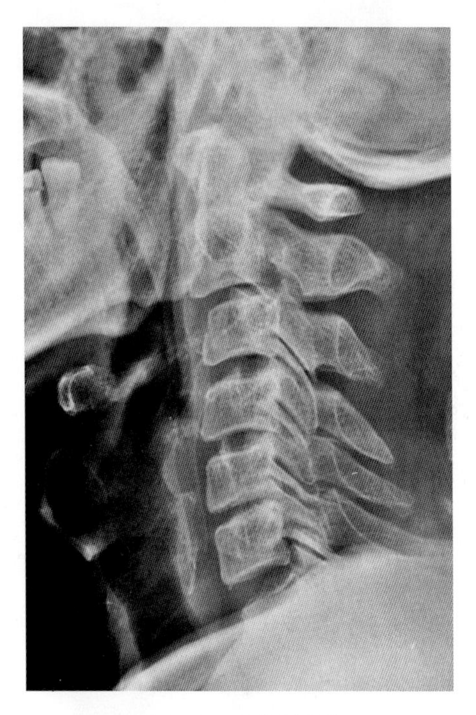

图 8-88　颈椎侧位片

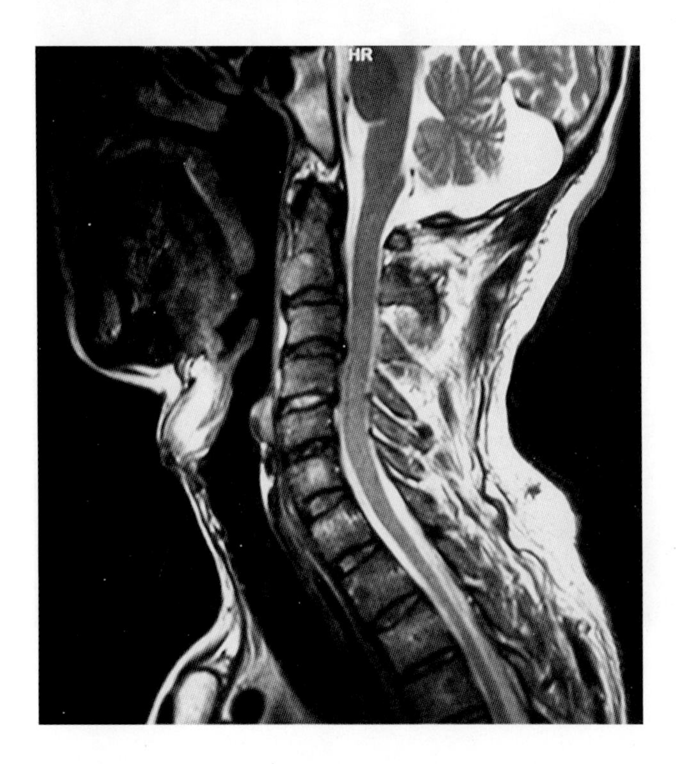

图 8-89　颈椎 MRI

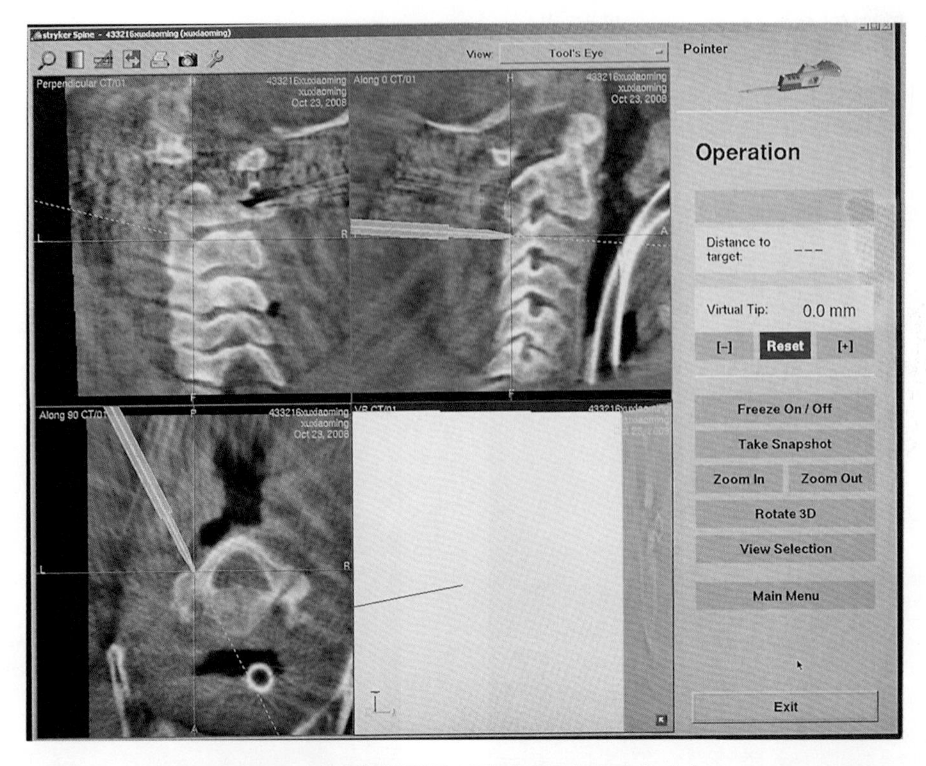

图 8-90　术中导航引导下适时显示入钉点和方向

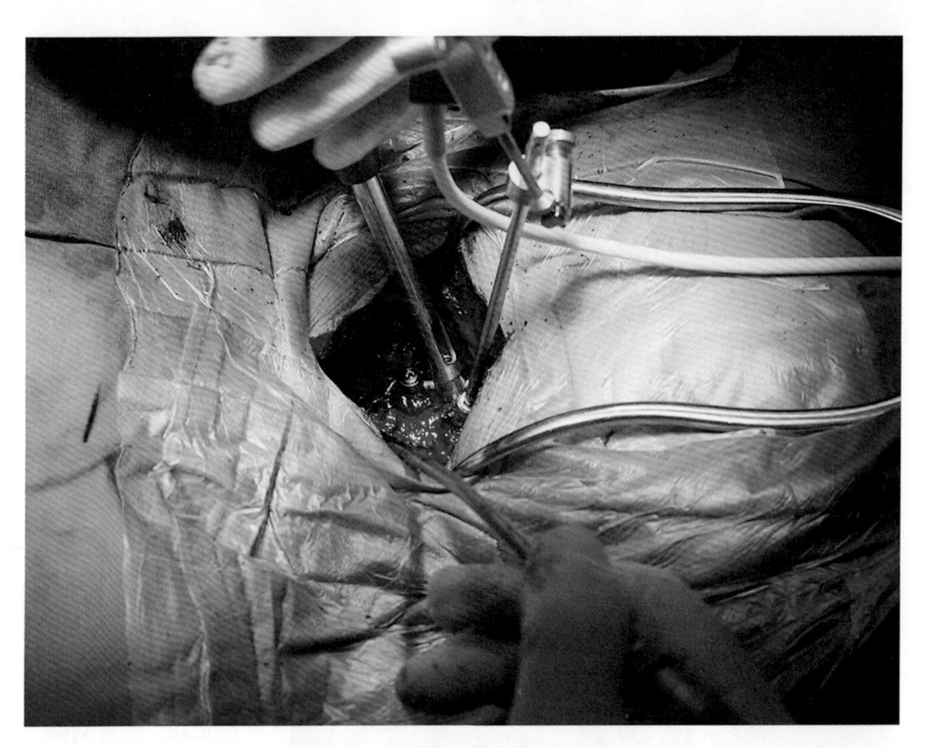

图 8-91　术中置入螺钉后安装连杆

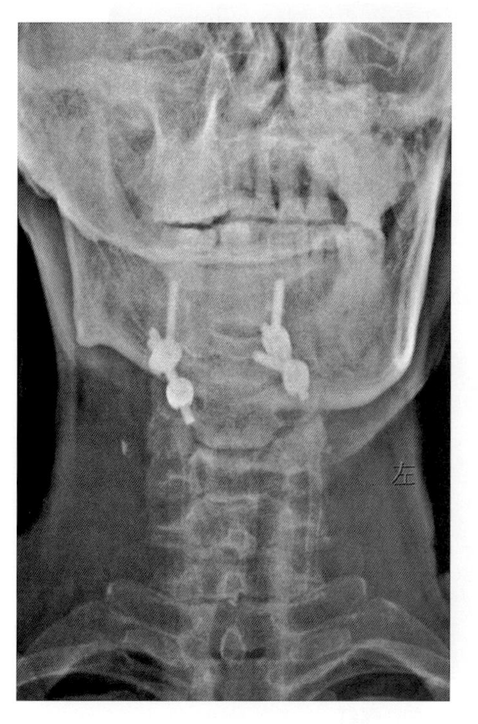

图 8-92　术后颈椎 X 线正位片

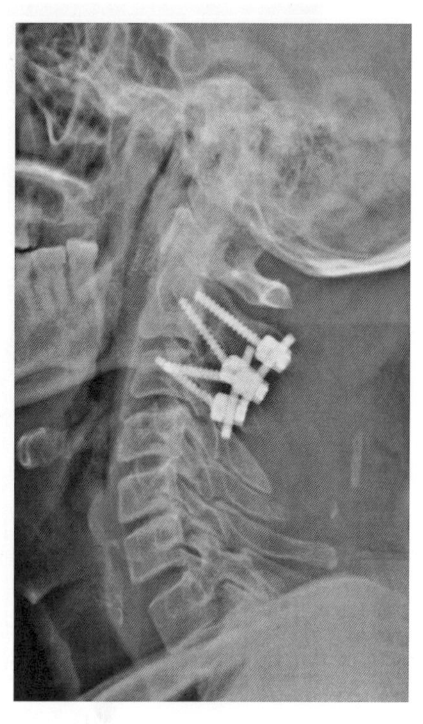

图 8-93　术后颈椎 X 线侧位片

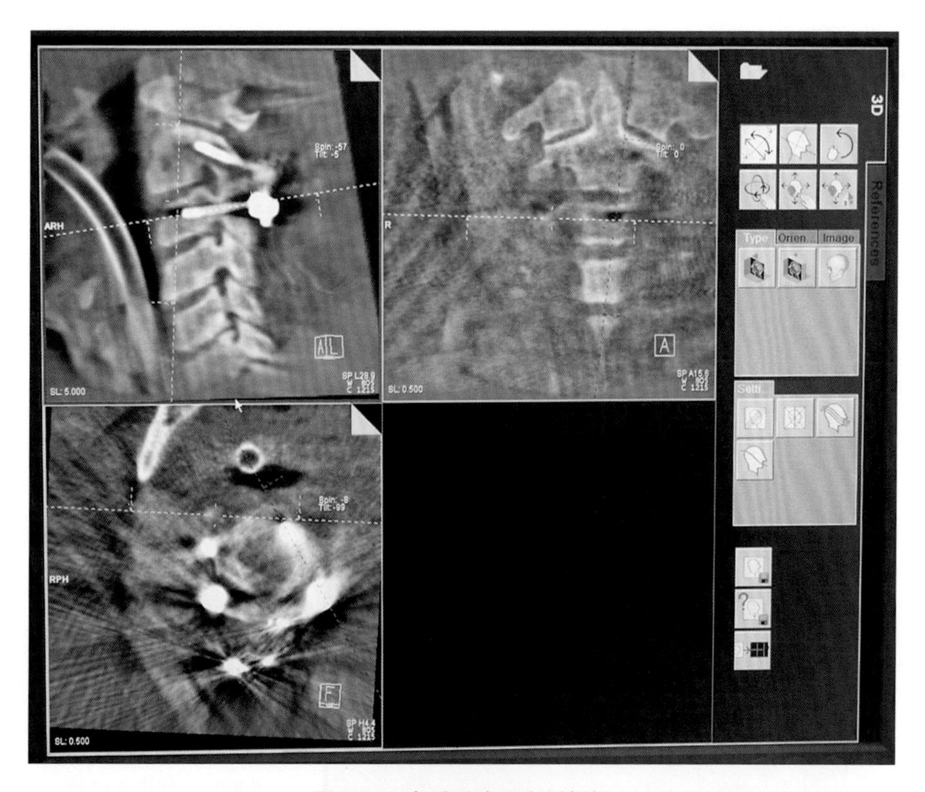

图 8-94　术后重建示左侧螺钉

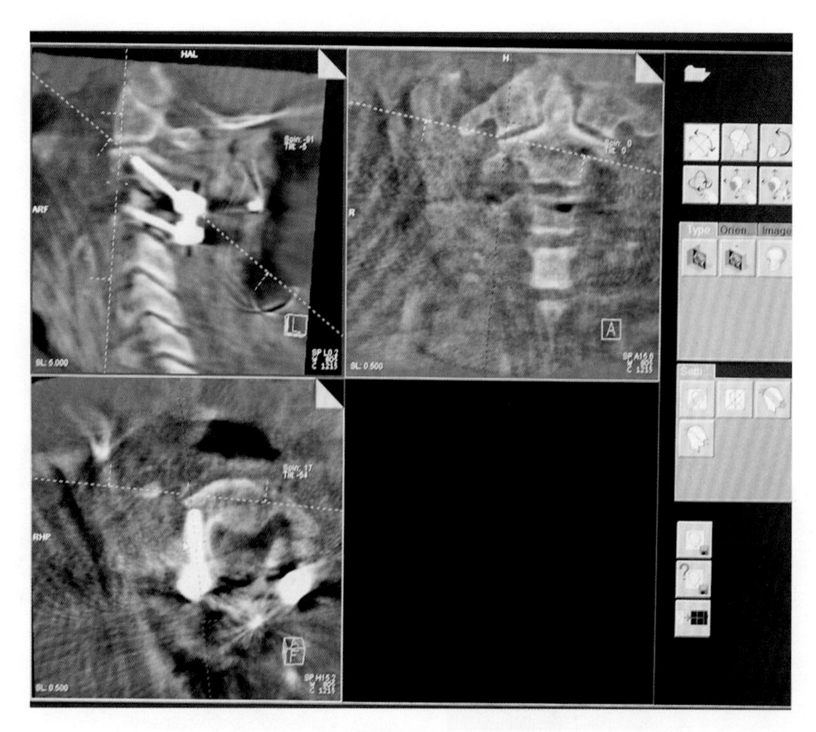

图 8-95　术后重建示右侧螺钉

典型病例 9　Hangman 骨折的 CAMISS 手术

微创经椎旁肌肉入路、即时三维导航引导下经椎弓根螺钉内固定、植骨融合术（图 8-96 ~ 图 8-110）。

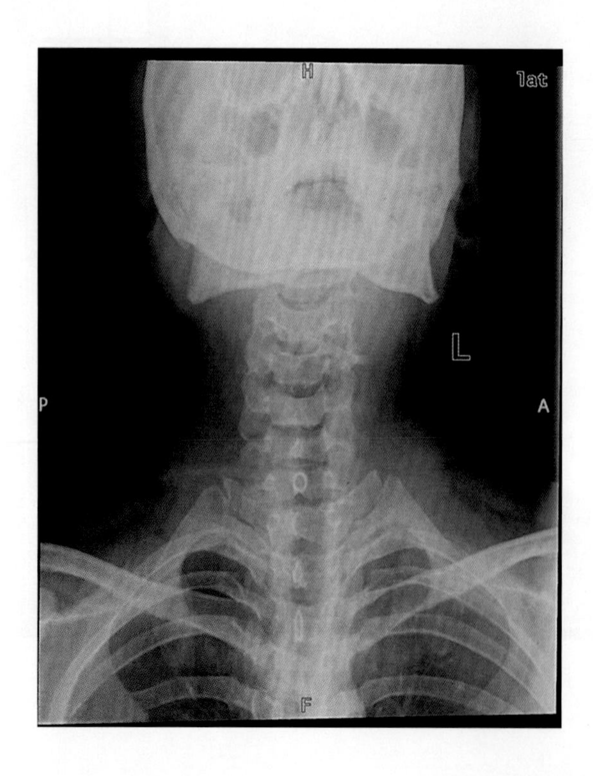

图 8-96　颈椎正位片

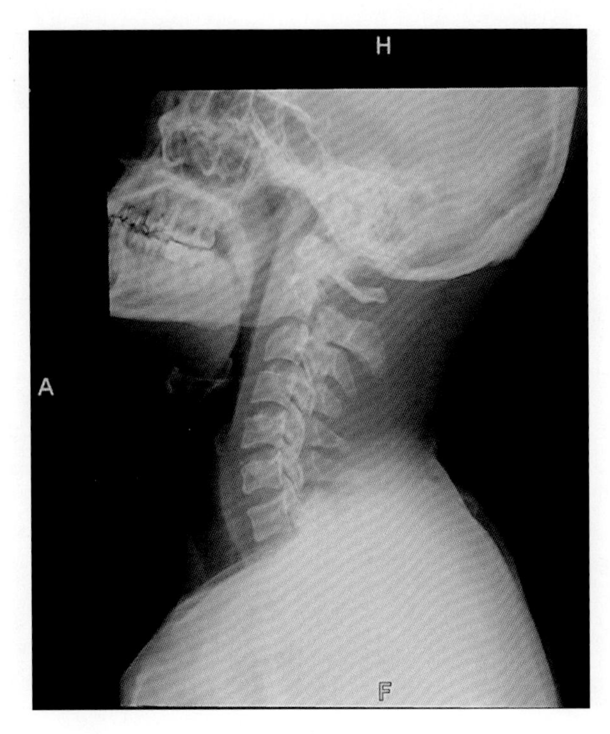

图 8-97　颈椎侧位片

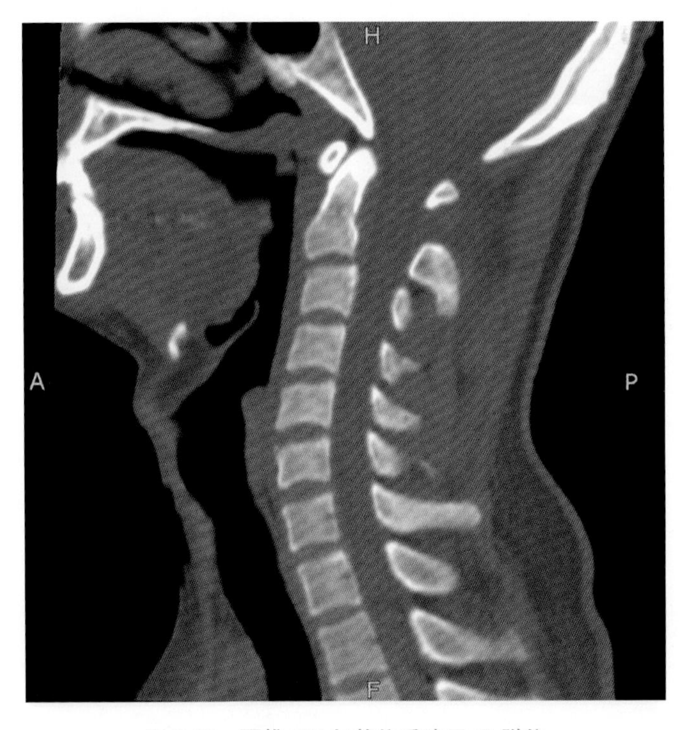

图 8-98　颈椎 CT 矢状位重建示 C_2脱位

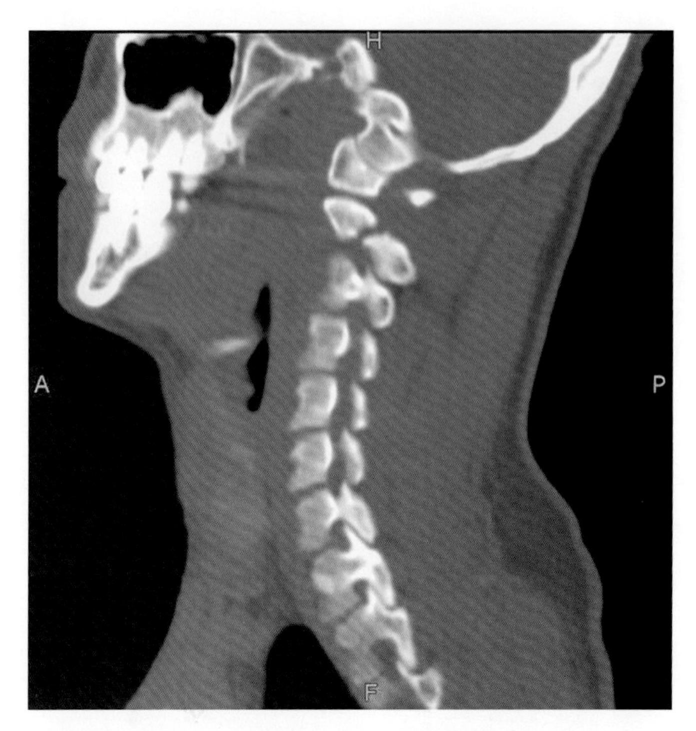

图 8-99 颈椎 CT 示 C_2右侧椎弓根骨折

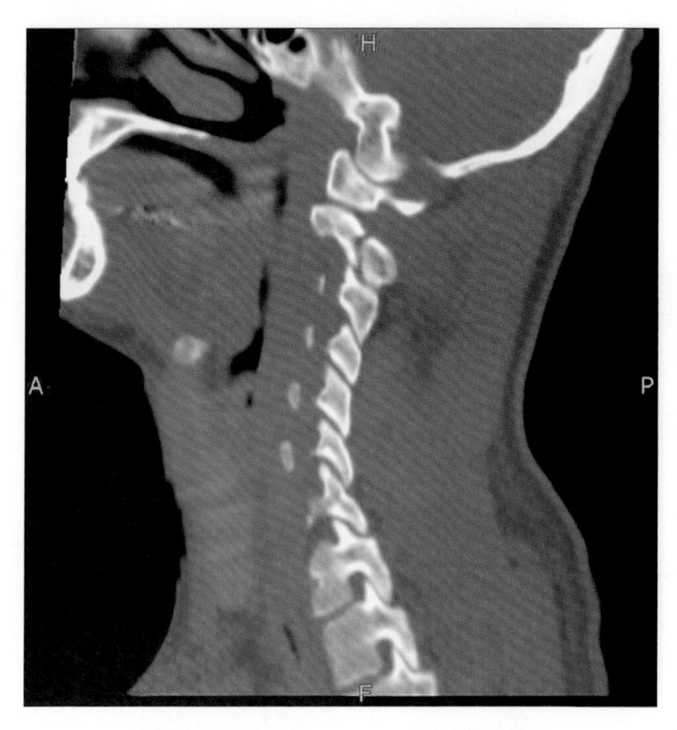

图 8-100 颈椎 CT 示 C_2左侧椎弓根骨折

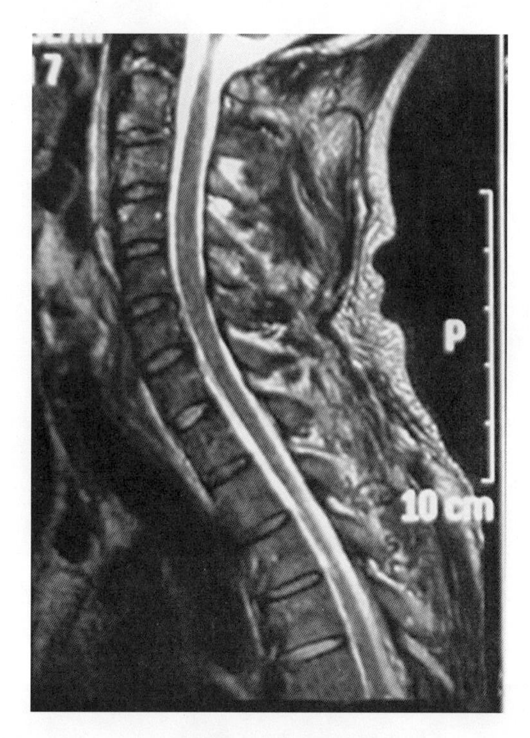

图 8-101　颈椎 MRI

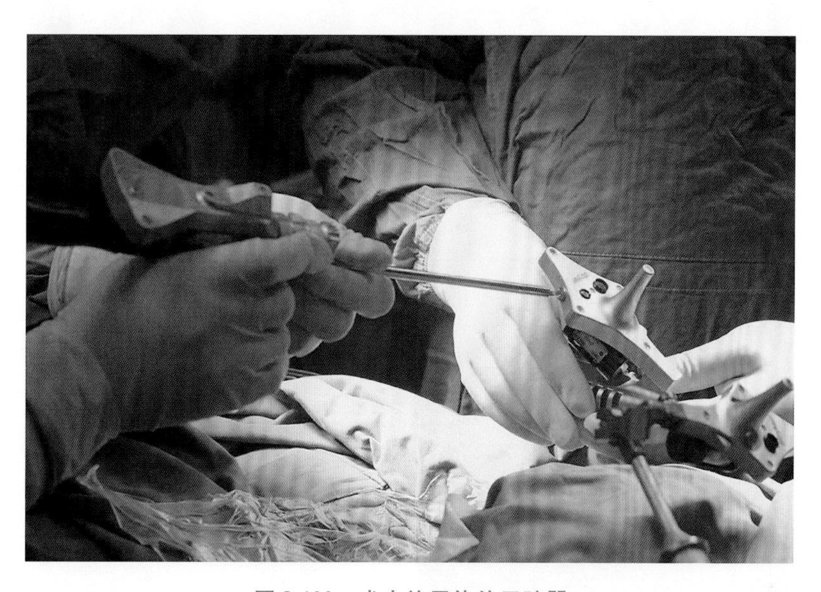

图 8-102　术中使用体外示踪器

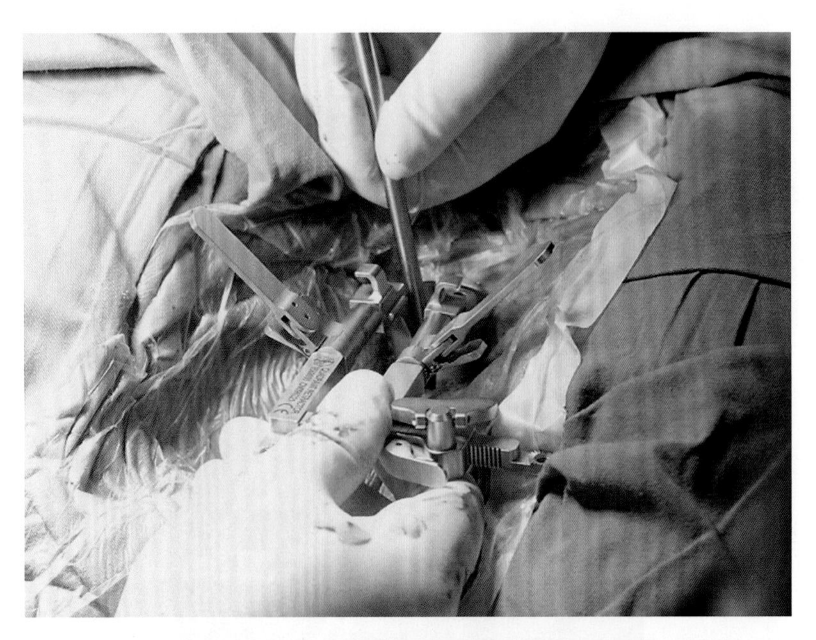

图 8-103 术中经椎旁肌置入微创套筒，即时导航引导下行椎弓根钻孔

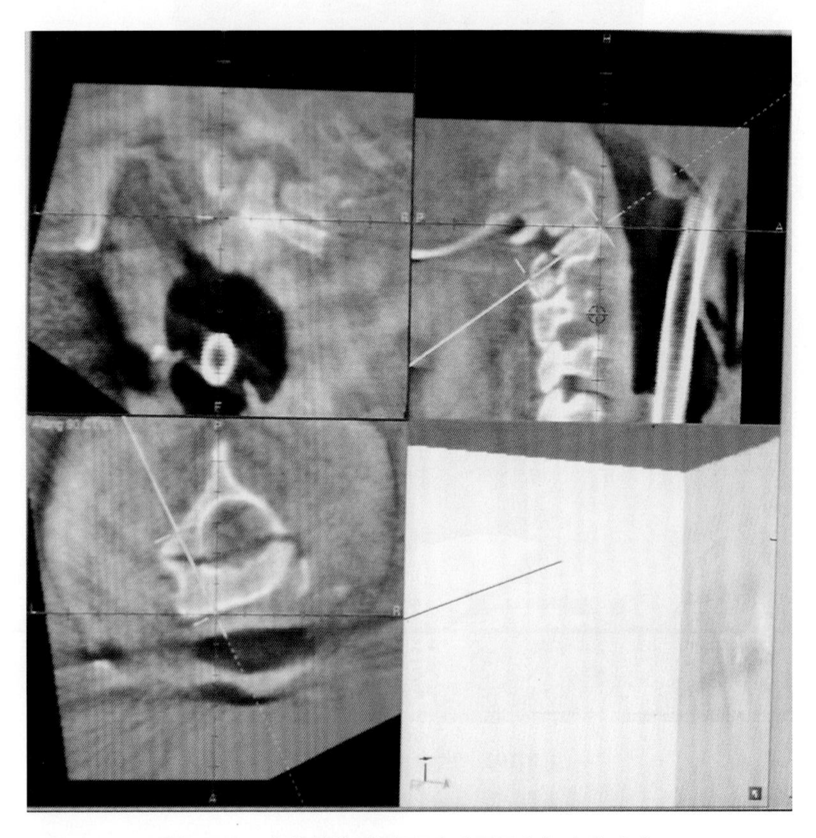

图 8-104 术中导航引导下适时显示入钉点和方向

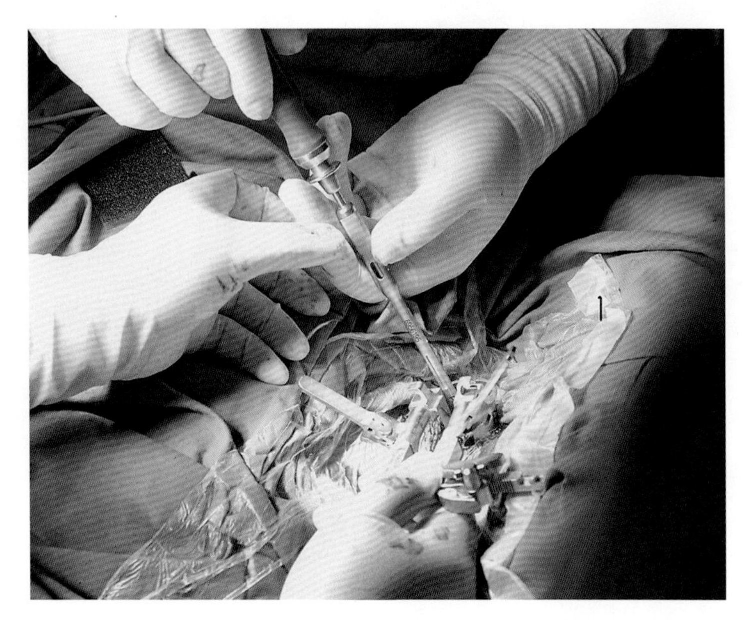

图 8-105　术中经微创套筒置入椎弓根螺钉

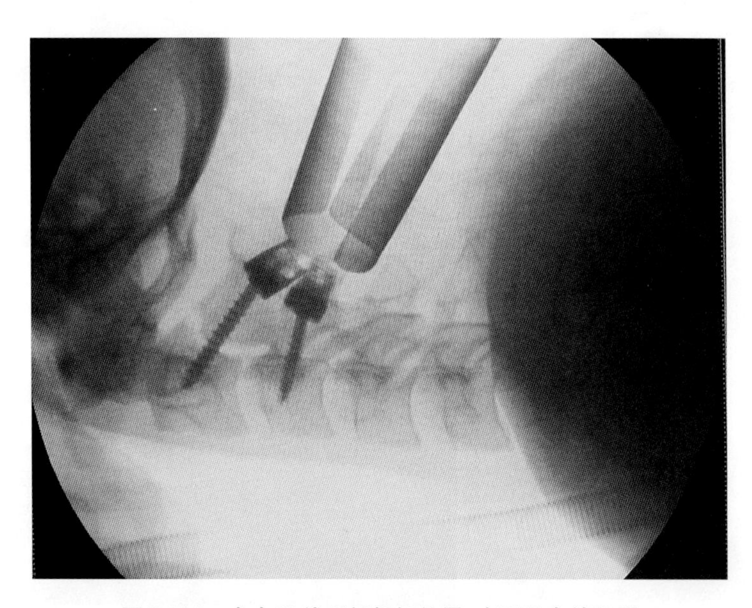

图 8-106　术中 X 线透视螺钉位置,也可见套筒位置

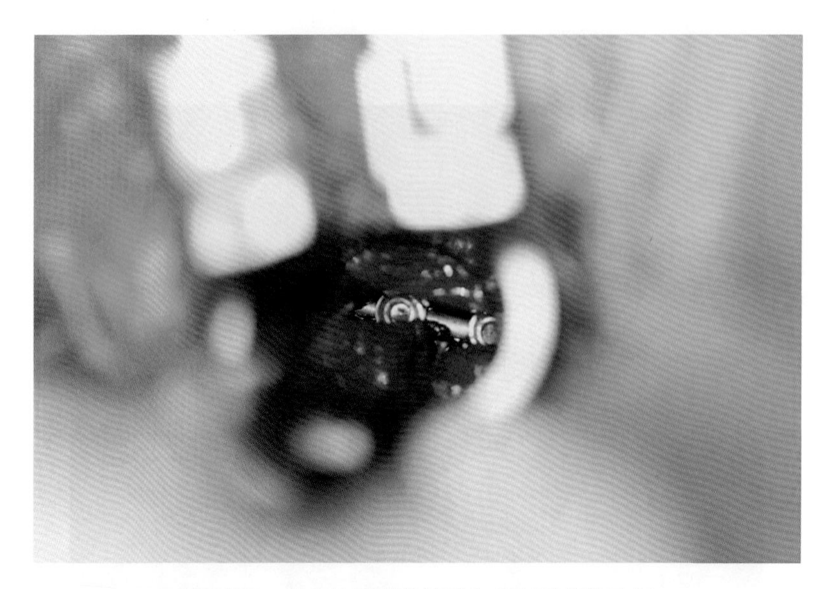

图 8-107　术中经微创套筒置入螺钉后安装连杆

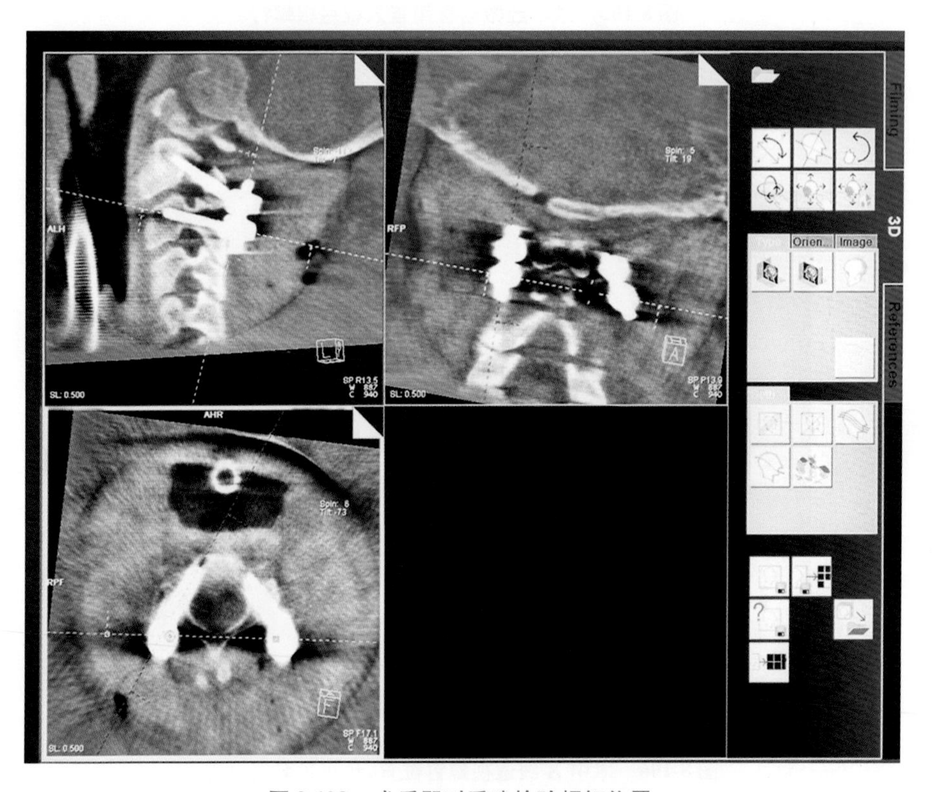

图 8-108　术后即时重建检验螺钉位置

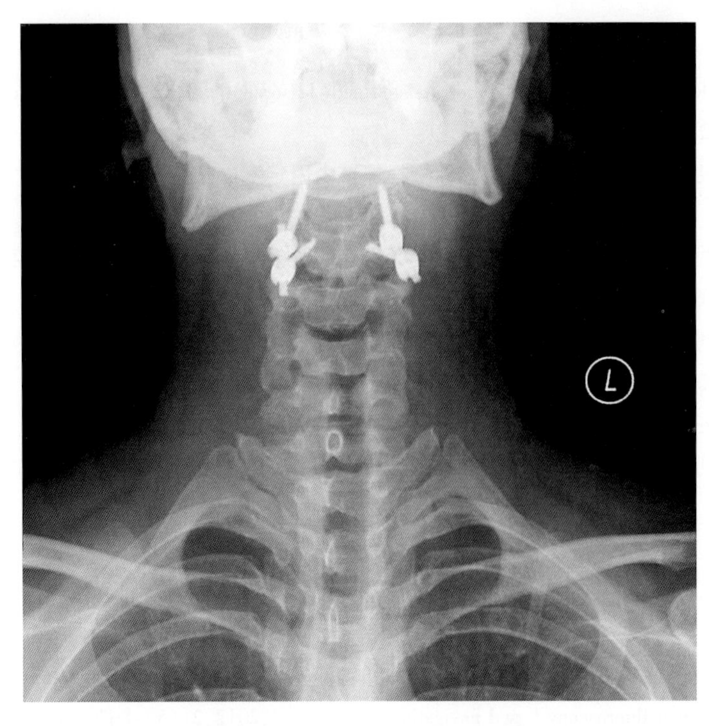

图 8-109　术后颈椎 X 线正位片

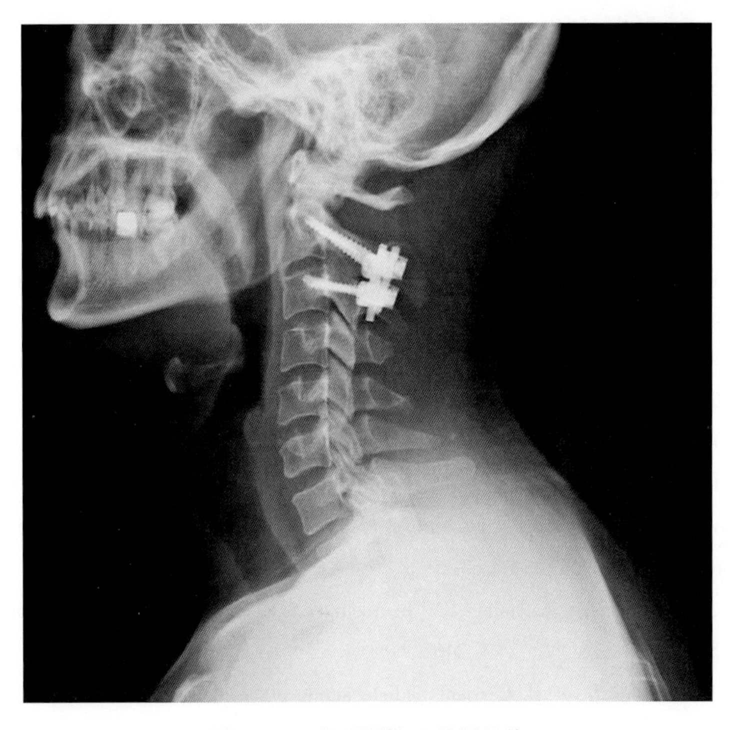

图 8-110　术后颈椎 X 线侧位片

（陶晓晖　郑山）

参考文献

1. Amoit LP, Labelle H, DeGuise JA. Computer-assisted pedicle screw fixation. A feasibility study. Spine, 1995, 20 (10): 1208-1212.
2. 田伟，刘波，李勤，等. 透视及导航下颈椎椎弓根螺钉内固定术的临床应用经验. 脊柱外科杂志，2003，1(1):15-18.
3. 刘亚军，田伟，刘波，等，CT三维导航系统辅助颈椎椎弓根螺钉内固定技术的临床应用，中华创伤骨科杂志，2005，7(7):630-633.
4. 田伟，刘亚军，刘波. 计算机导航系统和C臂机透视引导颈椎椎弓根螺钉内固定技术的临床对比研究. 中华外科杂志，2006，44(20):1399-1402.
5. 田伟，术中即时三维导航在脊柱外科的应用，中国医药生物技术，2007，2(2):91-92.
6. 田伟，刘亚军，刘波，等. 计算机导航在黄韧带骨化灶切除术中的临床应用. 全国计算机辅助外科学术会议. 2008.
7. 田伟. 三维影像及导航技术辅助脊柱微创手术. 中华医学会COA国际学术大会，2009.
8. 沈源彬，关宏刚，陈苑妮，等. Iso-C 3D导航系统下椎弓根钉内固定治疗颈椎骨折脱位。中国矫形外科杂志，2012，20(14):1278-1281.
9. Wei Tian, Weng C, Liu B, et al. Posteior fixation and fusion of unstable Hangman's fracture by using intraoperative three-dimensional fluoroscopy-based navigation. Eur Spine J, 2012, 21(5): 863-871.
10. Tian W1, Weng C, Li Q, et al. Occipital-C2 Transarticular Fixation for Occipitocervical Instability Associated With Occipitalization of the Atlas in Patients With Klippel-Feil Syndrome, Using Intraoperative 3-Dimensional Navigation System. Spine, 2013, 38(8): 642-649.
11. Kotani Y, Cunningham BW, Abumi K, et al. Biomechanical analysis of cervical stabilization systems: An assessment of transpedicular screw fixation in the cervical spine. Spine, 1994, 19(22): 2529-2539.
12. Jones EL, Heller JG, Silcox DH, et al. Cervical pedicle screws versus lateral mass screws: Anatomic feasibility and biomechanical comparison. Spine, 1997, 22(9): 977-982.
13. Kothe R, Rüther W, Schneider E, et al. Biomechanical Analysis of Transpedicular Screw Fixation in the Subaxial Cervical Spine. Spine, 2004, 29(17): 1869-1875.
14. Abumi K, Shono Y, Ito M, et al. Complications of pedicle screw fixation in reconstructive surgery of the cervical spine. Spine, 2000, 25(8): 962-969.
15. Ludwig SC, Kramer DL, Balderston RA, et al. Placement of pedicle screws in the human cadaveric cervical spine: comparative accuracy of three techniques. Spine, 2000, 25(13): 1655-1667.
16. Ludwig SC, Kowalski JM, Edwards CC 2nd, et a1. Cervical pedicle screws: comparative accuracy of two insertion techniques. Spine, 2000, 25(20): 2675-2681.
17. Karaikovic EE, Yingsakmongkol W, Gaines RW Jr. Accuracy of cervical pedicle screw placement using the funnel technique. Spine, 2001, 26(22): 2456-2462.
18. Lee SH, Kim KT, Abumi K, et al. Cervical pedicle screw placement using the "key slot technique": the feasibility and learningcurve. J Spinal Disord Tech, 2012, 25(8): 415-421.
19. Nakashima H, Yukawa Y, Imagama S, et al. Complications of cervical pedicle screw fixation for nontraumatic lesions: a multicenterstudy of 84 patients. J Neurosurg Spine, 2012, 16(3): 238-247.
20. Mahesh B, Upendra B, Mahan RS. The medial cortical pediclescrew--a new technique for cervical pedicle screw

placement withpartial drilling of medial cortex. Spine J,2014,14(2):371-380.

21. Tofuku K,Koga H,Komiya S. Cervical pedicle screw insertion using a gutter entry point at the transitional area between the lateralmass and lamina. Eur Spine J,2012,21(2):353-358.
22. 田伟,韩骁,刘亚军,等,三维导航辅助下的微创脊柱外科手术(CAOS-MISS)的临床应用现状和未来发展趋势.第八届北京骨科年会,2011.
23. 田伟,CAMISS是脊柱外科手术的未来.北京大学第三医院骨科全国脊柱外科新理念新进展国际研讨会,2012.
24. Liu YJ,Tian W,Liu B,et al. Comparison of the clinical accuracy of cervical(C_2-C_7)pedicle screw insertion assisted by fluoroscopy,computed tomography-based navigation,and intraoperative three-dimensional C-arm navigation. Chinese medical journal. 2010,123(21):2995-2998.
25. Ishikawa Y1,Kanemura T,Yoshida G,et al,Clinical accuracy of three-dimensional fluoroscopy-based computer-assisted cervical pedicle screw placement:a retrospective comparative study of conventional versus computer-assisted cervical pedicle screw placement. J Neurosurg spine,2010,13(5):606-611.
26. Tian W1,Liu Y,Zheng S,et al. Accuracy of lower cervical pedicle screw placement with assistance of distinct navigation systems:A human cadaveric study. Eur spine J. 2013,22(1):148-155.
27. Ishikawa Y1, Kanemura T, Yoshida G, et al. Intraoperative, full-rotation, three-dimensional image (O-arm)-based navigation system for cervical pedicle screw insertion. J Neurosurg Spine,2011,15(5):472-478.

第三部分

计算机导航辅助胸腰椎手术

第九章

黄韧带骨化症减压技术

一、手术指征

黄韧带骨化症(ossification ligamentum flavum,OLF)最初是Voss以德文描述于1972年,之后这种并不常见的病症被广泛认为是胸椎管狭窄症的主要原因之一,尤其是在东亚地区。黄韧带骨化症的准确病因并不明确,与全身骨化性疾病[弥漫性特发性骨韧带肥厚综合征(Diffuse Idiopathic Skeletal Hyperostosis,DISH)、强直性脊柱炎(Ankylosing Spondylitis,AS)及氟骨症等]、脊柱载荷改变和退变因素有关。虽然黄韧带骨化的患者中只有很少一部分患者因椎管狭窄严重而产生脊髓压迫症状,但能够严重影响人们正常生活与工作,可致严重的后遗症,极易导致瘫痪,给患者带来难以忍受的痛苦,因此对黄韧带骨化所致椎管狭窄症应做到早确诊、早治疗。

1. 对临床中发现的确定无脊髓损害者可密切观察,嘱患者避免进行可能进一步损害脊髓的剧烈活动。

2. 对于仅压迫硬膜囊而没有脊髓病变及压迫症状者,可暂不手术而行保守治疗。

3. 对于有脊髓、神经损害的黄韧带骨化症,目前没有有效的保守治疗方法,手术治疗是首选。

减压术是治疗黄韧带骨化脊髓压迫症的唯一有效方案,可采用的有效减压方法有:全椎板暨椎管后壁切除减压术、椎板切除减压术和脊柱内窥镜下椎板减压术等。

二、手术难点及导航优势

手术的目的是去除压迫、恢复椎管的正常大小和保持脊柱的稳定,维持脊柱的正常生理功能。由于正常情况下胸椎管管径也仅能容纳脊髓,当发生狭窄时,脊髓更无法再耐受手术的损伤和刺激,故胸椎管狭窄症的手术治疗操作常常是危险且困难的。一个好的手术方式应尽可能使减压彻底、充分,使术者尽可能直观操作且不触碰或少接触脊髓,另外应尽可能少地破坏脊柱正常结构,严格维持脊柱的稳定性,减小手术创伤,缩小手术时间,防止并发症的发生,如血肿或瘢痕形成以及再次退变等。由于该类手术技术性较强,在达到充分减压要求的同时,术中对脊髓及神经根的严格保护是手术成功的关键。常规手术方式很难达到这些要求,更多地依赖于术者的经验。术中导航系统在脊柱外科手术中的应用提供了达到这些要求的捷径,3D计算机导航可提供术中结构图像重建,显示实时操作点所在的轴位、矢状位和冠状位图像,可引导术者更安全、有效地辨认出骨化灶边缘及与硬膜脊髓之间的关系。计算机辅助微创脊柱手术(computer assisted minimally invasive spine surgery,CAMISS)使用术中3D计算机导航系统达到精确操作从而达到在充分彻底减压的同时最大程度减少脊柱正常结构的破坏,减小手术创伤,保护脊髓及神经根的安全。

三、术前影像学检查及手术规划

(一) 影像学检查

由于黄韧带骨化症的病因比较复杂,经常与椎间盘突出、后纵韧带骨化症(ossification of posterior longitudinal ligament,OPLL)等病变同时存在,其多见于胸椎,可以局限,也可广泛,甚至呈跳跃存在,因而给诊断及治疗带来困难。了解这些特点对于正确诊断与治疗至关重要,术前受损神经节段定位及影像学检查必不可少。

1. X线片 侧位X线片可见椎板间隙内突向椎管内部的三角形骨化影。但是由于可能受到肩带及肝脏影的干扰,仅凭X线检查对病变做早期诊断较为困难。X线片更多用于对力线的判断及动力位片对脊柱稳定性的判断,再结合临床症状、CT及MRI等检查以确定黄韧带骨化症的责任节段。

2. CT扫描 CT可显示黄韧带骨化灶的位置及严重程度,显示骨化部分的轮廓、形状及是否伴有硬膜的骨化。正常黄韧带的CT表现为等密度影,而黄韧带骨化在CT上表现出沿椎板的高密度线样影,行矢状位CT重建扫描,往往会发现相邻椎板之间有骨桥的形成,同时还应注意可能同时伴发的前、后纵韧带骨化等情况;轴位CT上黄韧带骨化可分为三型:单侧型、双侧分离型及双侧融合型(图9-1)。当轴位CT出现“双轨征(tram track sign)”(图9-2)或“逗号征(comma sign)”(图9-3)则提示硬膜出现骨化。

3. MRI扫描 矢状位的MRI T_2加权像为黄韧带骨化症的首选检查,它不仅可以显示黄韧带骨化灶的定位、数目和累及的节段,还可显示整个脊柱是否有其他病变。黄韧带骨化灶在T_1和T_2加权像上均呈低信号,呈圆形或鸟嘴样的朝向椎管内的突出影(图9-4)。而被骨化灶所压迫的脊髓如相对呈现出高信号,可能提示有脊髓水肿、脱髓鞘、软化和坏死等病变。

此外,还可根据黄韧带骨化症所累及的节段数目及分布情况将之分为:①跳跃型骨化:骨化灶之间存在无骨化节段;②局灶型骨化:骨化灶只局限于1个节段;③连续型骨化:骨化灶连续2个节段以上。

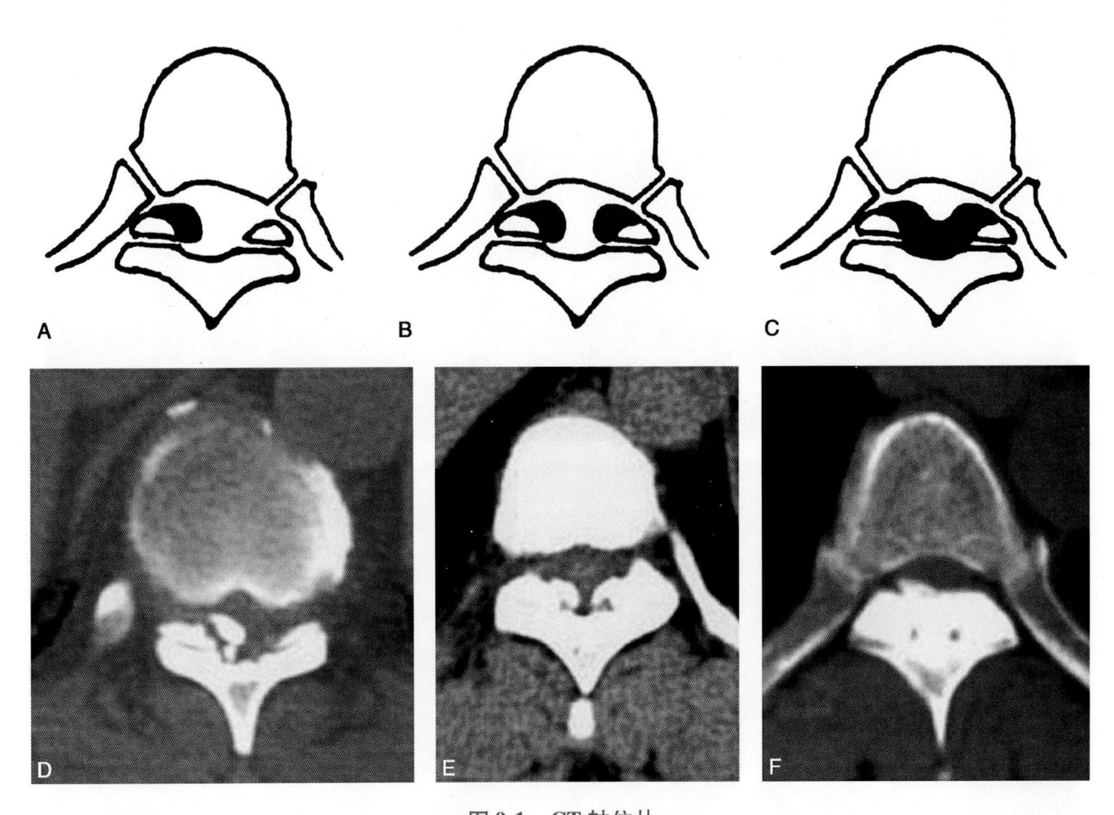

图 9-1　CT 轴位片

A,D. 单侧型,单侧黄韧带骨化;B,E. 双侧分离型,双侧骨化不相融合,可不对称;C,F. 双侧融合型,双侧骨化相互融合成桥,可不对称

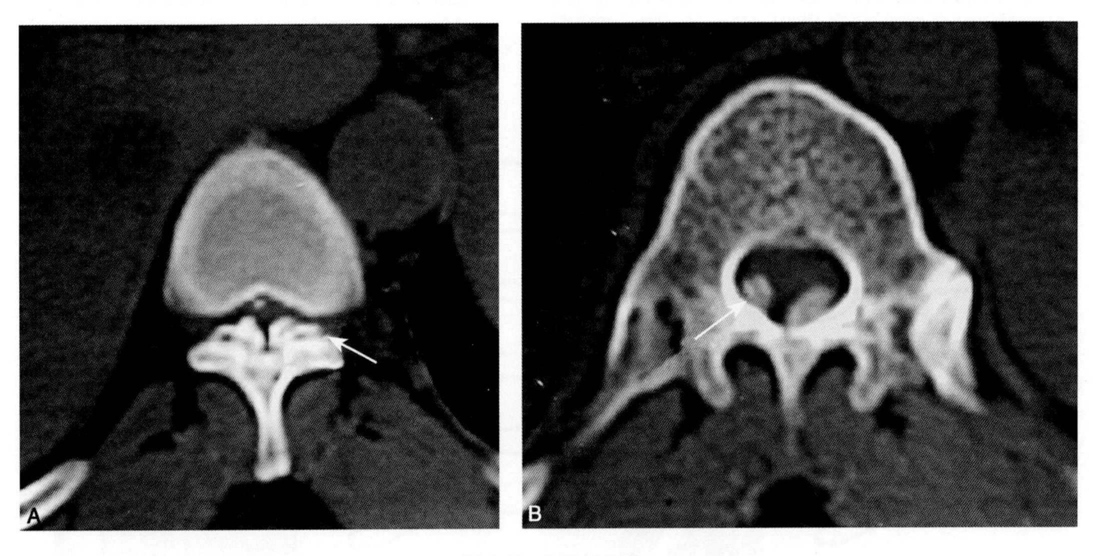

图 9-2　“双轨征”

A、B. 箭头所指“双轨征”显示硬膜骨化

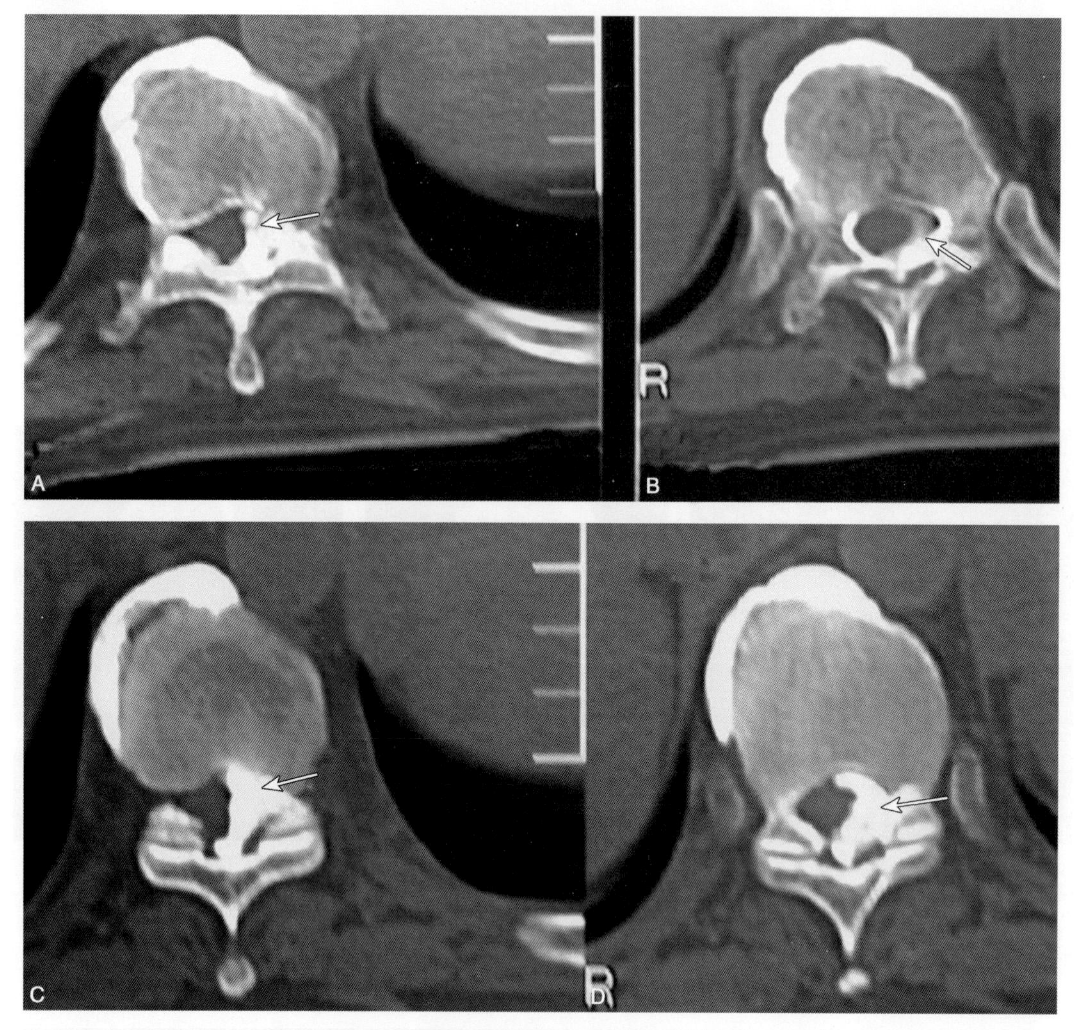

图 9-3 “逗号征”
箭头所指为“逗号征”显示硬膜半周骨化

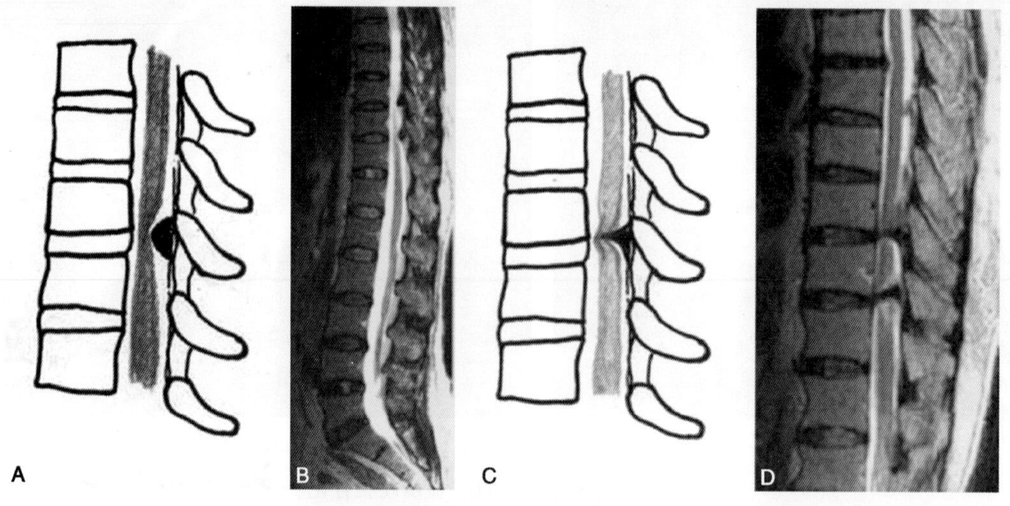

图 9-4 MRI T_2加权像
A、B. 圆形，呈圆形突向椎管内；C、D. 鸟嘴样，呈鸟嘴样突向椎管内

（二）手术规划

多节段黄韧带骨化症及有硬膜骨化征象者以椎管后壁切除术为宜，单节段黄韧带骨化症手术治疗可选择椎板切除术或微创的手术方案。

四、开放手术步骤

患者取俯卧位，宜采用全麻，经脊柱后正中入路，显露手术节段的棘突与椎板。

（一）椎管后壁切除减压

1. 显露手术节段双侧椎弓根入点，将导航示踪器牢固安装于手术节段的头侧邻近节段的棘突上（图 9-5）。

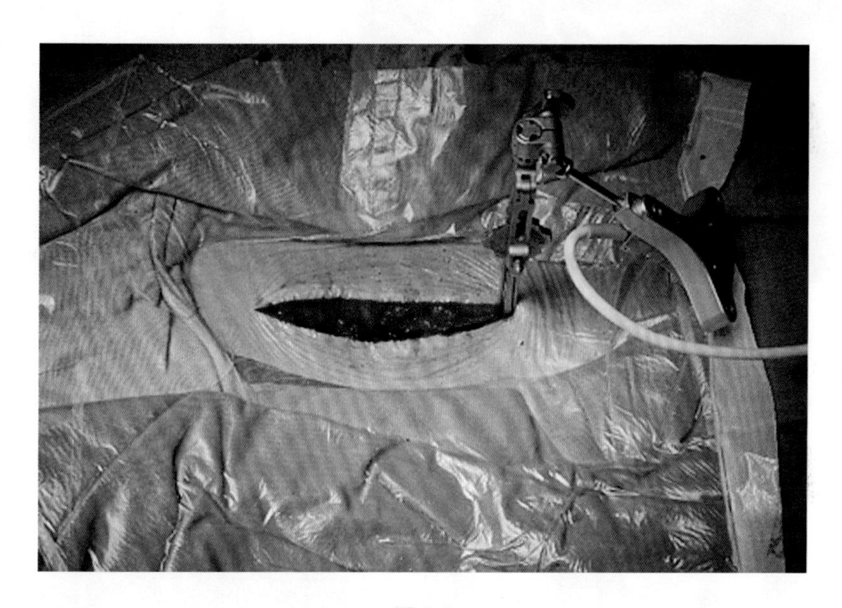

图 9-5

2. 显露病椎椎板间隙及上正常椎板间隙（图 9-6）。

3. 切除病椎相邻上位棘突（图 9-7）。

4. 用高速磨钻沿双侧关节突内外缘的中线磨透椎板全层、关节突及骨化的黄韧带，直至硬脊膜侧壁外露。（图 9-8）。

5. 用巾钳夹住椎板的一端，轻轻向后提拉，同时用神经剥离子分开骨化韧带与硬脊膜间的粘连，将椎板及骨化韧带整体切除（图 9-9）。

由于严重骨化的黄韧带与原椎板一起形成“双层椎板”样结构，以及肥大增生的关节突及骨化的关节囊韧带挤入椎管内，常难以做到经典的“揭盖式”的椎板切除。此时可以先切除椎板外层部分，然后再沿关节突中线进一步磨透骨化的黄韧带，用分阶段“揭盖”的方法切除椎板，然后用枪式咬骨钳、骨刀或刮匙切除残存的关节突及骨化的黄韧带，直至减压彻底（图 9-10）。

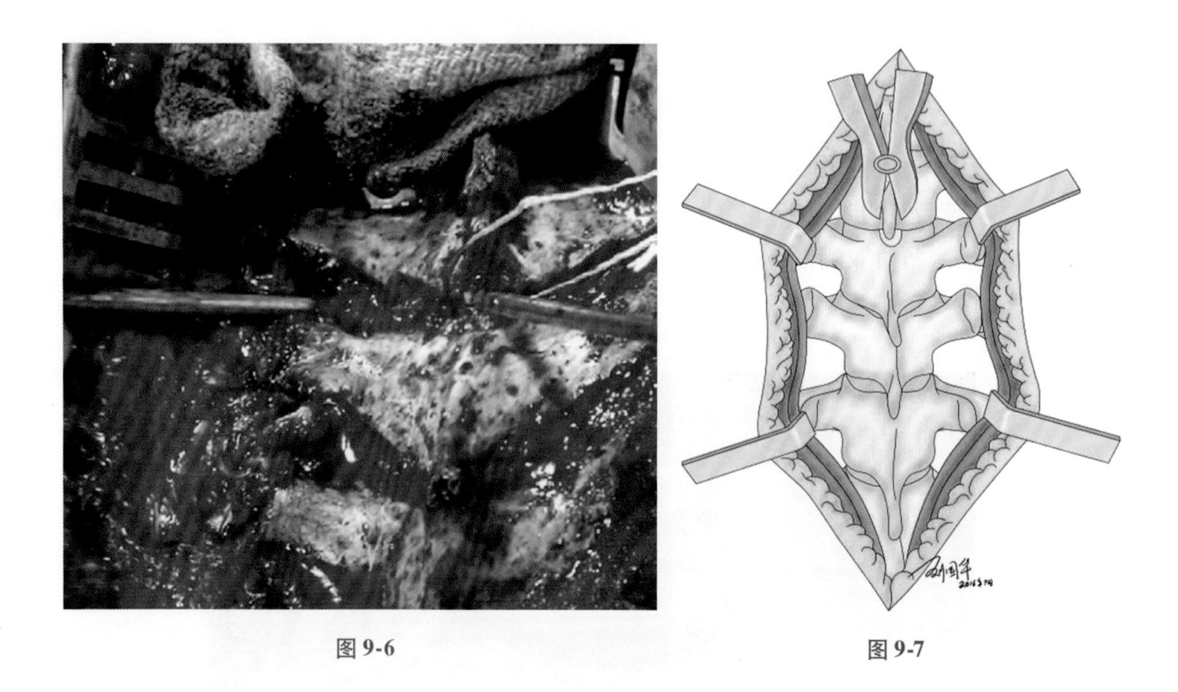

图 9-6　　图 9-7

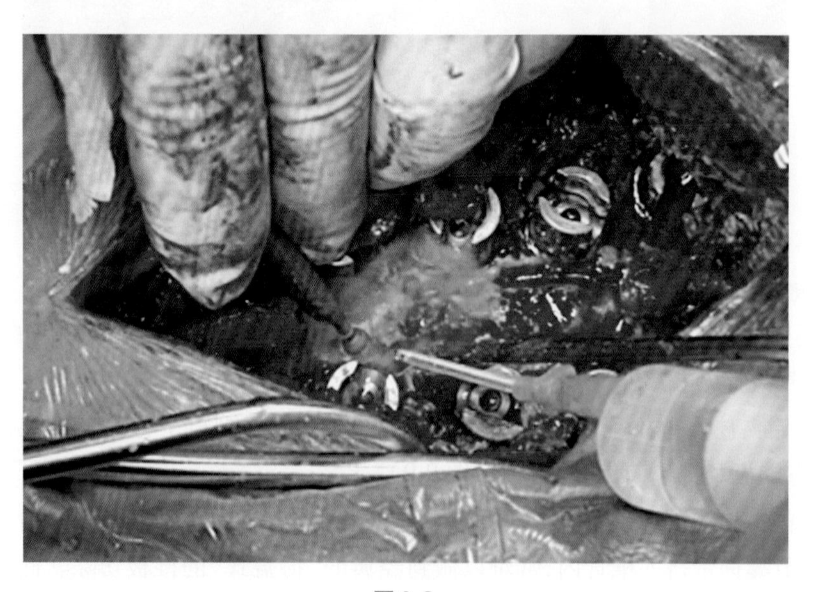

图 9-8

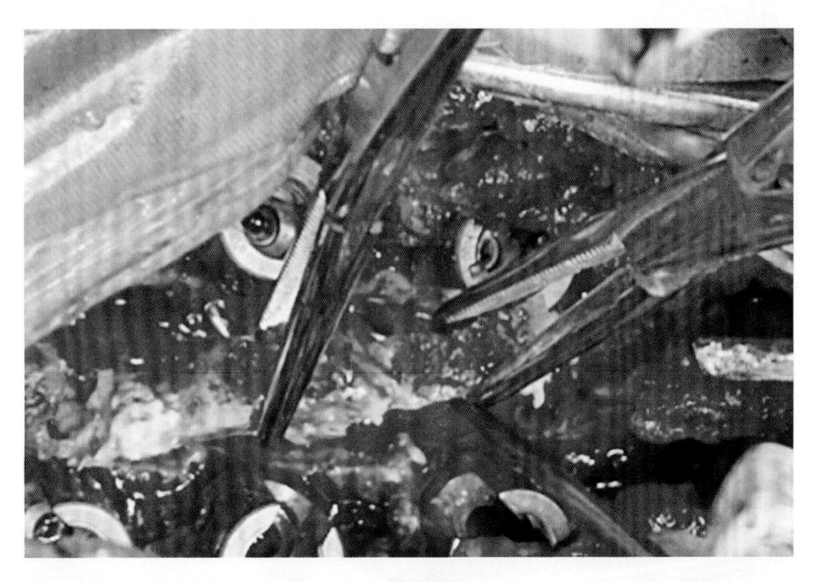

图 9-9

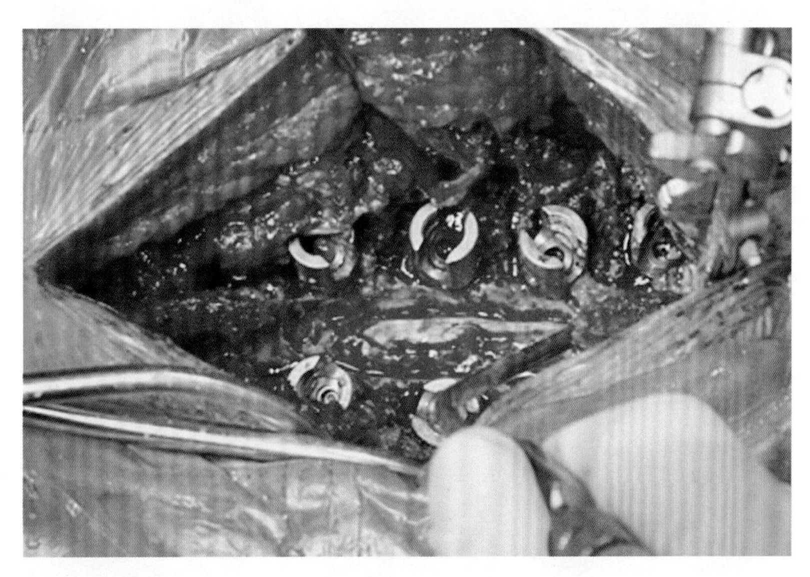

图 9-10

单侧型可采用由中间向外侧剥离摘除骨块，骨化物与硬膜粘连剥离不开或硬膜粘连骨化者用尖刀切除。即采用磨薄-孤立-游离-半块切除的手术方式。

双侧分离型在充分减压后用椎板咬骨钳将中间未骨化黄韧带咬除分隔，使两侧骨化物孤立，再按单侧型手术方法逐块处理，但应先摘除骨化较轻侧游离块。即采取磨薄-分隔-孤立-游离-两个半块切除的手术方式。

双侧融合型则由助手用血管钳夹紧并持住骨块，术者将关节突内侧磨薄处咬开使其游离。齿镊夹住骨块轻轻提起由对侧向术者侧剥离摘除骨块。采取磨薄-孤立-游离-整块切除的手术方式。

(二) 脊髓环形减压

适用于少数胸椎 OLF 合并显著胸椎间盘突出或局灶性后纵韧带骨化的病例。

1. 按上述方法安装导航设备,行椎管后壁切除减压术(图 9-11)。

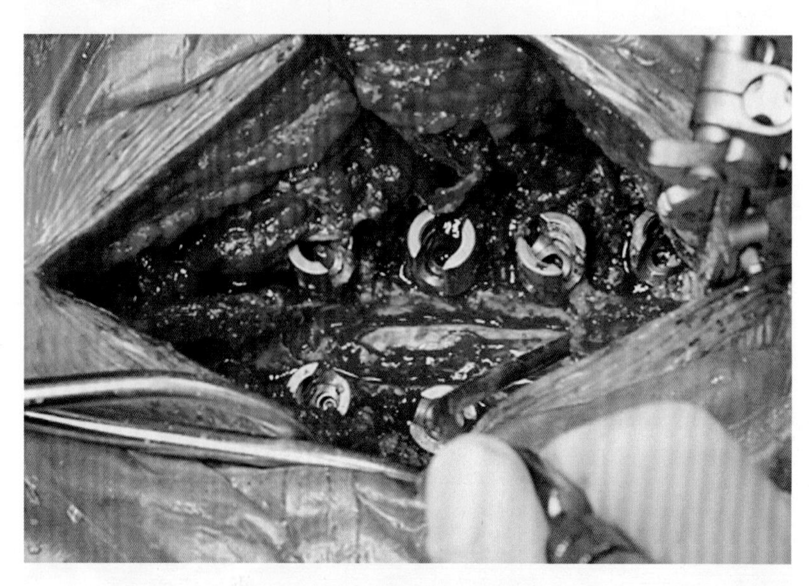

图 9-11

2. 用磨钻或骨刀切除双侧关节突及下一椎体的横突、肋骨与椎体和横突相关连部分及少许后肋,沿椎体侧面行骨膜下剥离(图 9-12)。

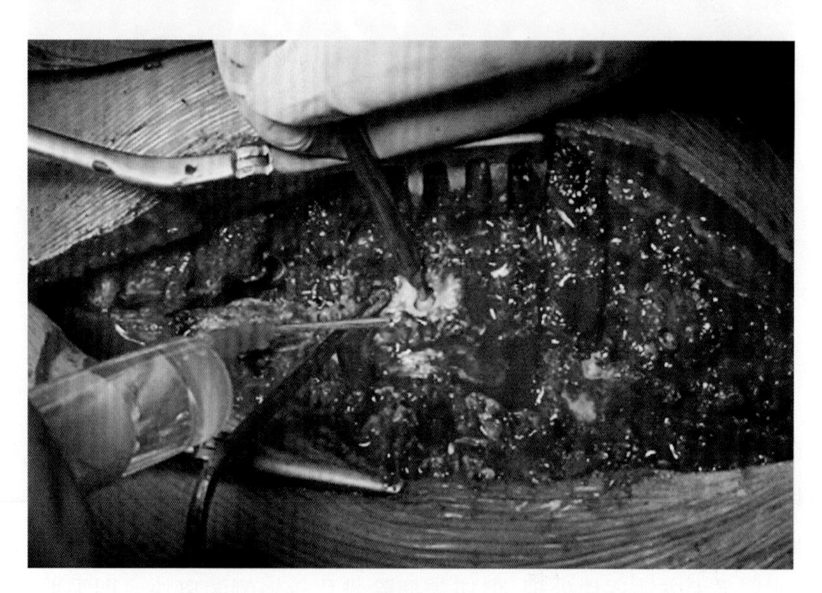

图 9-12

3. 从椎体的后外侧切除椎间盘或骨化的后纵韧带,这样可以避免对脊髓的牵拉与刺激(图 9-13)。

4. 因后柱的完整性丧失,减压后需行内固定及植骨。

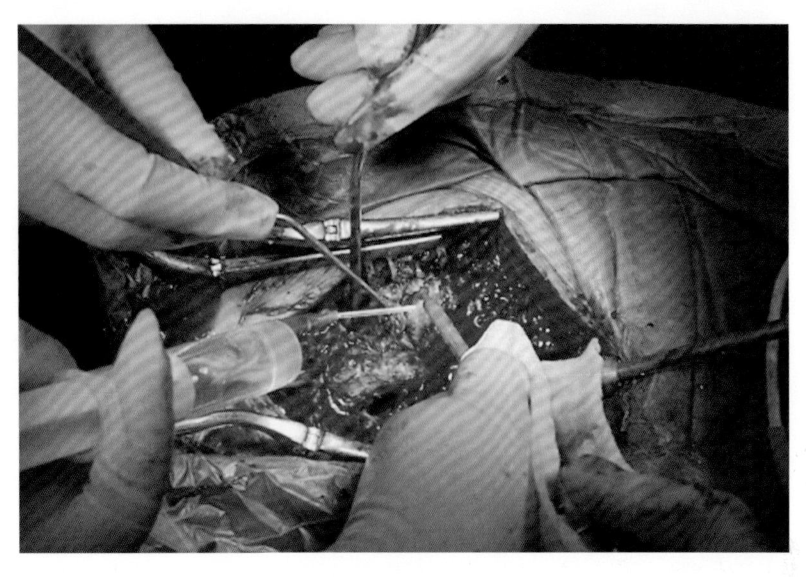

图 9-13

五、CAMISS 手术步骤

（一）椎管后壁切除减压和（或）脊髓环形减压

1. 对患者行全麻，取俯卧位，采取后正中切口（图 9-14）。

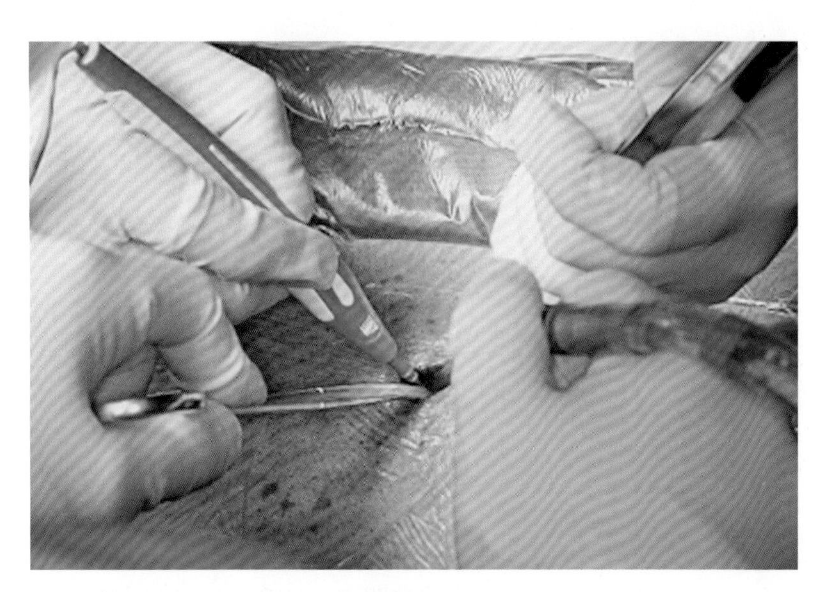

图 9-14

2. 显露病变区域的椎板后，在上位椎体棘突上放置导航患者示踪器（图 9-15）。
3. 调整探测定位器使操作区位于探测覆盖区中央（图 9-16）。

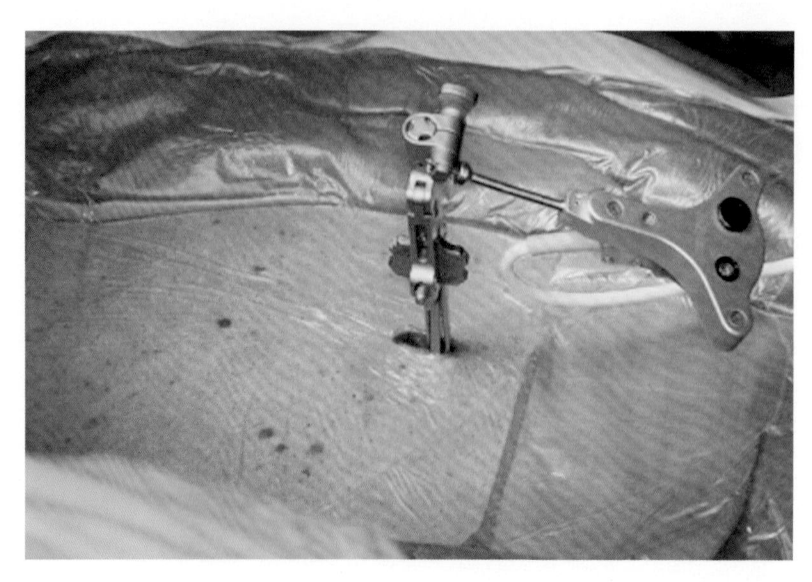

图 9-15

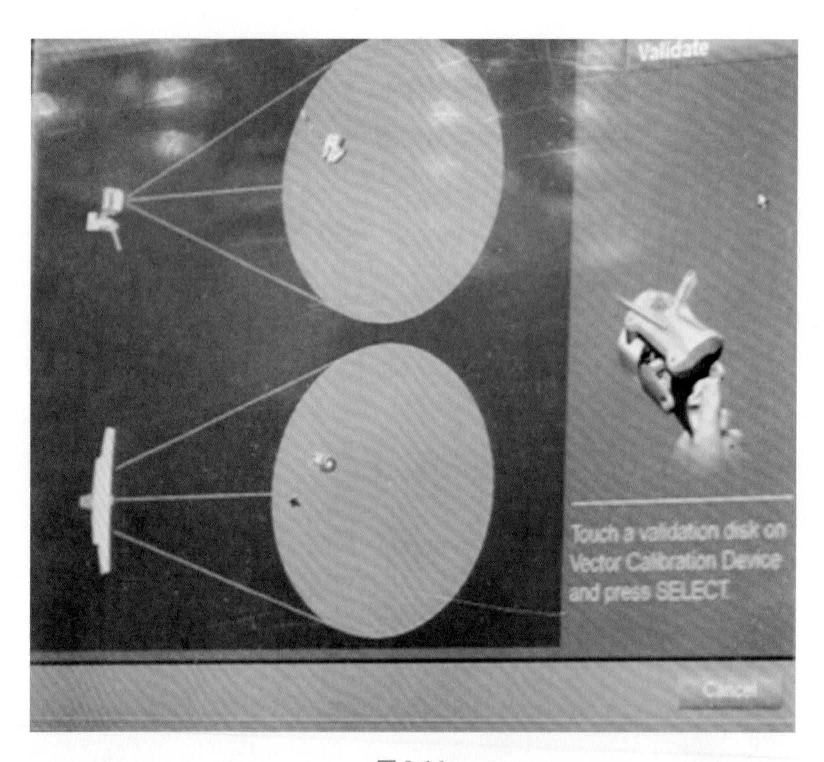

图 9-16

4. 注册智能工具和导航术中 3D 影像采集设备(ARCADIS Orbic 3D C-arm 或 O 形臂等),采集图像并自动重建三维图像(图 9-17),传输至导航工作站并自动注册,从而使用智能工具进入操作区即可在工作站显示器上通过高清 3D 图像显示工具与椎体之间的相对关系。

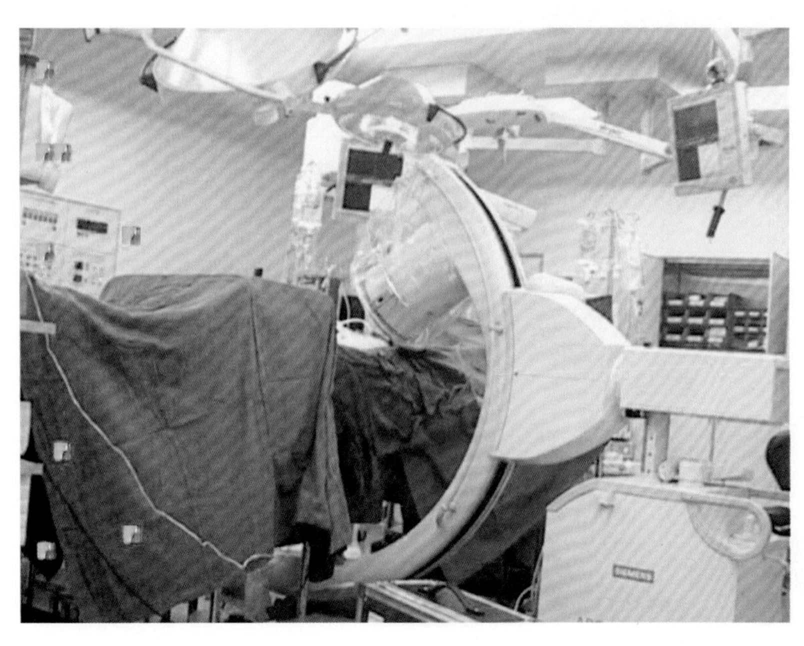

图 9-17

5. 如需用内固定螺钉，可在导航引导下先将螺钉精确打入（图 9-18）。

6. 使用注册后的高速磨钻进行椎板及黄韧带骨化灶切除，因导航引导下可精确显示黄韧带骨化灶与正常骨质之间及与硬膜之间的界限，无需扩大减压范围至病变区域的上下各一椎板。上下椎体均可保留部分棘突和椎板，磨钻沿病变区域四周磨透椎板内板和黄韧带骨化灶（图 9-19）。

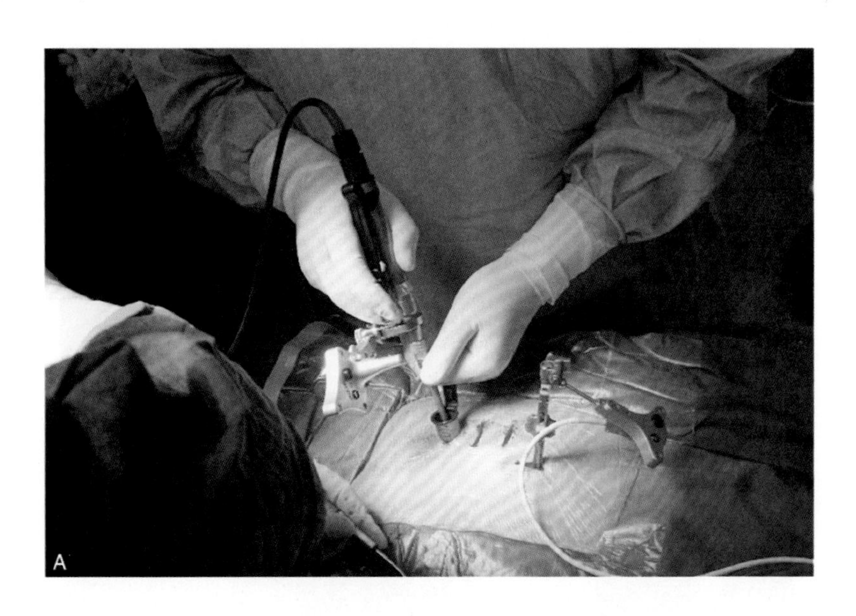

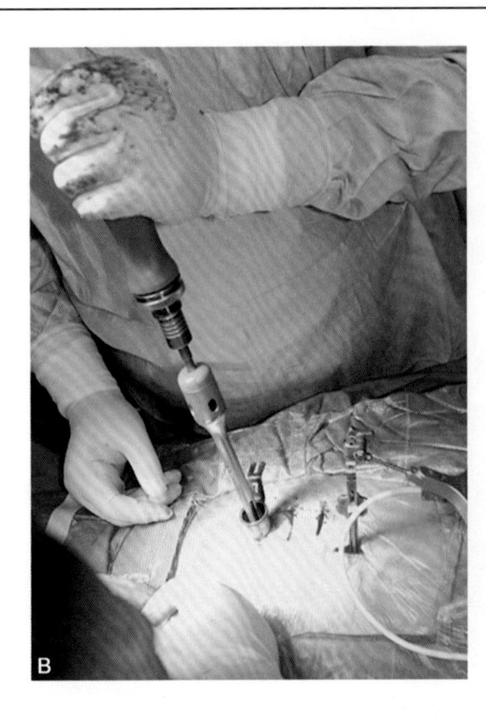

图 9-18

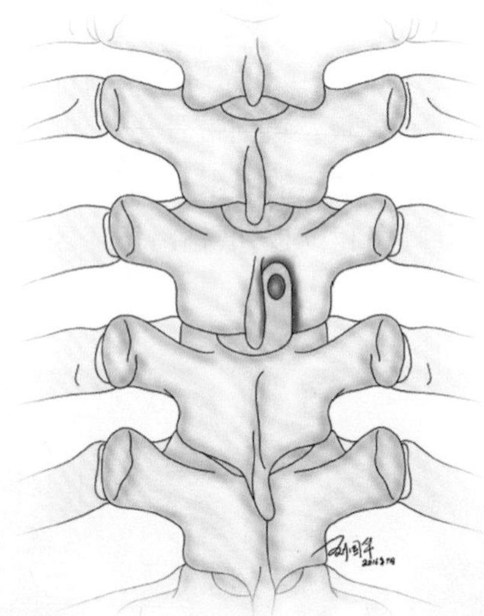

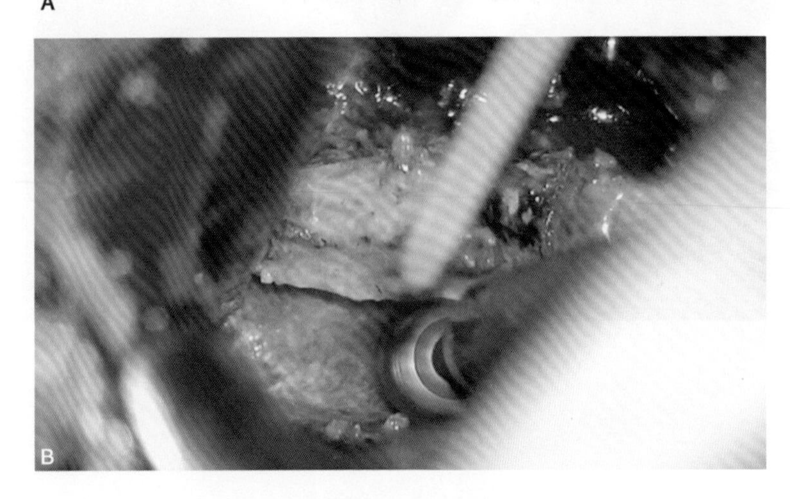

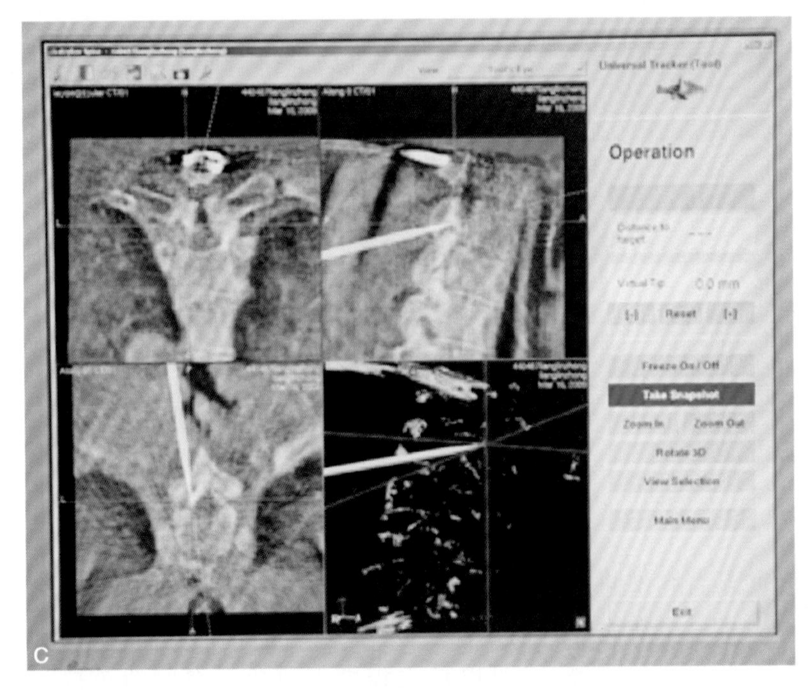

图 9-19

7. 用髓核钳夹住椎板的一端，轻轻向后提拉，同时用小刮勺和神经剥离子分开骨化韧带与硬脊膜间的粘连，将椎板及骨化韧带整体切除（图 9-20）。

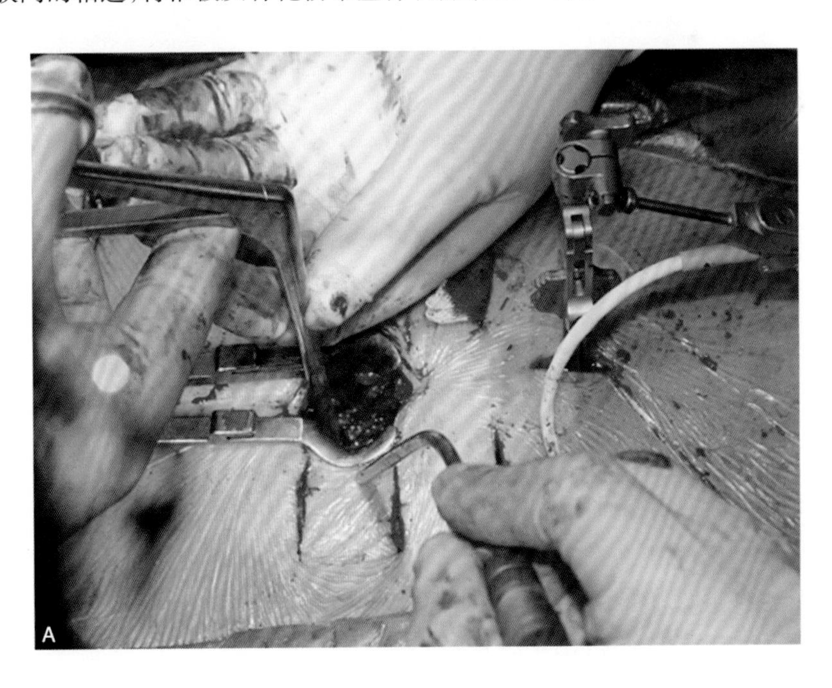

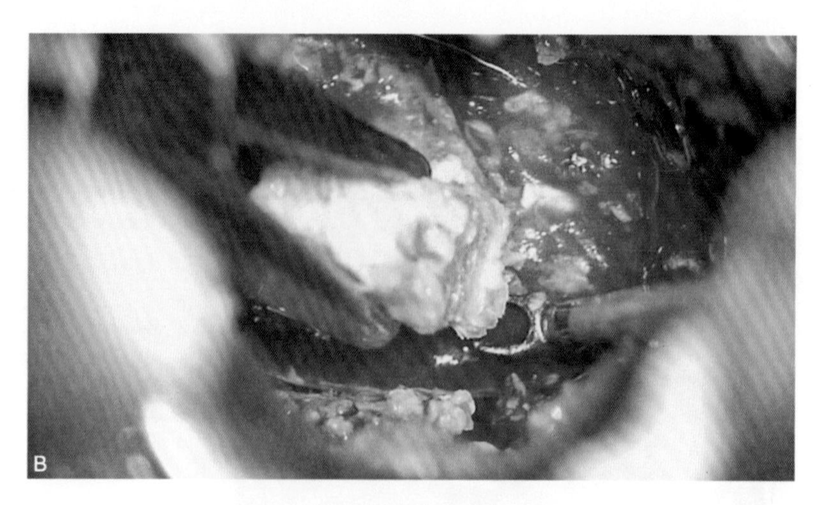

图 9-20

8. 对于合并显著胸椎间盘突出或局灶性后纵韧带骨化的病例，可继续用注册的磨钻经小关节或椎弓根在病灶腹侧做出一个小的空间，然后用反向刮勺将病灶向腹侧压入该空间内取出或使其漂浮，可以最大程度上避免对脊髓的牵拉和刺激（图 9-21）。

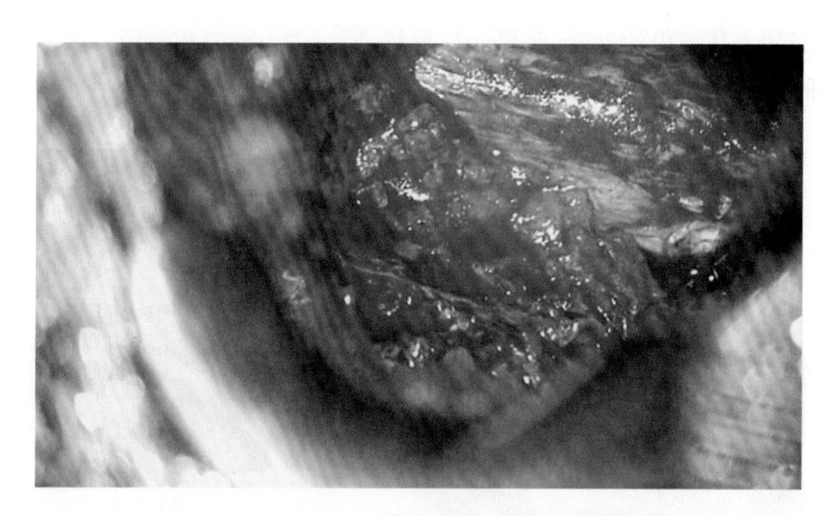

图 9-21

（二）保留棘上韧带，椎板切除减压术

1. 患者取俯卧位，对其行全身麻醉，后正中切口（图 9-22）。

2. 显露病椎椎板间隙及上正常椎板间隙（图 9-23）。

3. 同上常规注册导航系统（图 9-24）。

4. 用注册的高速磨钻在上位病椎棘突基底和椎板行穹窿状切除，保留棘突顶部、棘上韧带和部分棘间韧带的完整性（图 9-25）。

5. 继续用磨钻沿黄韧带骨化灶边缘磨薄下位病椎上部和骨化灶两边（图 9-26）。

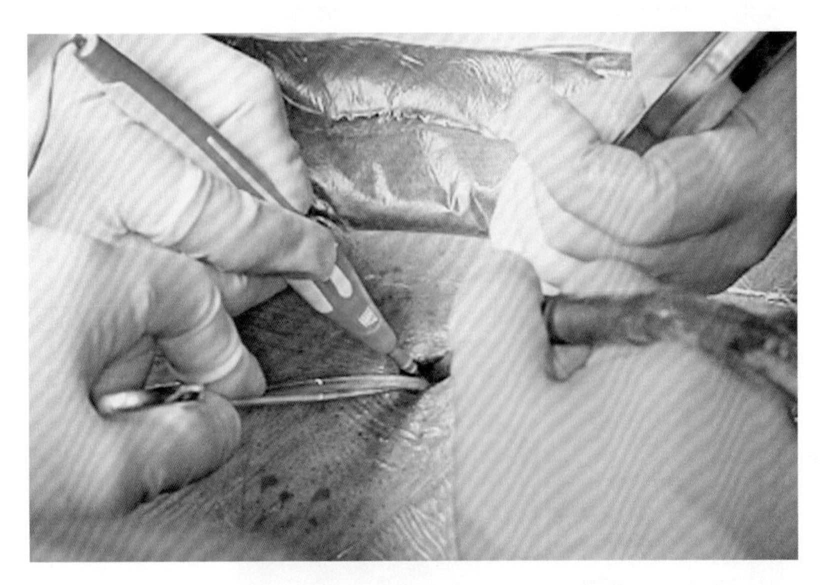

图 9-22

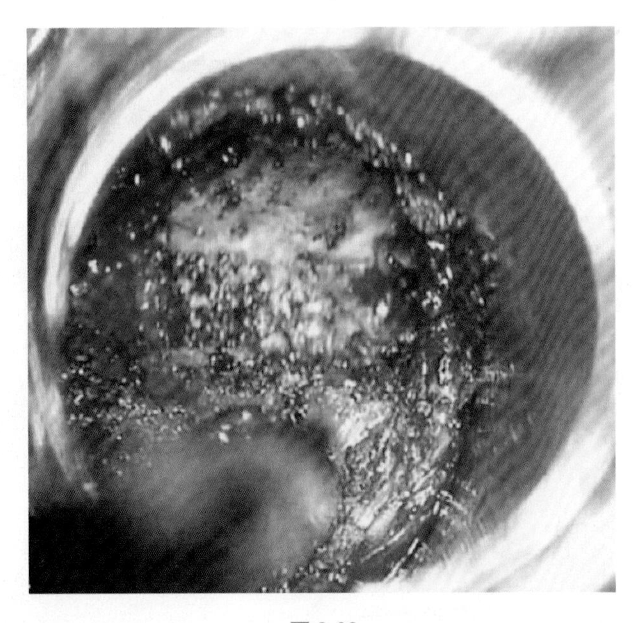

图 9-23

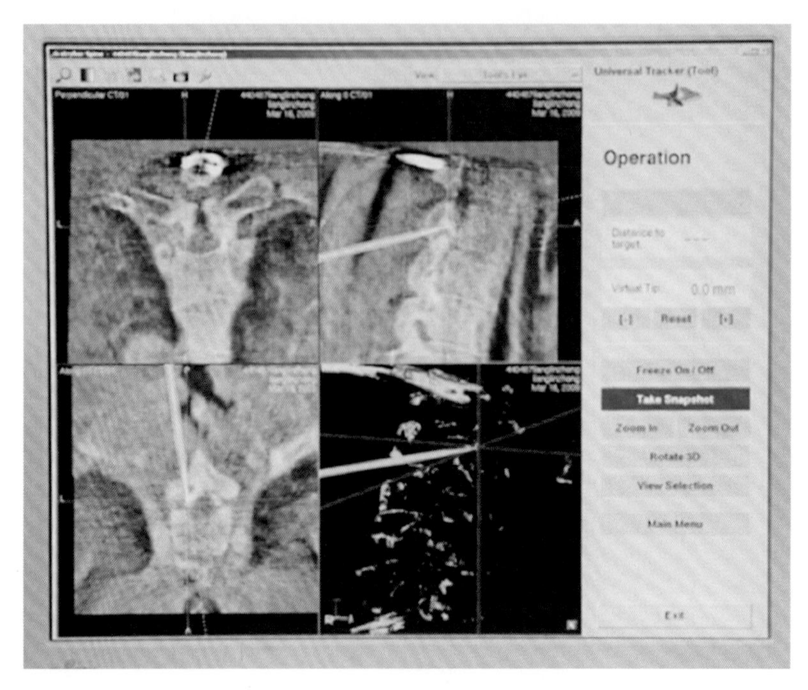
Universal Tracker (Tool)
Operation
Reset
Freeze On / Off
Take Snapshot
Zoom In
Zoom Out
Rotate 3D
View Selection
Main Menu
Exit

图 9-24

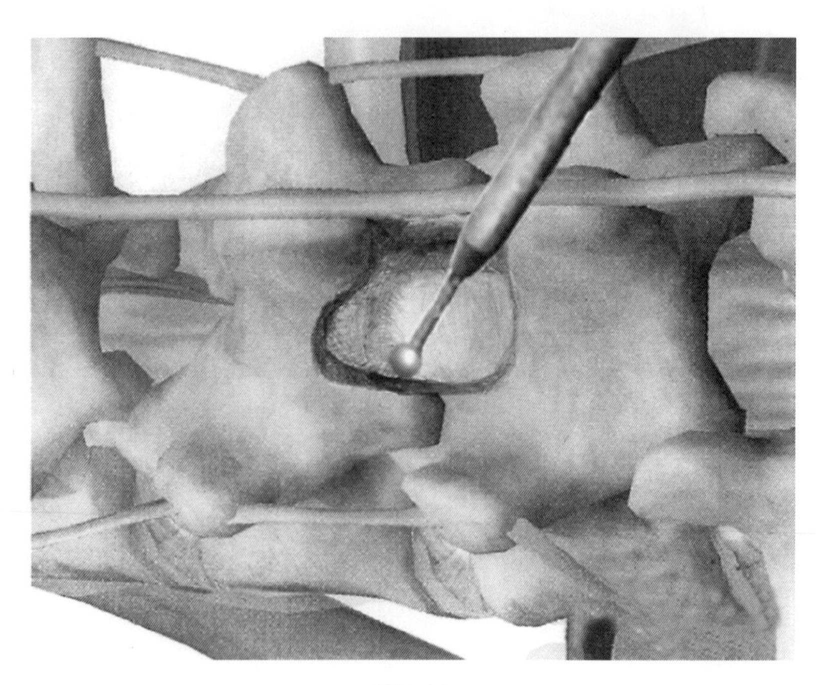

图 9-25

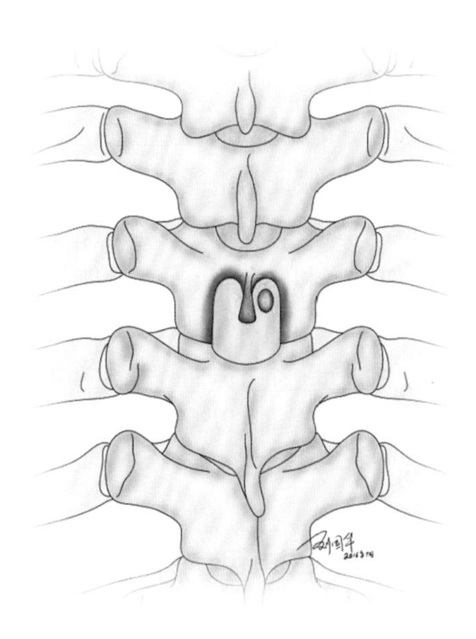

图 9-26

6. 仔细用椎板咬骨钳和小刮勺等分离边缘，将黄韧带骨化灶向背侧轻提起，骨化物与硬膜粘连剥离不开或硬膜粘连骨化者用尖刀切除。然后从侧方将骨化灶及可能骨化粘连的硬膜取出，完成黄韧带骨化灶的切除和减压(图 9-27)。

由于双侧小关节及后柱棘上棘间部分保留完好，最大程度维持了脊柱的稳定性，不需要加用内固定。

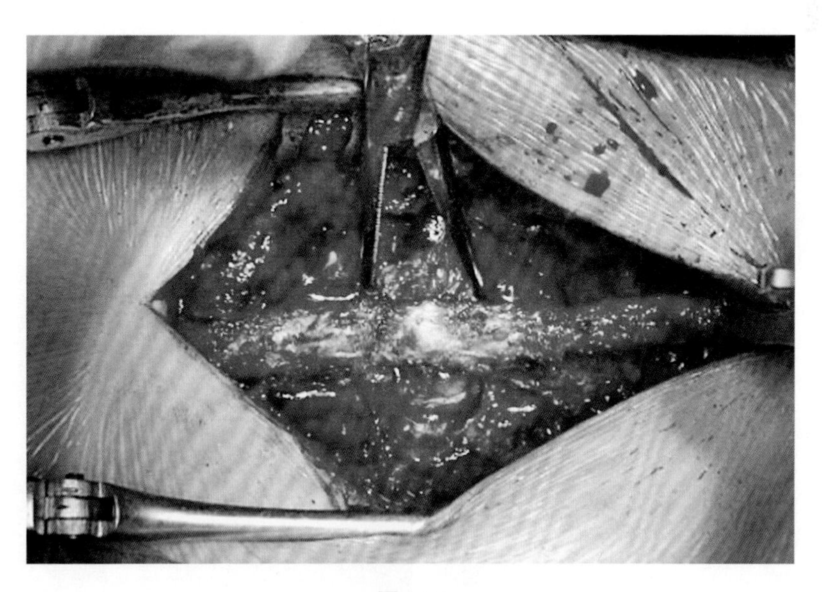

图 9-27

六、导航手术要点及技巧

在 CAMISS 手术实施中,为确保导航的准确性应注意:

1. 导航设备应放置在适合位置,以保证术中能持续接收导航信号。
2. 使用导航手术过程中,患者示踪器一定要牢固固定避免移动后影响导航的准确性。
3. 经常利用一些解剖标记(如棘突和关节突)检查导航的准确性。
4. 手术操作的正常实施有赖于常规手术的经验。
5. 术中粗暴操作可能影响导航的准确性,从而导致图像漂移。
6. 使用导航系统手术前应经过系统培训,以避免不正确或不准确的操作导致手术失败或并发症的发生。

七、典型病例

【主诉】 患者女性,64 岁。主因“进展性双下肢无力,行走困难伴腹部束带感”就诊。

【影像学检查】 胸腰段侧位 X 线片可见 $T_{9/10}$ 椎板间隙内突向椎管内部的三角形骨化影;CT 检查显示 $T_{9/10}$ 单节段黄韧带骨化,轴位可见为双侧融合型,有“双轨征”,提示有硬膜骨化;MRI 检查 T_2 加权像黄韧带骨化灶呈圆形突向椎管(图 9-28)。

【治疗方法与效果】 完善术前准备后在全麻下俯卧位施行了计算机辅助微创脊柱手术:椎板切除减压、黄韧带骨化灶切除术。术后 X 线片及 CT 检查可见黄韧带骨化灶成功切除减压,双侧小关节及后柱棘上棘间部分保留完好(图 9-29 ~ 图 9-31),未加用螺钉内固定融合,术后功能恢复良好。

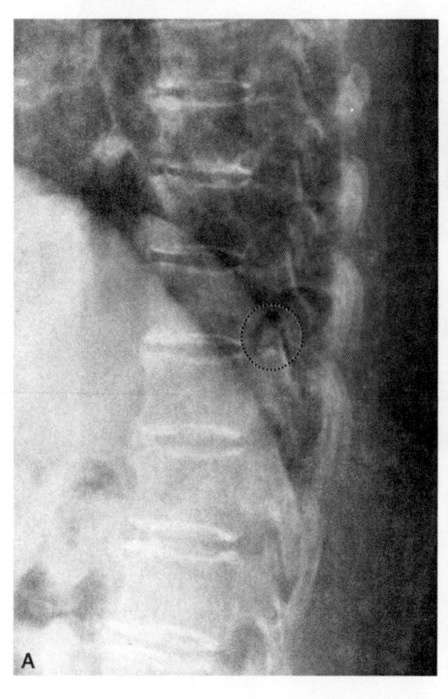

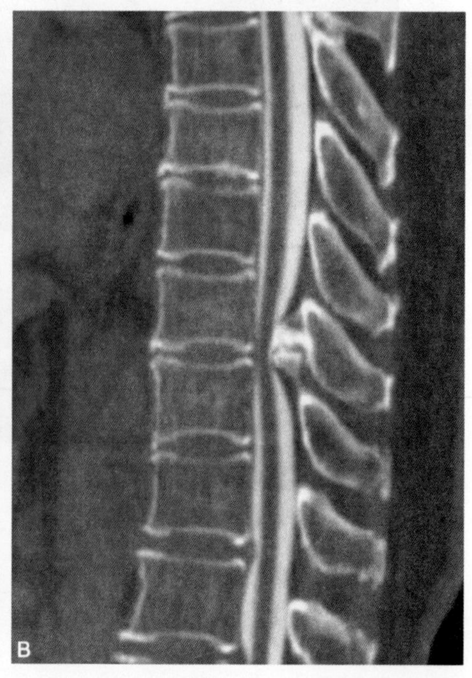

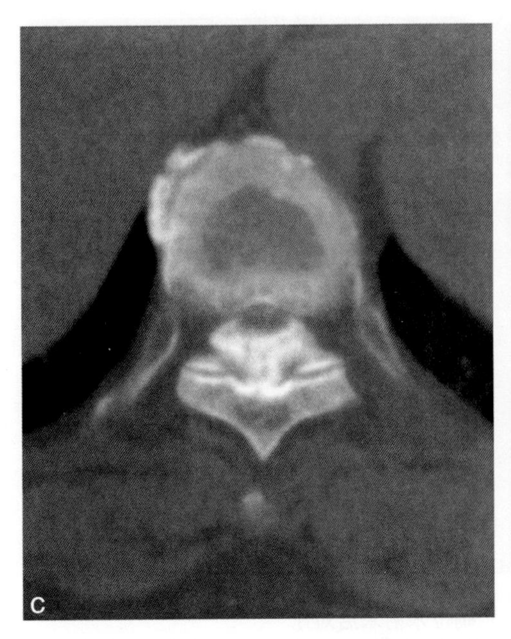

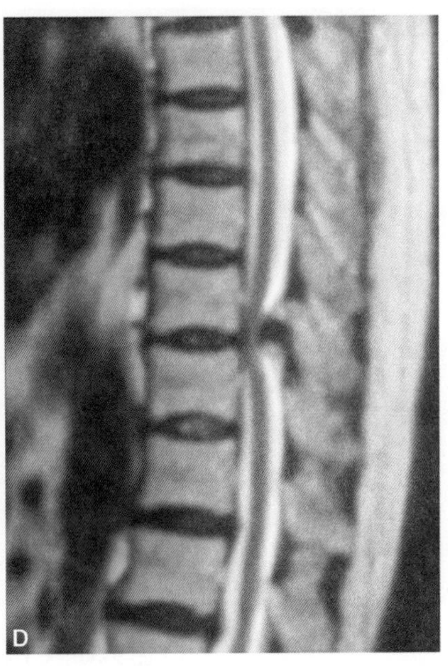

图 9-28　影像学检查结果

A、B. 胸腰段侧位 X 线片及 CT 矢状位片可见 $T_{9/10}$椎板间隙内突向椎管内部的三角形骨化影(红圈内);C. CT 轴位片检查显示 $T_{9/10}$单节段黄韧带骨化,轴位可见为双侧融合型,有“双轨征”,提示有硬膜骨化;D. MRI 检查 T_2加权像黄韧带骨化灶呈圆形突向椎管

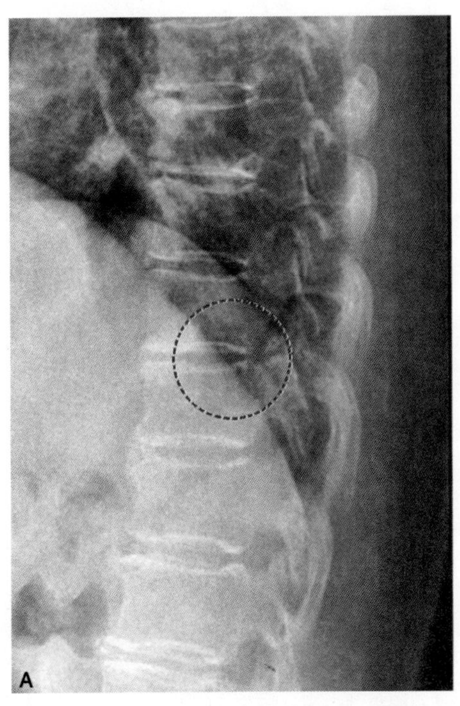

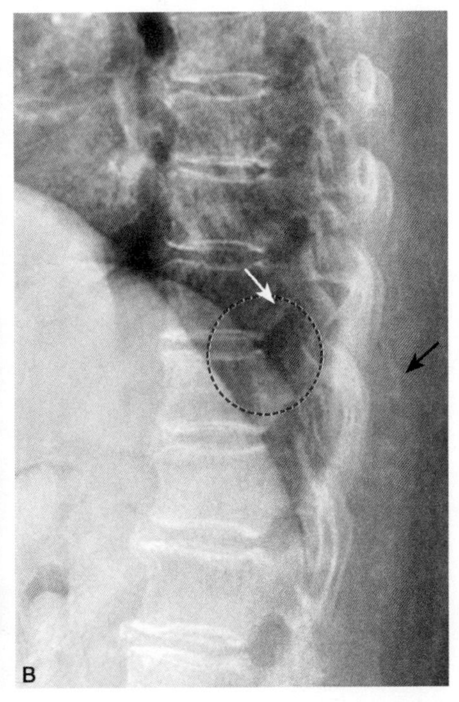

图 9-29　胸腰段侧位 X 线片术前术后对比

可见 $T_{9/10}$椎板间隙内突向椎管内部的三角形骨化影(图 A 红圈内)在术后片(图 B)中消失(白箭头),T_9和 T_{10}棘突保留完好(黑箭头)

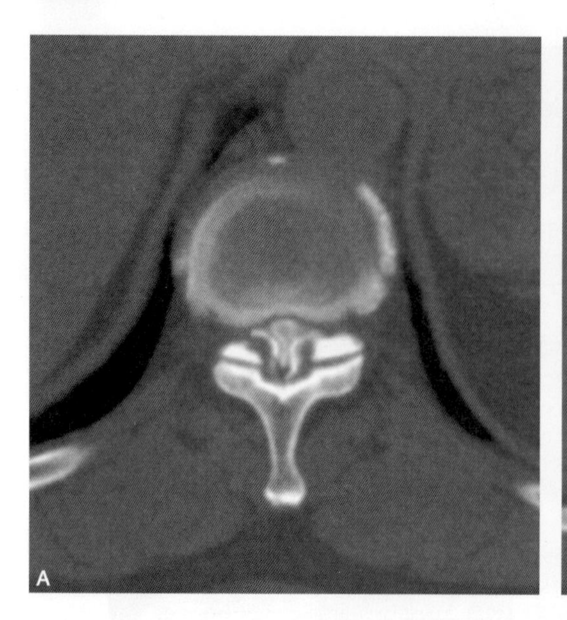

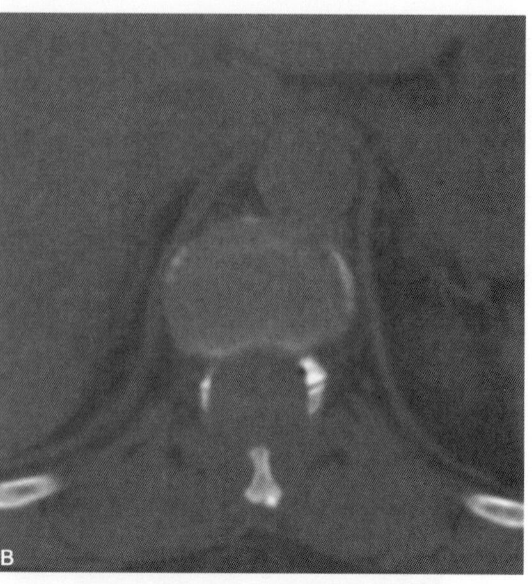

图 9-30 CT 检查轴位术前术后对比
可见术后(图 B)与术前(图 A)相比,黄韧带骨化灶被切除减压,而棘突和双侧小关节部分保留

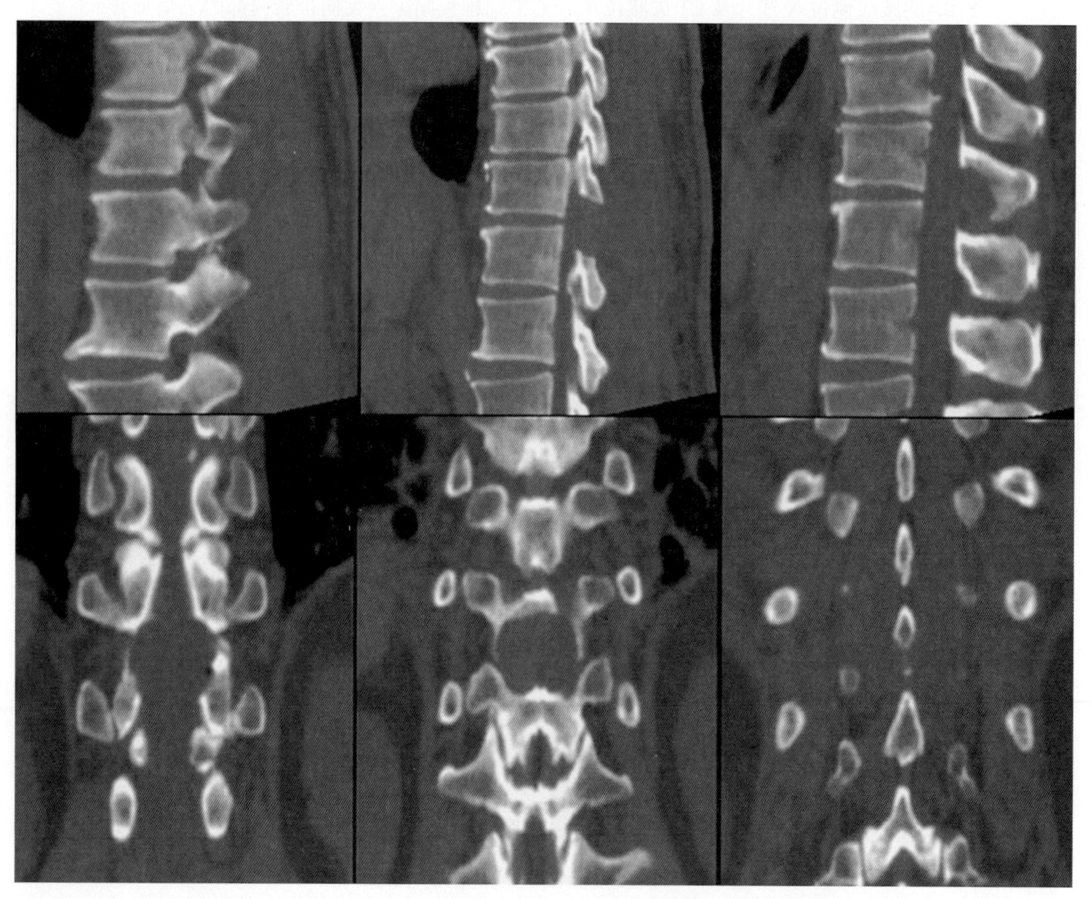

图 9-31 术后 CT 冠状位和矢状位重建可见棘突和双侧小关节部分保留

(袁强 范明星)

参考文献

1. Voss AC. Ossification of the ligamentum flavum. Fortschr Geb Rontgenstr Nuklearmed 1972;117(2):226-227.
2. Li M,Wang Z,Du J,et al. Thoracic myelopathy caused by ossification of the ligamentum flavum:a retrospective study in Chinese patients. J Spinal Disord Tech,2013,26(1):E35-40.
3. Kang KC,Lee CS,Shin SK,et al. Ossification of the ligamentum flavum of the thoracic spine in the Korean population. J Neurosurg Spine,2011;14(4):513-519.
4. Kim YH, Khuyagbaatar B, Kim K. Biomechanical effects of spinal cord compression due to ossification of posterior longitudinal ligament and ligamentum flavum:A finite element analysis. Med Eng Phys,2013,35(9):1266-1271.
5. Park JO,Lee BH,Kang YM,et al. Inflammatory cytokines induce fibrosis and ossification of human ligamentum flavum cells. J Spinal Disord Tech,2013,26(1):E6-12.
6. 王自立,袁海峰,丁惠强,等.胸椎黄韧带骨化的临床病因分析.中华外科杂志,2006,44(20):1376-1380.
7. Li KK,Chung OM,Chang YP,et al. Myelopathy caused by ossification of ligamentum flavum. Spine(Phila Pa 1976)2002;27(12):E308-312.
8. 詹朝双,史本龙,董平,等.黄韧带骨化致胸椎管狭窄症的手术治疗.全国解剖学技术学术会议,2011.
9. Okada K,Oka S,Tohge K,et al. Thoracic myelopathy caused by ossification of the ligamentum flavum. Clinicopathologic study and surgical treatment. Spine(Phila Pa 1976),1991,16(3):280-287.
10. Ikuta K,Tarukado K,Senba H,et al. Decompression procedure using a microendoscopic technique for thoracic myelopathy caused by ossification of the ligamentum flavum. Minim Invasive Neurosurg, 2011, 54 (5-6):271-273.
11. Tian W,Weng C,Li Q,et al. Occipital-C2 transarticular fixation for occipitocervical instability associated with occipitalization of the atlas in patients with klippel-feil syndrome,using intraoperative 3-dimensional navigation system. Spine(Phila Pa 1976),2013,38(8):642-649.
12. 陈仲强,党耕町,刘晓光,等.胸椎黄韧带骨化症的治疗方法选择.中华骨科杂志,1999,19(4):197-200.
13. Park BC,Min WK,Oh CW,et al. Surgical outcome of thoracic myelopathy secondary to ossification of ligamentum flavum. Joint Bone Spine,2007,74(6):600-605.
14. Kuh SU,Kim YS,Cho YE,et al. Contributing factors affecting the prognosis surgical outcome for thoracic OLF. Eur Spine J,2006,15(4):485-491.
15. Muthukumar N. Dural ossification in ossification of the ligamentum flavum:a preliminary report. Spine(Phila Pa 1976).2009,34(24):2654-2661.
16. 赵建民,党耕町.胸椎黄韧带骨化症的影像诊断.中国脊柱脊髓杂志,2004,14(5):278-282.
17. 魏运栋,吴占勇,王少锋,等.胸椎黄韧带骨化症的CT分型及手术方式选择.中国脊柱脊髓杂志,2008,18(11):838-841.
18. Baba S,Oshima Y,Iwahori T,et al. Microendoscopic posterior decompression for the treatment of thoracic my-

elopathy caused by ossification of the ligamentum flavum: a technical report. Eur Spine, 2016, 25 (6): 1912-1919.

19. Yuan Q, Zheng S, Tian W. Computer-assisted minimally invasive spine surgery for resection of ossification of the ligamentum flavum in the thoracic spine. Chin Med J(Engl), 2014, 127(11): 2043-2047.

第十章

胸椎椎弓根螺钉内固定技术

一、手 术 指 征

任何胸椎后路稳定性的重建都可以应用椎弓根螺钉固定。包括胸椎部位的畸形矫正后的维持稳定，胸椎病灶清除后稳定结构的重建，胸椎外伤后稳定性重建等。

二、手术难点及导航优势

鉴于胸椎解剖的特殊性，特别是 T_8 以上椎弓根入点的解剖标记不明显，而每个椎体的形态各异，即便在二维透视下也很难准确地置入椎弓根螺钉，可一旦置钉不准就有损伤脊髓或神经根的风险，也会导致固定强度的下降，而应用三维实时导航可以精准地判断椎弓根的长度、直径和方向，辅助准确置钉。

三、术前影像学检查及手术规划

手术前应做手术部位的 X 线片、三维 CT 扫描及核磁共振检查。用以确定手术部位，确定减压和固定的范围，策划截骨的角度，或病灶切除的范围。必要时可以用 CT 资料做 3D 打印模型模拟手术，或通过 CT 测量准备适合的内固定器材(包括螺钉的长度、直径、数量等)。

四、开放手术步骤

1. 常规胸背部正中切口，切开皮肤浅、深筋膜(图 10-1)。
2. 剥离附着于棘突和椎板上的竖脊肌和旋转肌直至横突，用自动牵开器撑开(图 10-2)。
3. 将导航的病人示踪器固定在其中一个暴露的棘突上(图 10-3)。
4. 注册 Iso-C C 形臂和探路工具。
5. 用 3D C-arm 做 190°扫描，扫描数据传入导航设备(图 10-4)。
6. 依据导航指示部位钻探螺钉通道并置入螺钉(图 10-5)。
7. 当减压完成后安置连接杆固定螺母(图 10-6)。

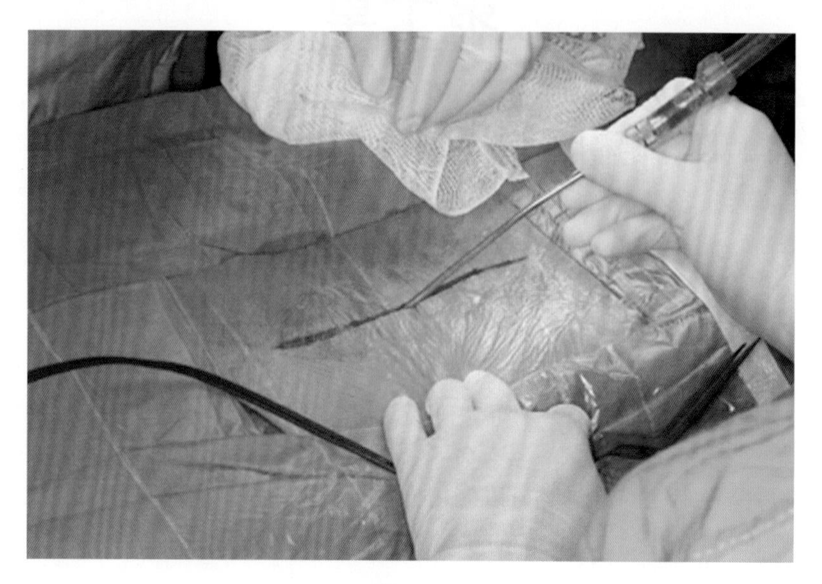

图 10-1

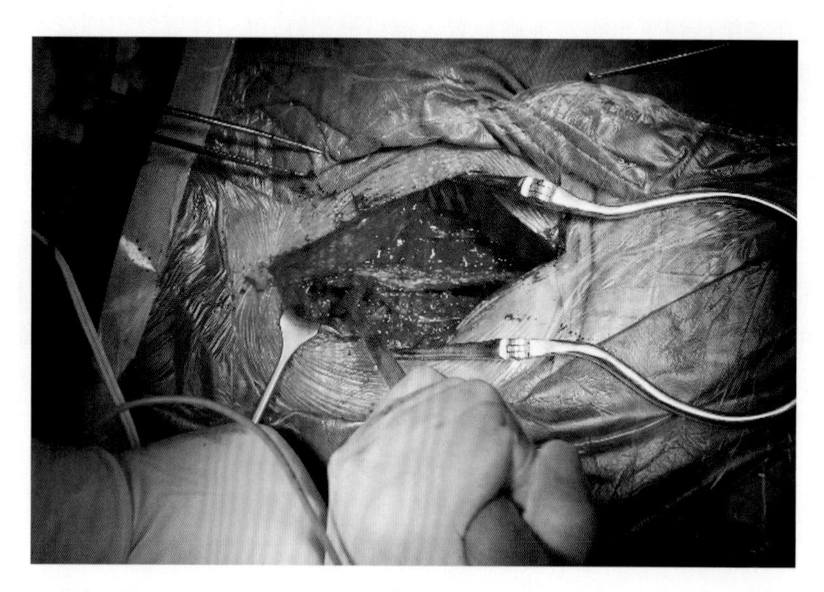

图 10-2

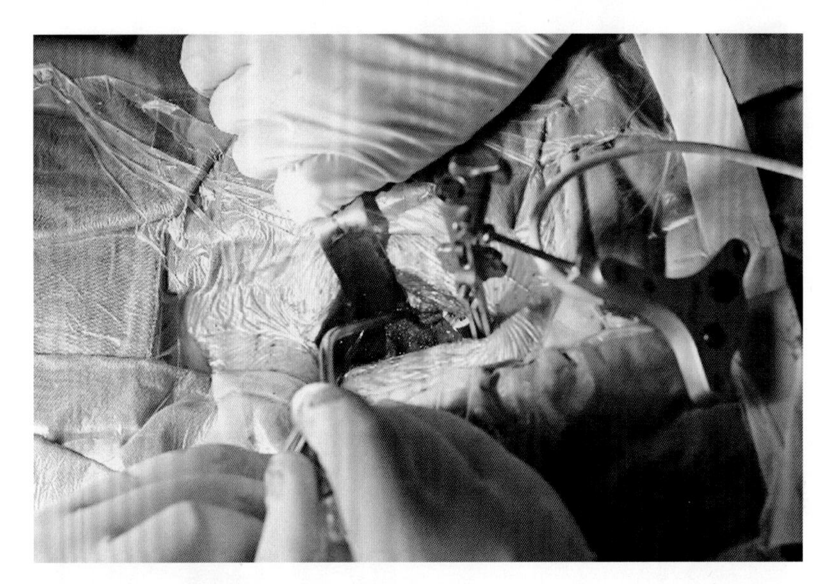

图 10-3

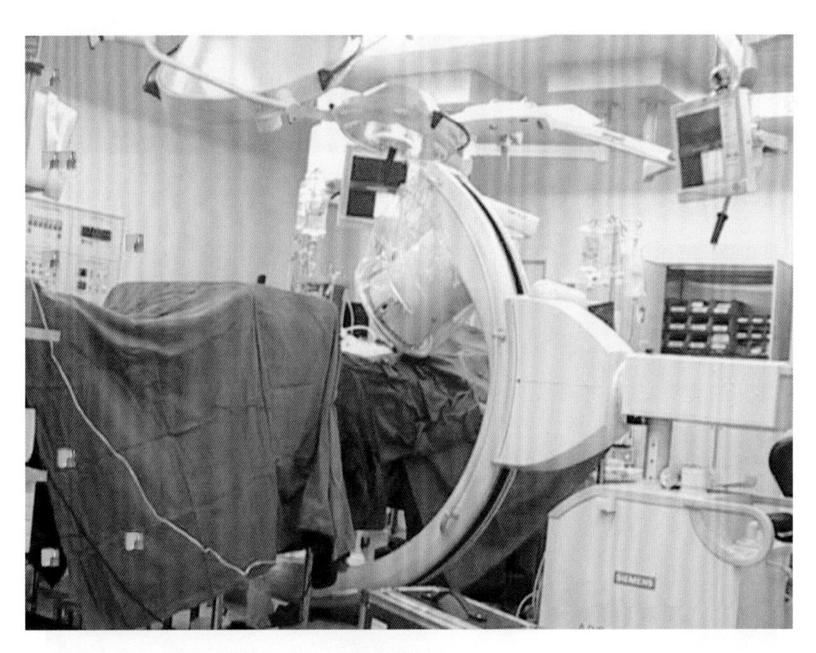

图 10-4

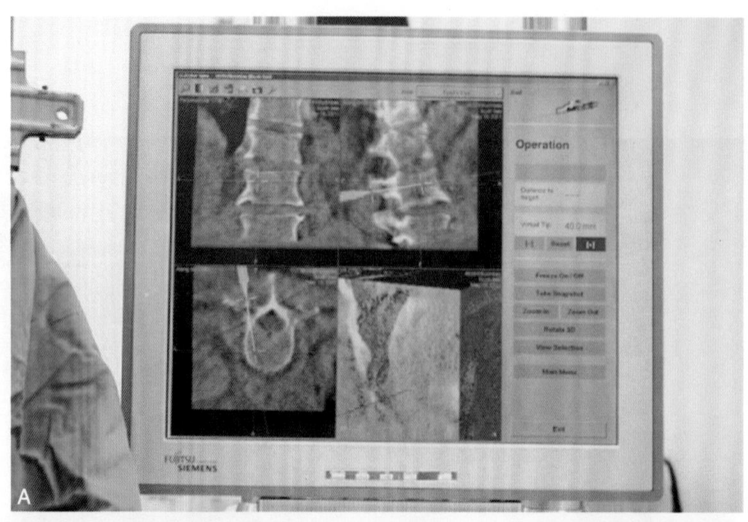

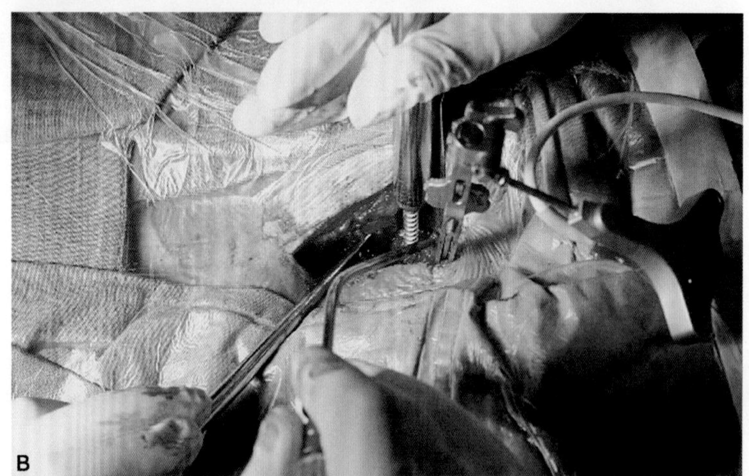

图 10-5

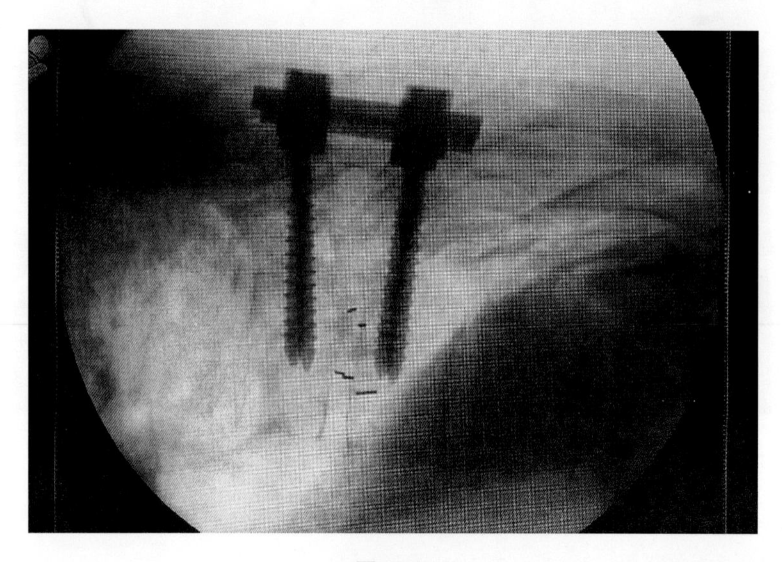

图 10-6

五、CAMISS 手术步骤

1. 首先在胸椎背侧正中做一个 1cm 的切口，将导航的示踪器插入并固定在棘突上（图 10-7）。

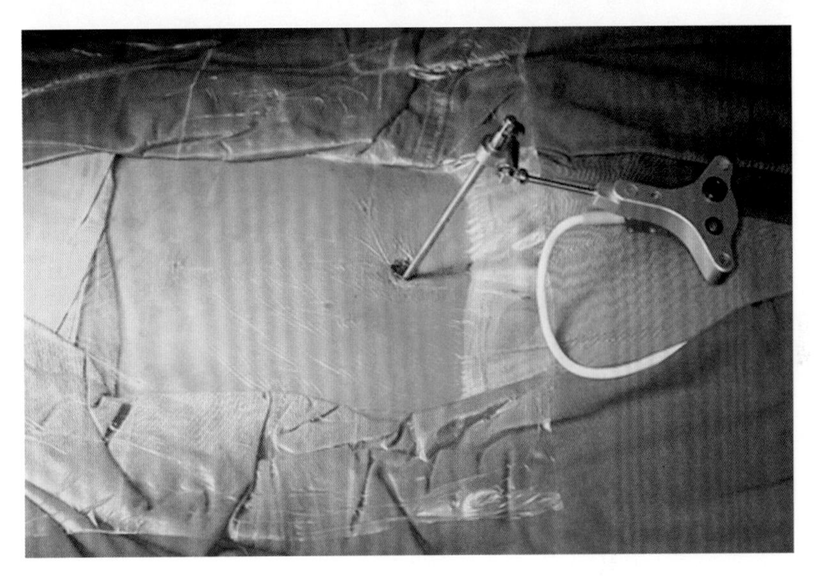

图 10-7

2. 注册 C 形臂和应用工具。
3. 应用 3D C-arm 做 190°扫描，扫描数据传入导航设备（图 10-8）。

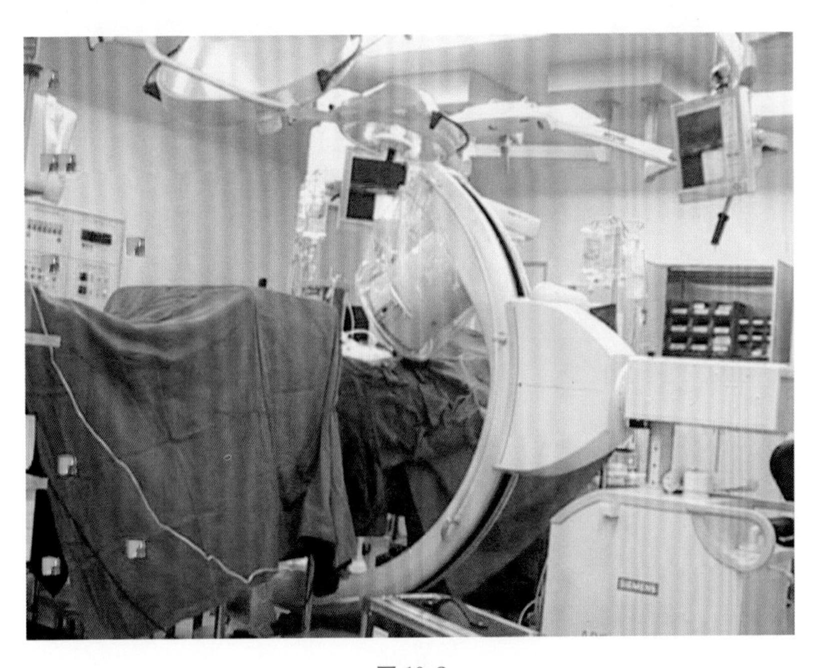

图 10-8

4. 依据导航指示部位做 1cm 的皮肤切口，逐级扩张套筒，扩张分离至螺钉入点骨表面，钻开通道，放置导针，沿导针置入螺钉（图 10-9）。

5. 常规行小切口做减压，或病灶清除、截骨等步骤后，按照经皮螺钉的需求安装连接杆，拧紧螺母，完成固定（图 10-10）。

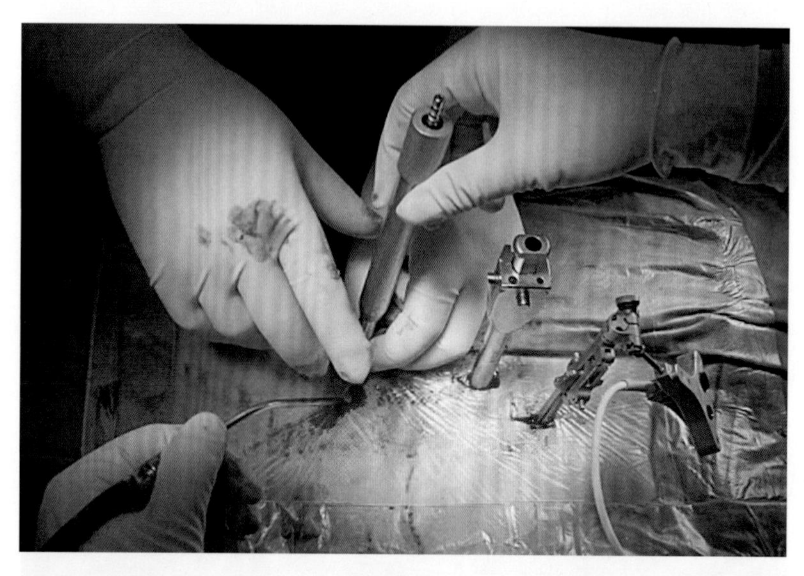

图 10-9

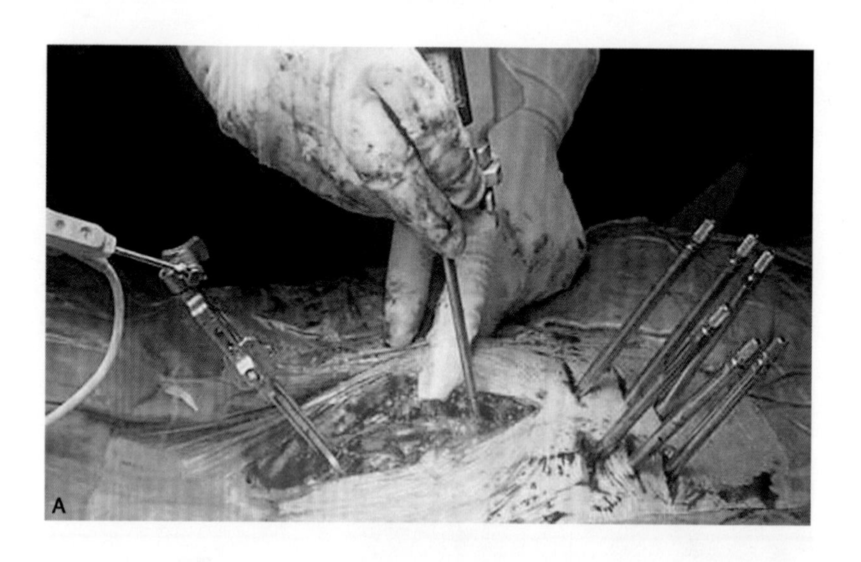

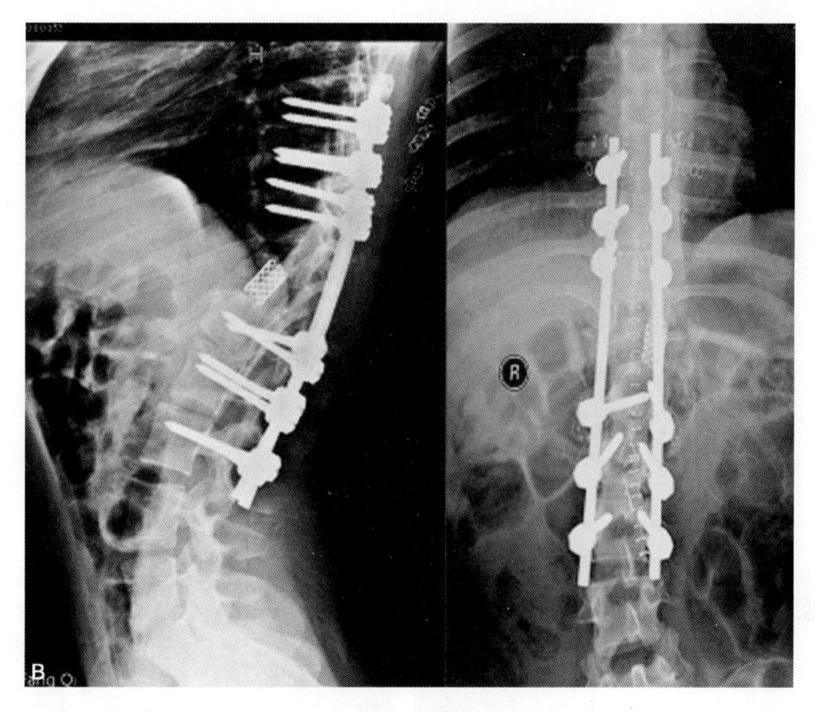

图 10-10

六、导航手术要点及技巧

在应用导航做胸椎手术时，需要牢记几个要点：

1. 导航的示踪器应牢固的固定在病人的骨性标记上，否则将影响精准度。

2. 病人示踪器上有红外反射器，与红外接收相机之间不能有阻挡，否则影响操作。

3. 应用导航钻探椎弓根孔道后拧入螺钉应严格依据所钻孔拧入，以往有随意拧入导致失准的现象。

七、典型病例

1. 病例1　患者男性，17岁。主因“下肢麻木1年”就诊。既往无结核及外伤病史。选择开放VCR手术及导航下经皮椎弓根螺钉固定术（图10-11～图10-17）。术后畸形矫正满意。

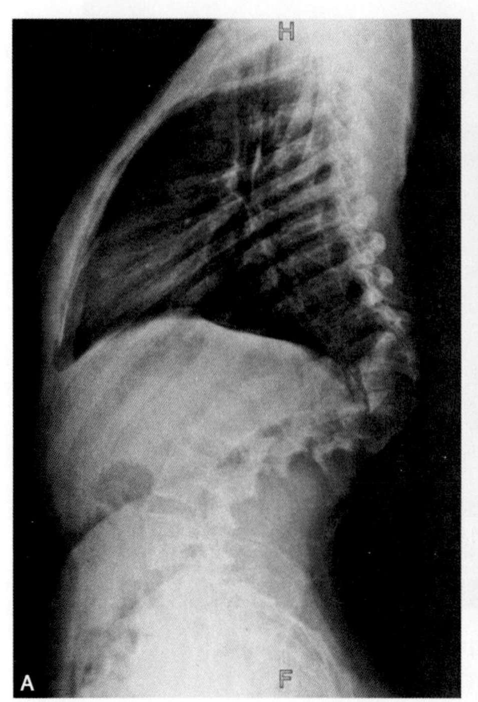

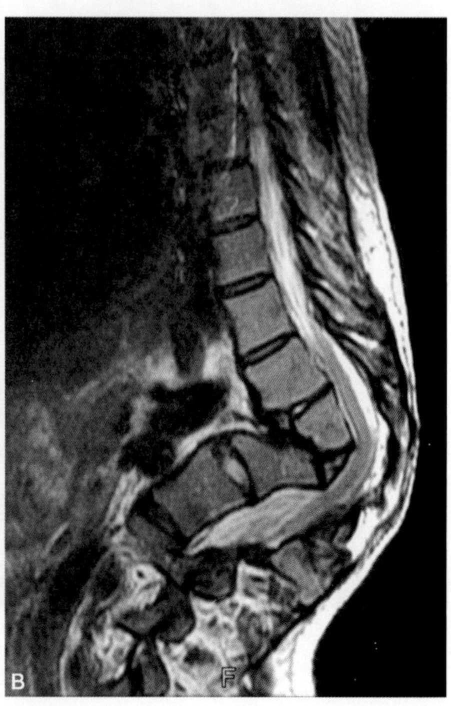

图 10-11 术前影像学检查
A. 术前 X 线片；B. 术前 MRI

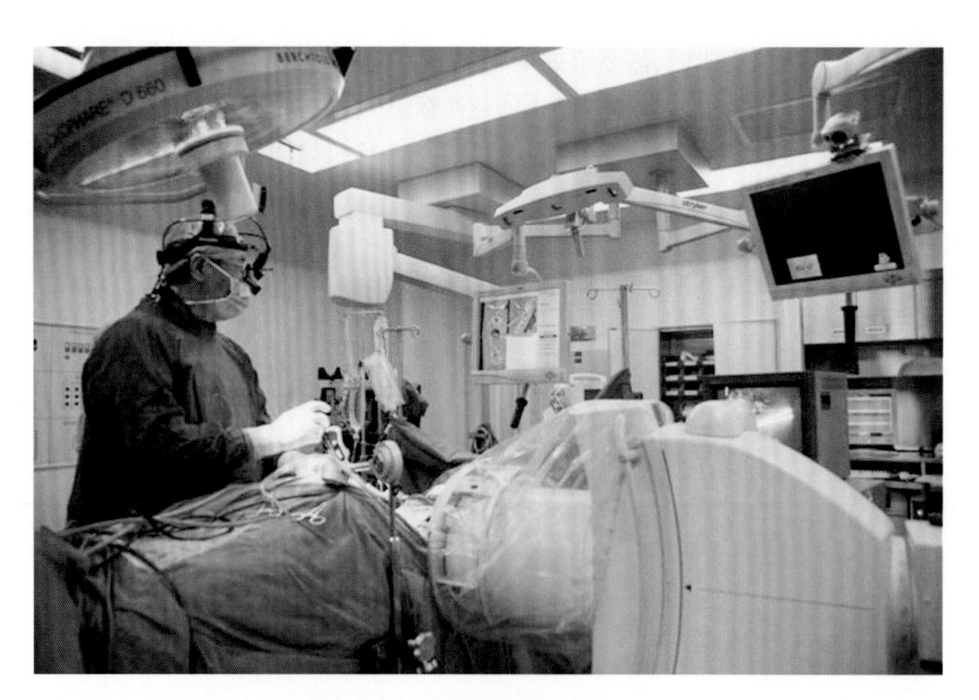

图 10-12 应用导航系统进行手术

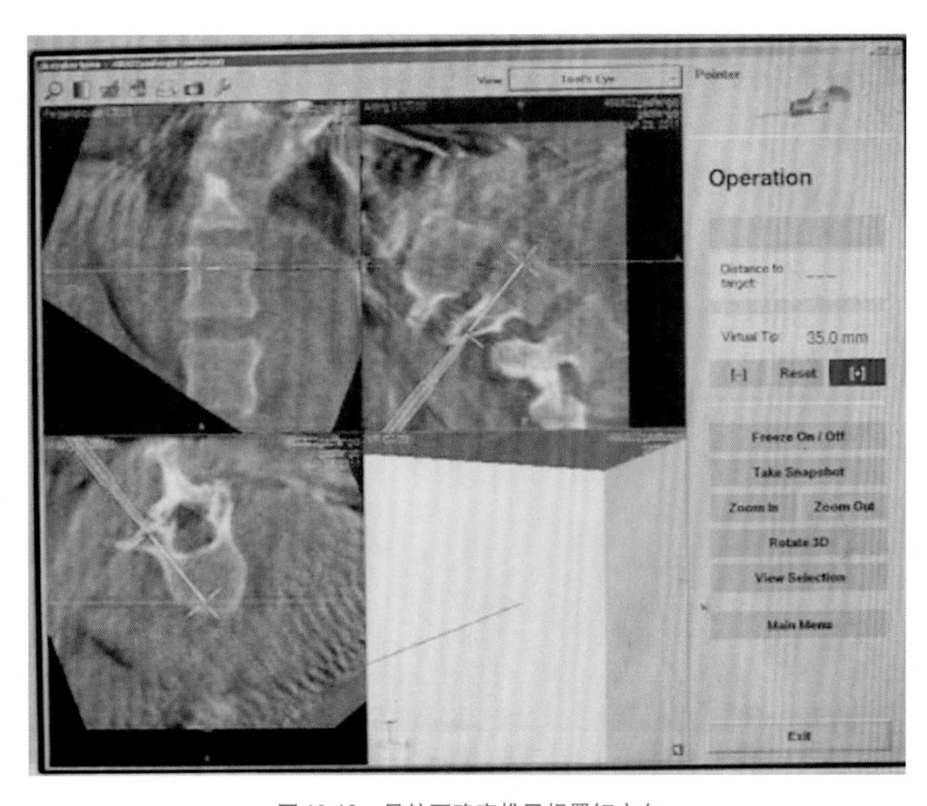

图 10-13　导航下确定椎弓根置钉方向

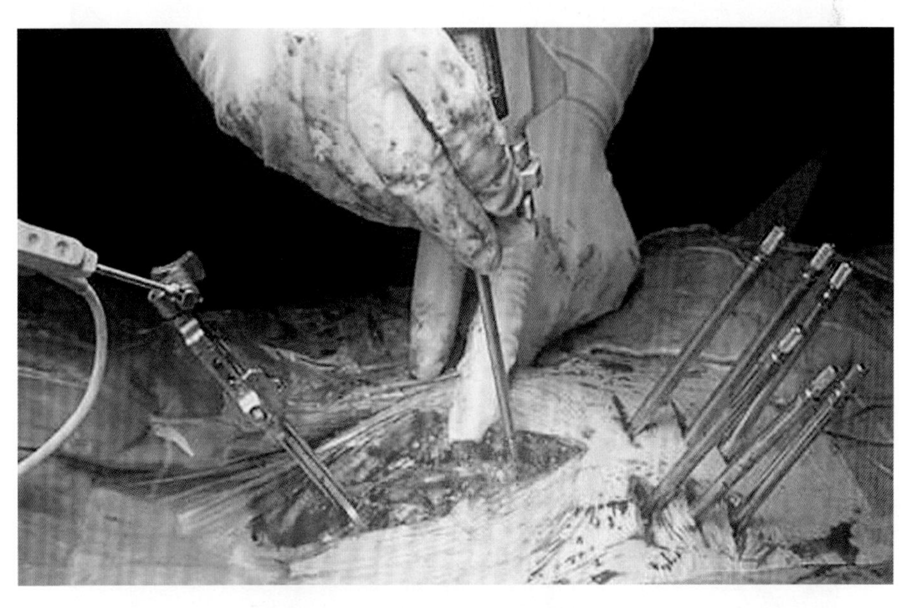

图 10-14　导航下确定畸形椎位置

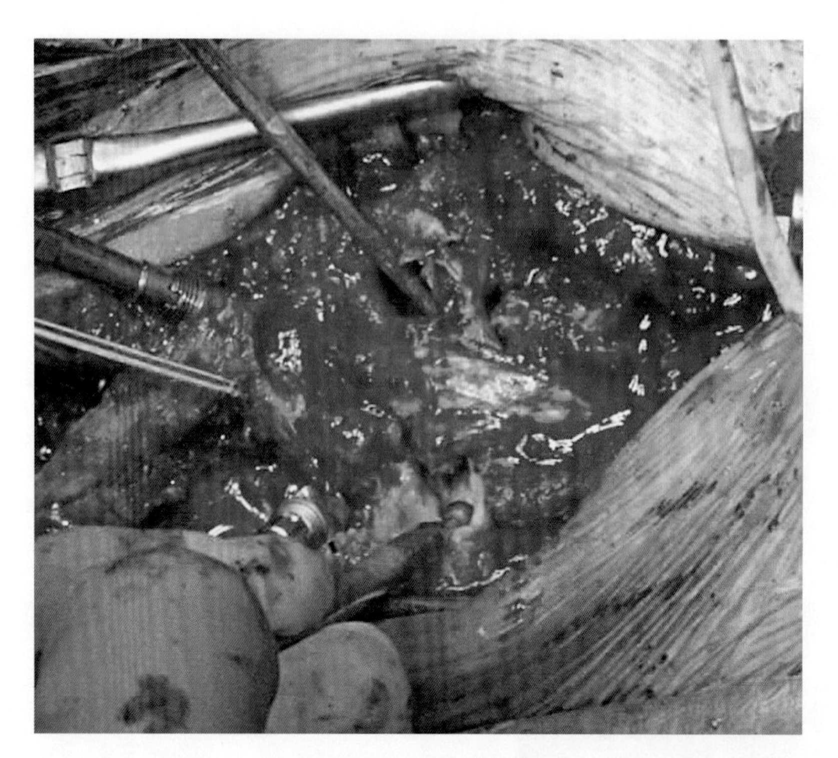

图 10-15 行椎体切除

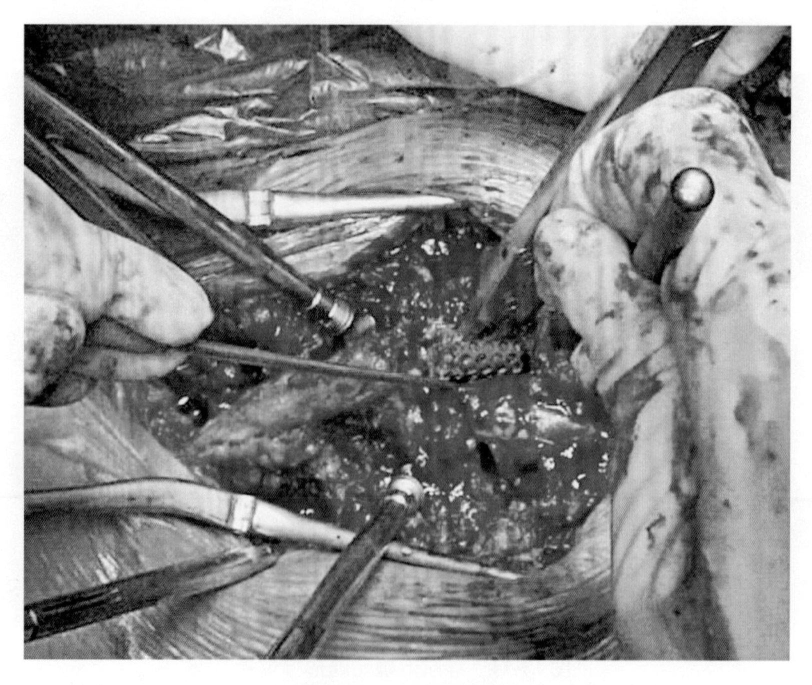

图 10-16 置入 mesh

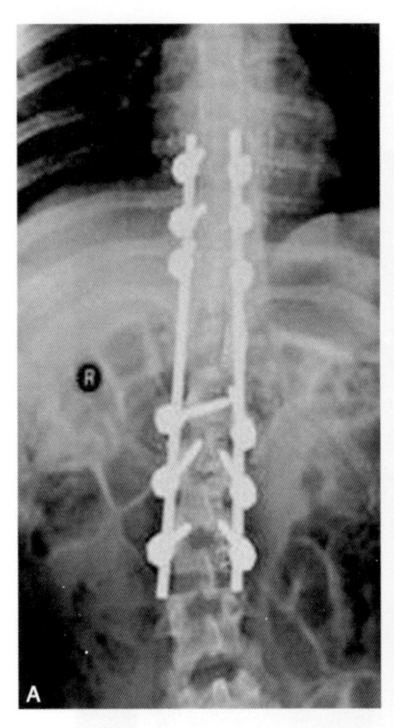

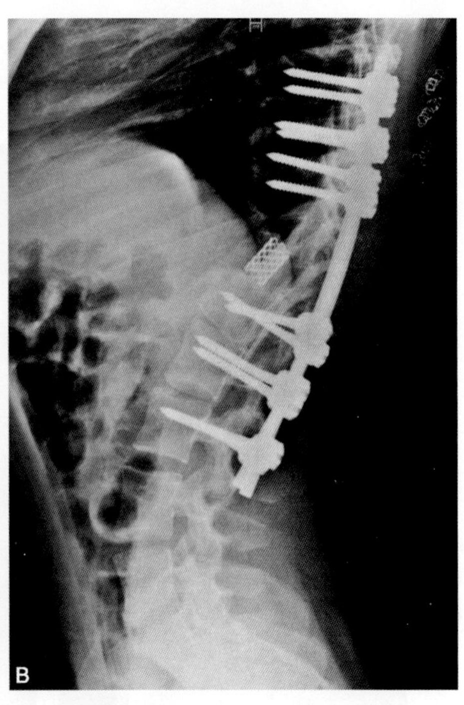

图 10-17　术后 X 线片
A. 正位片；B. 侧位片

2. 病例 2　T_{12}椎体压缩骨折，TLCS 评分为 5 分，经皮椎弓根螺钉内固定（图 10-18～图 10-23）。

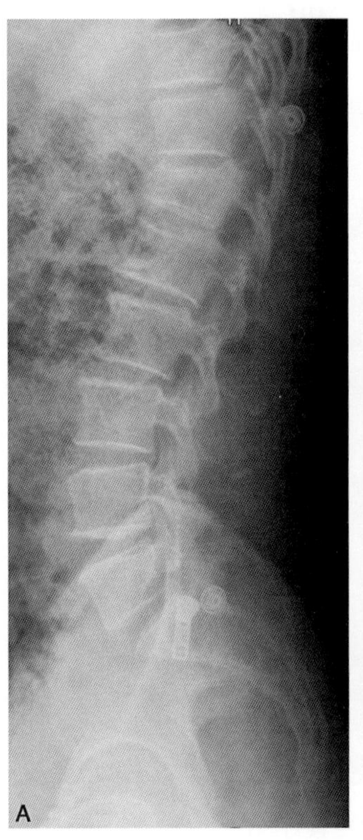

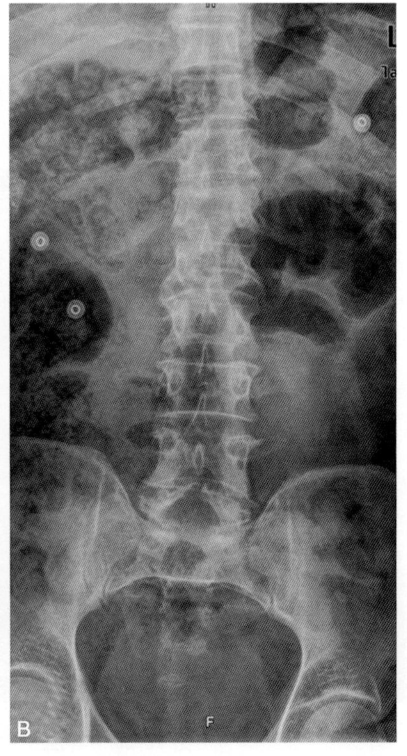

图 10-18　术前 X 线片
A. 侧位片；B. 正位片

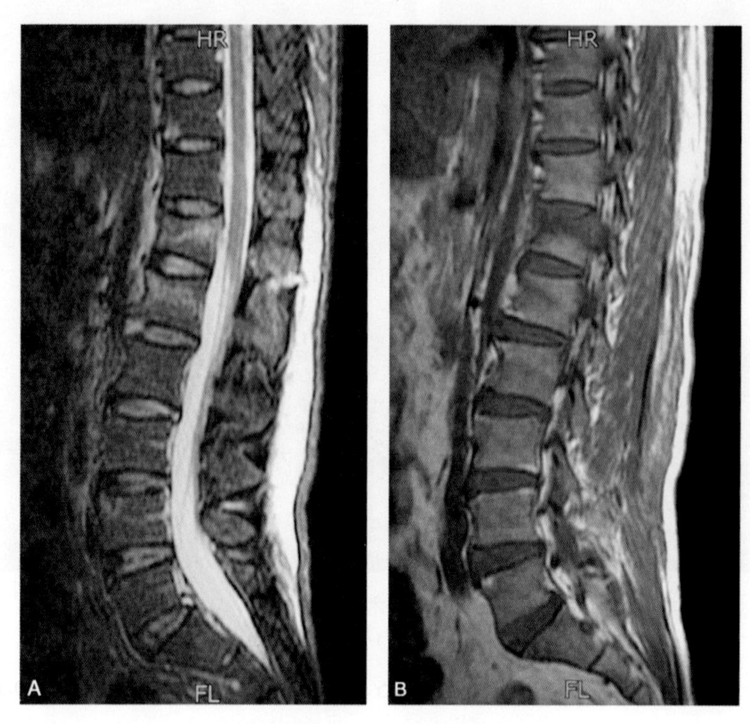

图 **10-19** 术前 MRI

A. T_2，矢状位；B. T_1，矢状位

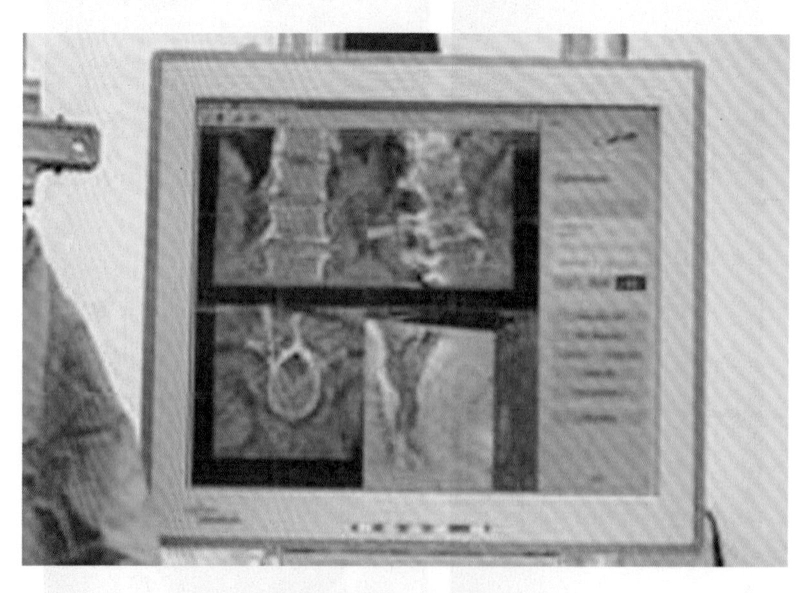

图 **10-20** 导航下确定置钉方向

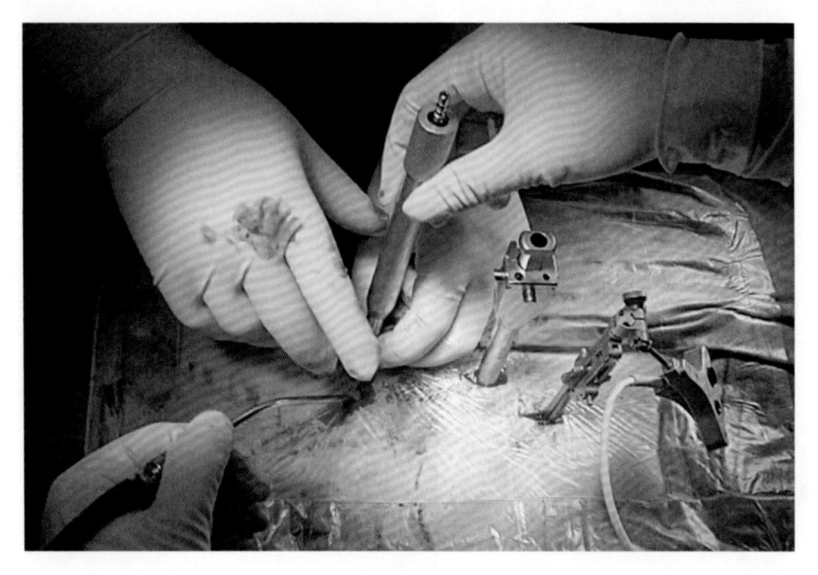

图 10-21　微创置入椎弓根螺钉

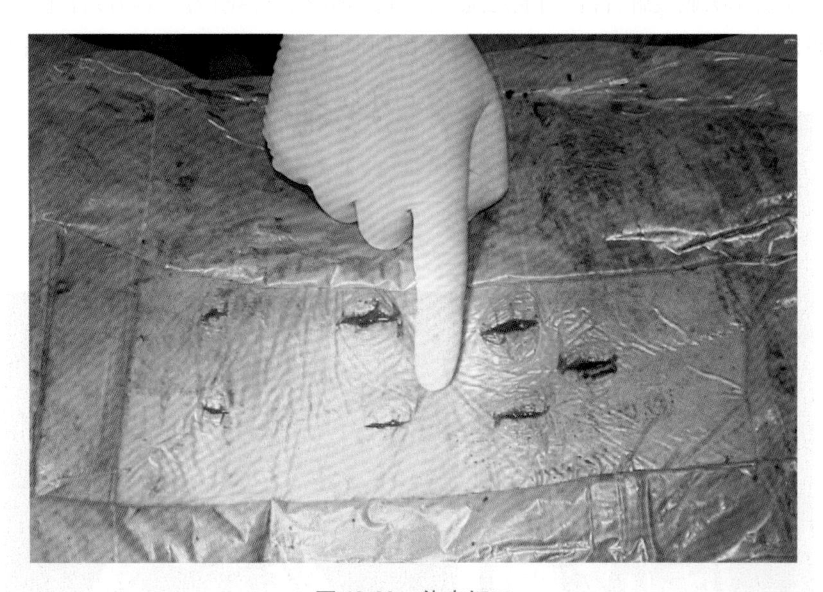

图 10-22　体表切口

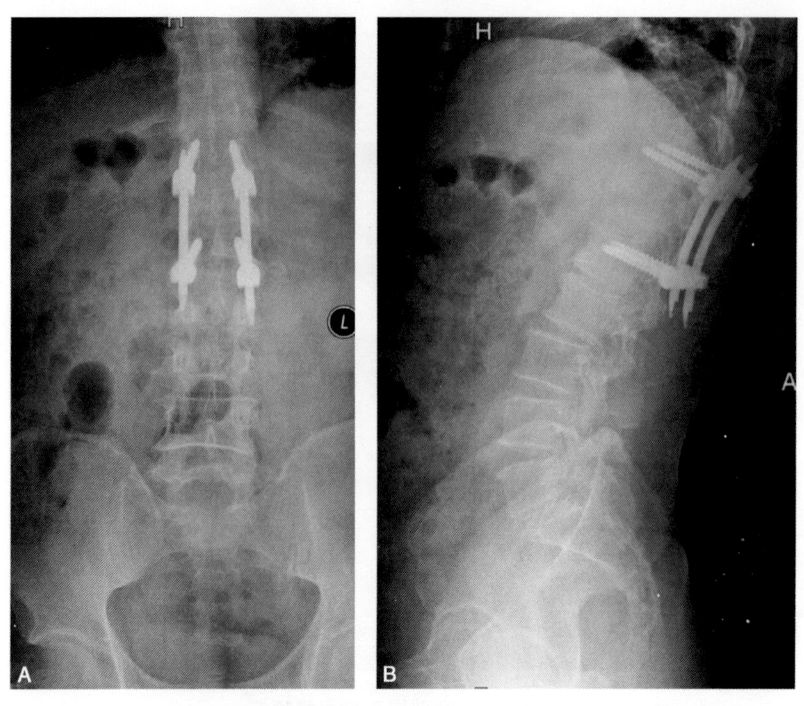

图 10-23 术后 X 线片
A. 正位片;B. 侧位片

3. 病例 3 患者 6 个月前无明显诱因出现左下肢无力症状,多在劳累后出现,并感左下肢麻木,经休息后症状无明显缓解,曾在当地医院就诊,行 MRI 检查诊断为"黄韧带骨化症",行休息治疗,效果不明显。为进一步治疗来我院门诊,以"黄韧带骨化症"收入院(图 10-24 ~ 图 10-31)。

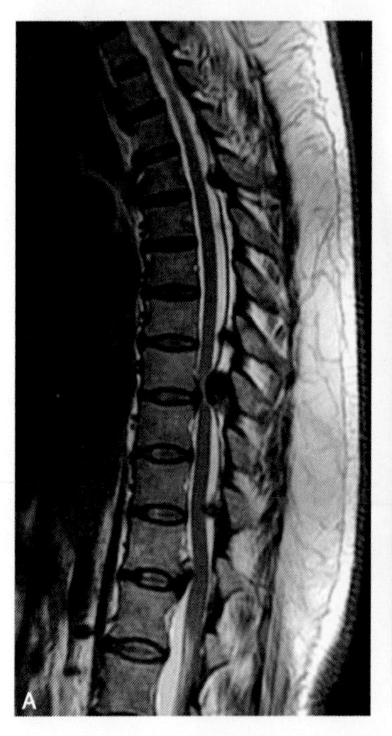

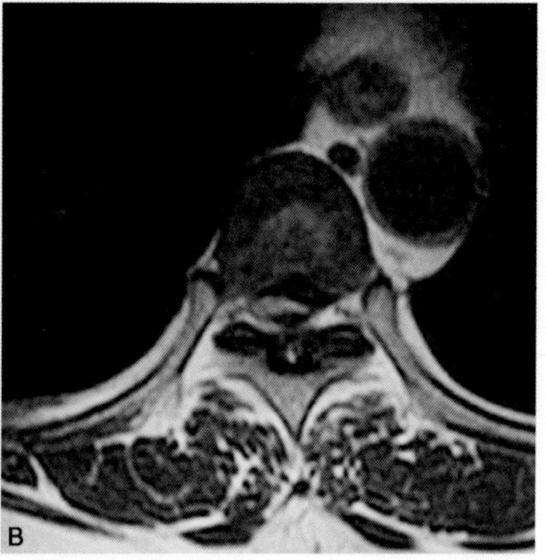

图 10-24 术前 MRI
A. T_2,矢状位;B. T_2,水平位

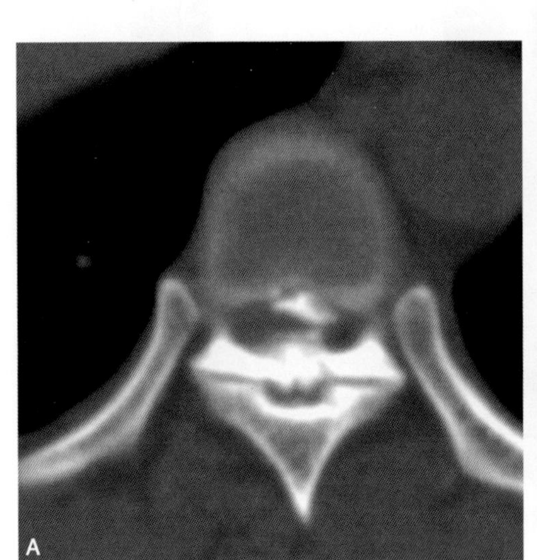

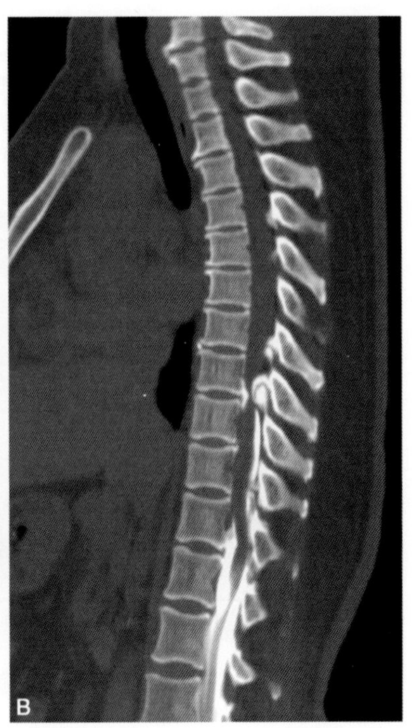

图 10-25　术前 CTM
A. 水平位;B. 矢状位

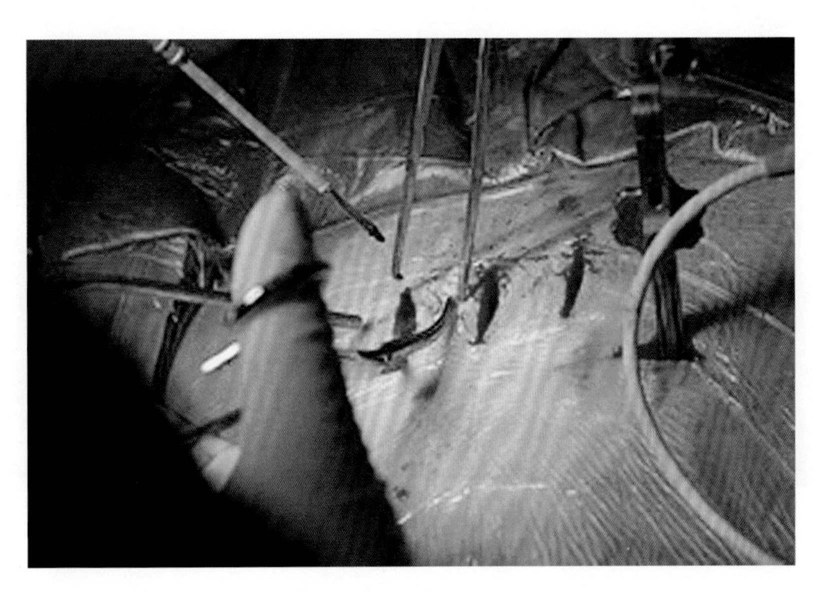

图 10-26　体表微创切口

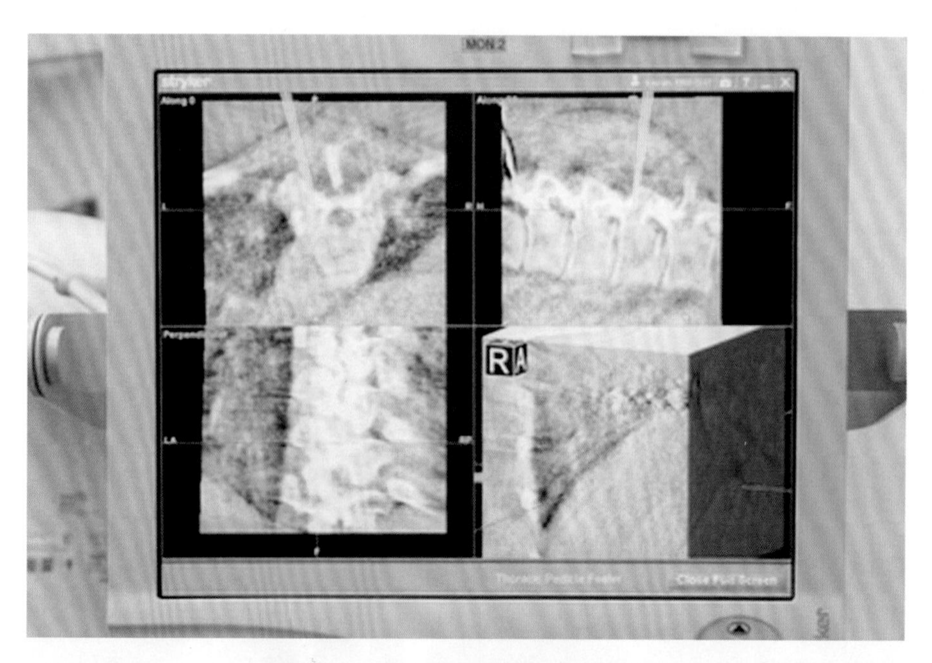

图 10-27 导航下确定椎弓根螺钉方向

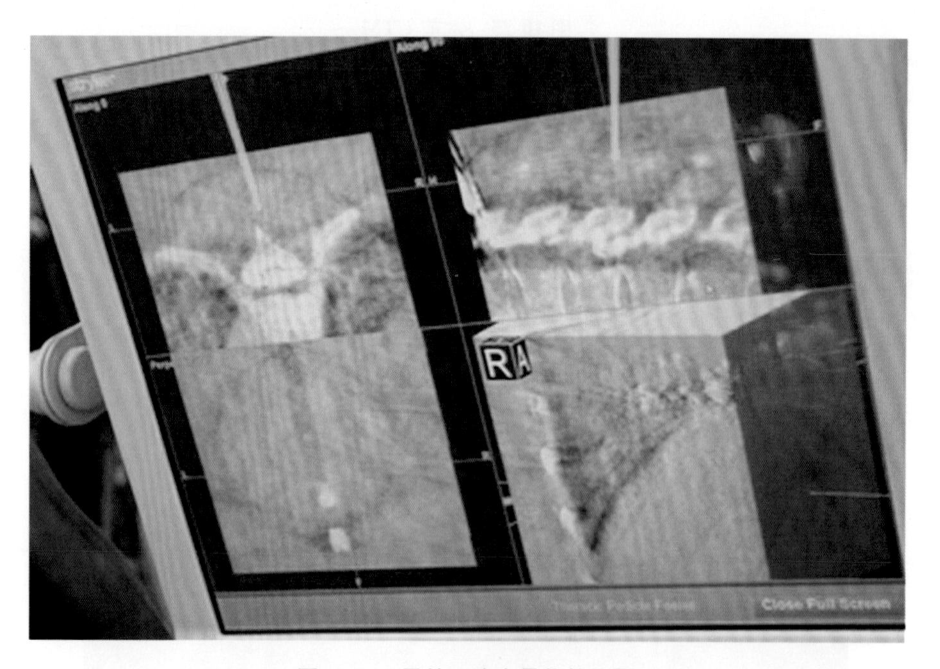

图 10-28 导航下确定骨化灶位置

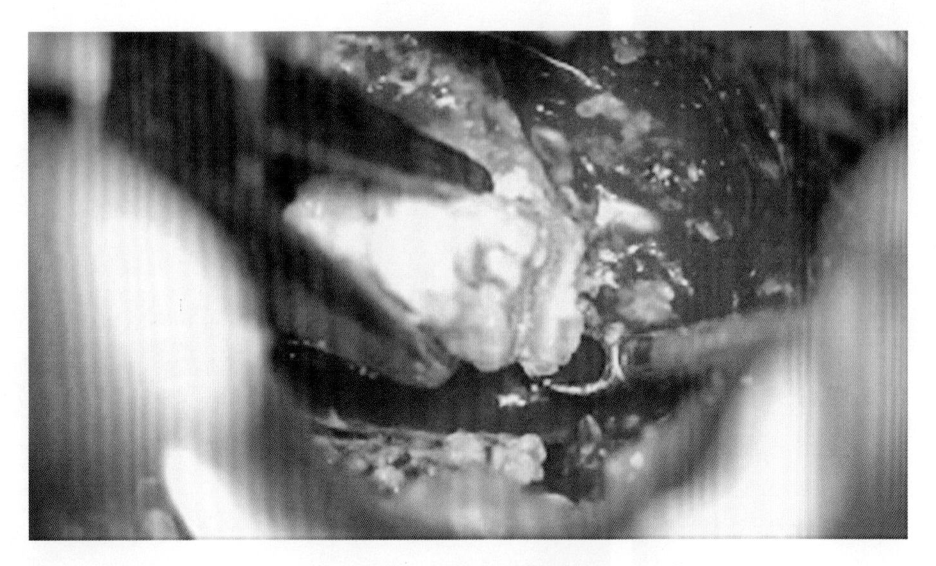

图 10-29　切除黄韧带骨化灶

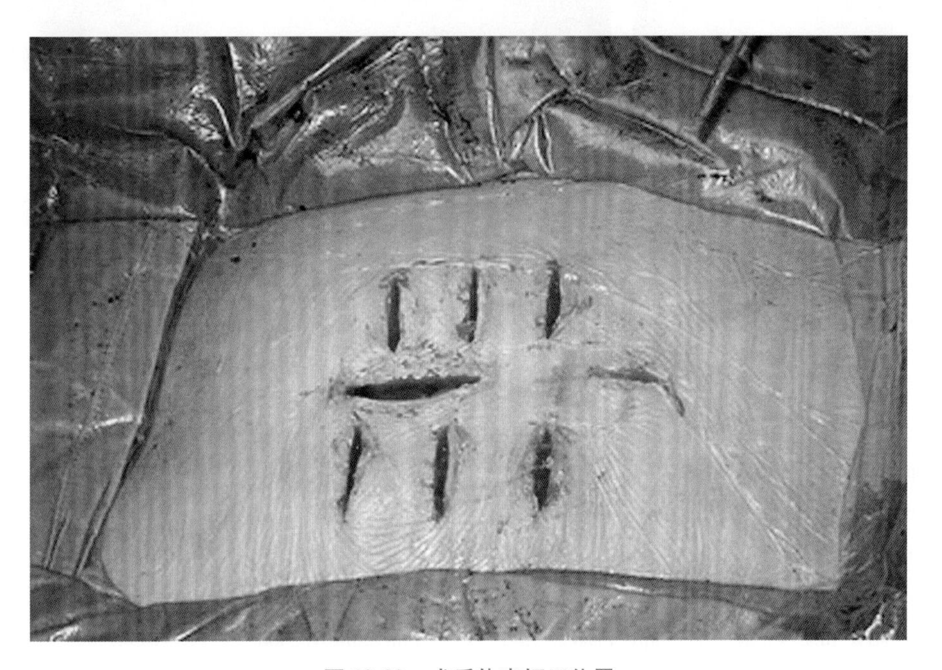

图 10-30　术后体表切口位置

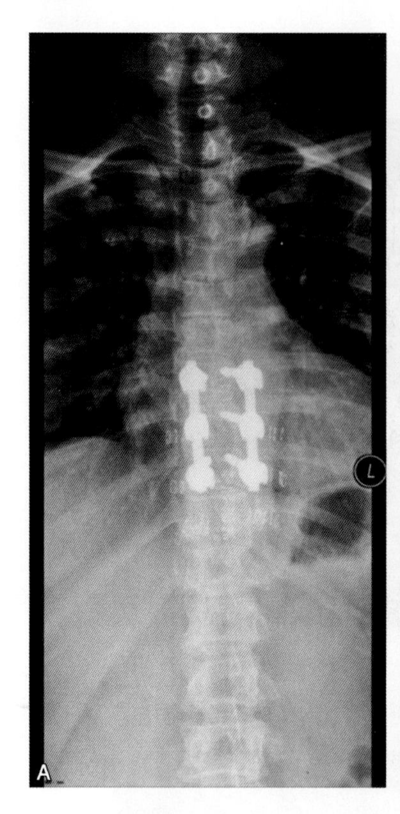

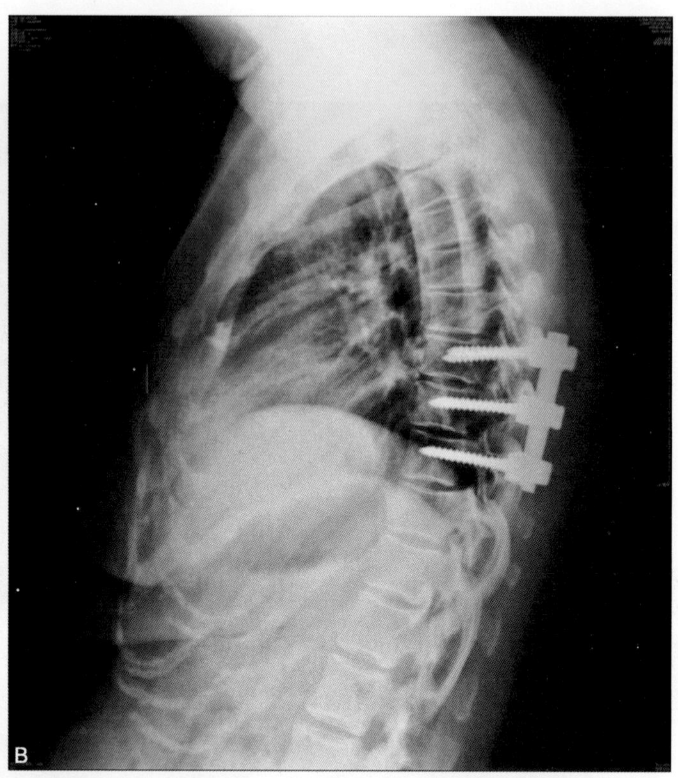

图 10-31 术后 X 线片
A. 正位片;B. 侧位片

（刘波 冯硕）

参考文献

1. Anand N, Baron EM. Minimally invasive approaches for the correction of adult spinal deformity. Eur Spine J. 2013, 22(Suppl 2): 232-241.
2. Dickerman RD, Reynolds AS, Tackett J, et al. Percutaneous pedicle screws significantly decrease muscle damage and operative time: surgical technique makes a difference! Eur Spine J, 2008, 17(10): 1398.
3. Tamburrelli FC, Scaramuzzo L, Genitiempo M, et al. Minimally Invasive Treatment of the Thoracic Spine Disease: Completely Percutaneous and Hybrid Approaches. Minim Invasive Surg, 2013: 508920.
4. Dickerman RD, Reynolds AS, Tackett J, et al. Percutaneous pedicle screws significantly decrease muscle damage and operative time: surgical technique makes a difference! Eur Spine J. 2008, 17(10): 1398.
5. Barbagallo GM, Yoder E, Dettori JR, et al. Percutaneous minimally invasive versus open spine surgery in the treatment of fractures of the thoracolumbar junction: a comparative effectiveness review. Evid Based Spine Care J. 2012, 3(3): 43-49.
6. Schultheiss M, Kinzl L, Claes L, et al. Minimally invasive ventral spondylodesis for thoracolumbar fracture treatment: surgical technique and first clinical outcome. Eur Spine J, 2003, 12(6): 618-624.
7. Ohnsorge JA, Salem KH, Ladenburger A, et al. Computer-assisted fluoroscopic navigation of percutaneous spinal interventions. Eur Spine J, 2013, 22(3): 642-647.

8. Nayak NR, Pisapia JM, Abdullah KG, et al. Minimally Invasive Surgery for Traumatic Fractures in Ankylosing Spinal Diseases. Global Spine J, 2015, 5(4): 266-273.
9. Patel AA, Zfass-Mendez M, Lebwohl NH, et al. Minimally Invasive Versus Open Lumbar Fusion: A Comparison of Blood Loss, Surgical Complications, and Hospital Course. Iowa Orthop J, 2015, 35: 130-134.
10. Mezger U, Jendrewski C, Bartels M, et al. Navigation in surgery. Langenbecks Arch Surg, 2013, 398(4): 501-514.
11. Charles YP, Walter A, Schuller S, et al. Thoracolumbar fracture reduction by percutaneous in situ contouring. Eur Spine J, 2012, 21(11): 2214-2221.
12. Kimball J, Kusnezov NA, Pezeshkian P, et al. Minimally invasive surgical decompression for lumbar spinal metastases. Surg Neurol Int, 2013, 4: 78.
13. Meredith DS, Kepler CK, Huang RC, et al. Extreme Lateral Interbody Fusion (XLIF) in the Thoracic and Thoracolumbar Spine: Technical Report and Early Outcomes. HSS J, 2013, 9(1): 25-31.
14. Schizas C, Michel J, Kosmopoulos V, et al. Computer tomography assessment of pedicle screw insertion in percutaneous posterior transpedicular stabilization. Eur Spine J, 2007, 16(5): 613-617.
15. Jaiswal A, Shetty AP, Rajasekaran S. Role of intraoperative Iso-C based navigation in challenging spine trauma. Indian J Orthop, 2007, 41(4): 312-317.
16. Sarwahi V, Wollowick AL, Sugarman EP, et al. Minimally invasive scoliosis surgery: an innovative technique in patients with adolescent idiopathic scoliosis. Scoliosis, 2011, 6: 16.
17. Ulutaş M, Seçer M, Çelik SE. Minimally Invasive Mini Open Split-Muscular Percutaneous Pedicle Screw Fixation of the Thoracolumbar Spine. Orthop Rev (Pavia), 2015, 7(1): 5661.
18. Tian W, Han X, Liu B, et al. A Robot-Assisted Surgical System Using a Force-Image Control Method for Pedicle Screw Insertion. PLoS One, 2014, 9(1): e86346.
19. Torres J, James AR, Alimi M, et al. Screw Placement Accuracy for Minimally Invasive Transforaminal Lumbar Interbody Fusion Surgery: A Study on 3-D Neuronavigation-Guided Surgery. Global Spine J, 2012, 2(3): 143-152.
20. Hu X, Ohnmeiss DD, Lieberman IH. Robotic-assisted pedicle screw placement: lessons learned from the first 102 patients. Eur Spine J, 2013, 22(3): 661-666.
21. Heintel TM, Berglehner A, Meffert R. Accuracy of percutaneous pedicle screws for thoracic and lumbar spine fractures: a prospective trial. Eur Spine J, 2013, 22(3): 495-502.
22. Puvanesarajah V, Liauw JA, Lo SF, et al. Techniques and accuracy of thoracolumbar pedicle screw placement. World J Orthop, 2014, 5(2): 112-123.

第十一章

脊柱后凸畸形矫正技术

一、手术指征

脊柱后凸是常见的脊柱畸形，如先天性脊柱畸形、脊柱创伤、结核、强直性脊柱炎等多种疾病都可以引起脊柱后凸畸形。脊柱后凸会导致人体重心前移，增加腰椎间盘压力和腰背肌负荷，从而引起慢性腰背痛。严重的后凸畸形可以压迫脊髓或者马尾神经，甚至引起截瘫。

脊柱后凸的治疗取决于患者病史、查体和影像学检查综合评估的结果。对于轻度后凸，不伴有神经压迫症状的患者，首先采用保守治疗。通过腰背部肌肉锻炼、物理康复治疗配合NSAIDs类药物，缓解症状，减少复发。对于脊柱后凸严重，合并矢状位失衡和神经压迫的患者，需要外科手术治疗。手术的原则是解除神经压迫、恢复脊柱力线和矢状位平衡、维持脊柱稳定性，通常采用截骨矫形和脊柱内固定融合技术。

二、手术难点及导航优势

脊柱后凸畸形矫形手术，属于脊柱手术中难度较大的一类操作。①脊柱后凸畸形带来解剖结构的混乱，增加了椎弓根螺钉置入的难度。特别是中上胸椎，正常解剖结构狭小，椎弓根螺钉置入点变异大，再加上脊柱畸形带来的椎弓根方向和角度的改变，使得徒手操作置钉的准确度明显降低。Samdani等报道，在年轻患者胸椎椎弓根钉内固定中，即使具有5年以上手术经验的医生，所置螺钉仍有12.1%（104/856）突破椎弓根内侧壁>2mm。Ruf等报道，33例患儿（1～6岁，共36个半椎体）行脊柱后路半椎体切除、椎弓根螺钉内固定融合术，术后CT扫描发现其中有2例发生了椎弓根的爆裂骨折，3例出现了置钉错误。②使用磨钻进行椎体截骨的全部过程都是经椎弓根狭小的管状入口进入，许多步骤不能在直视下进行操作，增加了神经损伤的风险，而且截骨的对合面难以完全吻合，影响术后愈合。Buchowski等研究报道，经椎弓根椎体截骨术（Pedicle Subtraction Osteotomy，PSO）手术中有11.1%（12/108）术后及出现神经损伤症状；其中2.8%（3/108）的神经损伤是永久性的。③在处理椎体腹侧皮质时，不能完全直视下操作，很大程度上依靠术者的感觉和经验，可能造成腹部大血管的损伤。

在导航手术中，通过 Iso-3D C-arm 采集术中患者的影像信息，通过计算机辅助三维重建，实时追踪手术器具，为术者提供立体可视的精准图像，使得截骨手术微创化、精准化、个体化。其优势体现在以下几个方面：

1. 截骨过程在三维立体可视条件下操作，实时了解椎体内截骨的范围，避免术中“盲操作”带来的风险，最大程度上减少了神经及血管的损伤，增加了手术的安全性。

2. 真正的三柱截骨可以做到后凸矫形的最大化，并可以控制。

3. 截骨面对应精确、对合好，可充分闭合远近端松质骨床，融合率高。

4. 可增加椎弓根置钉的准确性，增加畸形矫正力度，避免螺钉松动和矫形丢失。

5. 在导航引导下处理椎体前侧皮质，保护胸腹腔大血管，避免因截骨不充分而影响畸形矫正。

6. 计算机辅助术前设计，根据后凸角度测算并确定截骨范围。评估患者下腰椎代偿能力，避免术后脊柱过伸畸形。

三、术前影像学检查及手术规划

病史采集是对脊柱后凸的患者进行评估和治疗的第一步。了解疼痛的位置、性质、程度、持续时间以及是否合并下肢神经症状，为诊断和治疗提供了重要的信息。对于有手术指征的患者，全身内科系统的评估也是必不可少的，特别是针对糖尿病、心脑血管疾病和骨质疏松的检查。大量吸烟不利于植骨融合，会增加假关节形成的概率，因此术前戒烟也是非常重要的。

体格检查时需要注意患者的站姿和步态。脊柱后凸的患者可以通过其他关节的代偿来保持脊柱平衡。因此查体时需要观察脊柱后凸患者站立时是否出现代偿性膝关节弯曲和髋关节后伸。有研究表明，接近 95% 的脊柱后凸患者不能完全站直，90% 的患者长时间活动后会出现腰背痛，27% 的患者站立时需要屈膝代偿。仰卧位时注意检查脊柱后凸畸形的柔韧度，俯卧位时注意评估患者体位，以便术前调整手术床的角度，同时注意脊柱后凸是否合并脊柱侧弯。对于长期屈膝伸髋代偿的患者，注意检查膝关节和髋关节的挛缩畸形，避免术中脊柱后凸过度矫形引起中心后移的并发症。完整而且细致的神经学查体是必不可少的，例如检查上运动神经元损伤的体征：Hoffmann 征、反向桡骨膜反射、Babinski 征等。腹壁反射能够反映胸段脊髓的功能。四肢感觉、肌力和腱反射需要在术前进行详细的记录。

在影像学评估中，脊柱全长站立位 X 线是非常重要的检查。国际上通常使用 14 英寸×36 英寸的成像技术，需要包含患者的颅底、整个脊柱、骶尾骨远端和双侧股骨头。在脊柱全长侧位片中可以用 C_7 铅垂线（又称为矢状位垂直轴 sagittal vertical axis，SVA）法，评估患者脊柱的矢状位平衡。根据脊柱侧弯研究协会（Scoliosis Research Society）的定义，C_7 铅垂线经过 L_5/S_1 间盘后上角的前方，垂直距离>2. 5cm 时，称为脊柱矢状位平衡（+）；而 C_7 铅垂线经过股骨头前方，称为严重矢状位失衡。评估胸椎后凸通常测量 T_2 上终板到 T_{12} 下终板的 Cobb

角；评估腰椎前凸测量 T_{12} 下终板到 S_1 上终板的 Cobb 角；胸腰段力线测量 T_{11} 上终板到 L_2 下终板的 Cobb 角。骨盆入射角(pelvic incidence, PI)用于评估下腰椎、骶椎和骨盆、髋关节之间的空间位置关系。骨盆入射角是指骶骨上终板中点与股骨头几何中心的连线，与骶骨上终板的垂线之间的夹角(图 11-1)。其他影像学检查包括脊柱 MRI、CT、过屈过伸位 X 线片等。

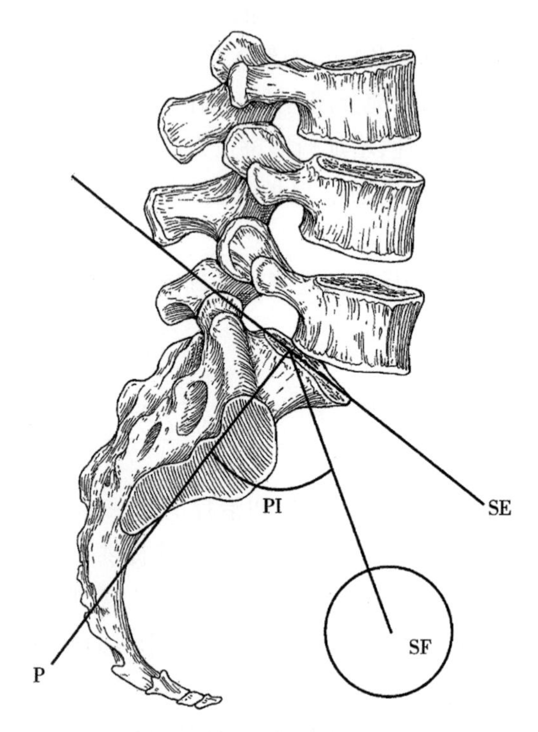

图 11-1 骨盆入射角的测量

PI：骨盆入射角；SE 骶骨上终板连线；SF：股骨头中心与骶骨上终板中点连线；P：骶骨上终板连线的垂线

四、开放手术步骤

常用的脊柱截骨矫形术式包括 Smith-Petersen 截骨矫形术(SPO)，经椎弓根截骨矫形术(pedicle subtraction osteotomy, PSO)和椎体切除截骨矫形术(vertebral column resection, VCR)。

(一) Smith-Petersen 截骨矫形术

SPO(Smith-Petersen osteotomy)适用于多节段病变导致的长弧形后凸畸形，例如 Scheuermann 病。每个节段的截骨可以获得约 10°的矫形效果，平均每 1mm 的截骨大约可以获得 1°的前凸矫形。

1. 去除棘间韧带、黄韧带和双侧关节突关节(图 11-2)。
2. 进行脊柱后方加压，闭合截骨面形成脊柱前凸矫形。

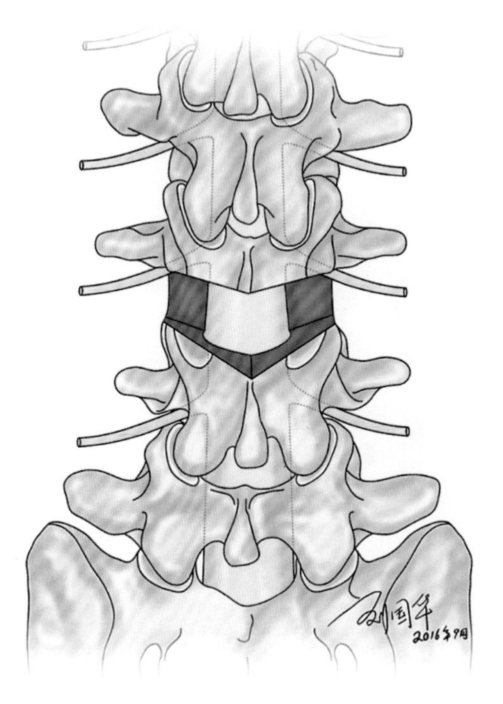

图 11-2　去除棘间韧带、黄韧带和双侧关节突关节

因为在手术中仅仅切除脊柱后方结构，所以要求椎间盘必须是能够活动的。脊柱后方加压的过程，可以通过调整手术床的位置和角度实现；也可以通过椎弓根钉实现加压操作。但是后者在骨质疏松患者中内固定物失效的风险较高。

（二）经椎弓根截骨矫形术

PSO 是一种经脊柱后正中入路，在一个椎体内操作，实现三柱截骨矫形的术式。这种术式属于闭合式截骨矫形，不会增加脊柱整体的长度。每个节段的截骨可以获得 30°～40°的矫形效果。

1. 在截骨水平上下各选择 4～8 个固定点，作为矫形的铆钉点，导航下置入椎弓根螺钉（图 11-3、图 11-4）。

2. 在截骨水平进行充分椎板减压，需要显露双侧神经根（图 11-5）。

3. 去除双侧关节突关节，显露椎弓根（图 11-6）。

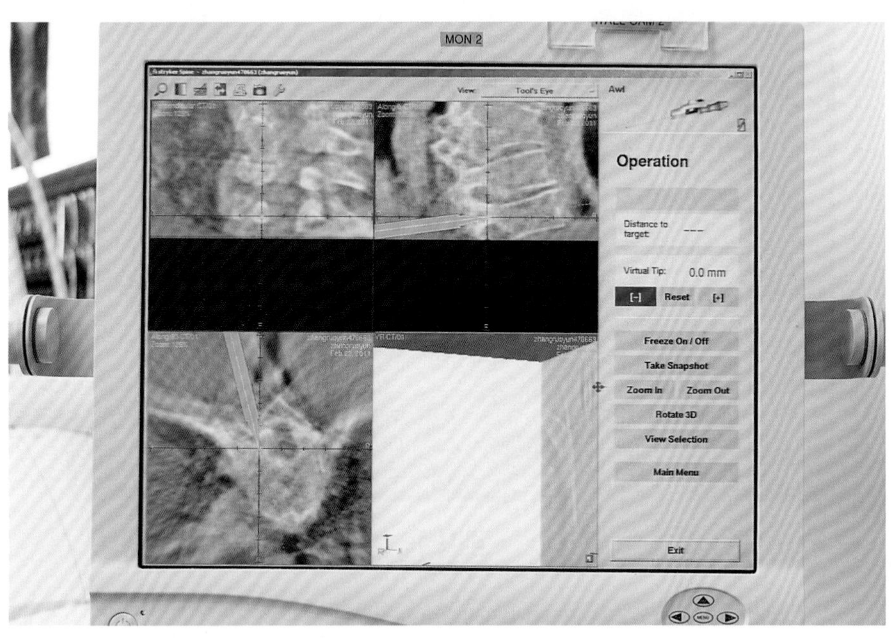

图 11-3

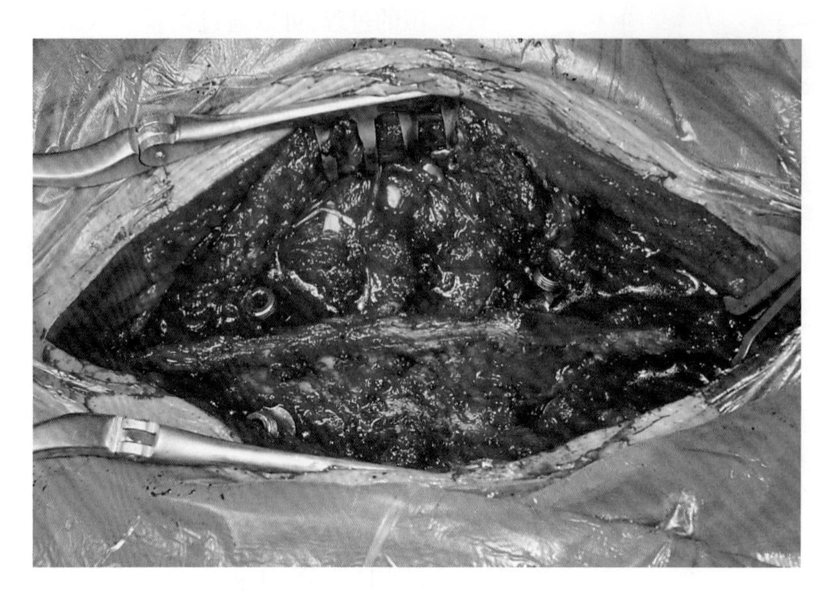

图 11-4

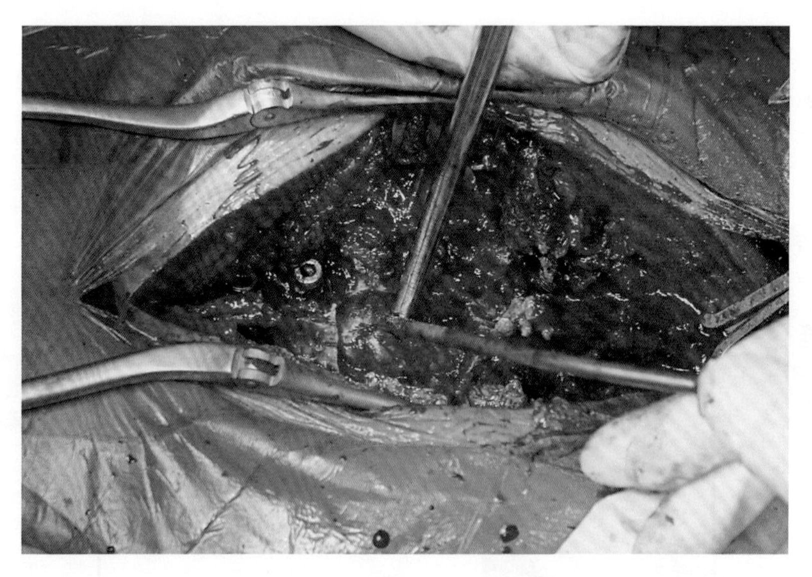

图 11-5

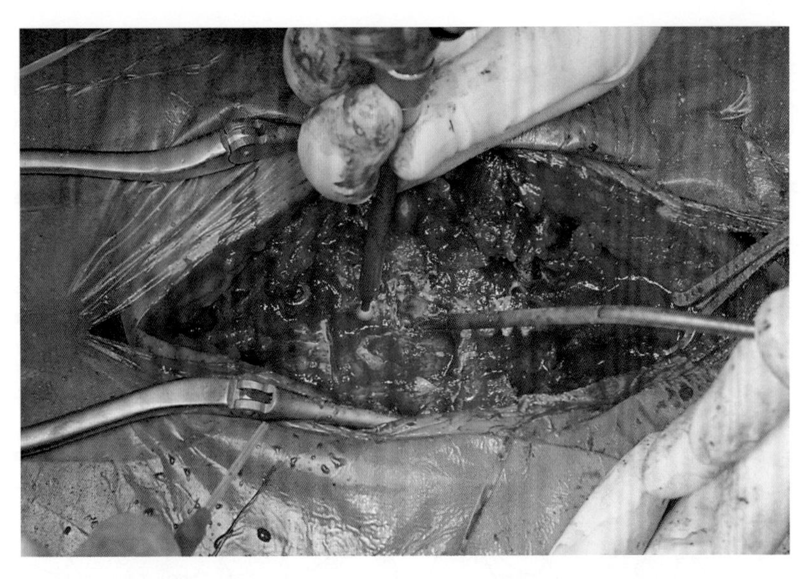

图 11-6

4. 用微型磨钻在椎弓根及其周围进行磨削截骨，形成前宽后窄的楔形截骨面。在磨削椎弓根时，需要注意保护神经根（图 11-7、图 11-8）。

5. 在椎体中磨削时，先去除椎体内的松质骨，保留椎体后方皮质，以保护重要的神经组织（图 11-9）。

6. 用反向挂勺将椎体后壁的皮质小心推入椎体内（图 11-10）。

7. 去除椎体外侧皮质，保留椎体前壁（图 11-11）。

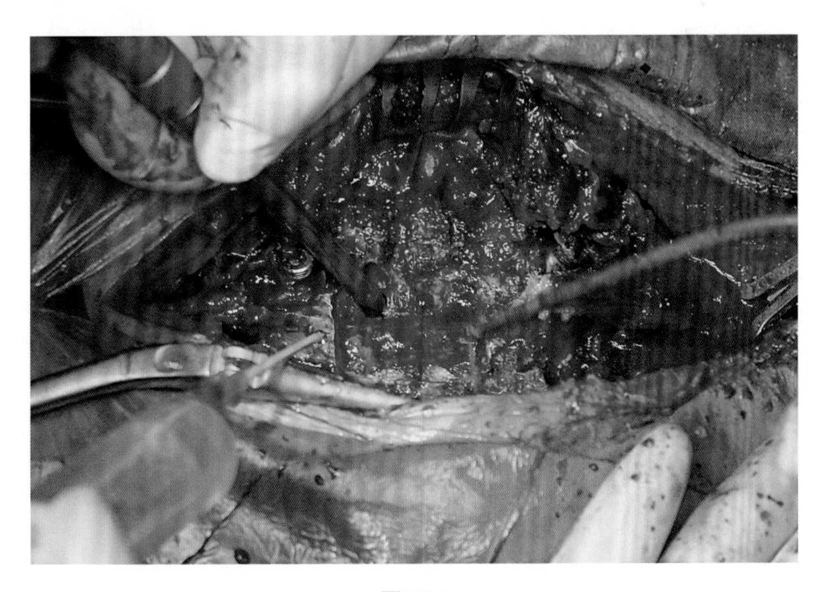

图 11-7

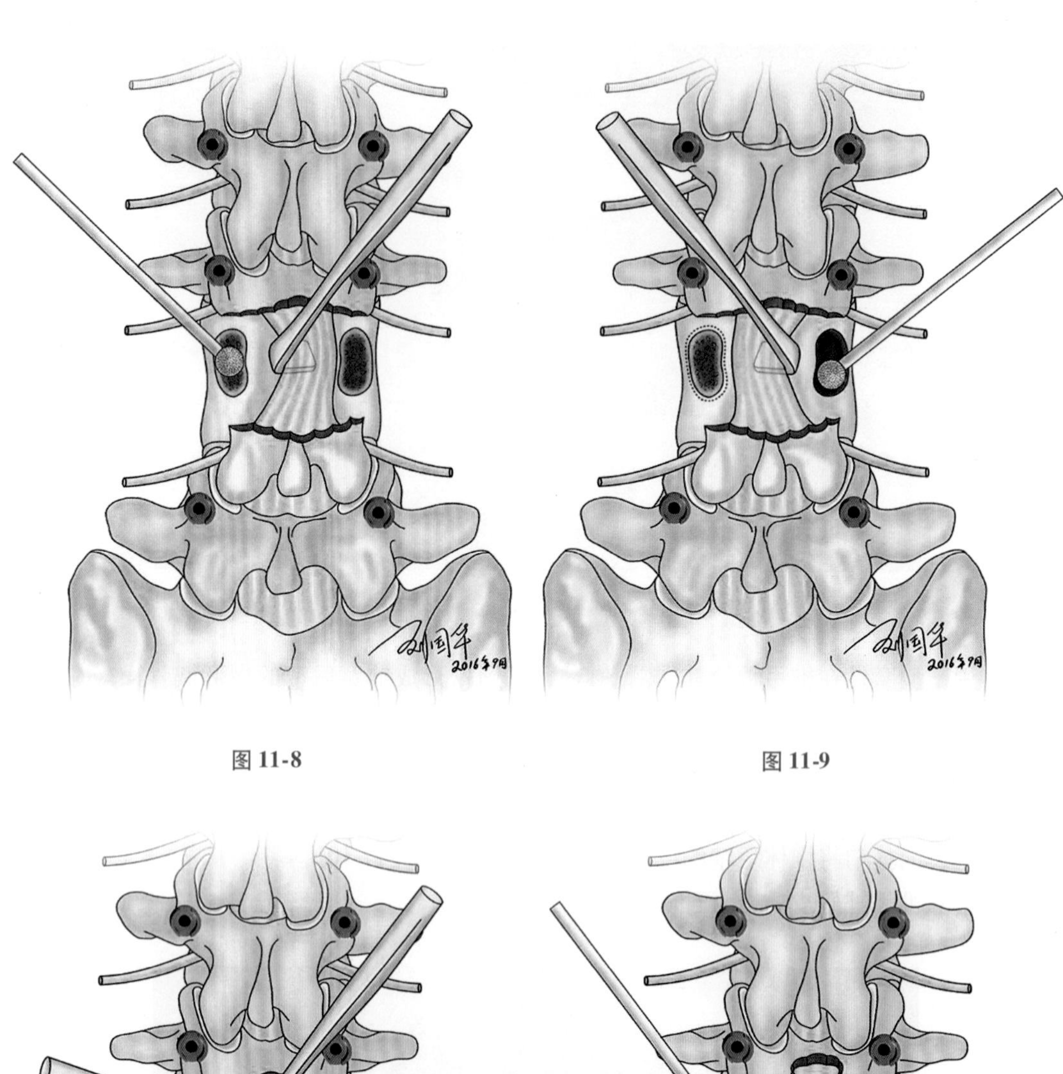

图 11-8

图 11-9

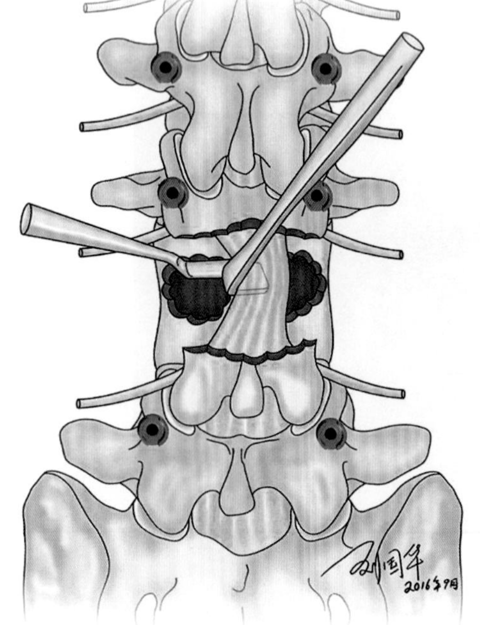

图 11-10

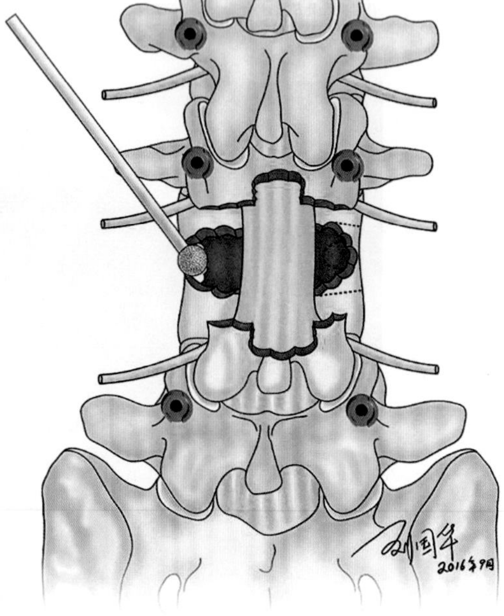

图 11-11

8. 截骨完成后，可以通过逐渐伸髋伸膝闭合截骨面，矫正后凸畸形；也可以通过钉棒系统加压矫形（图 11-12 ~ 图 11-14）。

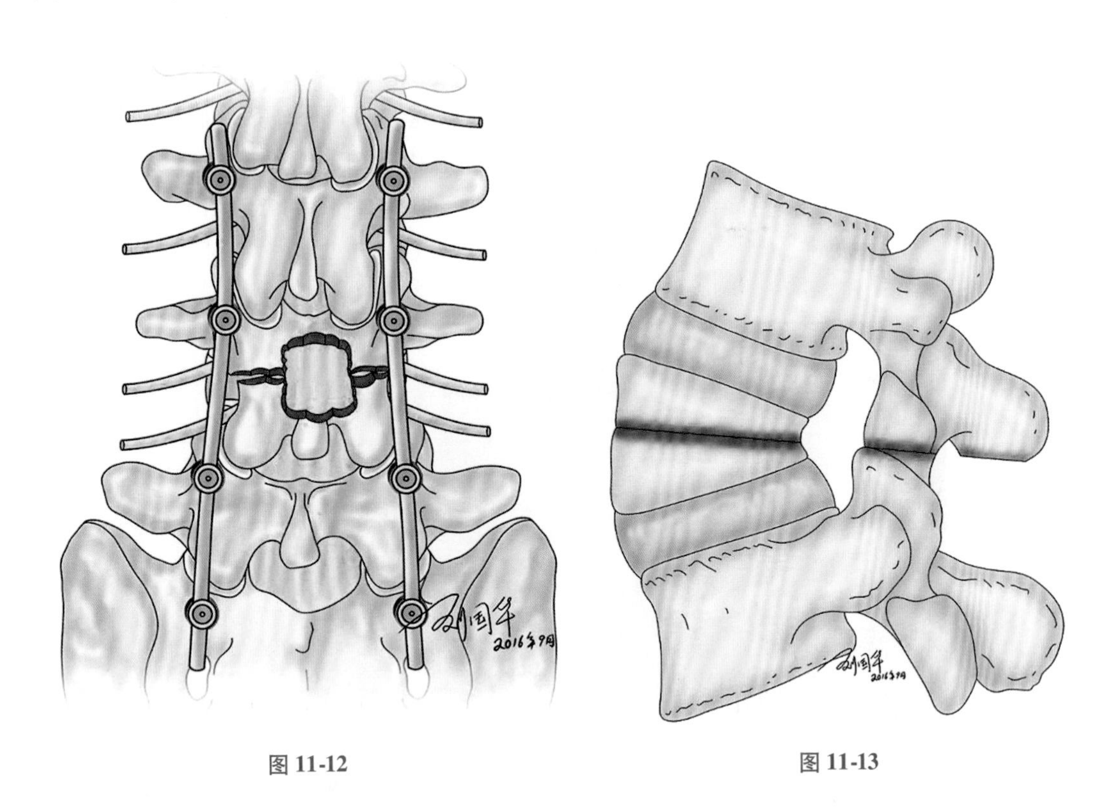

图 11-12　　　　图 11-13

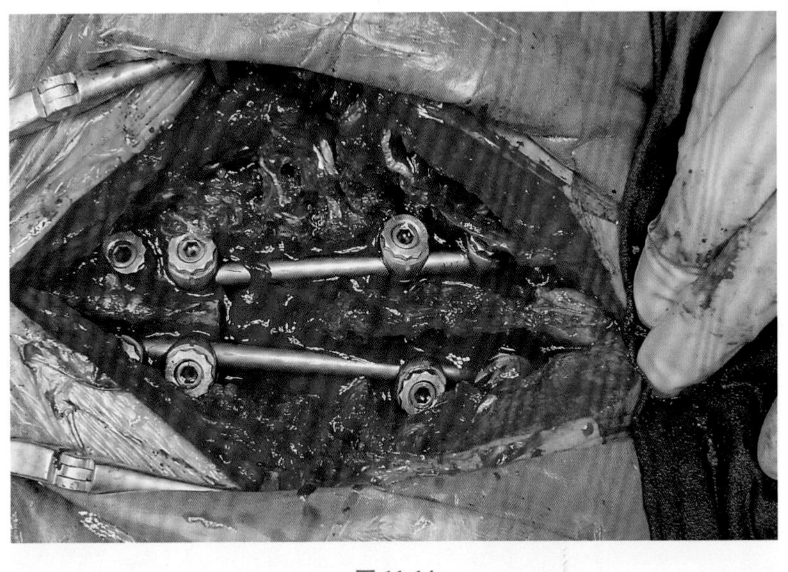

图 11-14

矫形过程改变脊柱力线，有可能引起神经损伤，可以通过术中神经功能监测或者术中麻醉唤醒技术，来减少该并发症。PSO 操作的关键是充分神经减压，避免矫形后出现硬膜褶皱。如果截骨位于 L_3 或 L_3 以下节段，最好能增加髂骨螺钉，以减少 S_1 椎弓根钉的应力，降低

S_1螺钉拔出和内固定物失效的风险。

（三）椎体切除截骨矫形术

VCR技术包括切除一个或多个椎体及其对应的后方韧带复合体结构和邻近的椎间盘。这是矫形力度最强大的一种椎体截骨术式，适用于固定成角后凸畸形、半椎体畸形、后凸合并侧弯、腰椎Ⅳ~Ⅴ度滑脱等严重畸形。Hamzaoglu等报道，VCR平均矫形能力为62%（冠状面）和72%（矢状面）。Suk等报道，VCR矫形能力在冠状面61.9°，矢状面45.2°。

1. 在截骨水平上下各选择4~8个固定点，植入椎弓根螺钉（图11-15、图11-16）。

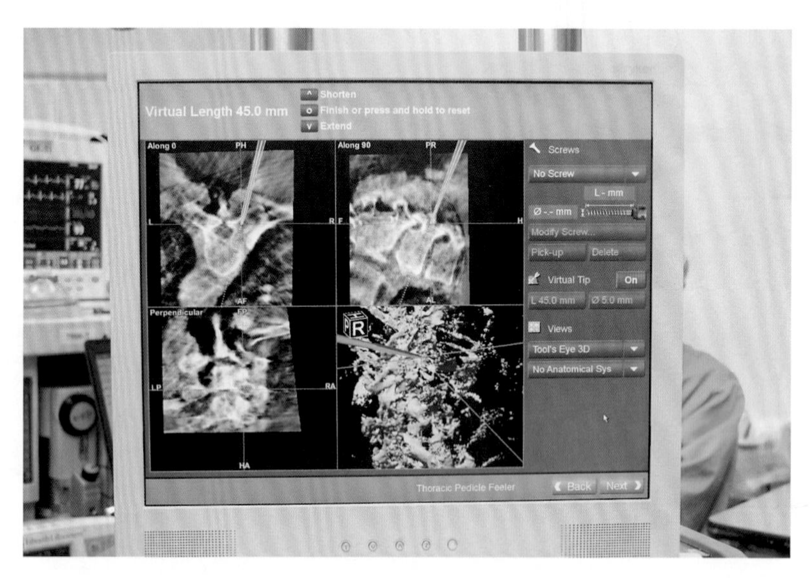

图11-15

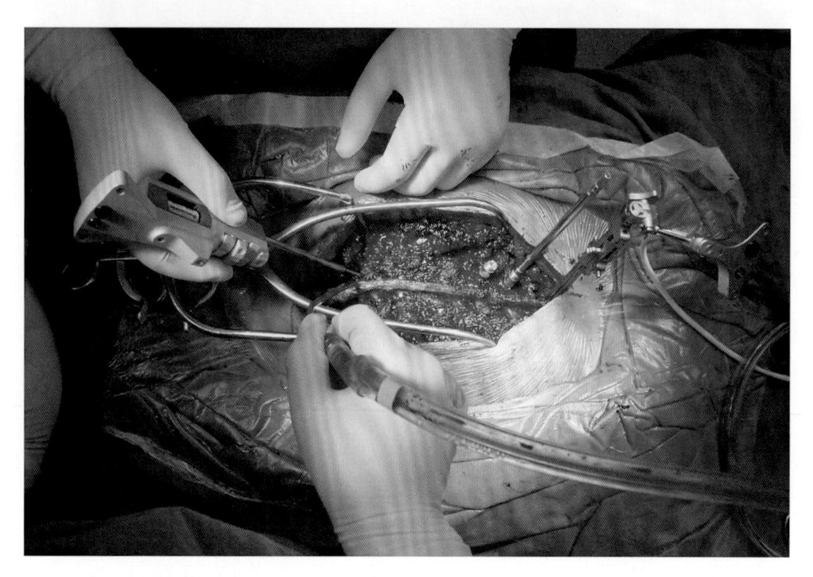

图11-16

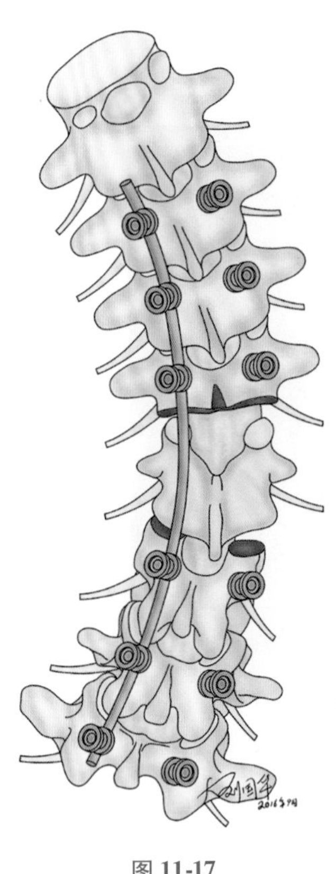

图 11-17

2. 在一侧安放临时连接杆,维持脊柱稳定性。临时连接杆通常先放置在脊柱的凹侧(图 11-17)。

3. 行广泛椎板减压,减压范围包括截骨椎体及其上下各一个椎体水平,尽量避免矫形后硬膜褶皱或相邻椎板挤压神经(图 11-18)。

4. 切除双侧关节突关节,显露神经根(图 11-19)。

5. 在胸椎,需要牺牲肋间神经并去除肋骨头,来增加术野显露(图 11-20、图 11-21)。

6. 从脊柱凸侧开始操作,显露椎体外侧壁,并进行骨膜下剥离直至椎体前方,注意保护脏层胸膜和椎体前方的血管(图 11-22)。

7. 利用高速磨钻去除椎弓根和椎体,同时保留椎体前壁的皮质和前纵韧带,一方面保护脊柱前方软组织;另一方面避免截骨远近端发生错位。保留椎体后壁的皮质,避免神经损伤(图 11-23)。

8. 用反向挂勺小心地将椎体后壁的皮质推向椎体内(图 11-24)。

9. 将临时连接杆转移到对侧,通过类似操作去除剩余的椎体和椎间盘组织。

10. 仔细探查硬膜腹侧和椎体侧方,确认没有剩余的椎体组织。

11. 在前方放置钛笼,作为脊柱前柱的支撑结构,同时避免脊柱过度短缩(图 11-25)。

12. 逐渐行脊柱后方加压,纠正后凸畸形(图 11-26)。

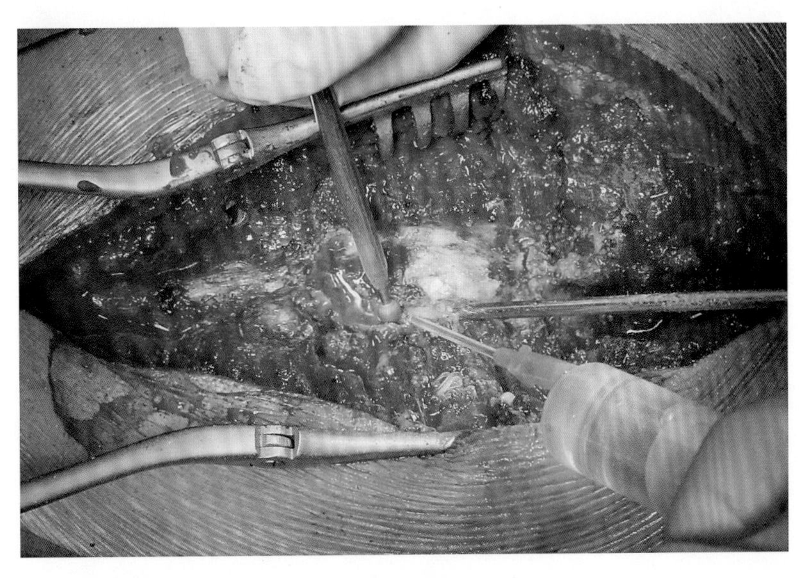

图 11-18

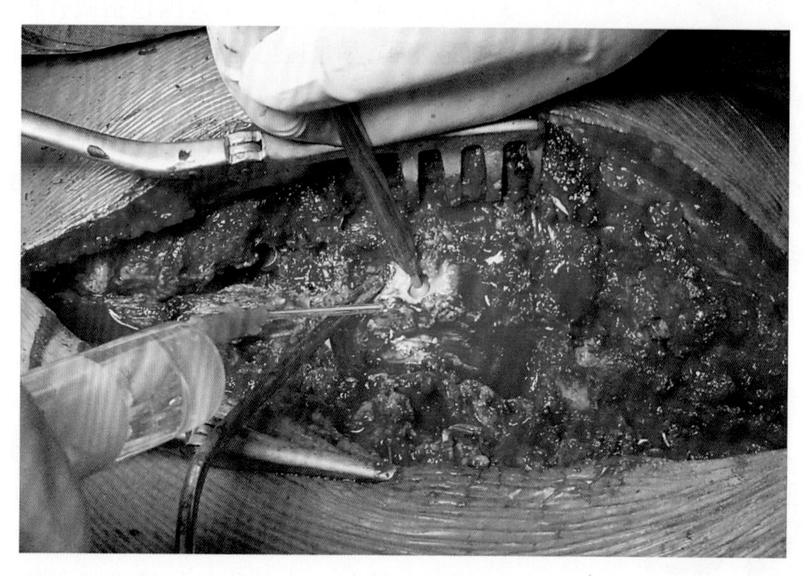

图 11-19

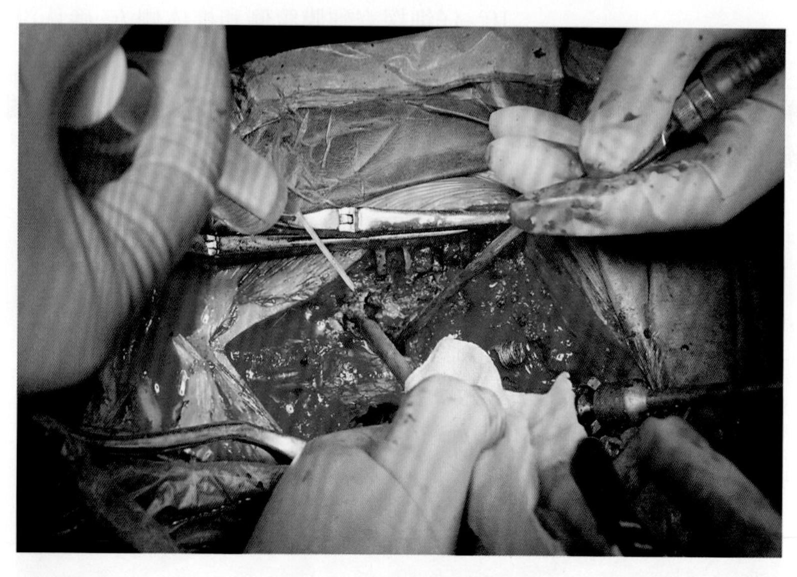

图 11-20

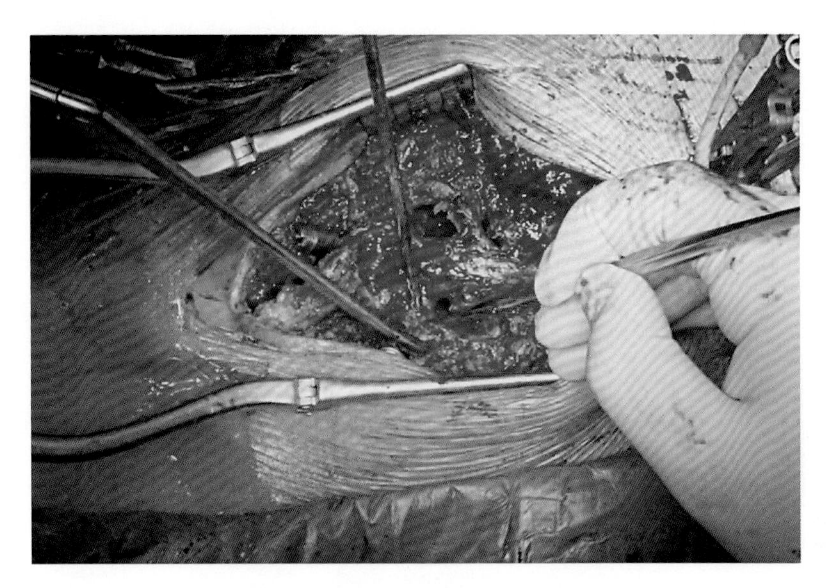

图 11-21　牺牲肋间神经增加术野显露

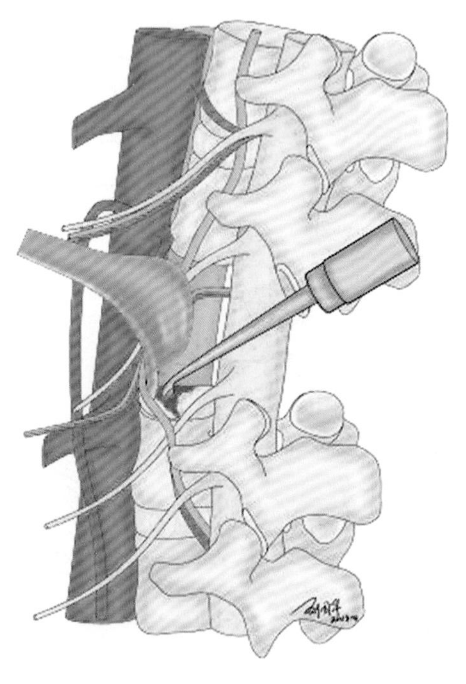

图 11-22

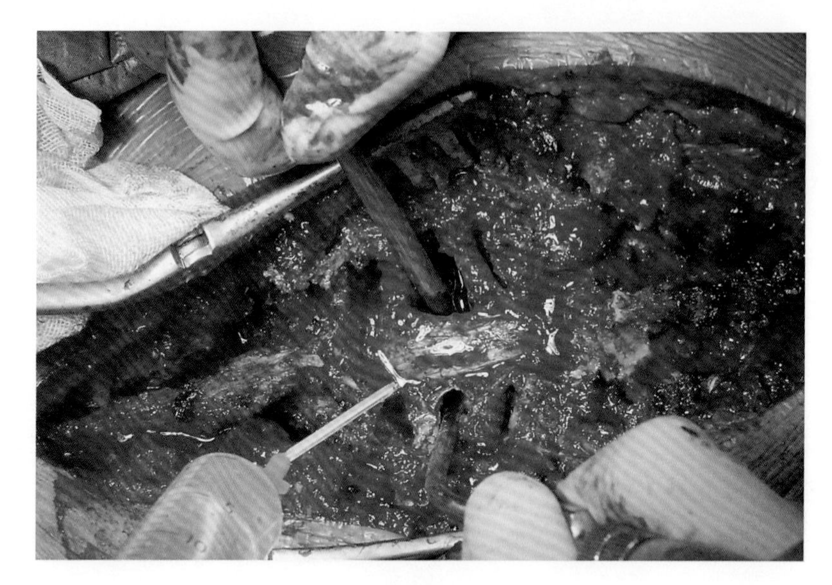

图 11-23

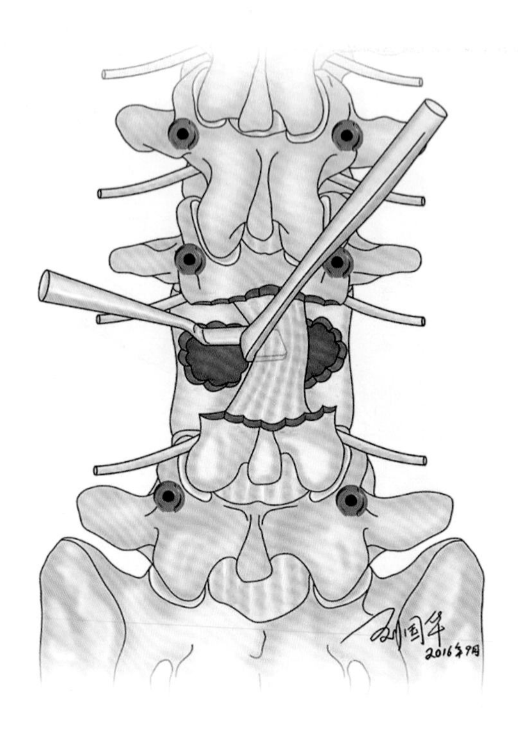

图 11-24

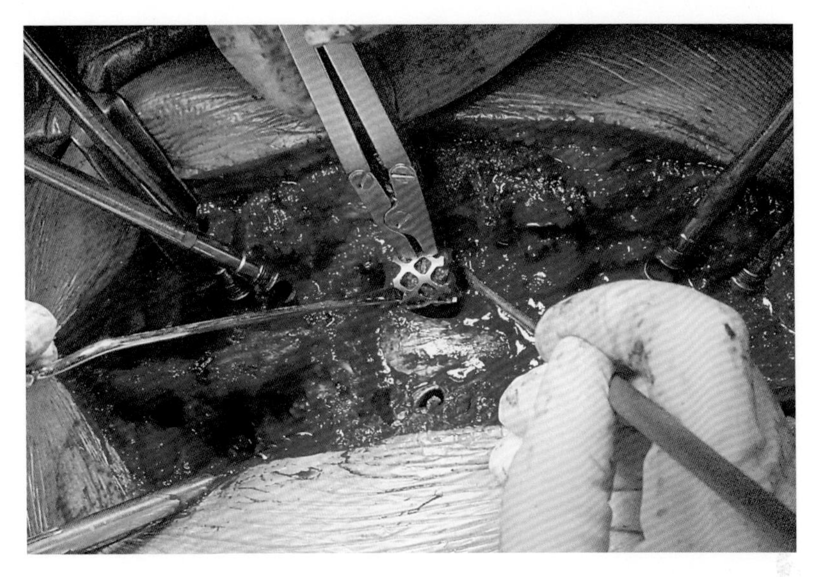

图 11-25

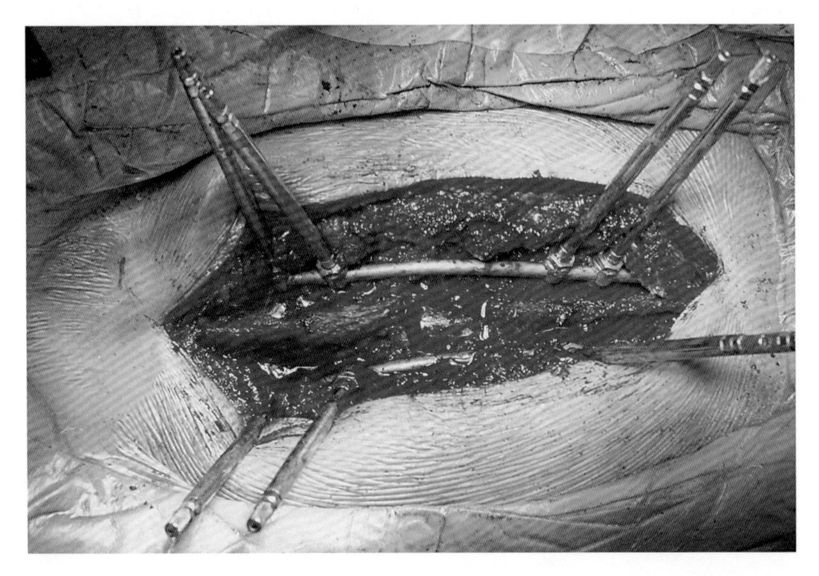

图 11-26

五、CAMISS 手术步骤

先天性脊柱侧后凸畸形，采用 CAMISS 技术行椎体 VCR 截骨矫形手术，实现了微小创伤和精准操作的有机结合，有效地减少了截骨导致的神经损伤，提高了椎弓根螺钉置入的精确度。

1. 患者俯卧位。调整胸垫和髂骨垫的高度，使得上下端椎基本位于同一水平线，确保操作时手术器械在导航追踪器的监测范围之内（图 11-27）。

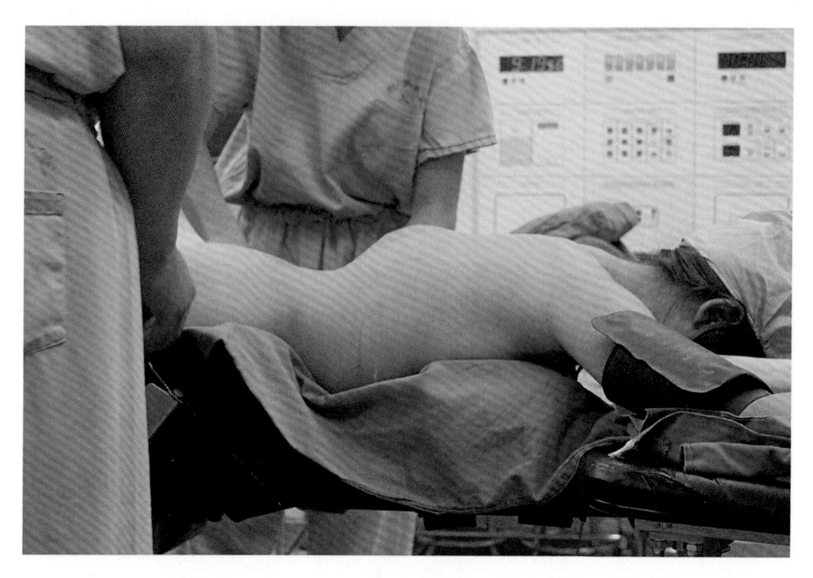

图 11-27

2. 胸椎后正中入路，沿骨膜下剥离椎旁肌，显露双侧椎板和关节突关节，安放示踪器(patient tracker)(图 11-28)。

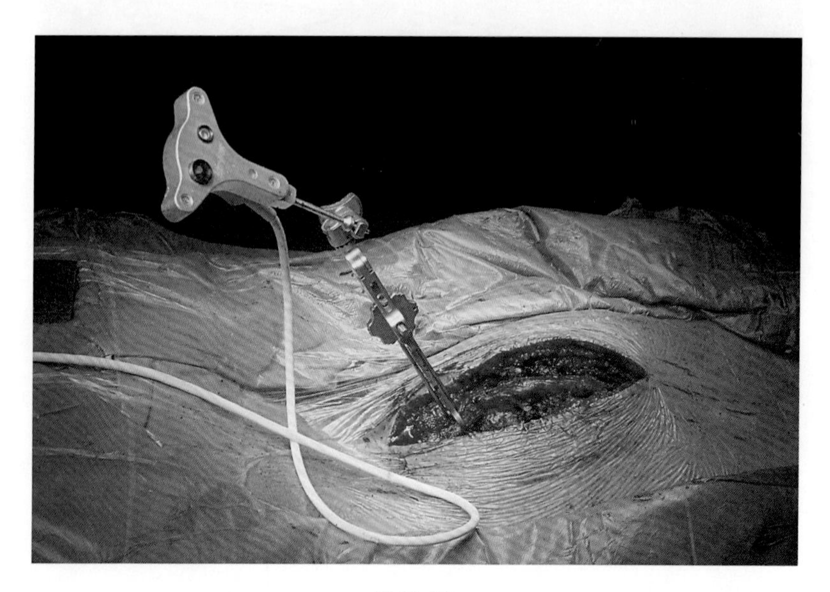

图 11-28

3. 术中 Iso-3D C-arm 采集患者影像数据，同步传输入导航计算机，重建三维图像。

4. 利用实时三维导航，寻找椎弓根入点，测量椎弓根直径和螺钉预期长度，以微创方式用开路器建立钉道、工作通道并置入螺钉(图 11-29 ~ 图 11-34)。

5. 去除后凸椎体以及相邻椎体的棘突和后方韧带复合体(图 11-35)。

6. 用磨钻小心仔细减压并去除椎板(图 11-36)。

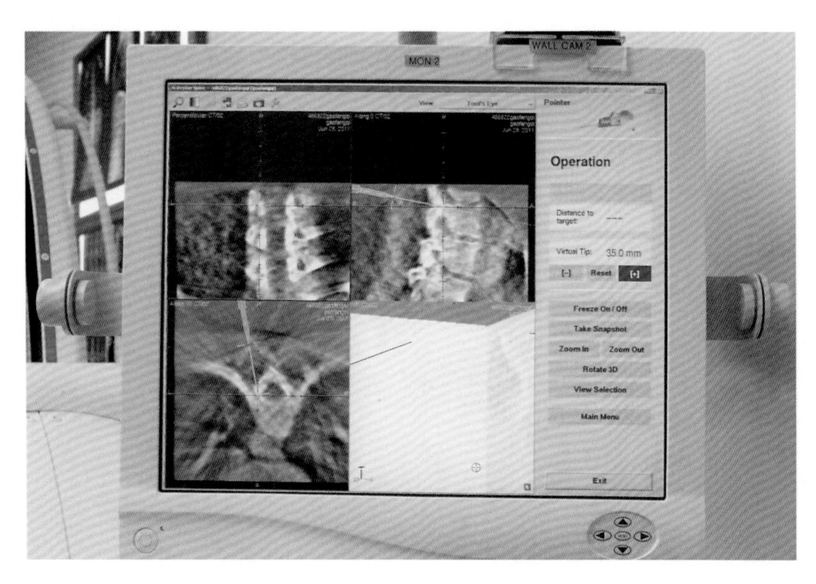
MON 2
WALL CAM 2
Pointer
Operation
Distance to target:
Virtual Tip: 35.0 mm
[-]
Reset
[+]
Freeze On / Off
Take Snapshot
Zoom In
Zoom Out
Rotate 3D
View Selection
Main Menu
Exit

图 11-29

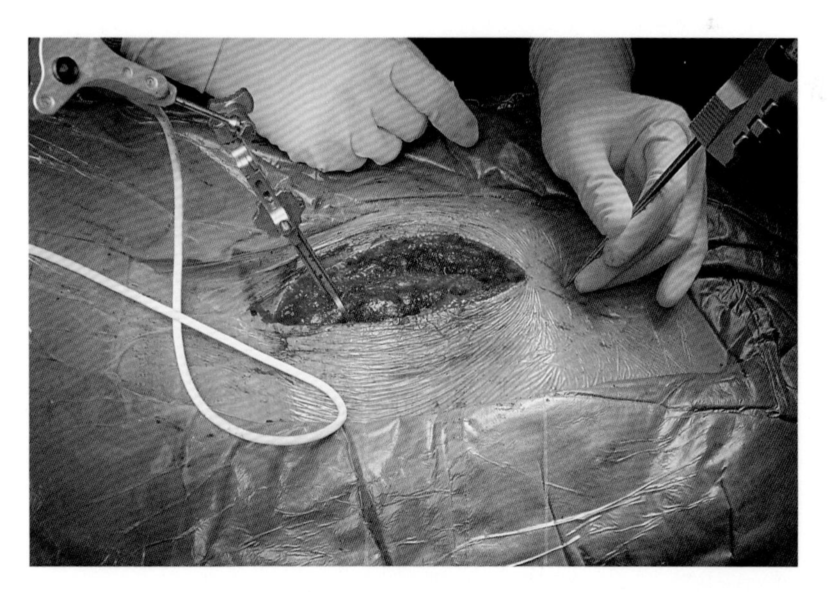

图 11-30

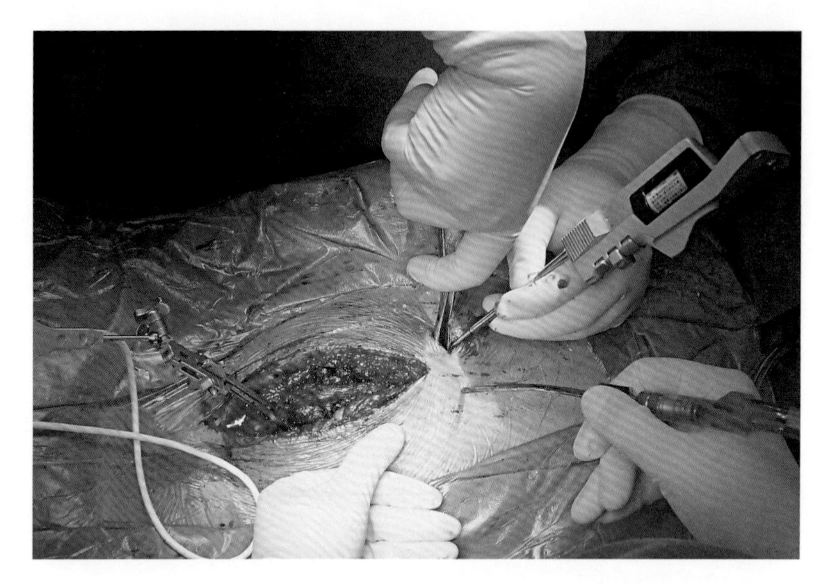

图 11-31

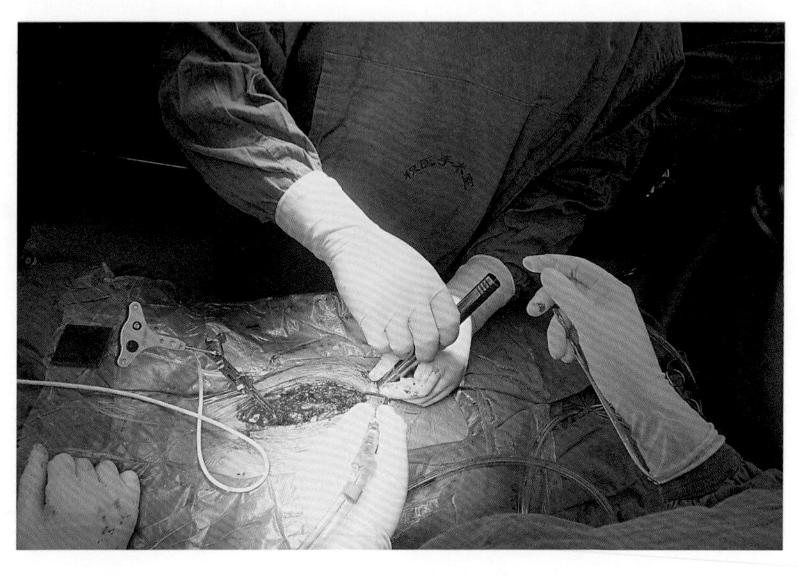

图 11-32

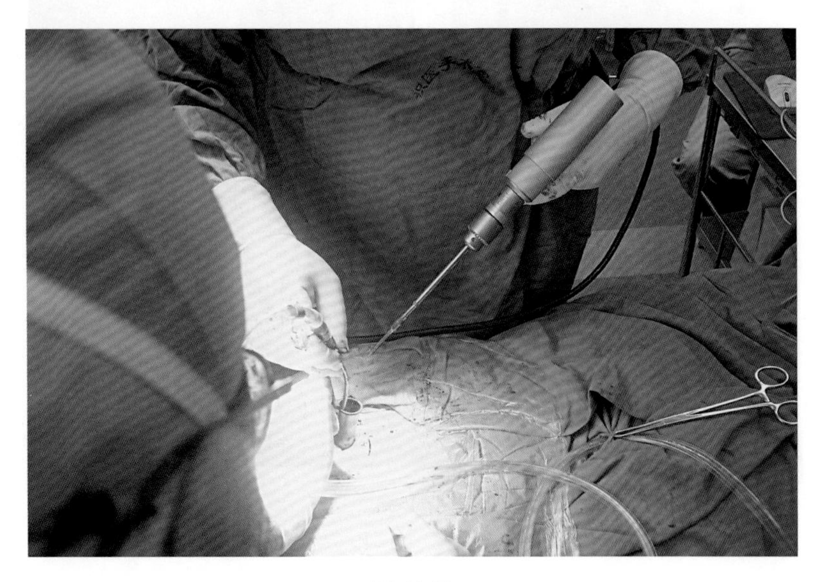

图 11-33

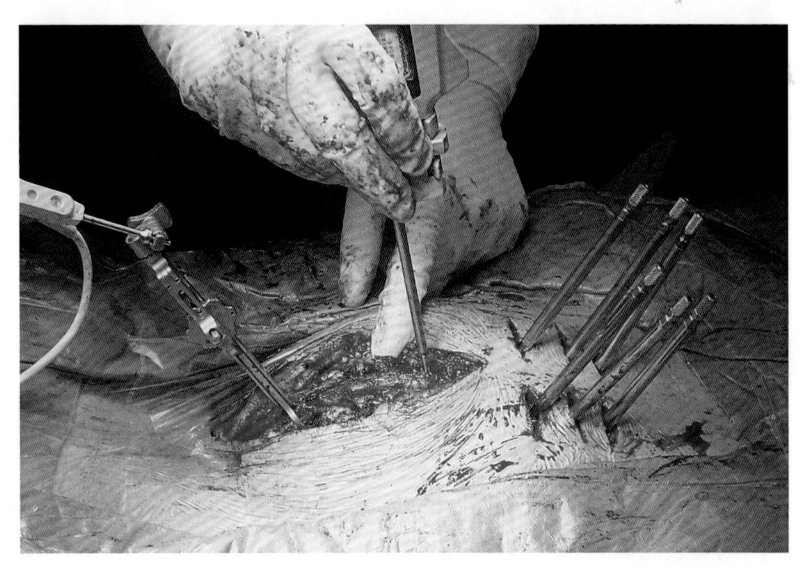

图 11-34

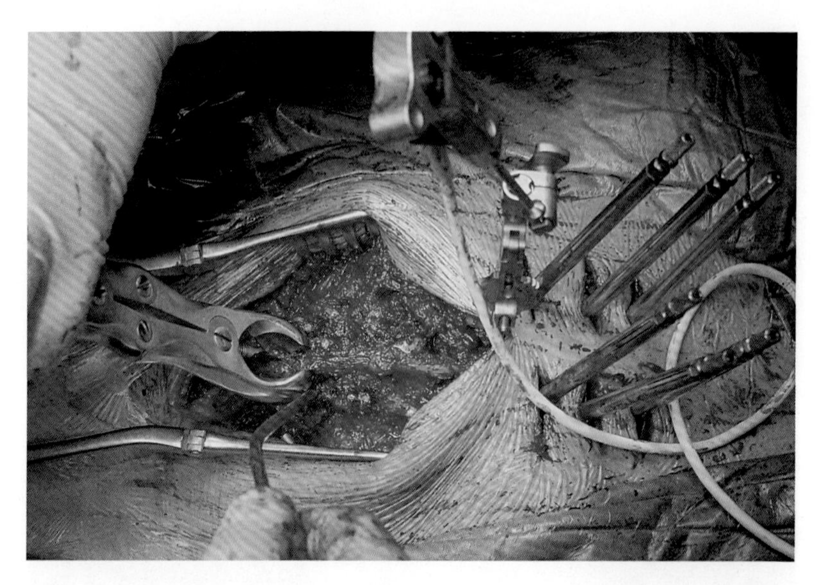

图 11-35

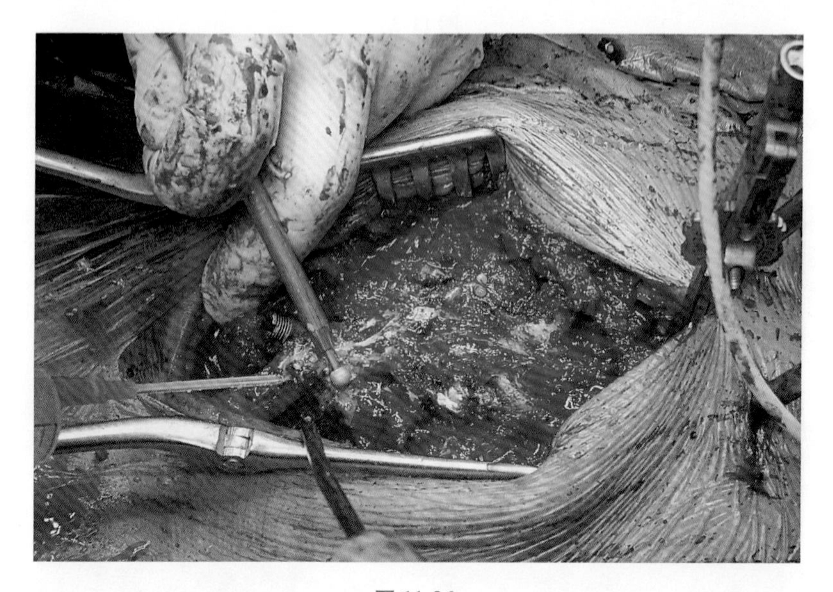

图 11-36

7. 切除双侧肋骨横突关节和部分肋骨头，显露神经根和椎体外侧壁（图 11-37）。

8. 在脊柱凹侧安装临时连接杆（图 11-38）。

9. 从脊柱凸侧显露椎体外侧壁，并进行骨膜下剥离直至椎体前方，注意保护脏层胸膜和椎体前方的血管（图 11-39）。

10. 切除截骨节段两端的椎间盘（图 11-40）。

11. 术中注册磨钻或超声骨刀，在实时三维导航图像辅助下完成椎体截骨操作。椎体截骨时，保留椎体后壁的皮质，避免神经损伤（图 11-41、图 11-42）。

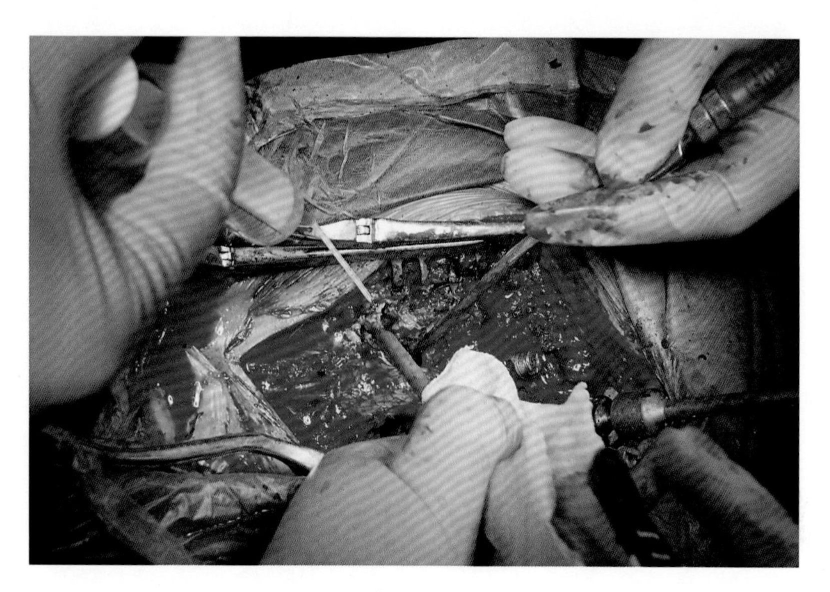

图 11-37

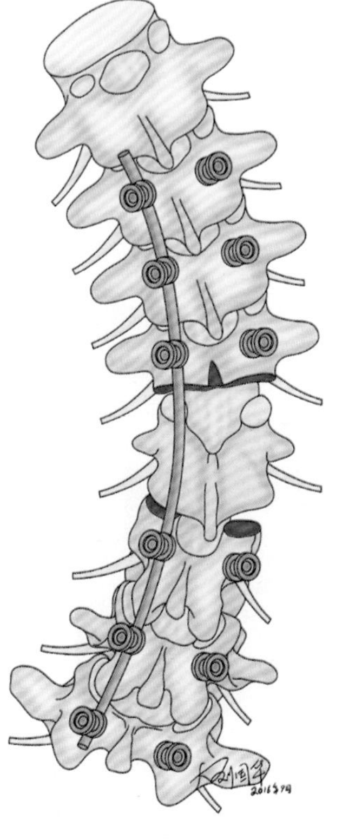

图 11-38

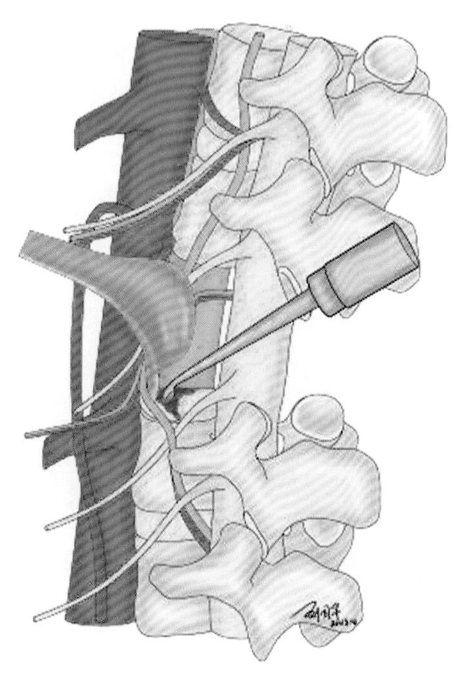

图 11-39

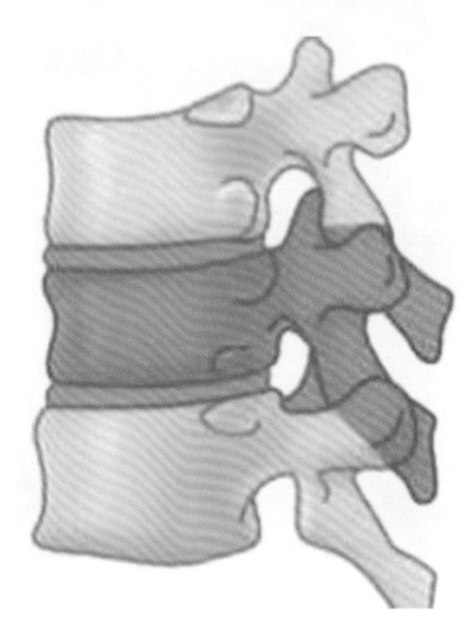

图 11-40

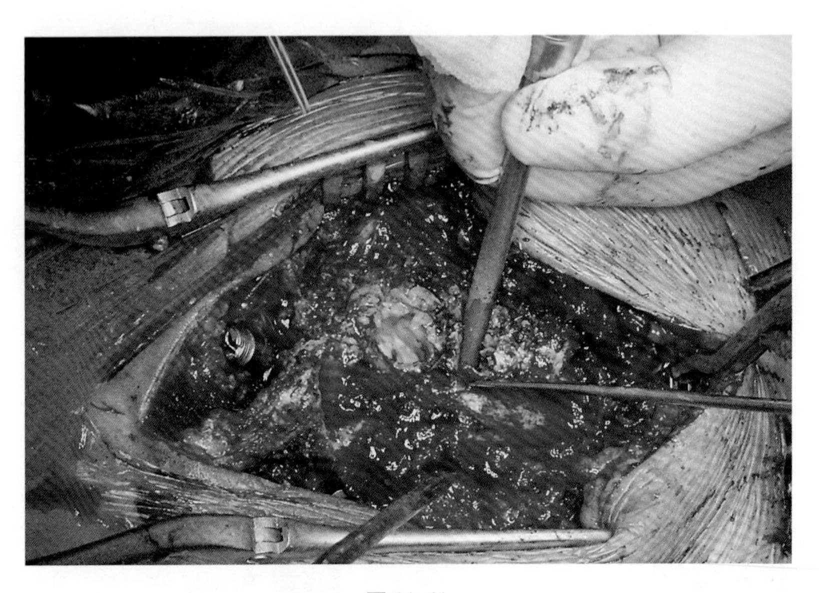

图 11-41

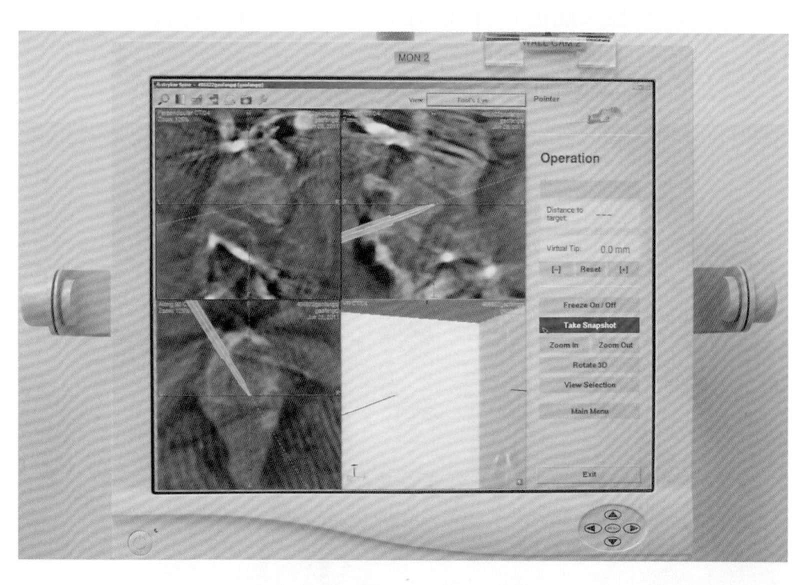

图 11-42

12. 脊柱凸侧截骨完成后，将临时连接杆转移到对侧，维持脊柱结构的稳定性。通过类似操作去除剩余的椎体和椎间盘组织。

13. 用反向挂勺小心将椎体后壁的皮质推向椎体内，再用髓核钳小心取出（图 11-43）。

14. 仔细探查硬膜腹侧和椎体侧方，确认没有剩余的椎体组织。

15. 放置钛笼，作为脊柱前柱的支撑结构，同时避免脊柱过度短缩（图 11-44）。

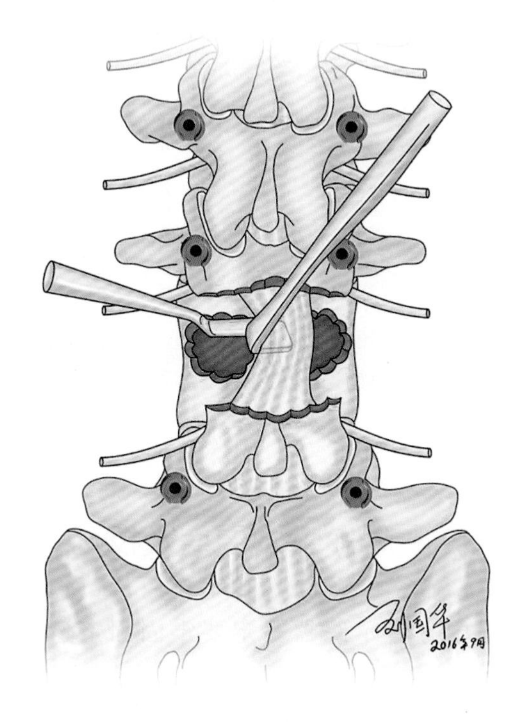

图 11-43

16. 预弯连接杆，缓慢轻柔地进行脊柱后凸矫形，注意避免硬膜褶皱以及邻近椎板挤压神经（图 11-45）。

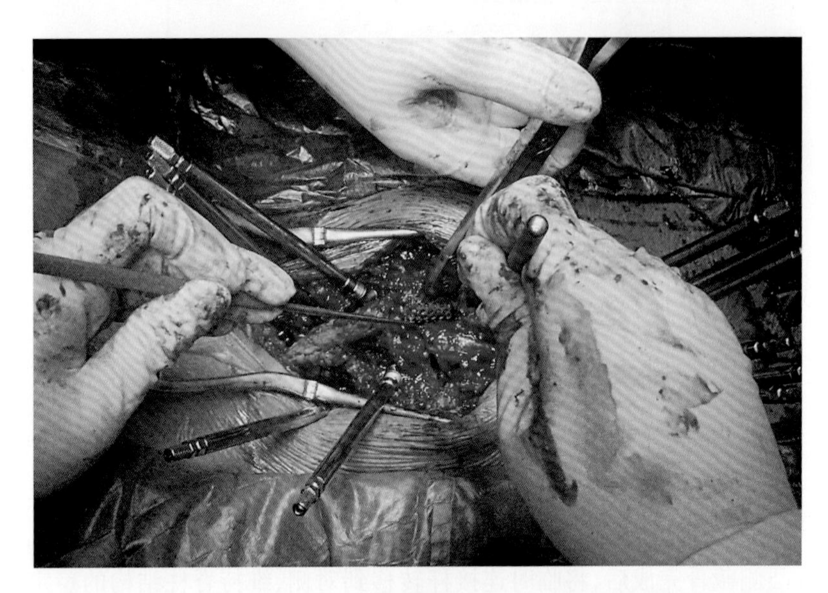

图 11-44

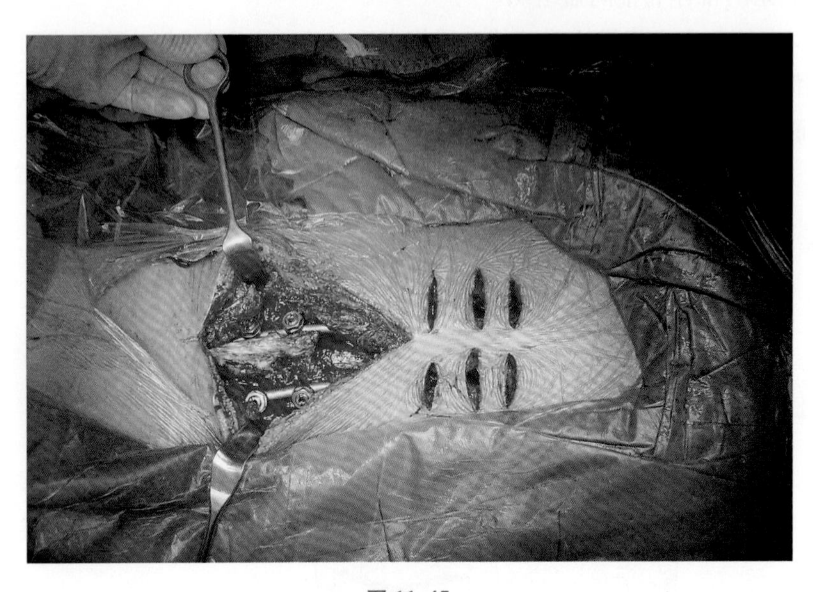

图 11-45

六、导航手术要点及技巧

1. 使用导航手术过程中患者示踪器一定要牢固固定避免移动后影响导航的准确性。

2. 导航设备应放置在适合的位置以保证术中能持续接收导航信号。

3. 经常利用一些解剖标记检查导航的准确性。

七、典型病例

【主诉】患者男性,21岁。主因“发现脊柱侧后凸10年,加重并伴双下肢麻木、无力2个月”住院。

【入院查体】脊柱侧后凸畸形,Forward Bending试验(+)(图11-46~图11-48)。双侧股四头肌和胫前肌肌力Ⅳ+,双膝关节反射减弱,双踝关节反射未引出。双足背部和小腿外侧感觉轻度减退。

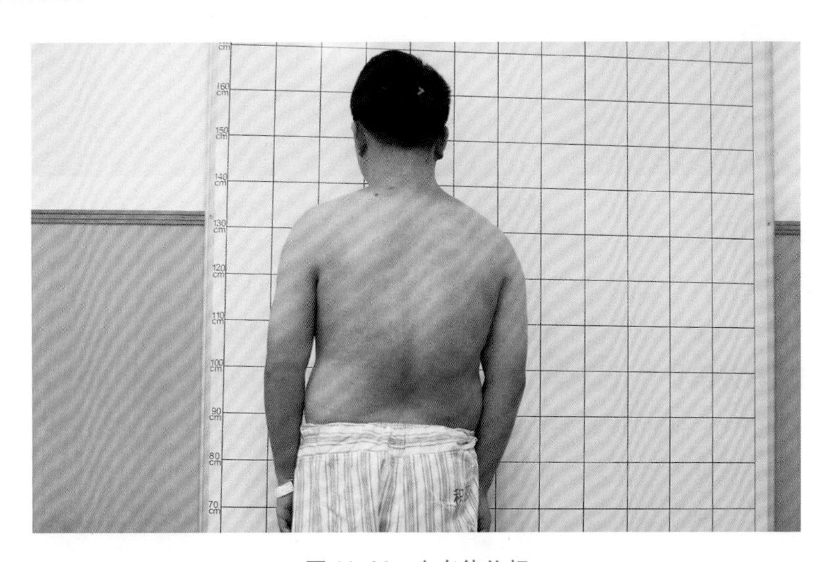

图11-46 患者体位相

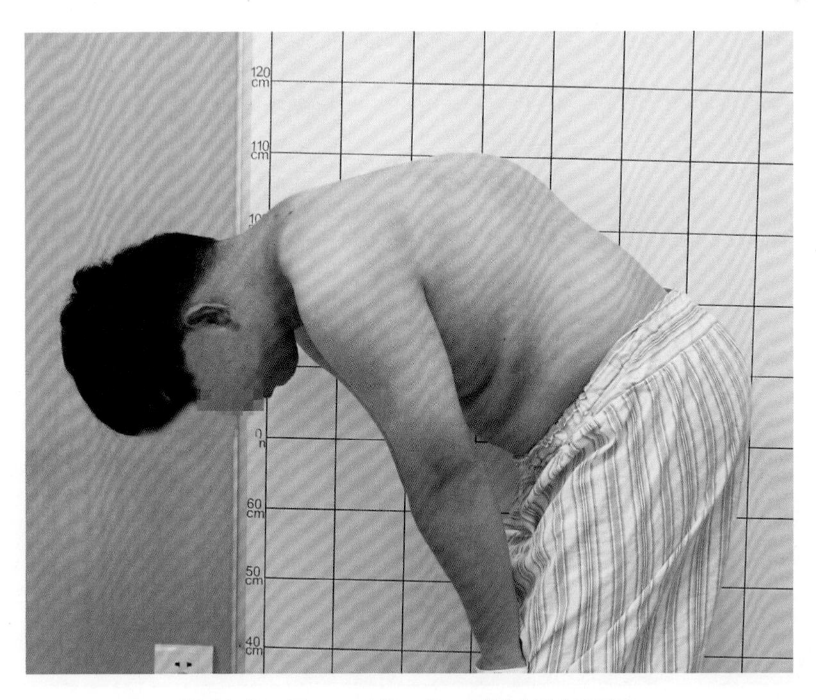

图11-47 Forward Bending试验(侧方观察)

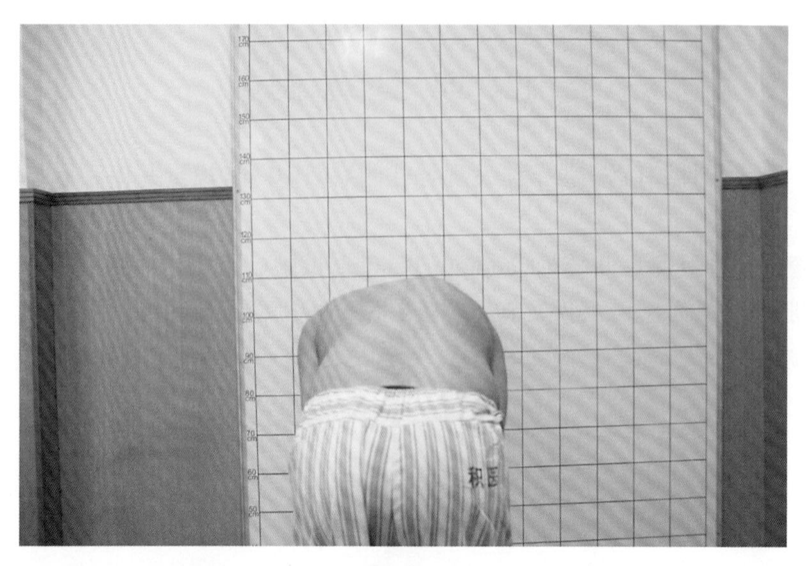

图 11-48 Forward Bending 试验(后方观察)

【影像学检查】脊柱正侧位全长 X 线和胸腰椎 CT(图 11-49)。

【诊断】患者的主要诊断为"先天性脊柱侧后凸畸形,半椎体畸形(T_{10} ~ T_{12})"。

【治疗方法与效果】在计算机辅助导航下给患者施行"胸椎板减压、畸形椎切除(T_{10} ~ T_{12})、侧后凸畸形矫正、椎弓根螺钉内固定、钛网置入、植骨融合术"。术后患者下肢神经症状消失,畸形矫正满意。患者术后体位相和 X 线见图 11-50。

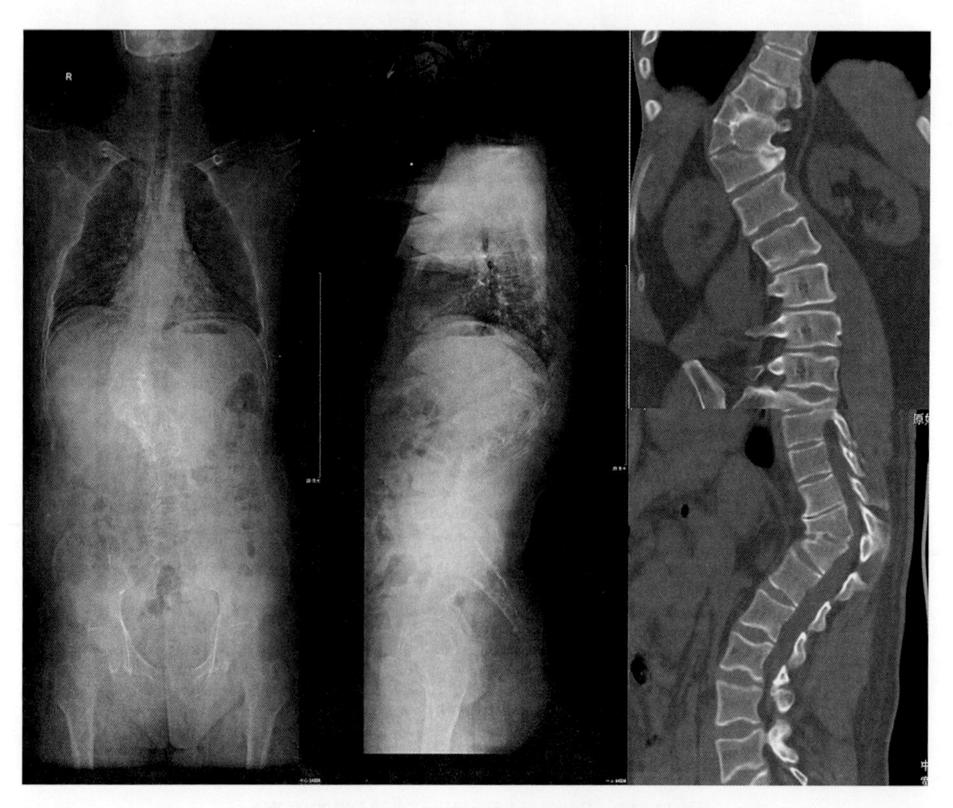

图 11-49 脊柱正侧位全长 X 线片和胸腰椎 CT

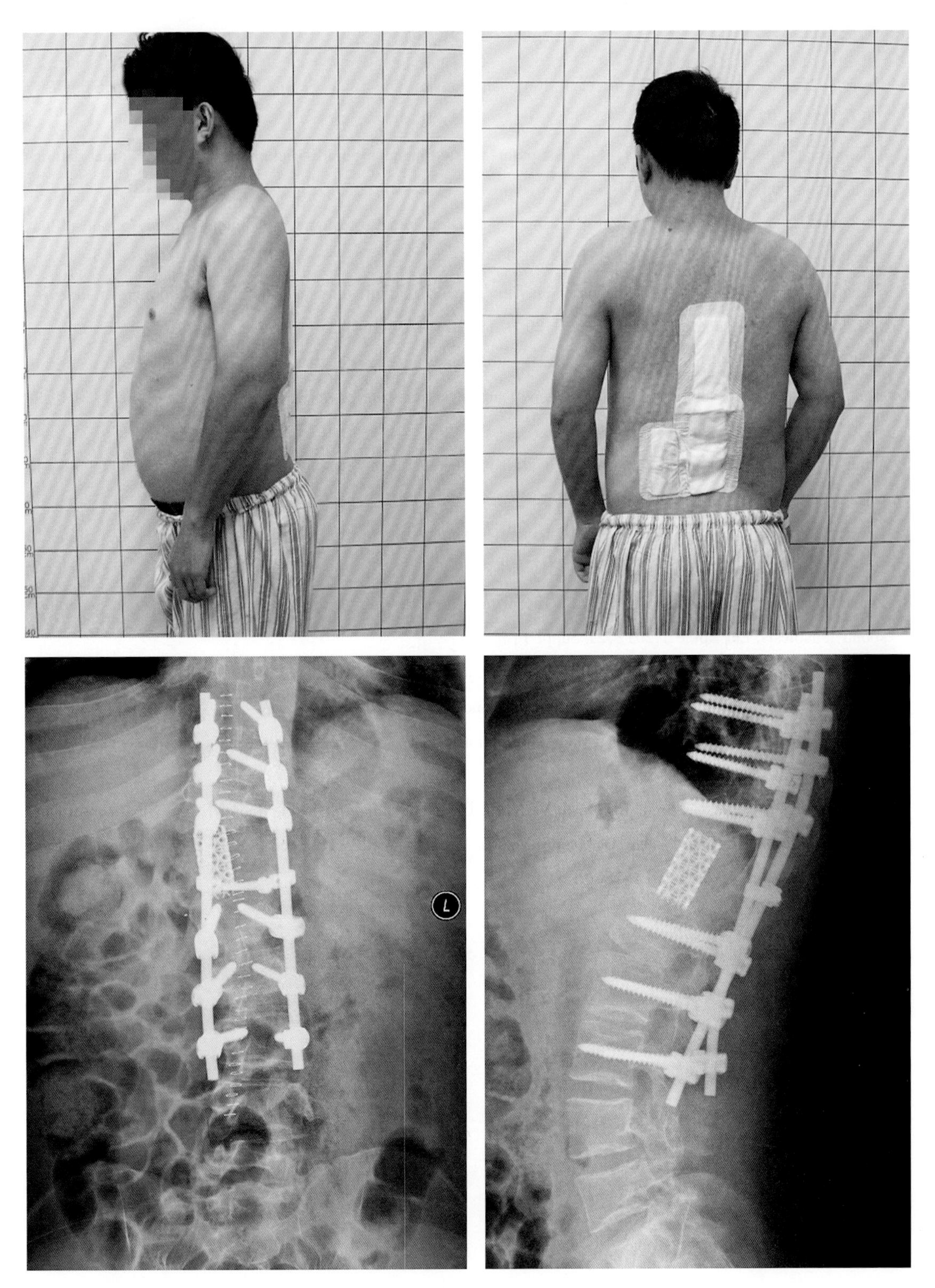

图 11-50　术后体位相和 X 线片

（韦祎　阎凯）

参 考 文 献

1. Harry N. Herkowitz, Steven R. Garfin, et al. Rothman-Simeone The Spine. Sixth Edition. Philadelphia, Saunders, 2011, 1285-1297.
2. Takahashi J, Ebara S, Hashidate H, et al. Computer-assisted hemivertebral resection for congenital spinal deformity. J Orthop Sci, 2011, 16(5):503-509.
3. Fujibayashi S, Neo M, Takemoto M, et al. Computer-assisted spinal osteotomy: a technical note and report of four cases. Spine(Phila Pa 1976), 2010, 35(18):E895-903.
4. Wang Y, Zhang Y, Zhang X, et al. Posterior-only multilevel modified vertebral column resection for extremely severe Pott's kyphotic deformity. Eur Spine J, 2009, 18(10):1436-1441.
5. Smitherman SM, Tatsui CE, Rao G, et al. Image-guided multilevel vertebral osteotomies for en bloc resection of giant cell tumor of the thoracic spine: case report and description of operative technique. Eur Spine J, 2010, 19(6):1021-1028.
6. Yang JC, Ma XY, Lin J, et al. Personalised modified osteotomy using computer-aided design-rapid prototyping to correct thoracic deformities. Int Orthop, 2011, 35(12):1827-1832.
7. Enercan M, Ozturk C, Kahraman S, et al. Osteotomies/spinal column resections in adult deformity. Eur Spine J, 2013, 22 Suppl 2:S254-264.
8. Lamartina C, Berjano P, Petruzzi M, et al. Criteria to restore the sagittal balance in deformity and degenerative spondylolisthesis. Eur Spine J, 2012, 21 Suppl 1:S27-31.
9. Boachie-Adjei O, Papadopoulos EC, Pellisé F, et al. Late treatment of tuberculosis-associated kyphosis: literature review and experience from a SRS-GOP site. Eur Spine J, 2013, 22 Suppl 4:641-646.
10. Hyun SJ, Kim YJ, Rhim SC. Spinal pedicle subtraction osteotomy for fixed sagittal imbalance patients. World J Clin Cases, 2013, 1(8):242-248.
11. Ravinsky RA, Ouellet JA, Brodt ED, et al. Vertebral Osteotomies in Ankylosing Spondylitis-Comparison of Outcomes Following Closing Wedge Osteotomy versus Opening Wedge Osteotomy: A Systematic Review. Evid Based Spine Care J, 2013, 4(1):18-29.

第十二章

脊柱侧凸畸形矫正技术

一、手 术 指 征

对于特发性脊柱侧凸患者，包括使用支具等保守治疗不能控制侧凸角度进展、侧凸角度在50°以上的需手术治疗。因为这类较大的侧凸角度容易持续发展，另外较大的侧凸角度会引起患者肺功能的恶化。但也有文献回顾了大量文献后认为胸弯角度为50°～75°的患者在很长一段时间内每年仅进展0.75°，而较大的侧弯角才会导致肺功能障碍。脊柱侧凸不增加患者的死亡率，虽然侧凸患者会发生背部疼痛，但就其社会功能和婚育率与正常人群相比无明显差异，因此对这类患者考虑手术时应对患者个体化具体分析来选择。

对于先天性脊柱侧凸，是脊柱发育上的先天性畸形，由于脊柱生长不平衡导致短而僵硬的脊柱侧凸，如果证明侧凸角度在进展，那么手术则要求积极一点，而不必拘泥于侧凸角度有没有达到50°。

二、手术难点及导航优势

脊柱侧凸矫形手术现已广泛使用椎弓根螺钉技术，相比其他内固定物如椎板钩和钢丝等，椎弓根螺钉能提供更加牢固的生物力学稳定性。然而胸椎椎体较小、椎弓根细、解剖结构复杂，发生侧凸时同时会伴随椎体的轴向旋转和椎体、椎弓根结构的变异，这增加了胸椎椎弓根螺钉植入难度，易导致发生严重的并发症，这限制了胸椎椎弓根螺钉的使用。牢固的椎弓根固定是进一步侧凸矫形的基础，植入的椎弓根螺钉不牢固，在进行脊柱侧凸的矫形时，可能发生螺钉的松动、拔出或移位，从而达不到理想侧凸矫形的目的，并且可能因为椎弓根螺钉的移位发生相应邻近组织的副损伤，严重的甚至会发生灾难性的大血管或脊髓的损伤。

使椎弓根螺钉牢固的最佳方法，是在植入椎弓根螺钉时，使螺钉充满整个椎弓根但又没有使椎弓根破裂，因此植入椎弓根螺钉时应选择尽可能长的螺钉，并在不会使椎弓根壁破裂的情况下尽可能选择最大直径的螺钉。在临床操作方面，进行椎弓根开路时就需要选择最佳的入点和椎弓根植入角度，并选择相匹配的最大尺寸的椎弓根螺钉。术者通过分析术前CT扫描片来估计各个椎弓根的尺寸和角度，并在术中操作时按照设计进行椎弓根螺钉置入，同时要考虑术中体位变化对椎弓根头尾向和横向角度的影响来调整置入方向，这就需要高精度薄层CT扫描机来进行术前椎体扫描。高精度薄层CT扫描机在进行椎体扫描时，是沿着身体轴线快速连续扫描，但由于脊柱有一定的矢状曲度，有许多椎体的CT扫描图像不一定是垂直于椎体轴线的，是有一定角度的，并且不同椎体角度也不一样。术者通过这种术前CT图像来设计术中椎弓根入路点和方向时，不易得到最佳的椎弓根螺钉的大小和尺寸。脊柱侧凸患者一般同时伴随椎体的旋转，术中俯卧位时椎体轴向旋转会发生变化，这样根据术前CT扫描和影像学检查来估计椎弓根入路的轴向不易准确，仅仅靠手感入路又可能会发生椎弓根壁破裂的风险，造成副损伤，并影响置入椎弓根螺钉的生物力学强度。

对脊柱侧凸患者进行胸椎置钉时，由于胸椎椎弓根尤其上胸椎椎弓根较细，有文献报道22%的$T_{3\sim6}$的椎弓根不能够容纳4.5mm的螺钉，其中42%的椎弓根不能容纳5mm的螺钉。对于这类椎弓根的处理有两种方式，一种是椎弓根经过扩张后容纳较细直径的螺钉；另外一种方式是术者调整入钉方向，使椎弓根内壁完好，而外侧壁破裂，经肋椎关节，在椎弓根基底穿过椎体背外侧，进入椎体，即“in-out-in”方法，这种方式可选择常规直径的螺钉。第一种置钉方式在椎弓根开路及拧入螺钉过程中可能发生椎弓根内外侧壁的破裂，选择较细的螺钉也会影响螺钉的抗扭转力和抗拔出力；第二种置钉方式由于不是真正的经椎弓根置入螺钉，因此会影响螺钉的拔出力及扭转力。对这类椎弓根进行操作是比较困难的，术者只能靠经验去处理，而很难作出最佳选择方式。

椎弓根起于椎体头部，这样置入椎弓根螺钉时，如果太靠近头部可能发生上终板的破坏；另外胸椎椎弓根与椎体位置相对垂直，而胸椎椎体相对较小，因此在置钉时，如果入钉角度选择垂直方向，那么置入的螺钉就会相对较短；如果入钉角度较倾斜，虽然置入螺钉的长度能增加，但可能发生椎弓根壁的破坏，这样也会影响螺钉的强度。这两种情况都会不同程度地影响螺钉的生物力学强度，如何选择取决于术者在术中的判断和相应选择。

近十多年以来，技术的进步使得采用导航引导下微创经皮肌间手术入路(CAMISS)置入椎弓根螺钉得到极大地发展。相对于传统的开放性手术，CAMISS手术可以减少对椎旁软组织和椎旁肌肉的损伤，保存了中线韧带结构，降低术中出血量和相关并发症，由于微创手术中不能直视术中解剖结构来引导置入螺钉，因此没有影像学引导徒手置钉是非常困难的，因此术者经皮置钉时要么采用实时的透视引导，要么需要用计算机导航来引导。采用导航技术引导相对于术中透视引导徒手置入螺钉，可以减少手术组成员的射线辐射量。

采用术中三维影像引导的CAMISS极大地提高了术中置入螺钉的精度，并且在数据采集完之后直到螺钉置入完毕不用再采集放射线影像。在术中根据实时影像及图像测量，可以得到螺钉的最佳入点和方向，并选择最合适直径和长度的螺钉(图12-1)。这样植入的螺钉能保证最大的生物力学稳定性，为进一步的侧凸矫形打下良好基础。

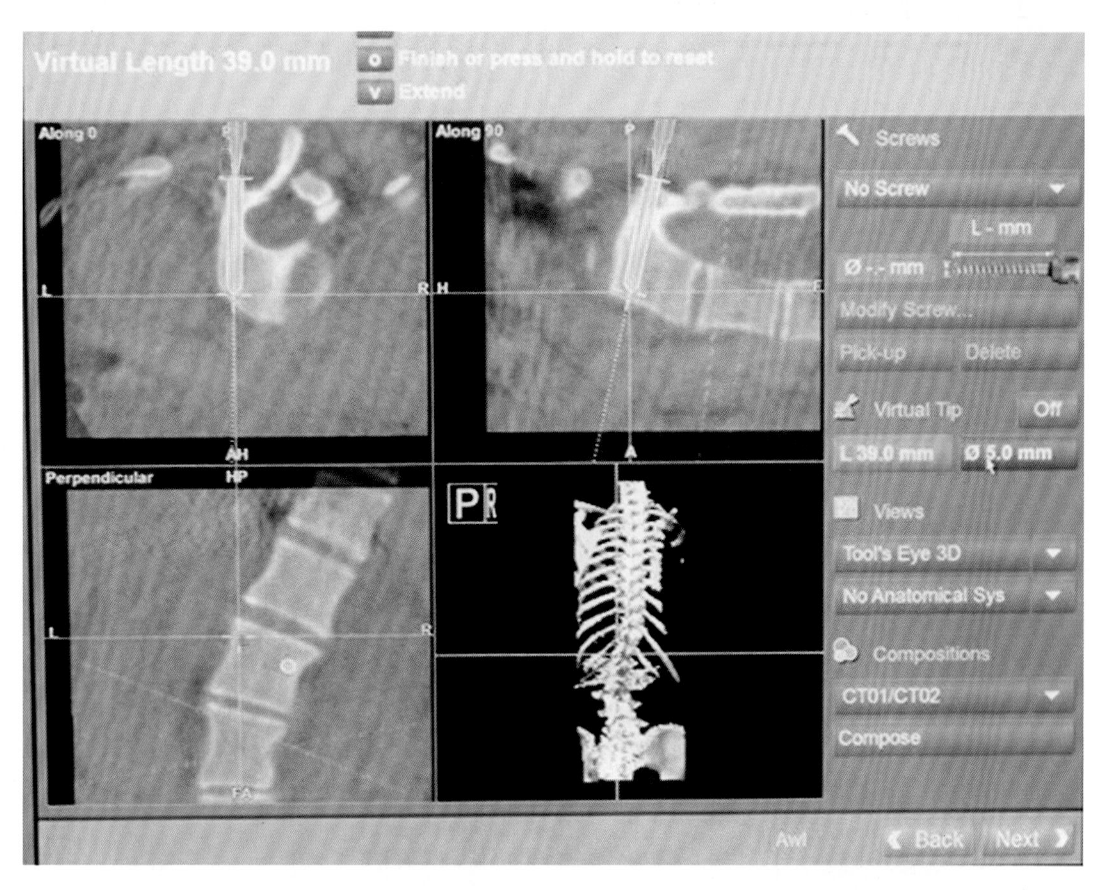

图 12-1　通过术中实施 3D 影像，导航下确定螺钉大小和置入方向，保证置钉的有效性和安全性

三、术前影像学检查及手术规划

（一）术前影像学检查

1. X 线检查　包括站立位脊柱全长正侧位片，仰卧位左右侧屈位 X 线片。

2. CT 扫描　评估脊柱有无骨性畸形，椎体和椎弓根形态。

3. MRI 扫描　评估有无脊髓畸形。

（二）手术规划

手术的目的是纠正身体的失衡，改善和稳定侧弯，预防侧弯加重。手术应在保证安全的基础上获得最佳临床和影像学效果。需要考虑以下方面：哪些侧弯需要融合、融合的椎体水平、需要的内固定器械及手术方式。

1. 融合区的选择　融合区的选择涉及融合哪些侧弯和融合至哪些椎体水平，这要通过分析患者临床表现、站立位脊柱全长 X 线片及仰卧侧屈位 X 线片来决定。应该采用选择性侧弯矫形固定融合的原则，畸形性侧弯和结构性侧弯应该融合，而代偿性侧弯不需要融合。选择融合时，应以三维的观点来看待脊柱，如果胸段或胸腰段存在后凸，那么这个后凸畸形应包括在融合区内。

2. 内固定器械及手术方式的选择 CAMISS 手术选择椎弓根螺钉植入来进行矫形，理论上绝大部分的侧弯矫形手术都可选择 CAMISS 手术，如果融合的侧弯存在椎体畸形或侧弯较僵硬，需同时进行截骨矫形。

四、开放手术步骤

1. 患者进入手术室后行气管插管，全身麻醉，取俯卧位于 Jackson 手术床上，注意受力部位需用软垫保护(图 12-2)。

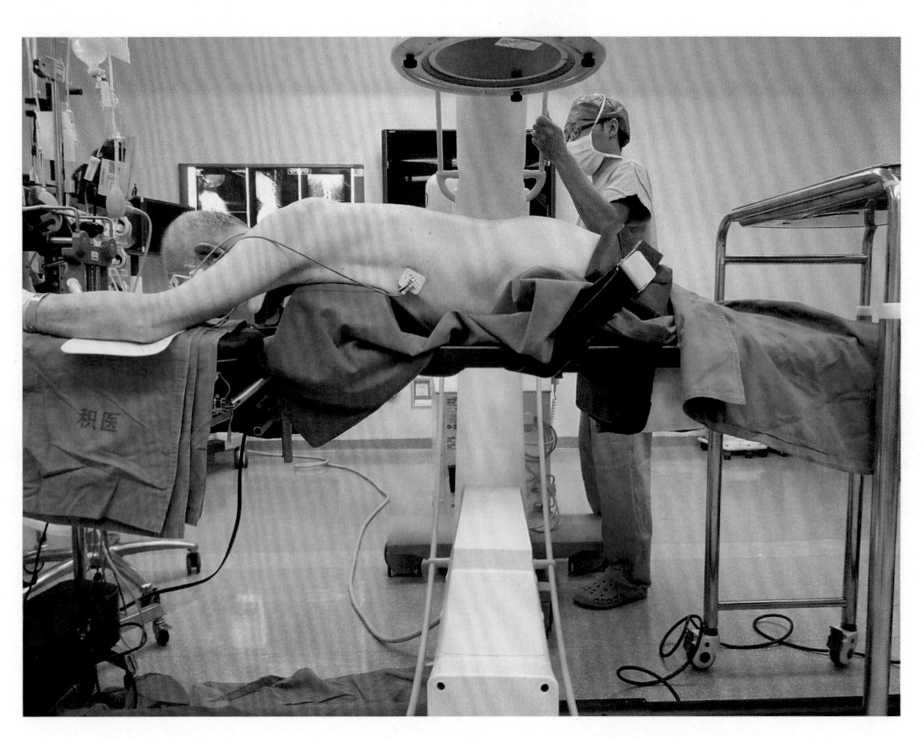

图 12-2

2. 常规消毒、铺单，取后正中切口，逐层切开，暴露入钉点(图 12-3)。

3. 显露手术节段双侧椎弓根入点，将导航示踪器牢固安装于手术节段的头侧邻近节段的棘突上，确定固定牢固(图 12-4)。

4. 调整导航探头位置，确保可探测到术区和导航工具，依次注册导航工具(图 12-5A)及电动 C 形臂(图 12-5B)。

5. 使用电动 C 形臂自动扫描椎体获取术中即时三维影像并传输至导航系统自动注册(图 12-6)，如扫描节段过长，不能一次扫描，可分两次完成。

6. 在导航图像引导下确认螺钉入点及角度，并测量所需螺钉直径及长度(图 12-7)。

7. 在导航图像引导下使用导航开路器钻探螺钉通道(图 12-8)。

8. 使用探针再次确认螺钉通道内侧壁、外侧壁、头侧壁及尾侧壁完整，根据导航测量的螺钉长度和直径值，置入椎弓根螺钉(图 12-9)。

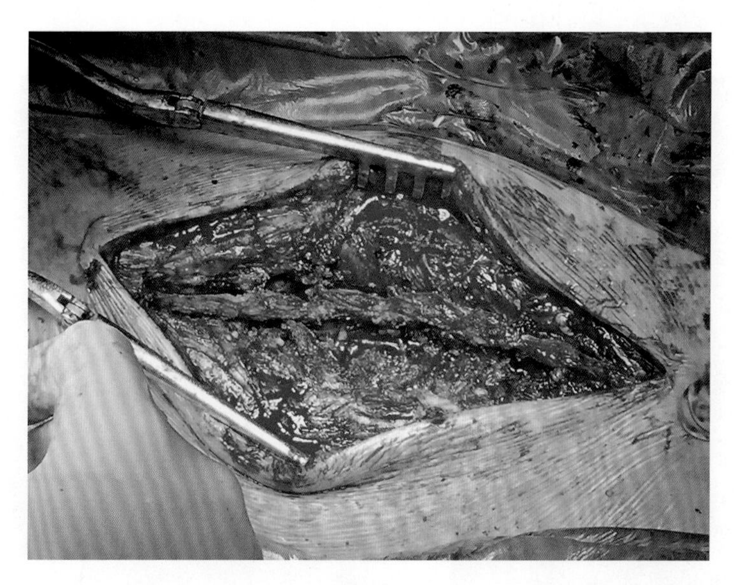

图 12-3

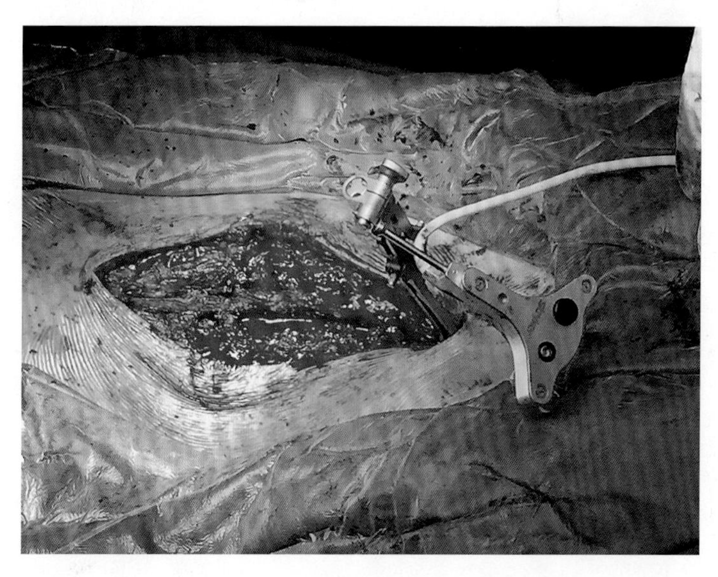

图 12-4

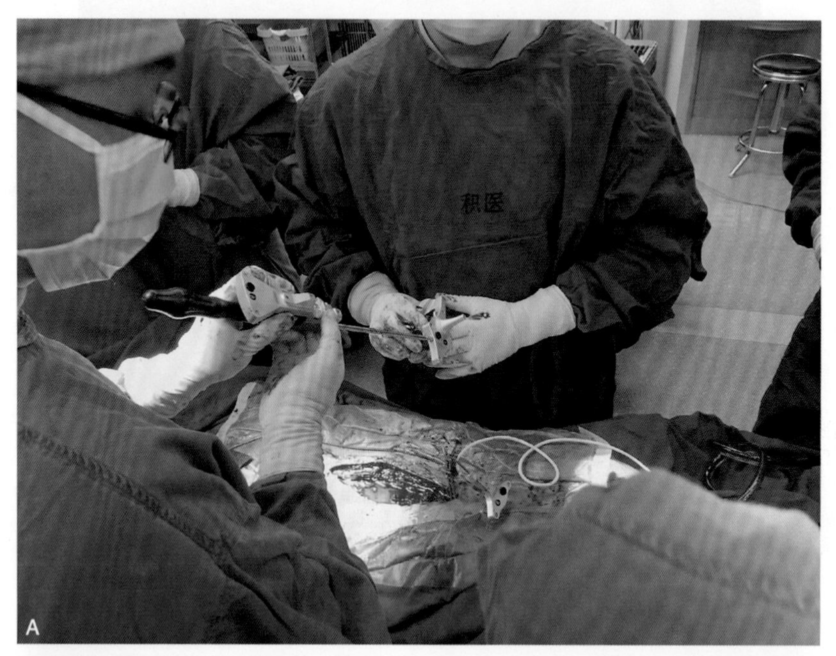

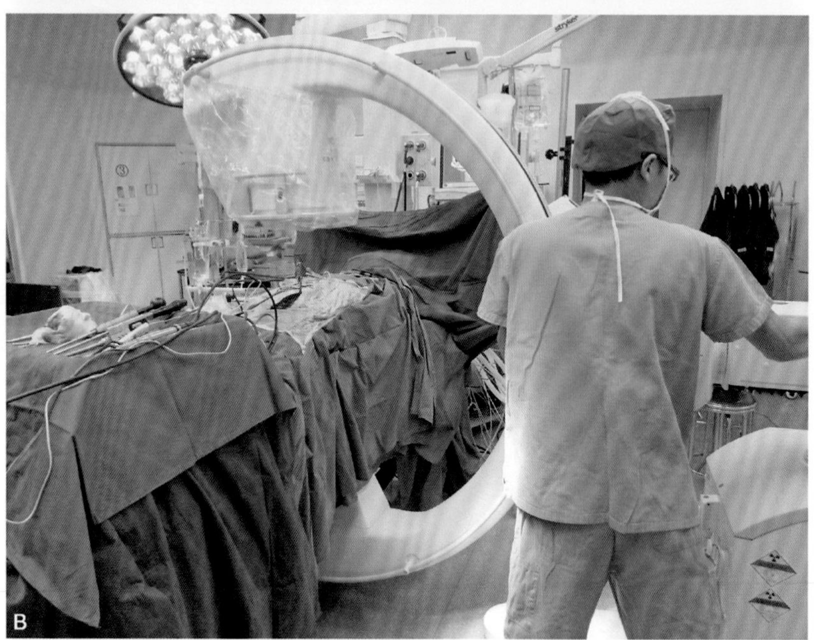

图 12-5

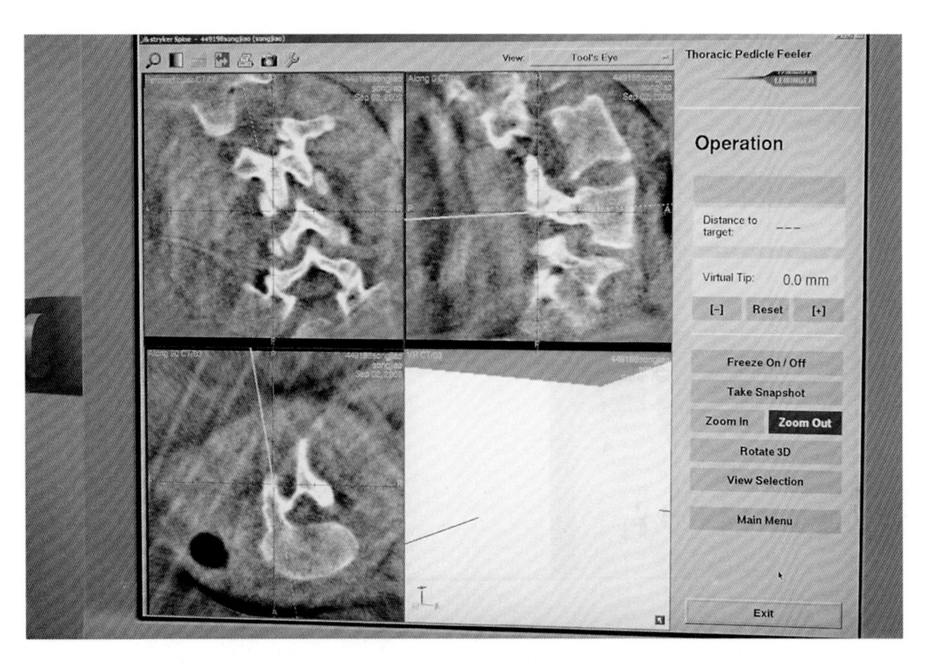
View:
Tool's Eye
Thoracic Pedicle Feeler
Operation
Distance to target:

Virtual Tip:
0.0 mm
[-]
Reset
[+]
Freeze On / Off
Take Snapshot
Zoom In
Zoom Out
Rotate 3D
View Selection
Main Menu
Exit

图 12-6

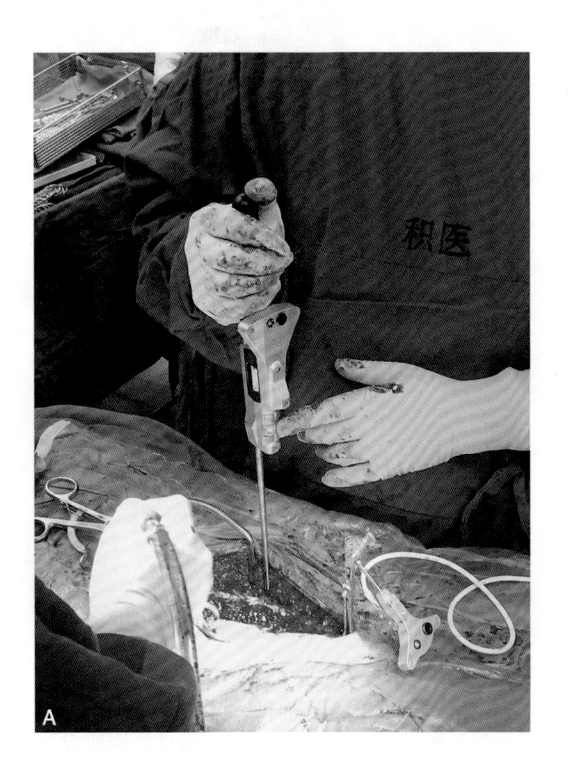
积医
A

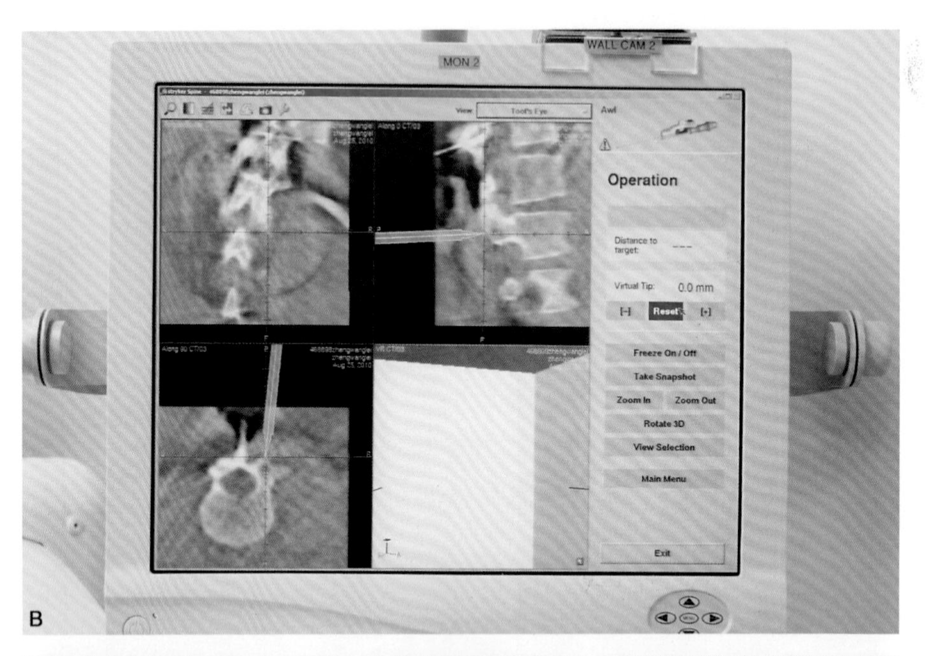

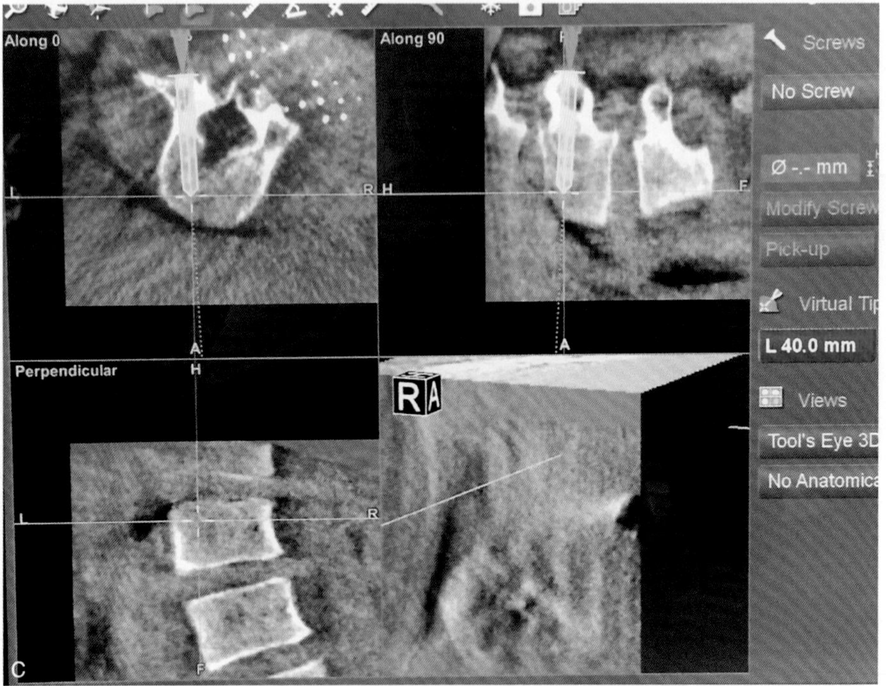

图 12-7

A. 根据术中导航影像和导航器械的示踪，确定入钉位置；B. 蓝色尖柱为术中模拟螺钉的影像；C. 黄色柱代表螺钉影像，柱子的直径和长度均可根据所设计的钉道术中调节

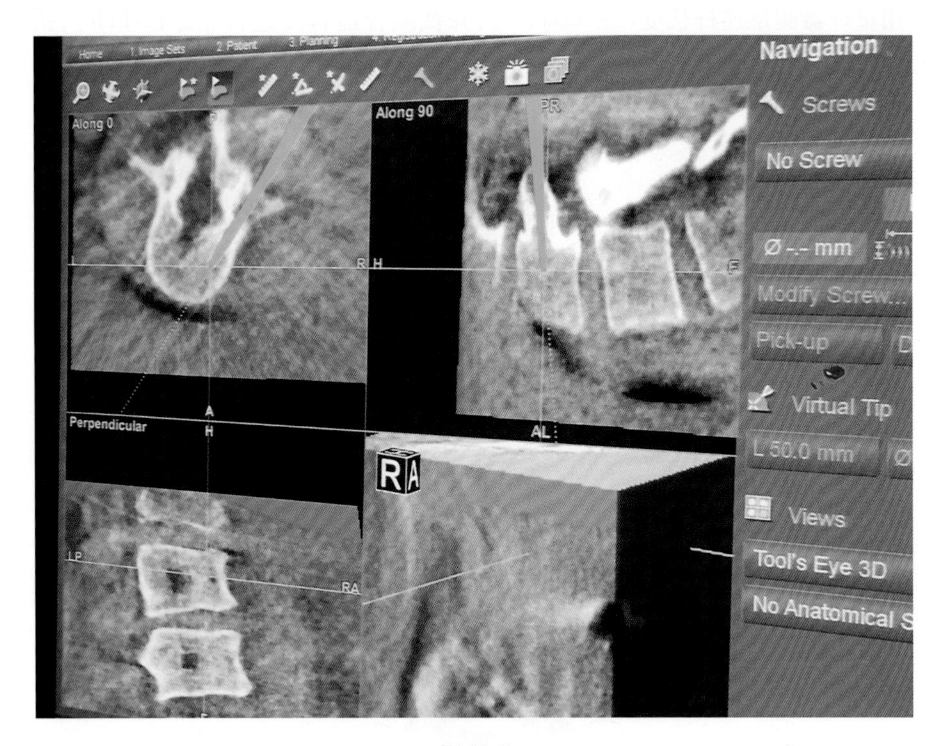
Home
1. Image Sets
2. Patient
3. Planning
Navigation
Screws
No Screw
Ø -.- mm
Modify Screw...
Pick-up
Virtual Tip
L 50.0 mm
Views
Tool's Eye 3D
Along 0
Along 90
Perpendicular
RA

图 12-8

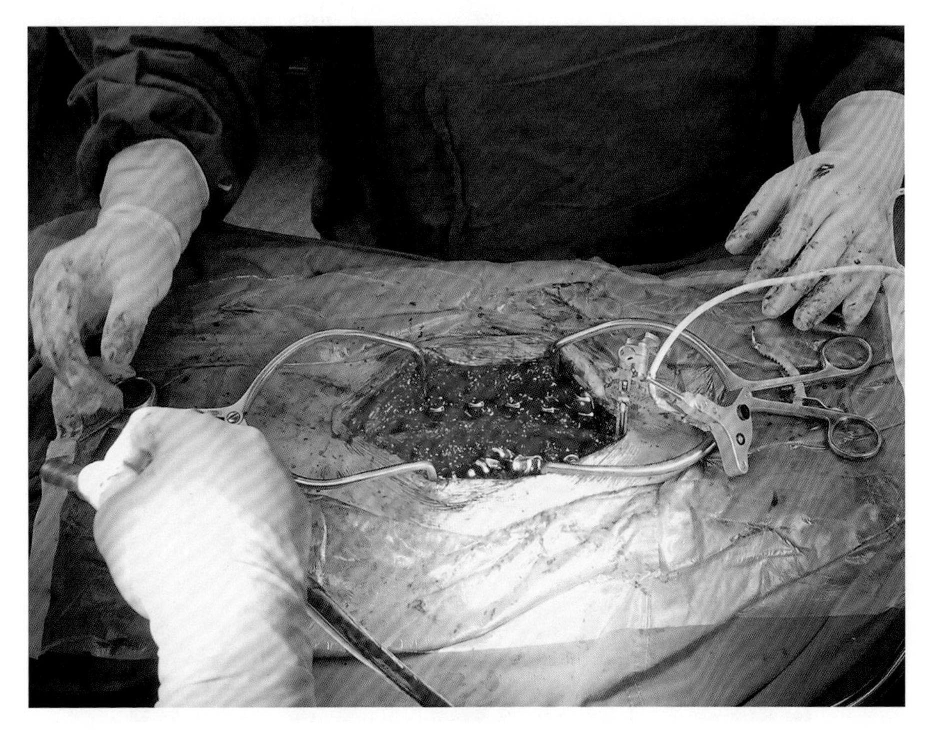

图 12-9

9. 对手术节段行 Ponte 截骨(图 12-10)。

10. 用量杆器测量连杆长度(图 12-11A),并裁减合适长度连杆(图 12-11B),折弯器折弯(图 12-11C)。

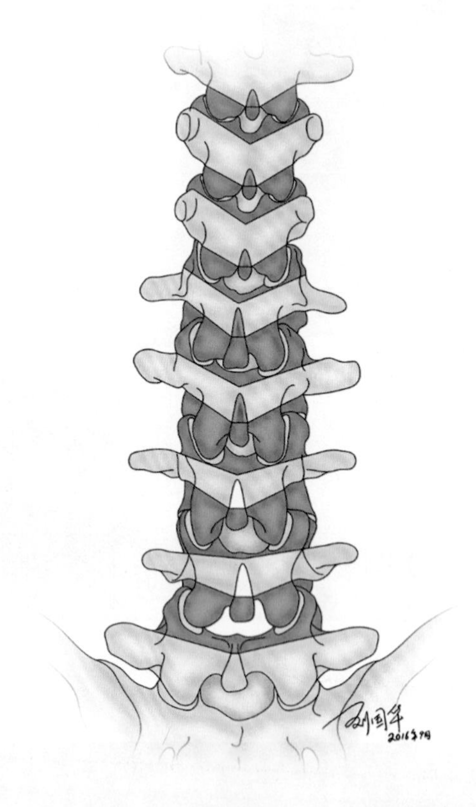

图 12-10

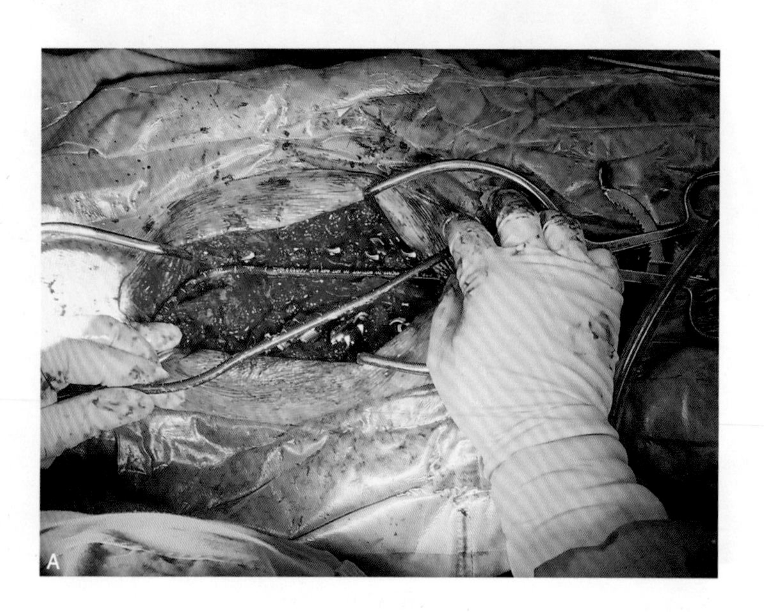

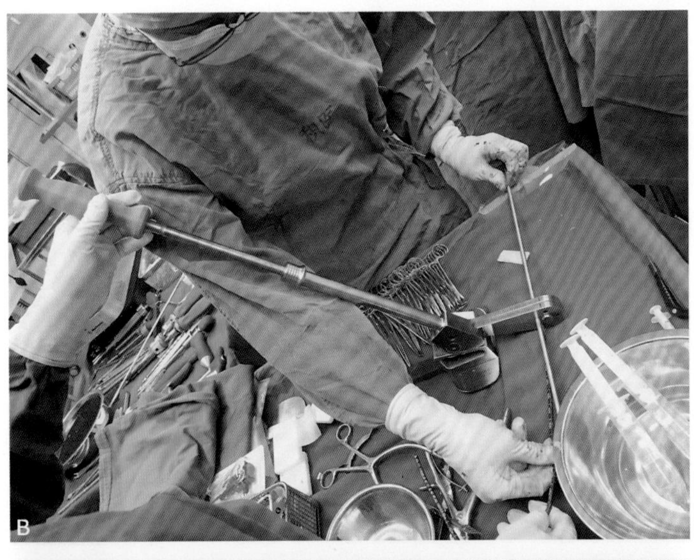

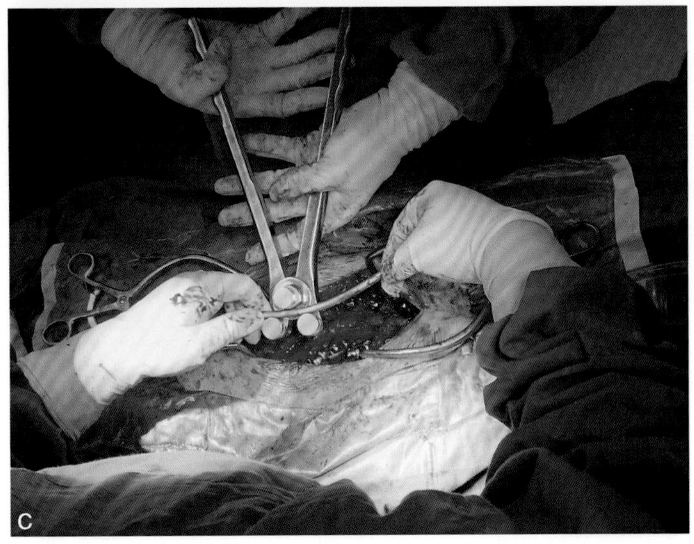

图 12-11

11. 穿入预弯好的纵形连接棒（图 12-12A），使用“蛙式钳”辅助安装连接棒（图 12-12B），成功安装一侧连接棒（图 12-12C），通过去旋转等操作矫正侧凸畸形（图 12-12D）。

12. 术中透视影像，提示侧弯矫形满意（图 12-13）。

13. 留置 1 根引流管，逐层缝合伤口（图 12-14）。

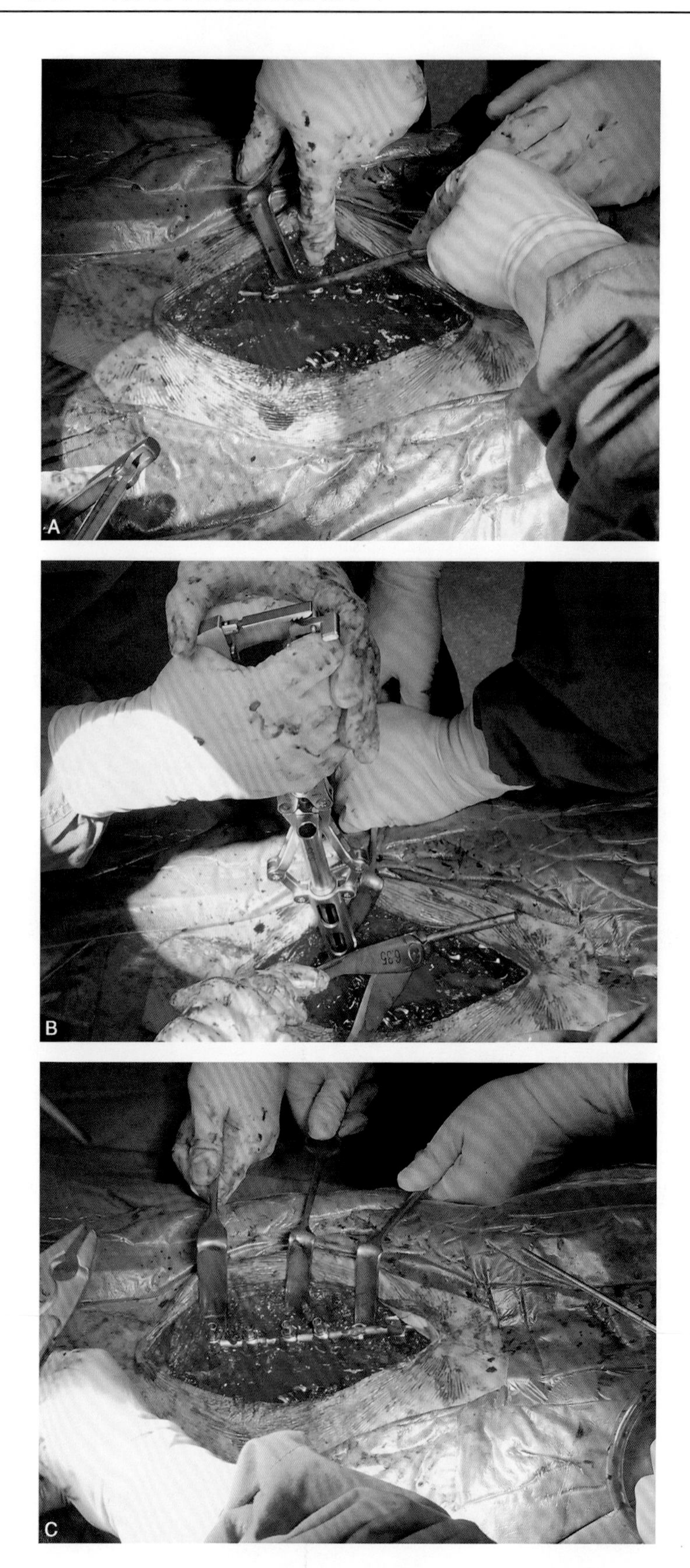
A
B
C

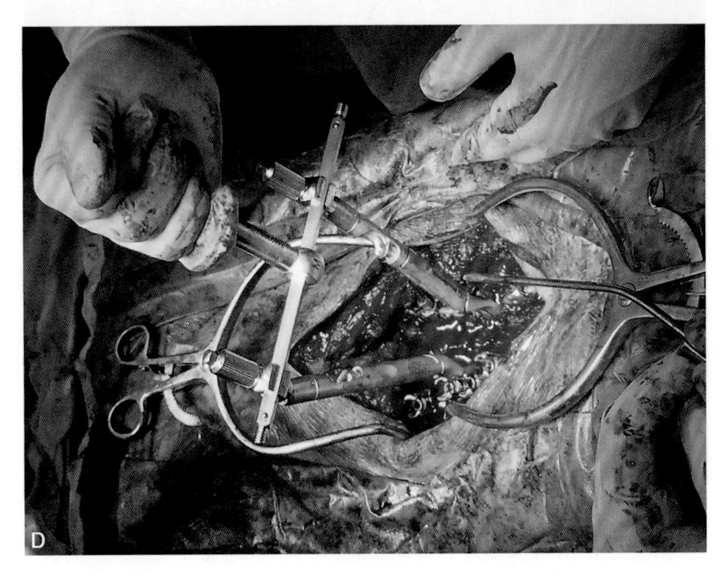

图 12-12

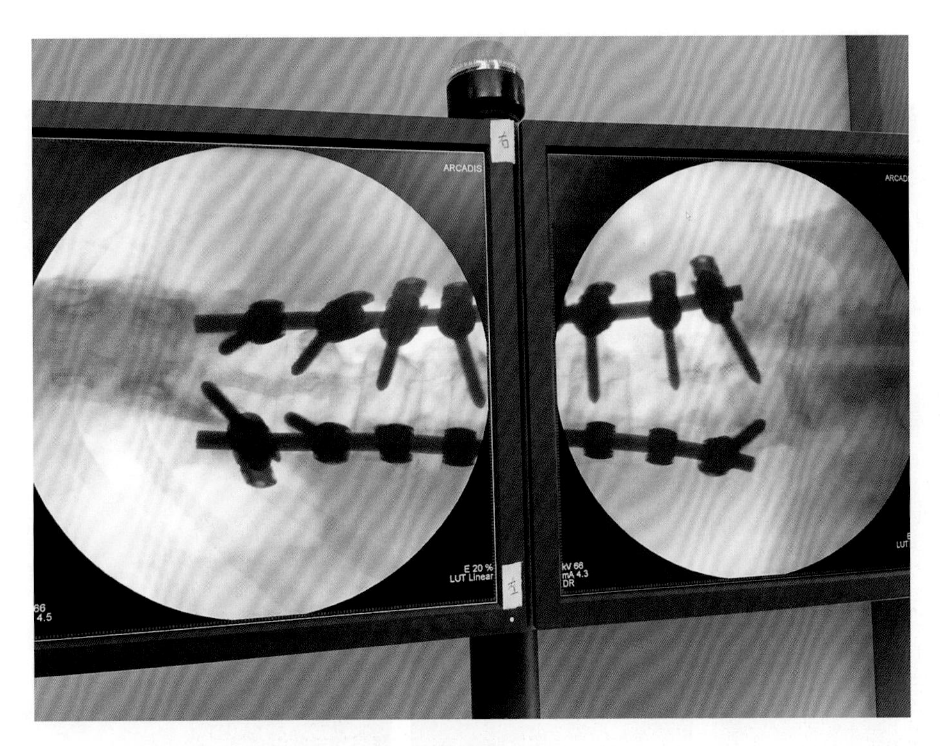

图 12-13

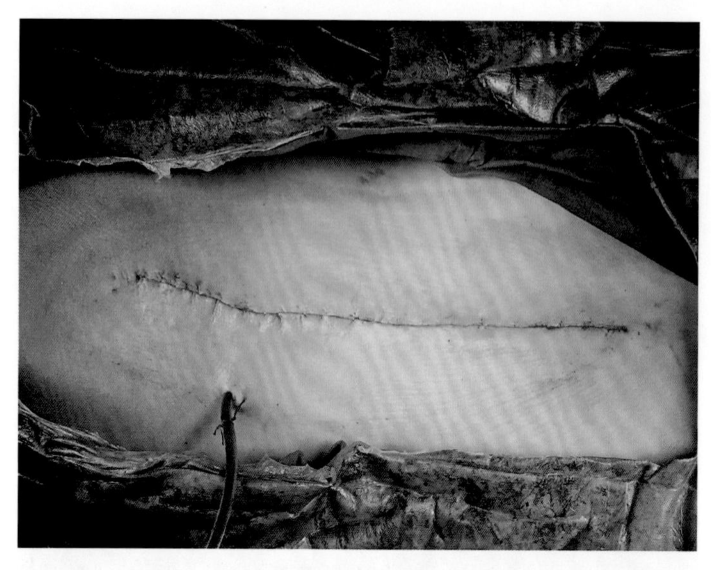

图 12-14

五、CAMISS 手术步骤

1. 患者男性,18 岁。主因“脊柱侧凸”入院。术前 X 线片和 CT 片见图 12-15。

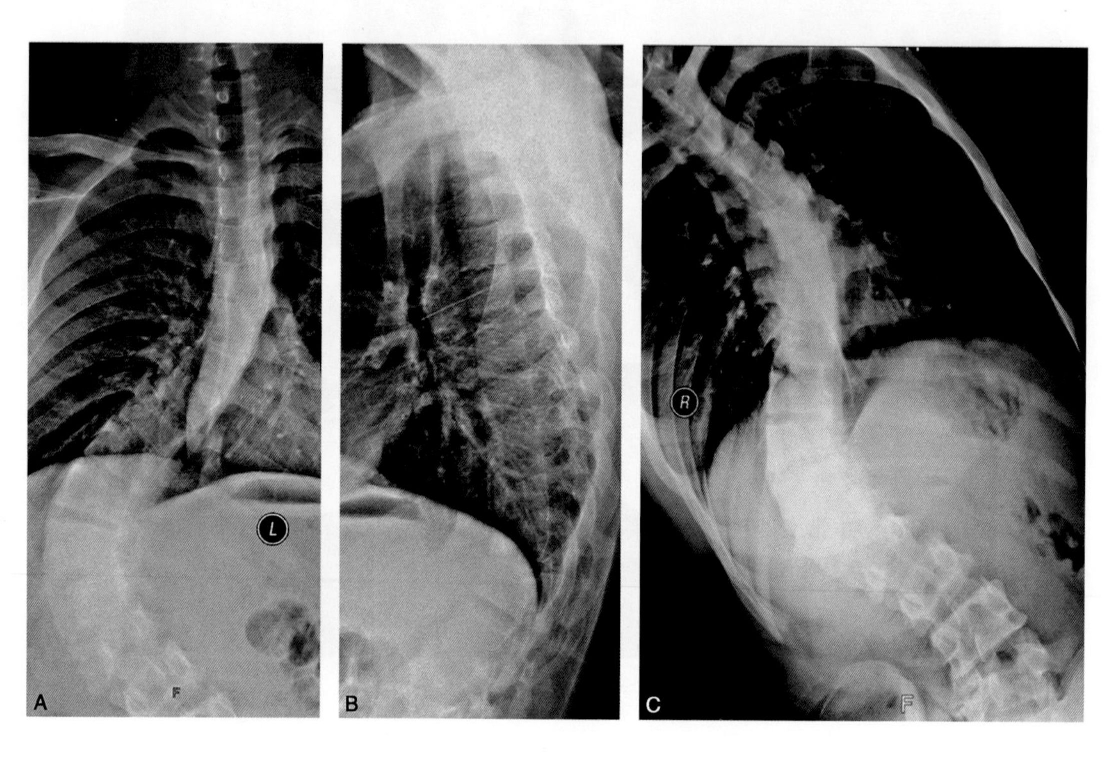

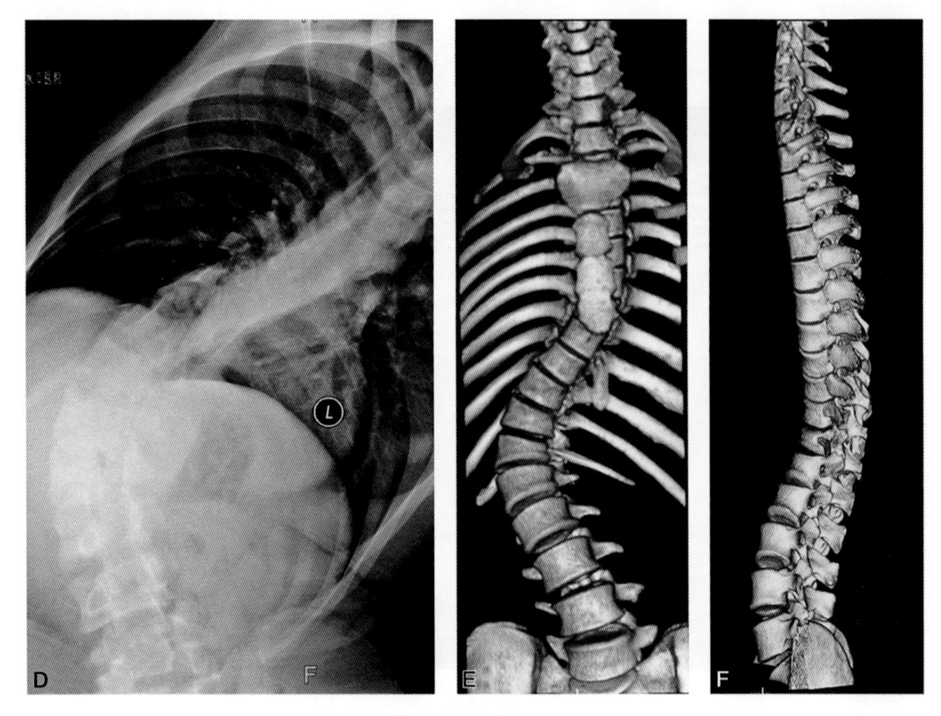

图 12-15　camiss 手术病例，黄某，男，18 岁，脊柱侧凸，术前脊柱全长正位（A）侧位 X 线片（B），左右侧屈位 X 线片（C、D）和 CT 片三维重建图像（E、F）

2. 取俯卧位，常规消毒后使用长针头置入棘突，透视下确定手术节段（图 12-16A），并于术中在头侧棘突置入导航示踪器（图 12-16B）。

3. 术中在导航引导下行经皮椎弓根开路操作（图 12-17）。

4. 在椎弓根中打入经导航测量好的、合适直径和长度的椎弓根螺钉（图 12-18）。

5. 行畸形椎体的经椎弓根截骨操作（图 12-19）。

6. 穿入预弯好的纵形连接棒，通过转棒、加压和撑开等操作矫正侧凸畸形（图 12-20）。

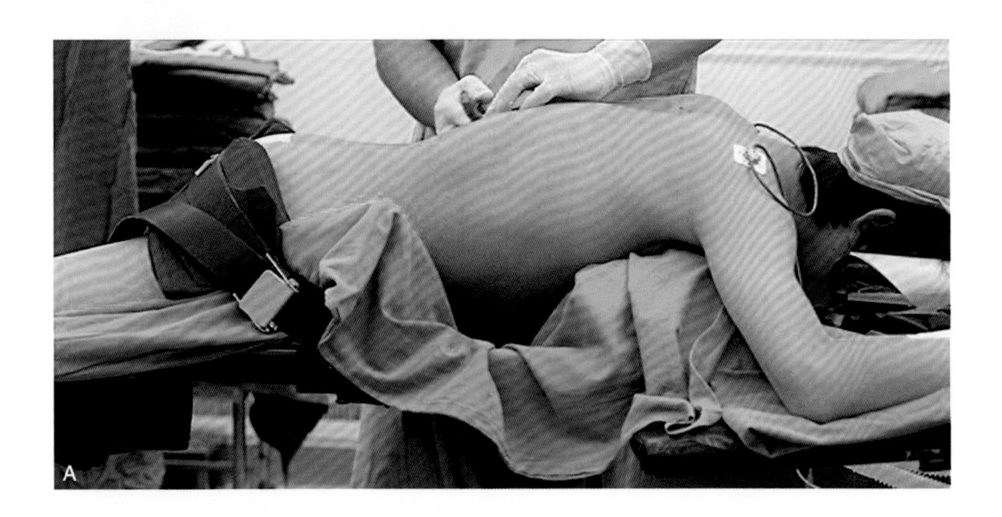

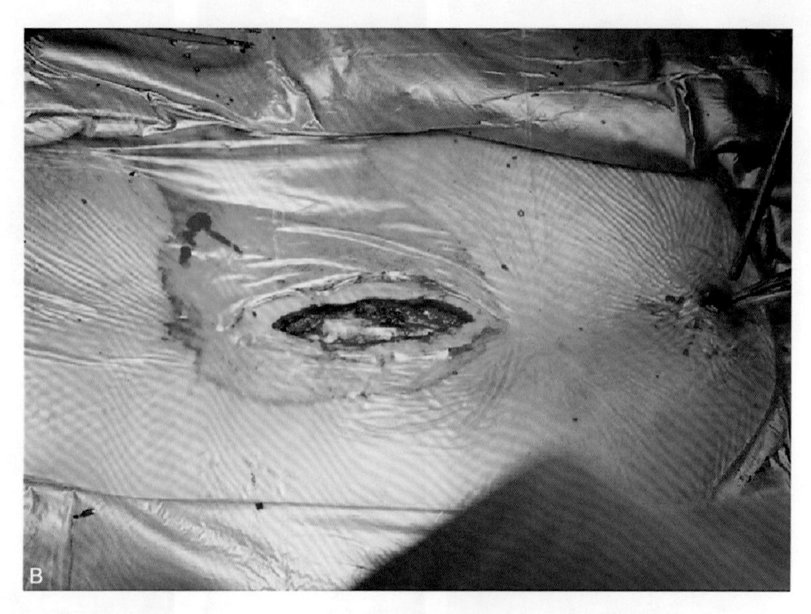

图 12-16

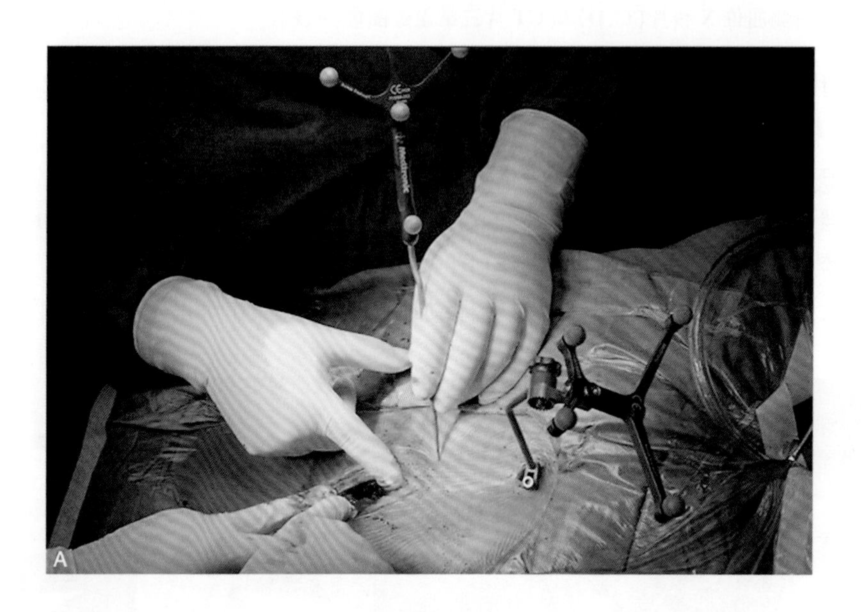

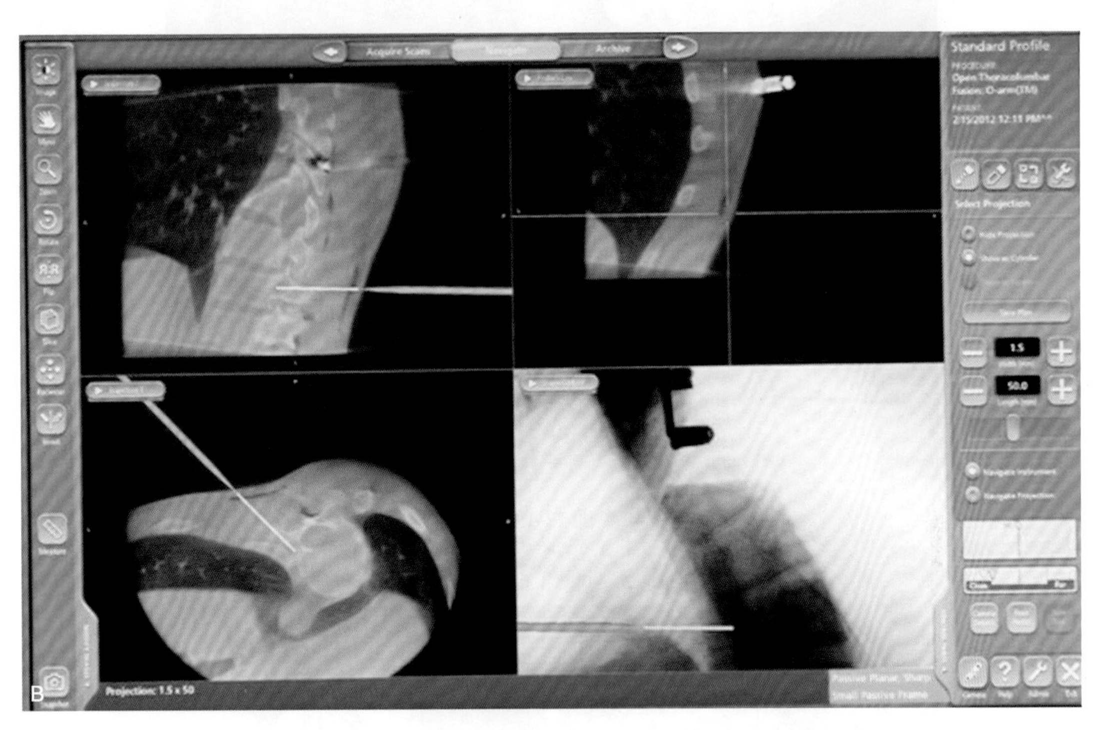

图 12-17

A. 根据术中实时影像,经皮确定椎弓根入点;B. 术中导航影像,黄色代表螺钉影像

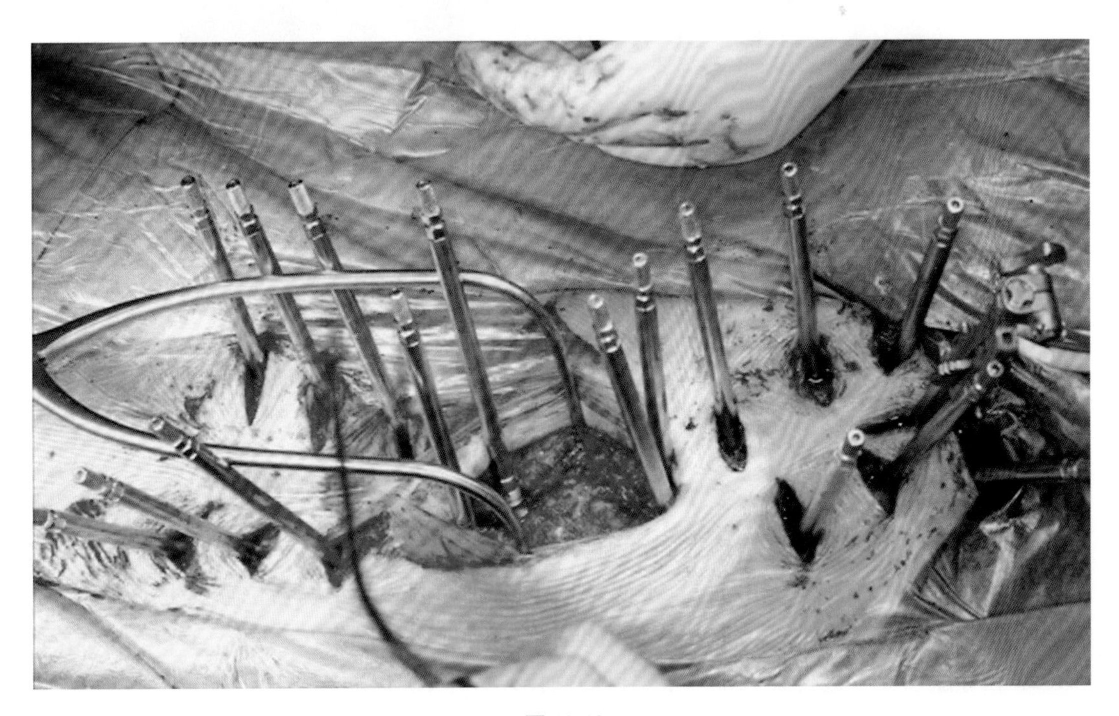

图 12-18

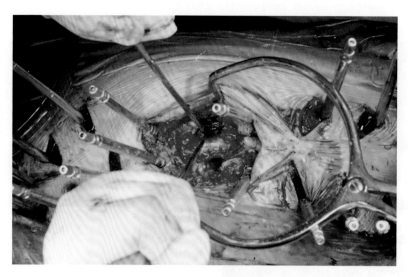

图 12-19

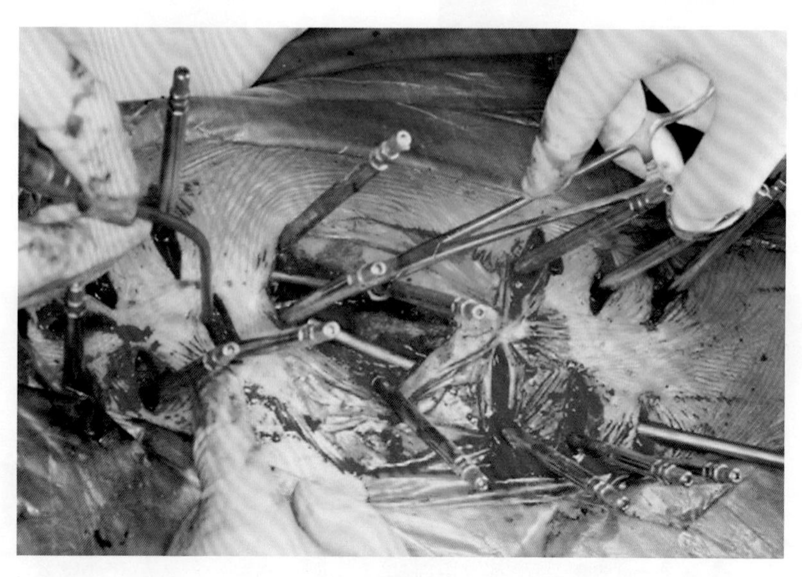

图 12-20

六、导航手术要点及技巧

1. 病人示踪器应在骨性结构上固定确切,并保证在整个导航引导操作过程中,病人示踪器与所固定的骨性结构的相对位置不变,如果因各种原因导致示踪器位置发生了变动,那么引导操作就不准确,应该重新扫描影像数据来进行导航引导操作。

2. 在导航引导下进行置入椎弓根螺钉的操作过程中,确保病人示踪器的信号没有物体遮挡。

3. 在导航引导下椎弓根开路过程中,如果椎弓根入点明显偏离正常解剖入点或椎弓根开路过程中阻力异常大，应停下操作，对骨性结构进行验证，确定导航是否准确。

4. 导航引导下椎弓根开路过程中，由于阻力会使脊椎位置发生变动，应注意调整开路器方向，使开路器方向随脊椎位置一起变化。

5. 由于微创手术过程中视野有限，椎弓根开路的位置非常好，但在拧入螺钉过程中，也可能会发生位置变化，全部拧入螺钉后，应该通过影像学验证，螺钉位置都满意后，再穿入预弯好的杆，进行下一步和矫形操作。

（袁宁　马赛）

参考文献

1. Weinstein SL. Idiopathic scoliosis. Natural history. Spine,1986,11(8):780-783.
2. Edgar MA, Mehta MH. Long-term follow-up of fused and unfused idiopathic scoliosis. J Bone Joint Surg Br, 1988,70(5):712-716.
3. Asher, MA, Burton DC. Adolescent idiopathic scoliosis: natural history and long term treatment effects. Scoliosis, 2006,1(1):2.
4. Weinstein SL, Zavala DC, Ponseti IV. Curve progress in idiopathic scolioisis: Long-term follow-up. J Bone Joint Surg Am,1981,63(5):702-712.
5. Pehrsson K1, Bake B, Larsson S, et al. Lung function in adult idiopathic scoliosis: a 20 year follow up. Thorax, 1991,46(7):474-478.
6. Danielsson, AJ. Natural history of adolescent idiopathic scoliosis: a tool for guidance in decision of surgery of curves above 50°. J Child Orthop,2013,7(1):37-41.
7. Lin MC1, Liaw MY, Chen WJ, et al. Pulmonary function and spinal characteristics: their relationships in persons with idiopathic and postpoliomyelitic scoliosis. Arch Phys Med Rehabil,2001,82(3):335-341.
8. Hou, S, Hu R, Shi Y. Pedicle morphology of the lower thoracic and lumbar spine in a Chinese population. Spine (Phila Pa 1976),1993,18(13):1850-1855.
9. Liljenqvist U1, Lepsien U, Hackenberg L, et al. Comparative analysis of pedicle screw and hook instrumentation in posterior correction and fusion of idiopathic thoracic scoliosis. Eur Spine J,2002,11(4):336-343.
10. Liljenqvist UR, Halm HF, Link TM. Link, Pedicle screw instrumentation of the thoracic spine in idiopathic scoliosis. Spine(Phila Pa 1976),1997,22(19):2239-2245.
11. Ruofu Z1, Huilin Y, Xiaoyun H, et al. CT evaluation of cervical pedicle in a Chinese population for surgical application of transpedicular screw placement. Surg Radiol Anat,2008,30(5):389-396.
12. Tan SH, Teo EC, Chua HC. Chua, Quantitative three-dimensional anatomy of cervical, thoracic and lumbar vertebrae of Chinese Singaporeans. Eur Spine J,2004,13(2):137-146.
13. Yüksel KZ1, Adams MS, Chamberlain RH, et al. Pullout resistance of thoracic extrapedicular screws used as a salvage procedure. Spine J,2007,7(3):286-291.
14. Li G1, Lv G, Passias P, et al., Complications associated with thoracic pedicle screws in spinal deformity. Eur Spine Journal,2010,19(9):1576-1584.
15. Panjabi MM1, O'Holleran JD, Crisco JJ 3rd, et al. Complexity of the thoracic spine pedicle anatomy. Eur Spine J,1997,6(1):19-24.
16. Rampersaud YR1, Pik JH, Salonen D, et al. Clinical accuracy of fluoroscopic computer-assisted pedicle screw fixation: a CT analysis. Spine(Phila Pa 1976),2005,30(7):E183-190.

17. Vaccaro AR, Rizzolo SJ, Balderston RA, et al. , Placement of pedicle screws in the thoracic spine. Part I: Morphometric analysis of the thoracic vertebrae. J Bone Joint Surg Am, 1995, 77(8): 1193-1199.

18. McLain RF, Ferrara L, Kabins M. Ferrara, and M. Kabins, Pedicle morphometry in the upper thoracic spine: limits to safe screw placement in older patients. Spine(Phila Pa 1976), 2002, 27(22): 2467-2471.

19. Halm H1, Niemeyer T, Link T, et al. Segmental pedicle screw instrumentation in idiopathic thoracolumbar and lumbar scoliosis. Eur Spine J, 2000, 9(3): 191-197.

20. Lonstein JE, Denis F, Perra JH, et al. , Complications associated with pedicle screws. J Bone Joint Surg Am, 1999, 81(11): 1519-1528.

21. Esses SI, Sachs BL, Dreyzin V. Complications associated with the technique of pedicle screw fixation. A selected survey of ABS members. Spine(Phila Pa 1976), 1993, 18(15): 2231-2239.

22. West JL 3rd, Ogilvie JW, Bradford DS. Complications of the variable screw plate pedicle screw fixation. Spine (Phila Pa 1976), 1991, 16(5): 576-579.

23. Vaccaro AR, Rizzolo SJ, Balderston RA, et al. Placement of pedicle screws in the thoracic spine. Part Ⅱ: An anatomical and radiographic assessment. J Bone Joint Surg Am, 1995, 77(8): 1200-1206.

24. Xu R, Ebraheim NA, Ou Y, et al. Anatomic considerations of pedicle screw placement in the thoracic spine. Roy-Camille technique versus open-lamina technique. Spine(Phila Pa 1976), 1998, 23(9): 1065-1068.

25. Singh R, Srivastva SK, Prasath CS, et al. Morphometric Measurements of Cadaveric Thoracic Spine in Indian Population and Its Clinical Applications. Asian Spine Journal, 2011, 5(1): 20-34.

26. Upendra B1, Meena D, Kandwal P, et al. , Pedicle morphometry in patients with adolescent idiopathic scoliosis. Indian Journal of Orthopaedics, 2010, 44(2): 169-176.

27. Hu X, Siemionow KB, Lieberman IH. Thoracic and lumbar vertebrae morphology in Lenke type 1 female adolescent idiopathic scoliosis patients. Int J Spine Surg, 2014, 8. doi: 10.14444/1030.

28. Tian NF1, Wu YS, Zhang XL, et al. Minimally invasive versus open transforaminal lumbar interbody fusion: a meta-analysis based on the current evidence. European Spine Journal, 2013, 22(8): 1741-1749.

29. Wang J, Zhou Y, Zhang ZF, et al. Comparison of one-level minimally invasive and open transforaminal lumbar interbody fusion in degenerative and isthmic spondylolisthesis grades 1 and 2. European Spine Journal, 2010, 19(10): 1780-1784.

30. Kim CW, Lee YP, Taylor W, et al. , Use of navigation-assisted fluoroscopy to decrease radiation exposure during minimally invasive spine surgery. Spine J, 2008, 8(4): 584-590.

第十三章

骨质疏松骨折椎体成型术

一、手术指征

经皮椎体成形术(percutaneous vertebroplasty,PVP)能起到固定骨折椎体、缓解疼痛的作用。骨折引起的后凸畸形,其力学环境易引起新的骨折。为纠正后凸畸形,常需将骨折的椎体复位。后凸成形术(percutaneous kyphoplasty,PKP)基本解决了这些问题,从而使得PVP在止痛的同时,又能恢复脊柱正常的生理曲线。

术中即时三维导航在椎体成形术或后凸成形术的适应证包括以下几点:

1. 多发骨折(≥3个椎体)　仅需一次3D扫描即可采集相邻4个椎体的数据,所以对于多节段患者减少辐射剂量的作用更为明显。并且,多节段患者应用导航辅助下即可安全地行单侧入路,从而可相对简化手术。

2. 中上胸椎　因为该部位椎弓根较细,并且侧位透视常常不清晰,传统的透视方法对于入点及方向的判断十分困难。虽然有学者通过从肋椎关节处进入椎体这一改变进针入路的方法来解决该问题,但是出现渗漏和损伤的风险也明显增加。

3. 严重压缩性骨折　由于椎体高度的过度丢失,透视操作则很难保证穿刺针进入椎体的安全空间,尤其是上胸椎压缩超过50%,腰椎压缩超过75%,传统的透视下手术即可能不安全。

4. 严重骨质疏松的患者透视下影像不清晰,解剖标志不明显,也是导航的适应证。

二、手术难点及导航优势

PVP或PKP技术操作一旦偏斜即可能导致神经损伤,或者穿破椎弓根导致骨水泥的外漏造成神经压迫或者神经灼伤。由于是介入操作,缺少解剖标志的指导,最理想的入点有时不能依赖手感及透视找到。尤其是中上胸椎椎弓根较细,骨折压缩严重或患者骨质疏松导致影像不清晰时,穿刺失败更易发生。因此,衍生出许多方法,试图增加PKP手术的精确性。

许多作者对术前CT测量进行定位,以寻找最佳入点及穿刺点。但是,根据我们的经验,术前CT测量对于脊柱外科操作的指导并不十分可靠,与导航的精确性相比存在显著性差异。还有许多作者应用 CT 引导下穿刺的方法。该方法的精确性优于透视，但由于不是实时影像，无法保证一次穿刺成功，也不能实时监测骨水泥注射的情况，从而无法发现并阻止其渗漏。而且该方法与传统的透视法相比，患者接受的辐射剂量更多，手术耗时也更长。

两维导航可以提供实时影像，并减少辐射剂量，与传统透视法相比存在明显优势，但仍不能解决精确性不佳的问题。术中即时三维图像导航，虽然其三维图像较 CT 图像粗略，但是真正引导操作的三维断层图像和 CT 图像区别不大，可以满足对骨性结构精确定位的需要。根据 SFDA 的注册资料，Stryker 红外线主动诱导计算机导航系统的精确性在 0.3mm，足以满足后凸成形术的需要。也有作者报道使用其他导航设备行椎体成形术的精确性为 2.5±1.5mm，适于将该技术应用于后凸成形术。术中即时三维扫描的应用可以明显降低术中穿刺针调整的概率。

Steinmann 等采用生物力学方法在体外评估了经一侧椎弓根单球囊后凸成形术和经双侧椎弓根双球囊后凸成形术对骨折椎体强度、刚度及高度变化的影响，发现两者在结果上无显著差异，为单球囊后凸成形术提供了理论依据。文献均报道了单侧穿刺可取得良好效果。虽然单侧入路的入点及方向比传统的双侧入路要求更加精确，但考虑到导航可提供足够精确的位置，我们均采用单侧入路，因此可减少手术操作的步骤，减少手术损伤，并减少手术时间。

Synowitz 等对 PVP 术者的左右手接受的 X 线剂量进行研究，其中左手戴防护手套，结果平均 X 线照射量左手为(0.49±0.4)mSv，右手为(1.81±1.31)mSv，提示术中戴防护手套可降低 75% 的照射剂量，由此可见 PVP 术中操作者及患者接受的 X 线剂量是较大的。由于导航引导下的穿刺及置入工作通道的步骤均不需透视辅助，所以导航手术可以将术者放射线的暴露减少为传统手术的一半。同时，3D C-arm 一次腰椎 3D 扫描的辐射剂量仅为一次胸部 X 线片的 1.82 倍，而仅为腰椎 64 排 CT 的 16.1%，因此，也不会增加患者的辐射剂量。文献也指出，应用术中即时导航医生及病人的辐射剂量都会减少。

综上所述，应用导航辅助 PVP 或 PKP 的优点如下：①使用通用注册工具注册穿刺针及工作套筒，使操作更加安全准确；②发挥导航手术定位精确的优势，可采用单侧椎弓根入路，由此可减少手术操作的步骤，减少手术损伤，并减少手术时间；③应用术中即时导航技术使医生及病人接受的辐射剂量减少。导航辅助手术的不足之处为：需要增加一个 1cm 的切口以安放示踪器；工具的注册及采集术中三维数据的过程需要多花 5~7 分钟，尤其是对于单节段手术的患者会增加手术时间。

三、术前影像学检查及手术规划

一般来说，骨折通过 X 线片即可做出诊断，并可以通过不同时期的检查结果来评估骨折时间和进展。由于各种原因无法行核磁检查时，骨扫描可以作为替代的检查方法检测骨的代谢活动，对确定骨折时间极为有用。骨代谢活性的存在往往提示新鲜骨折和(或)骨折不愈合。MRI 检查可以显示新鲜骨折的存在，提供脊髓水肿和严重改变的证据。应用 T_2 压脂序列可以显示得更为明显。拟手术节段上下椎体的 MRI 扫描还有助于判断是否同时存在多发骨折。

骨折部位的 CT 扫描及重建可以判断后移骨块对椎管的累及程度。对于后移骨折块导致椎管中心性狭窄超过 30% 的患者一般不适合行 PVP 或 PKP 手术。矢状位重建 CT 可以更好地判断不同部分椎体压缩程度。通过轴位及矢状位重建 CT 可以观察到椎体骨折线的位置，也就是术中骨水泥可能渗漏的位置，在设计手术入针点及通道位置时应该避开上述位置。

骨密度检查可以对骨质疏松症的诊断提供支持性证据，但不能直接评估骨折病人是否适合行椎体成形术。

四、CAMISS 手术步骤

1. 对患者采用气管插管及全身麻醉。
2. 患者平卧于 OSI 碳素手术床。透视确认骨折位置标记，常规消毒铺巾（图 13-1）。

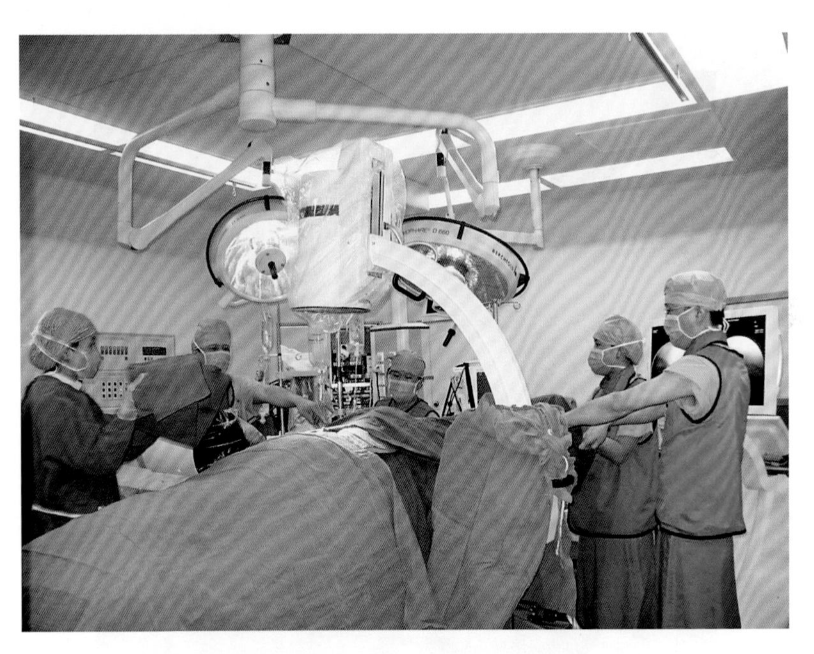

图 13-1

3. 计算机导航红外线接收臂放置于患者头侧。将 Stryker 红外线主动诱导计算机导航系统置于手术台头端，将术中 3D C-arm 系统与脊柱导航系统连接。
4. 于手术节段上一椎体棘突固定示踪器（图 13-2），使用通用夹具注册 PKP 手术穿刺针及工作套筒（图 13-3）。
5. 术中三维导航影像数据由电动 C 形臂在术中即时影像三维重建中获取。根据设定，C 形臂自动连续旋转 190°，采集 100 幅数字点片图像并自动重建三维图像，将图像传输至导航系统。

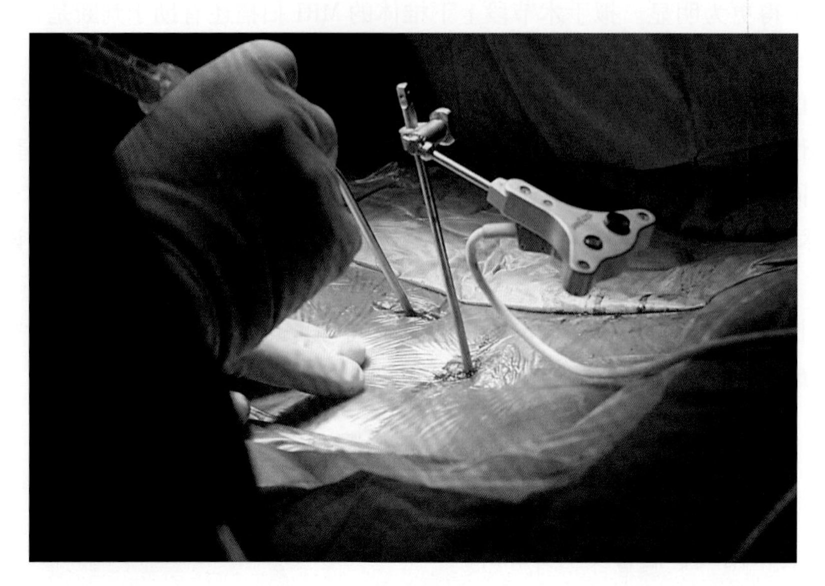

图 13-2

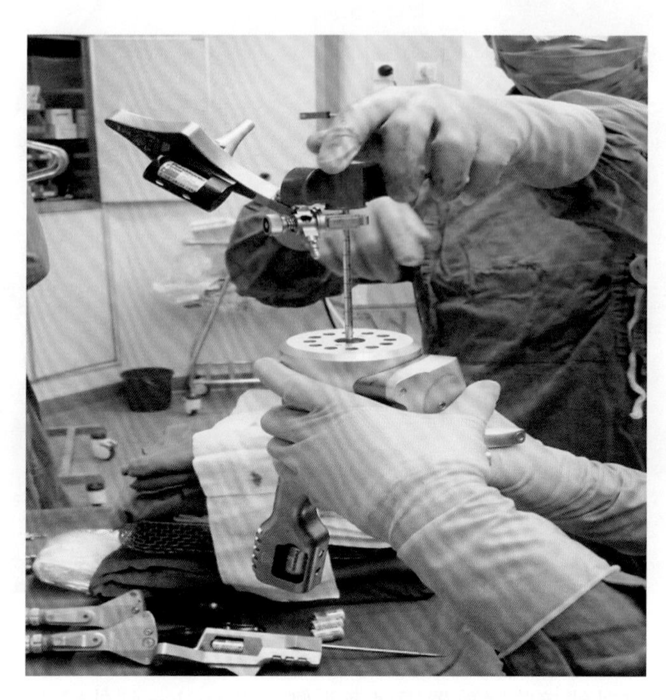

图 13-3

6. 手术操作在导航引导下进行，选用单侧入路，从侧方压缩较重的一侧进针（图 13-4）。在导航引导下确认穿刺针入点及方向，并确认工作通道位置及深度，使穿刺针尖到达超过椎体后缘约 1cm 处，拔除针芯插入导针，拔出穿刺针，在导针的引导下插入工作套筒，透视确认工作套筒的方向，并使套筒前缘到达超过椎体后缘约 1cm 处。拔除导针，用专用手钻在椎体内开出一条通路，并通过透视确保手钻未突破椎体前方皮质。

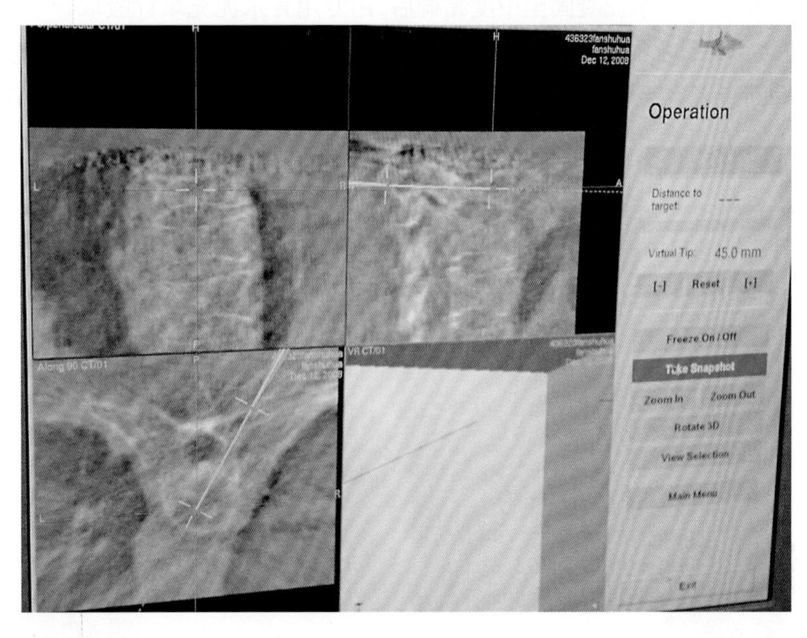

图 13-4

7. 在专用注射器内抽取造影剂欧乃派克并排气，连接气囊和压力表，插入工作套筒，透视下确认气囊的位置，然后缓慢推动针栓至压力达到 50psi，拔除导丝，继续推动针栓至气囊膨胀至 5ml，整个过程中确保压力不超过 300psi，透视观察气囊膨胀后位置及形态，椎体膨胀后形态是否满意，并询问患者有无腰背痛，检查患者双下肢活动情况。如患者可耐受，双下肢活动良好，则维持气囊在膨胀状态约 5 分钟。抽回造影剂，拔除气囊。因球囊撑开过程会造成椎体间位置改变，故多节段手术时应先在每个待手术椎体置入工作套筒，再行球囊扩张（图 13-5）。

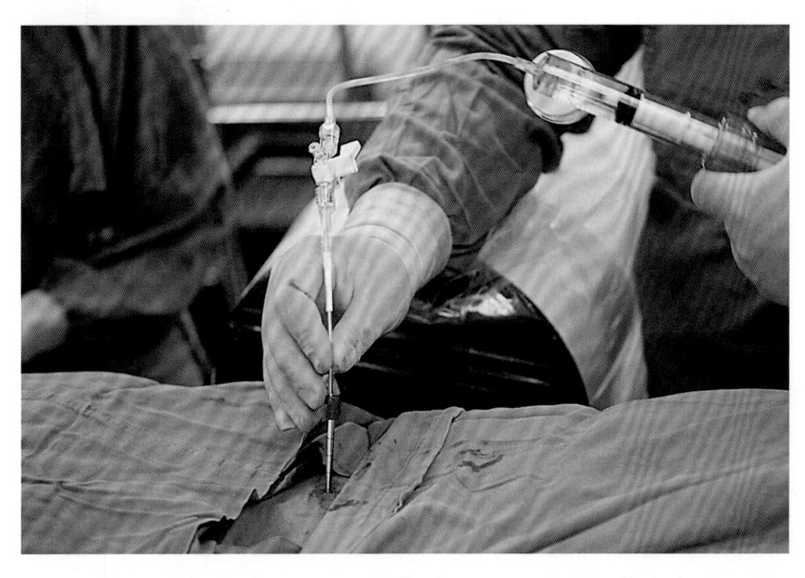

图 13-5

8. 搅拌骨水泥，待骨水泥凝固至中度黏稠后，用专用骨水泥充填针吸取骨水泥，在椎体空腔中充填相应数量的骨水泥，并透视确认骨水泥充填后的形态和椎体成型是否满意(图 13-6)。

9. 再次询问患者有无腰背痛，检查患者双下肢活动情况。待骨水泥凝固后，拔除工作套筒，皮肤切口用皮肤胶带闭合(图 13-7)。

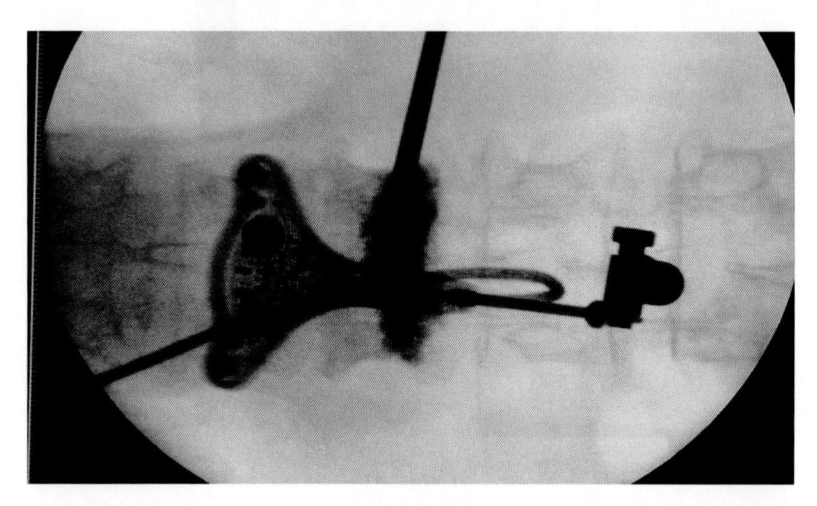

图 13-6

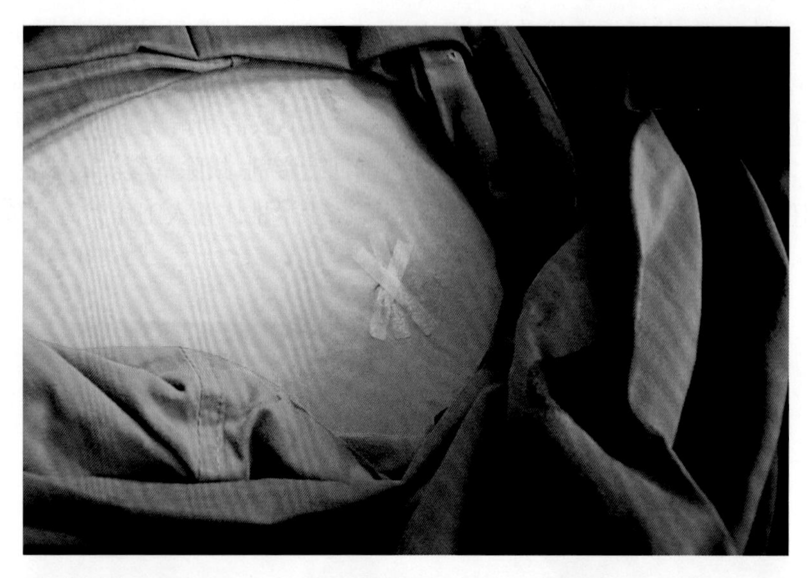

图 13-7

五、导航手术要点及技巧

以前在应用导航时的一个问题是只能用导航开路器打一个骨性通道，而之后植入 PKP 工作通道的步骤还需要透视，而且过粗的开路器使得骨通道的直径大于工作通道，容易造成骨水泥由此外溢。而积水潭医院脊柱外科在操作中使用通用注册工具可注册穿刺针及工作套筒(图 13-3)，从而方便了手术操作，在置入球囊前均不需要透视。并且可以防止骨水泥沿工作通道外溢的并发症。

在使用导航时，积水潭医院脊柱外科团队体会有以下注意点：①导航仪的位置很重要；②患者示踪器的牢固固定：术中一旦启动了导航仪，患者示踪器绝对不能出现移动；③术中操作应符合传统手术经验：如果所有操作均正确，则应该充分相信导航仪是准确的；④导航手术有自身的流程并需要严格的训练过程。学习曲线的存在使早期操作容易失败而使术者失去信心。

六、典型病例

【主诉】患者女性，63 岁。主因“腰背痛 3 个月余”由门诊收入院。

患者主诉 3 个月前无明显外伤感到腰背部疼痛，疼痛与天气变化无关，劳累后加剧，休息后稍好转。一直未作特殊处理。近日来患者感到腰背痛症状逐渐加重，影响生活。

【既往史】既往体健，否认其他病史。无烟酒嗜好。15 岁月经初潮，45 岁绝经。到当地医院就诊行 MRI 显示 T_9，T_{11}，L_1 椎体骨折，为进一步治疗收入我院。

【入院查体】步入病房，步态正常。胸腰段后凸畸形。胸腰段叩击痛阳性。腰部活动疼阳性，活动度受限。双下肢感觉肌力正常。双下肢深浅反射正常引出。

【影像学检查】术前侧位 X 线片：T_9，T_{11}，L_1 椎体压缩性骨折(图 13-8)。术前 T_1 像 MRI：T_9，T_{11}，L_1 椎体内低信号(图 13-9)。术前压脂像 MRI：T_9，T_{11}，L_1 椎体内高信号(图 13-10)。

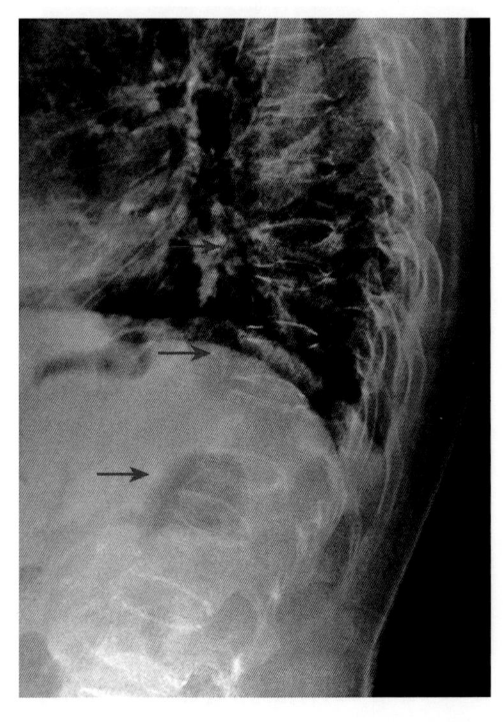

图 13-8　术前侧位 X 线片：T_9、T_{11}、L_1 椎体压缩性骨折

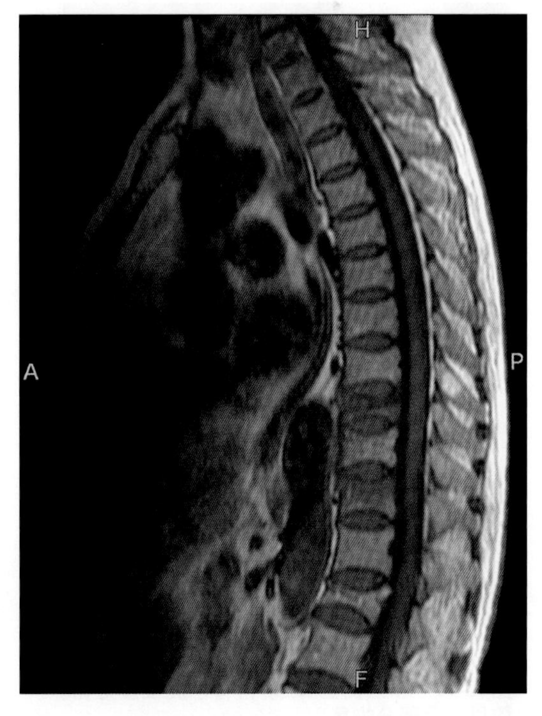

图 13-9　术前 T_1 像 MRI：T_9、T_{11}、L_1 椎体内低信号

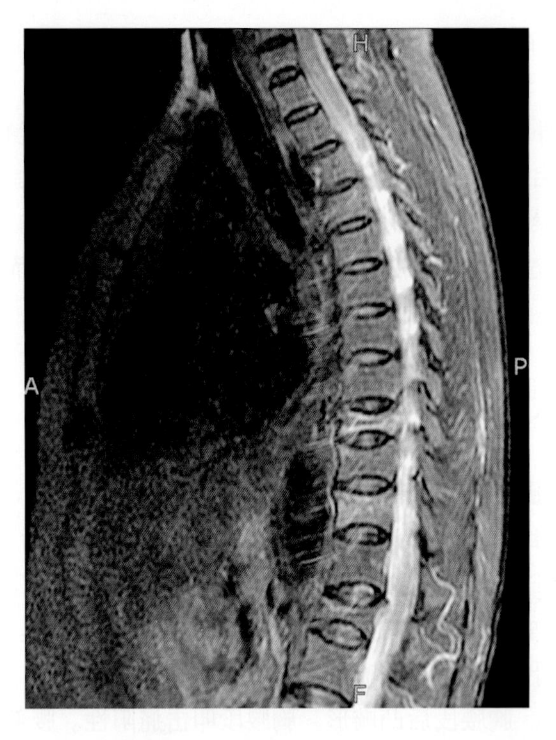

图 13-10 术前压脂像 MRI：T_9、T_{11}、L_1 椎体内高信号

【治疗方法与效果】该患者于全麻下行导航辅助下椎体后凸成形术。术后腰背部疼痛完全缓解。术后侧位 X 线片显示骨水泥位置好，胸腰段后凸部分恢复（图 13-11）。术后 CT 显示骨水泥在骨折椎体内分布均匀（图 13-12）。患者于术后 4 天出院。

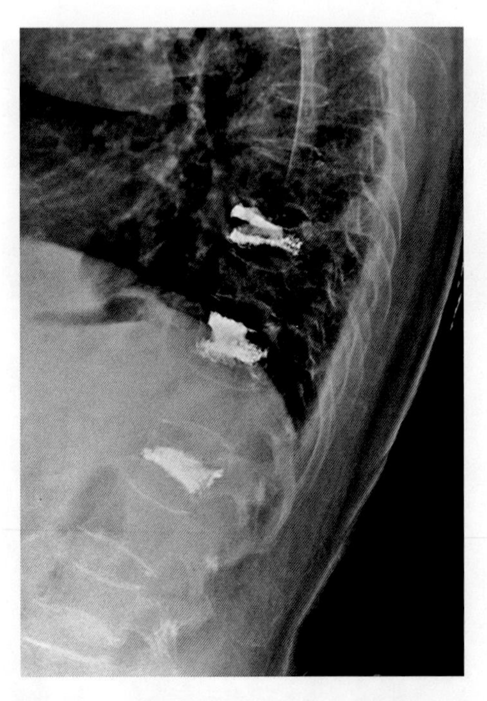

图 13-11 术后侧位 X 线片：骨水泥位置好，胸腰段后凸部分恢复

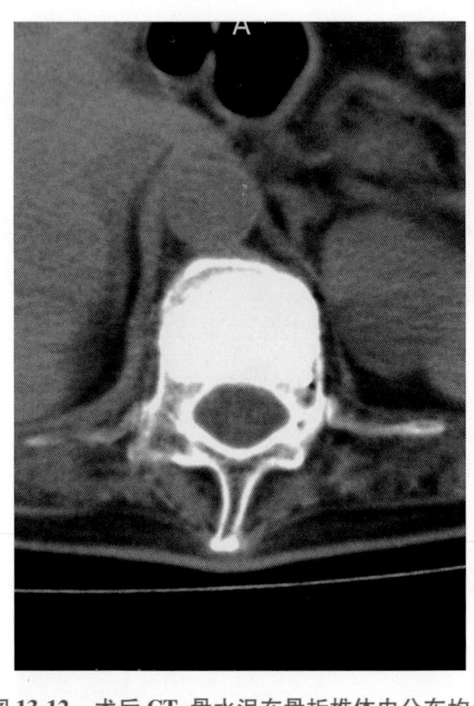

图 13-12 术后 CT：骨水泥在骨折椎体内分布均匀

（韩骁 安岩）

参 考 文 献

1. Harry N, Steven R, Frank J, et al. Rothman-Simeone The Spine. Fifth Edition. USA: ELSEVIER, 2006. 1341-1342.
2. Nussbaum DA, Gailloud P, Murphy K. A review of complications associated with vertebroplasty and kyphoplasty as reported to the Food and Drug Administration medical device related web site. J Vase Interv Radiol, 2004, 15(11): 1185-1192.
3. Boszczyk BM, Bierschneider M, Hauck S, et al. Transcostovertebral kyphoplasty of the mid and high thoracic spine. Eur Spine, 2005, 14(10): 992-999.
4. Kim HS, Ju CI, Kim SW, et al. Balloon kyphoplasty in severe osteoporotic compression fracture: is it a contraindication? Neurosurgery, 2007, 60(5): 1-6.
5. Barr JD, Barr MS, Lemley TJ, et al. Percutaneous vertebroplasty for pain relief and spinal stabilization. Spine (Phila Pa 1976). 2000, 25(8): 923-928.
6. 宓士军,吴立明. 基于影像学测量的椎体成形单侧入路穿刺进针点和穿刺路径. 中国组织工程研究, 2009, 13(17): 3237-3240.
7. 王宇,邑晓东,吴志峰,等. eFilm 影像工作站辅助 PVP 及 PKP 术前计划及术中定位的临床应用. 中国脊柱脊髓杂志, 2008, 18(6): 425-428.
8. 刘亚军,田伟,刘波,等. CT 三维导航系统辅助颈椎椎弓根螺钉内固定技术的临床应用. 中华创伤骨科杂志, 2005, 7(7): 630-633.
9. 陆军,赵海涛,张贵祥,等. CT 引导下经皮穿刺椎体成形术. 中国医学影像技术, 2003, 19(8): 1052-1054.
10. 邓忠良,谢维波,任广军,等. CT 引导下经皮穿刺椎体成形术的初步应用. 重庆医学, 2002, 31(12): 1159-1160.
11. 刘恩志,郭东明,蔡维山,等. 改良二维影像导航引导椎体后凸成形术治疗多发性椎体压缩性骨折临床分析. 中国综合临床, 2009, 25(7): 762-764.
12. 王黎明,喻忠,桂鉴超,等. 红外线透视导航下经皮椎体成形术治疗椎体骨质疏松压缩性骨折 28 例. 中国微创外科杂志, 2006, 6(7): 490-493.
13. 严瀚,刘恩志,郭东明,等. 改良影像导航引导椎体后凸成形术在治疗多发性椎体压缩性骨折中的应用. 广州医学院学报, 2012, 40(6): 29-21.
14. van deKraats EB, van Walsum T, Verlaan JJ, et al. Three-dimensional rotational X-ray navigation for needle guidance in percutaneous vertebroplasty: an accuracy study. Spine(Phila Pa 1976), 2006, 31(12): 1359-1364.
15. 韩骁,田伟,刘波,等. 术中即时三维导航在后凸成形术中的应用. 中华创伤骨科杂志, 2010, 12(2): 109-112.
16. Sembrano JN, Yson SC, Polly DW Jr, et al. Comparison of nonnavigated and 3-dimensional image-based computer navigated balloon kyphoplasty. Orthopedics, 2015, 38(1): 17-23.
17. Steinmann J, Tingey CT, Cruz G, et al. Biomechanical comparison of unipedicular versus bipedicular kyphoplasty. Spine(Phila Pa 1976), 2005, 30(2): 201-205.
18. Papadopoulos EC, Edobor-Osula F, Gardner MJ, et al. Unipedicular balloon kyphoplasty for the treatment of osteoporotic vertebral compression fractures. J Spinal Disord Tech. 2008, 21(8): 589-596.
19. Synowitz M, Kiwit J. Surgeon's radiation exposure during percutaneous vertebrop lasty. J Neurosurg Spine, 2006, 4(2): 106.

20. Zadpanah K, Konrad G, Südkamp NP, et al. Computer navigation in balloon kyphoplasty reduces the intraoperative radiation exposure. Spine, (Phila Pa 1976), 2009, 34(12): 1325-1329.
21. 田伟. 使用计算机导航技术辅助脊柱骨折和不稳定的固定手术. 中华创伤骨科杂志, 2004, 6(11): 1218-1219.

第四部分

计算机导航辅助腰椎手术

第十四章

腰椎椎弓根内固定手术

一、手术指征

几乎所有需要腰椎椎弓根螺钉内固定的病例都可以使用导航技术，但由于设备数量有限和价格昂贵的问题，以下情况适应证更强：

1. 腰椎存在较严重的侧凸和旋转畸形时，椎弓根的横向角度把握困难。
2. 腰椎滑脱严重，滑脱椎椎弓根入点变深，甚至被头侧椎板或下关节突覆盖。
3. 关节突关节增生严重，入钉点骨性结构辨认困难者。
4. 对骨质疏松患者，椎弓根螺钉需要骨水泥增强，要求钉道不能有破损。
5. 腰椎微创手术。

二、手术难点和导航优势

腰椎椎弓根螺钉内固定技术相对比较成熟，腰椎椎弓根粗，椎管空间大，因此置钉相对比较安全。术者经常利用后路的解剖标志或者透视作为进钉点的参考，术中利用透视评估螺钉的位置。实际上传统方法下的腰椎椎弓根螺钉的精确性并不像很多学者估计的那么高。而且因为术者经验和术式的差异，许多文献的报道差异也很大：Castro 等在 30 名患者 131 枚腰椎螺钉的徒手置入精确性的研究中发现，40% 的椎弓根螺钉穿出椎弓根皮质。Schulze 等利用传统方法置入了 244 枚腰椎螺钉，其中 51 枚（20. 9%）穿出椎弓根皮质。Karapinar 等研究了徒手方法置入胸腰段椎弓根螺钉的精确性，在 98 名患者置入的 640 枚椎弓根螺钉中，5. 8%（37/640）的螺钉穿出椎弓根皮质，术后没有神经、血管、脏器损伤的并发症。

计算机导航在腰椎椎弓根螺钉内固定技术中的应用远没有在胸椎和颈椎中的应用广泛，但是计算机导航确实能够提高腰椎置钉的精确性。Kosmopoulos 等进行的腰椎置钉精确性 meta 分析显示，传统方法腰椎置钉的精确性仅为 79. 0%，导航下置钉的精确性为 96. 1%。

脊柱微创手术成为今后技术发展的趋势，CAMISS 技术利用计算机导航引导，达到了小切口下置钉时，置钉仍然精确和安全的效果。Nakashima 等比较了传统透视方法和计算机导航下腰骶椎置钉的精确性，发现计算机导航下螺钉穿出率为7.3%(11/150)，而传统透视为15.3%(23/150)。

三、术前影像学检查及手术规划

常规X线片和CT检查为术前必备的影像学检查，术前如果存在畸形、解剖变异，估计徒手置钉难度较大，可选择导航引导下置钉。对于存在骨质疏松高危因素人群，需要行骨密度测量，决定是否行椎弓根骨水泥增强，使用导航引导下钉道准备，可以降低骨水泥渗漏风险。

术前可以将CT原始数据导入导航系统，进行螺钉入钉点和入钉角度的规划，测量螺钉直径和长度，这样术前可以熟悉手术流程，并准备合适的器械。

四、开放手术步骤

(一) 体位

1. 全麻俯卧位施行手术，将患者放置于可以方便使用C形臂的透光手术台上(Jackson frame)。建议术者使用头灯和放大镜。

2. 调节头圈位置和大小，避免颈椎过度后伸和眼球受压。

3. 上肢放置在手术台靠近头端两侧的臂托上。为避免肩袖撞击损伤可能，肩关节外展尽量小于90°并维持轻度的前屈；避免压迫腋窝部位，否则可能导致臂丛损伤；肘关节内上髁部位要加以衬垫。

4. 胸垫的位置在腋窝和剑突之间，对于女性患者，避免乳头部位受压。

5. 髂前上棘加以衬垫，使腹部悬空，降低腹内压有助于减少术中硬膜外出血。

6. 髋关节和膝关节处于屈曲姿势，骨性突起部位避免受压。

(二) 手术入路

1. 常规消毒铺巾，皮肤消毒前需要进行棘突定位。

2. 腰正中入路(图14-1)，为减少皮下出血，切皮前可在皮下注射副肾盐水。

3. 切开皮肤和皮下浅筋膜，显露腰背筋膜，使用自动拉钩维持显露(图14-2)。

4. 沿棘突外侧切开一侧腰背筋膜，用Cobb骨膜下剥离椎旁肌肉。剪断旋转肌在棘突处的止点，使用双极电凝止血，向两侧分离暴露至关节突关节外侧，已暴露部位用纱布或副肾盐水纱布填塞减少出血。对侧同法施术。

(三) 术中即时三维导航准备

1. 将示踪器夹钳固定到棘突上(一般是最头端的棘突上)，将患者示踪器与夹钳连接并调整示踪器方向，注意一定要安装牢固(图14-3、图14-4)。

2. 进入导航界面，将位置传感器(camera)朝向术野，依次注册病人示踪器，指点器，注册台，导航椎弓根器械(指点器、尖椎、开路器)，以及C形臂。

3. C形臂正侧位透视，调整C形臂位置的高低，使手术区域在透视正侧位上均居中，并

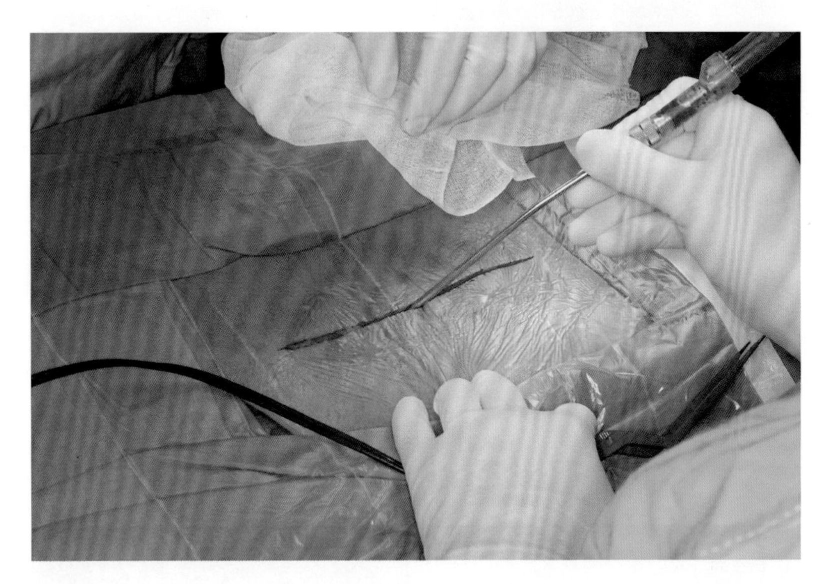

图 14-1

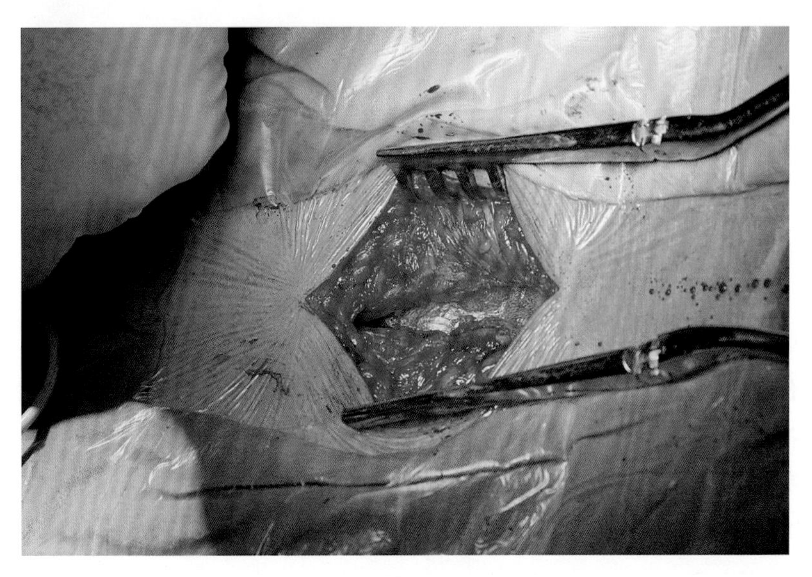

图 14-2

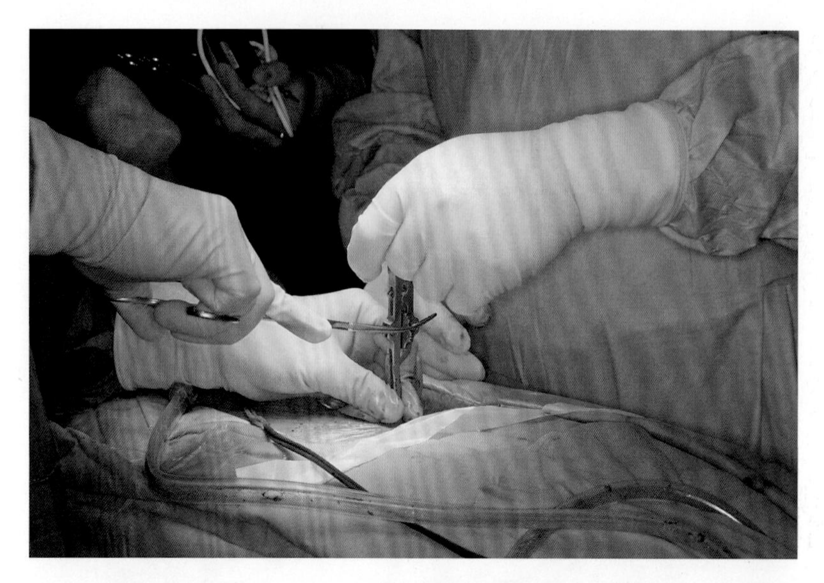

图 14-3

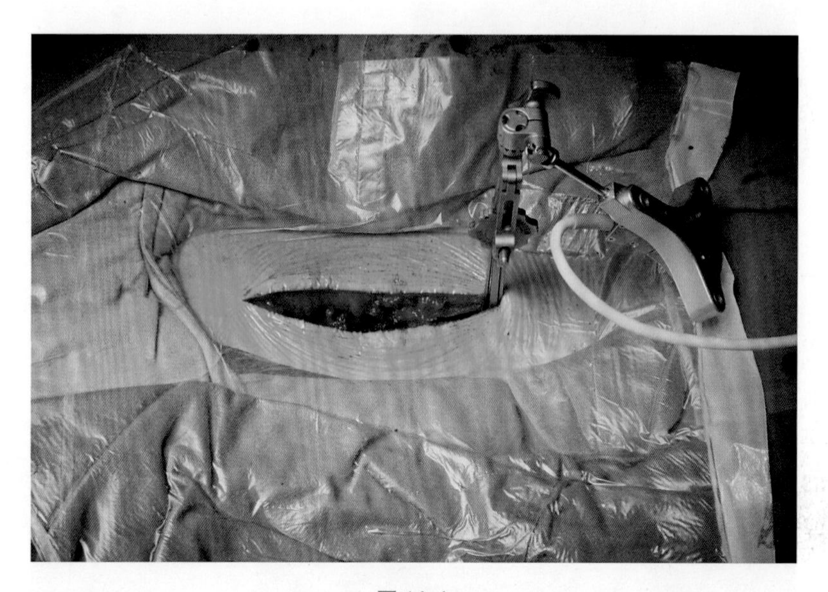

图 14-4

能够被位置传感器感应。进行旋转 190°透视扫描并传输数据。如果固定节段较长，可以分多次进行扫描。

（四）导航下置钉

1. 将导航工具移入导航区域并打开开关，在导航图像上即出现器械的影像，可重复进行。

2. 根据骨性标志点粗略地估计入钉点（图 14-5），在三维断层图像上确定入钉点位置，使用尖锥刺破入钉点处的骨皮质（图 14-6）。如果入钉点处陡峭，可以使用磨钻或咬骨钳处理平整，再用尖锥刺破骨皮质。

3. 将开路器尖端放置在入钉点处，在矢状位和横断位图像上选择最长的钉道，尽量使

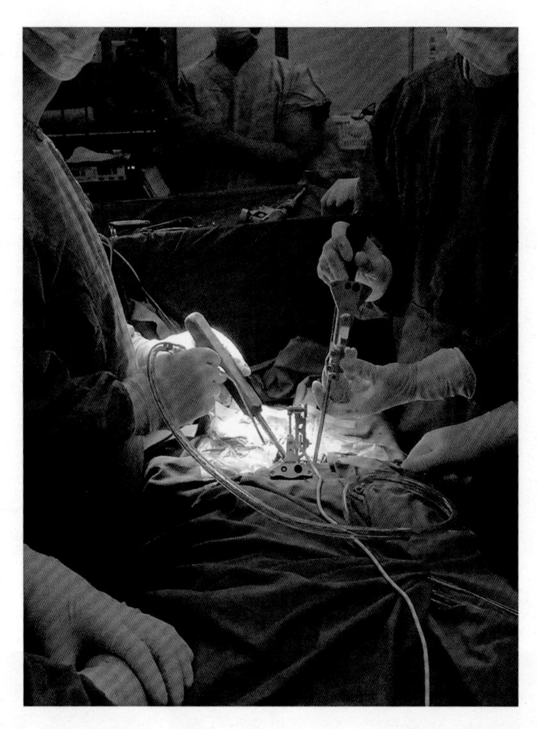

图 14-5

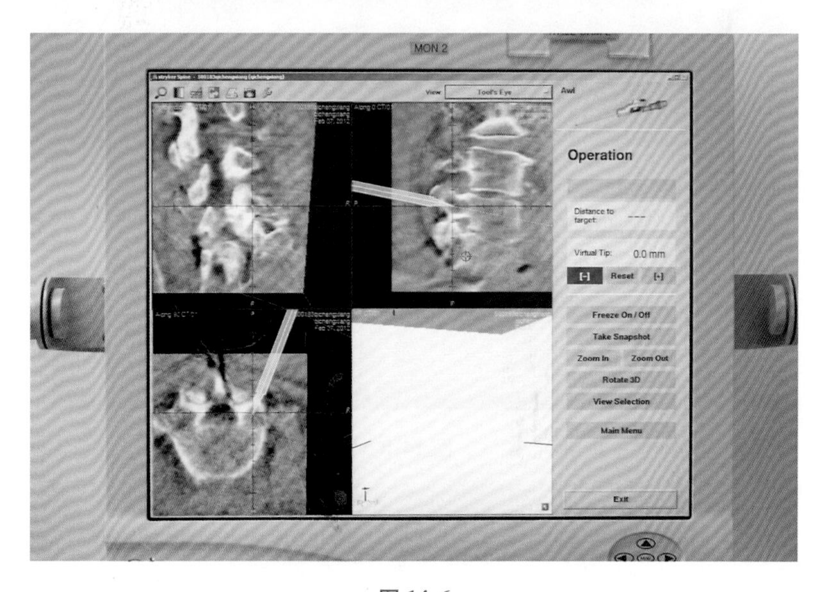

图 14-6

钉道在椎弓根的中心位置，按照确定好的角度，使用开路器进行钻孔（图 14-7）。开路器前进过程中，可随时停顿和调整，在重建图像上确认钉道位置是否合适。可以使用导航工具进行螺钉直径和长度的设计。

4. 用小球状探子探察孔壁无误后，将合适的螺钉拧入钉道（图 14-8），之前可用丝攻攻丝。

5. 待置钉完毕后，透视确认置钉效果，视病情需要行椎板减压和融合术。

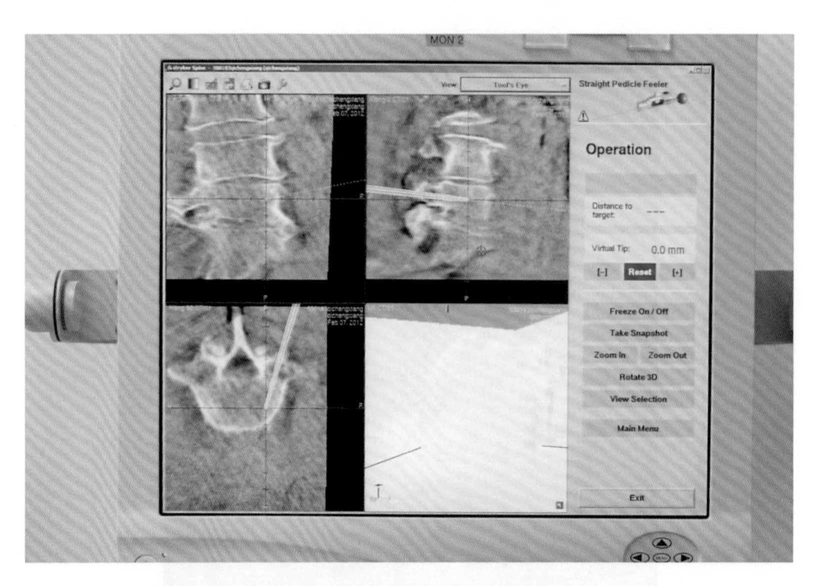

图 14-7

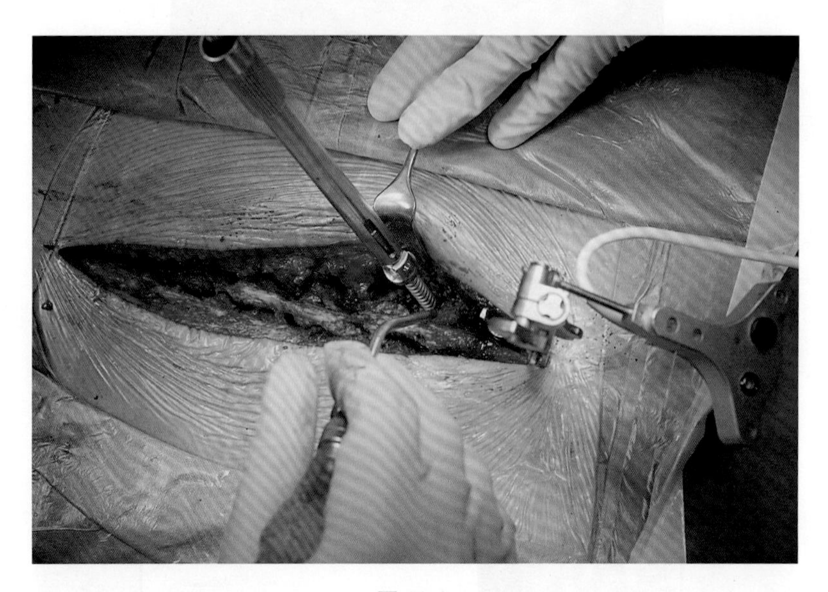

图 14-8

五、CAMISS 手术步骤

1. 体位　同开放手术。

2. 确定示踪器夹钳固定的位置，在需要椎弓根螺钉固定的脊椎中，一般选择最头侧脊椎的椎体，在透视下进行标记。

3. 消毒铺巾后，在棘突标记处纵行切开 1 ~ 2cm 皮肤（图 14-9）。剥离棘突两侧的椎旁肌。选择合适的示踪器夹钳，固定到选定的棘突上（图 14-10）。

4. 导航的准备　同开放手术。

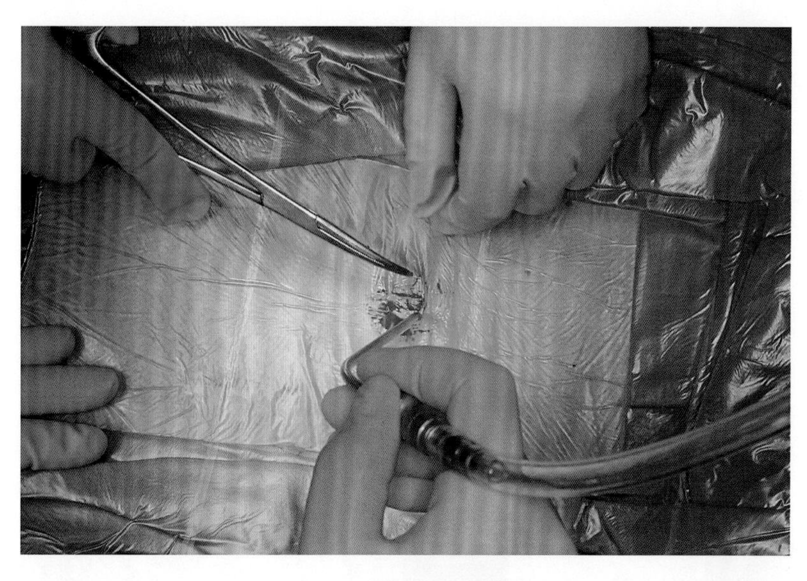

图 14-9

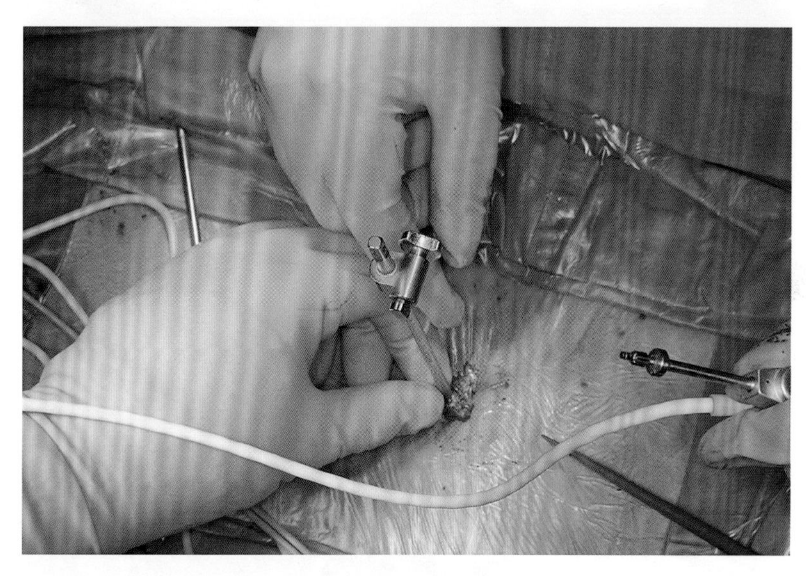

图 14-10

5. 观察三维重建图像,使用导航指点器明确经皮的入钉位置(图 14-11)。

6. 纵行或横行切开 2～3cm 皮肤(图 14-12)。

7. 钝性分离椎旁肌肉至关节突附近,使用套筒扩张器逐级钝性扩张至最大(图 14-13)。

8. 显露清楚套筒内的骨性标志,之后导航下按照开放手术方法进行钉道准备(图 14-14)。

9. 钉道内插入导丝(图 14-15)。

10. 确定好螺钉直径和长度后,在导丝的引导下拧入空心螺钉(图 14-16)。

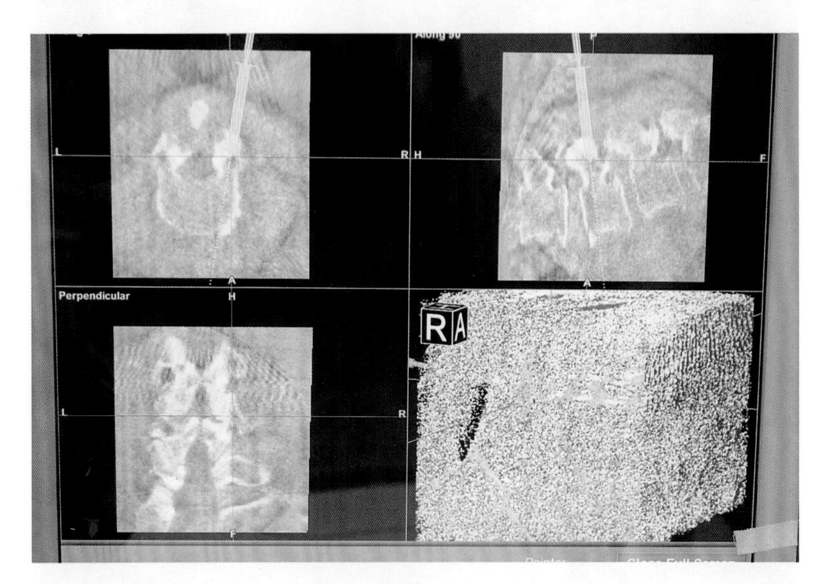

图 14-11

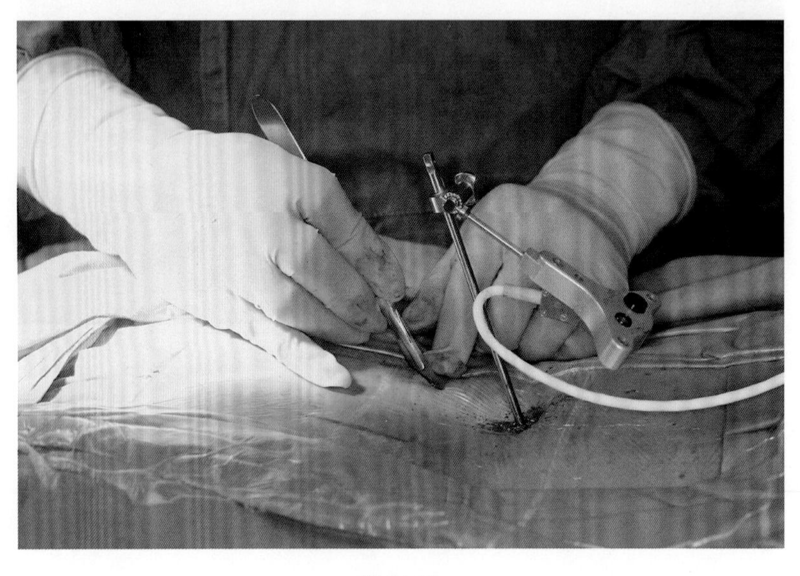

图 14-12

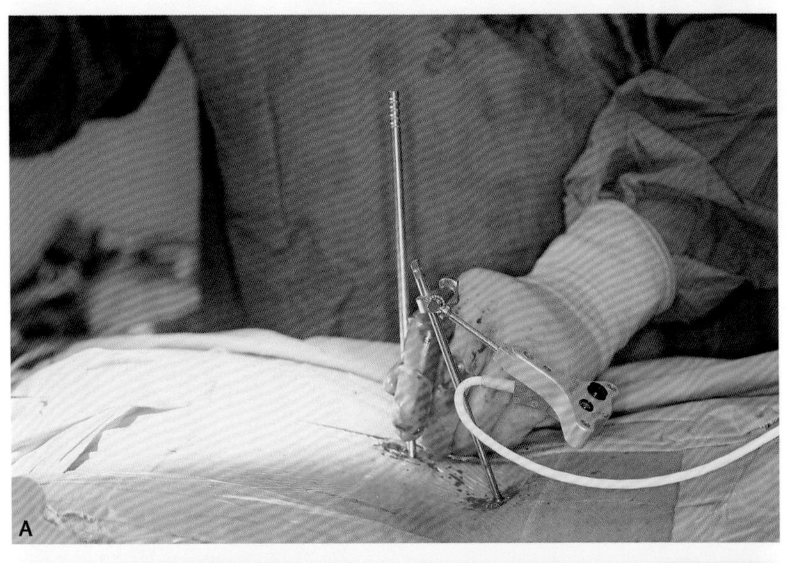
A

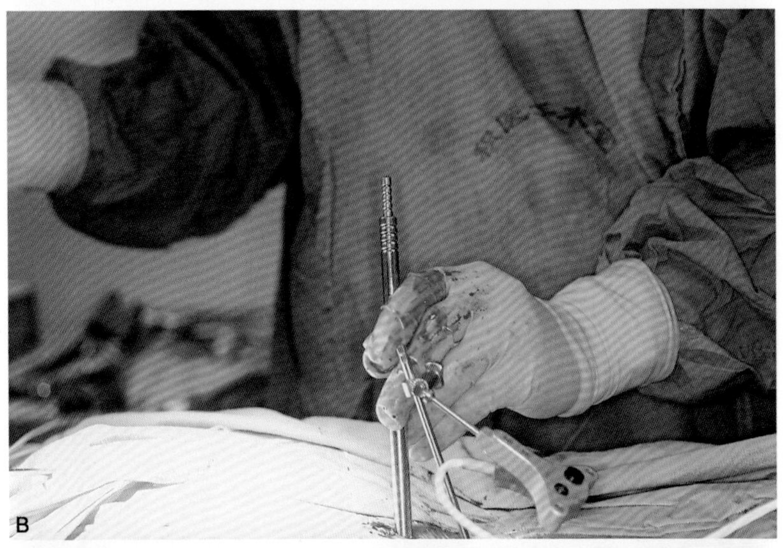
B

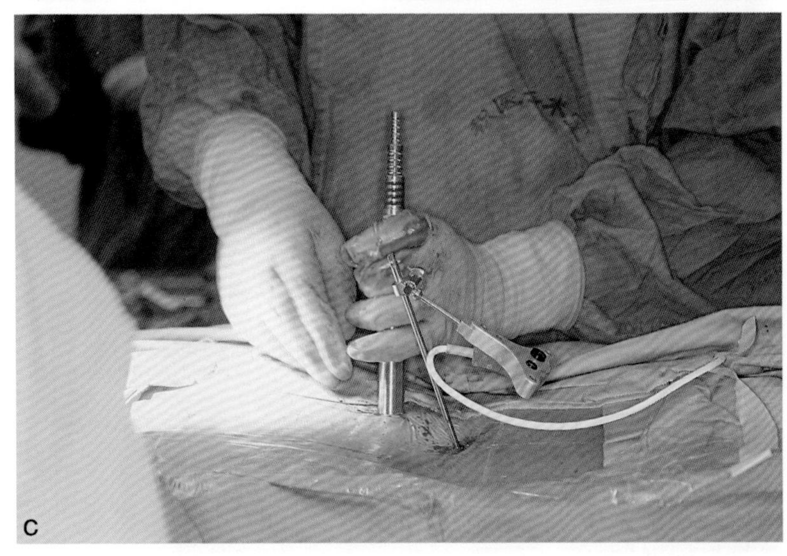
C

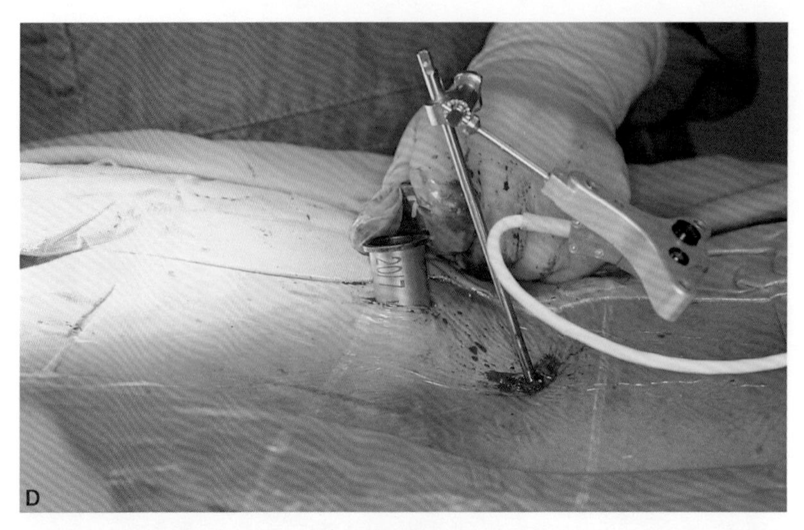
D

图 14-13

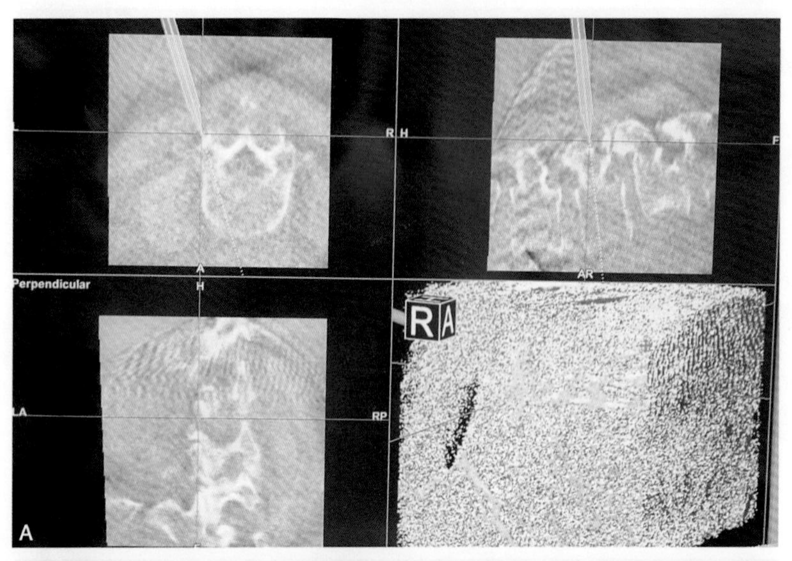
R H
F
AR
Perpendicular
H
LA
RP
R A
A

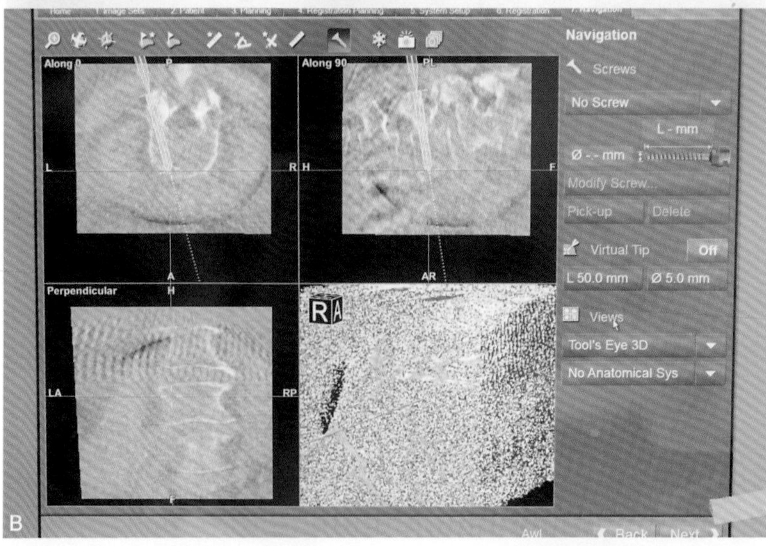
Navigation
Along 0
Along 90
L
R H
F
A
AR
Perpendicular
LA
RP
R A
Screws
No Screw
L - mm
Ø -.- mm
Modify Screw...
Pick-up
Delete
Virtual Tip
Off
L 50.0 mm
Ø 5.0 mm
Views
Tool's Eye 3D
No Anatomical Sys
Back
Next
B

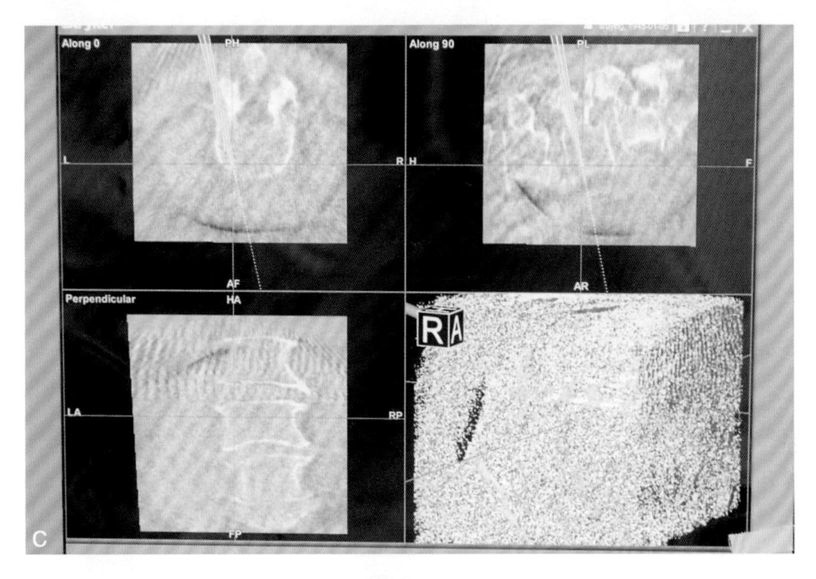

图 14-14

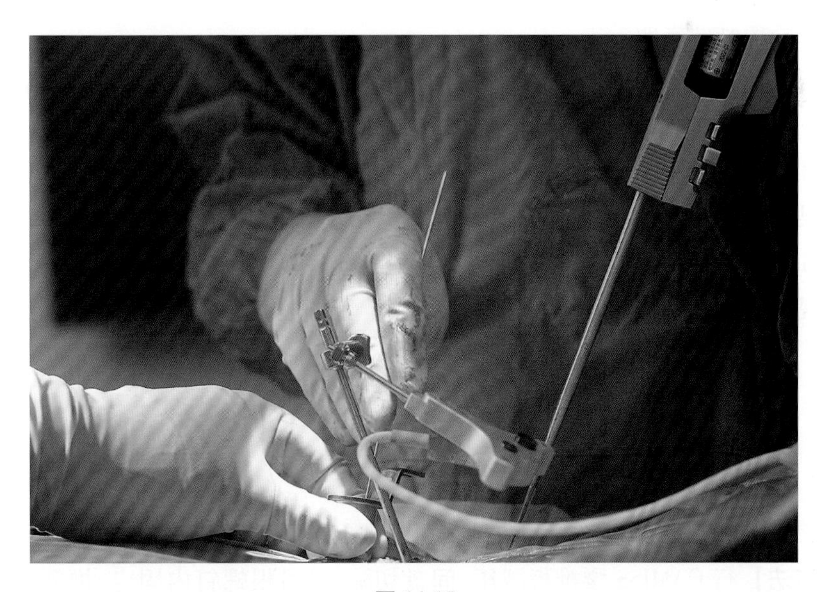

图 14-15

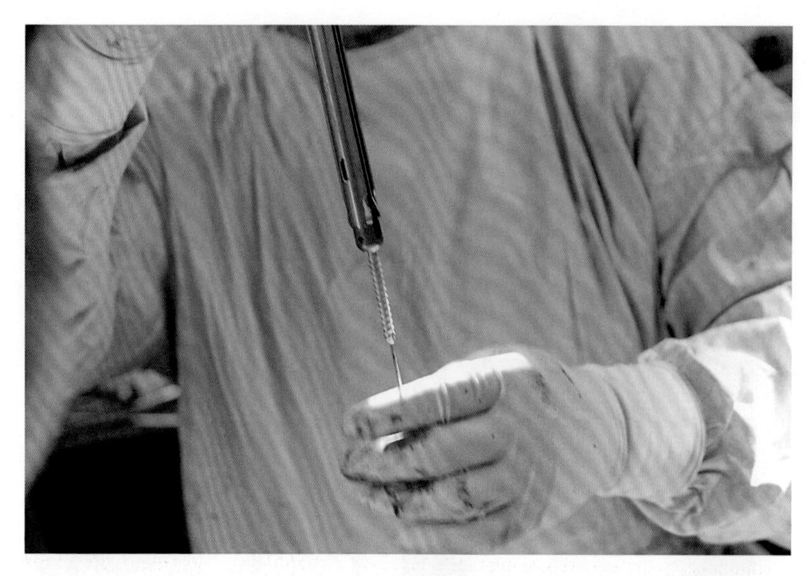

图 14-16

六、导航手术要点及技巧

1. 在导航手术操作过程中,患者示踪器要固定牢靠,并且要避免触碰示踪器。因为示踪器是标示操作部位空间定位的桥梁,一旦示踪器不稳固发生位置移动,就会出现图像漂移发生漂移,影响置钉准确性。

2. 在手术过程中,术者如果感觉导航不准,可以使用指点器在骨性标志部位,例如棘突、关节突上进行测试。一旦确定不准,需要重新进行注册和 C 形臂扫描。

3. CAMISS 手术切口　如果选择纵行切口有利于连接杆的置入,对于骨折患者可能更加适合;如果选择横行切口更有利于椎板减压。

4. CAMISS 螺钉的置入最好在椎板减压和融合过程之后再进行,可以减少螺钉尾端的阻挡,增加视野显露。

七、典型病例

【主诉】 患者女性,39 岁。主诉“长期腰痛”入院。

【术前诊断】 腰椎峡部裂性滑脱症(L_4)(图 14-17 ~ 图 14-20)。

【治疗方法】 行 CAMISS 腰椎板减压、间盘切除、椎弓根螺钉内固定、椎间融合器置入、植骨融合术(图 14-21 ~ 图 14-38)。

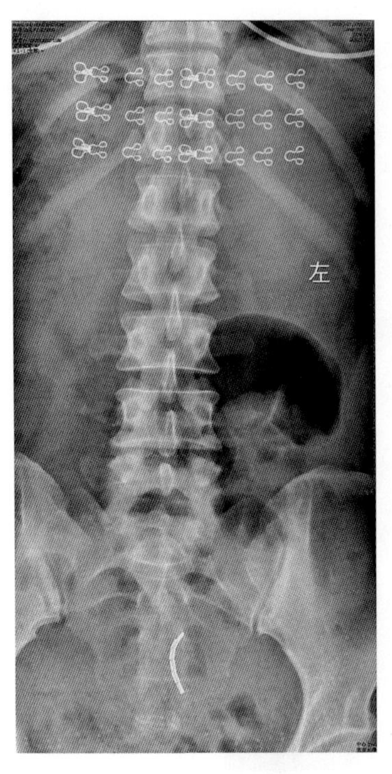

图 14-17　腰椎正位 X 线片

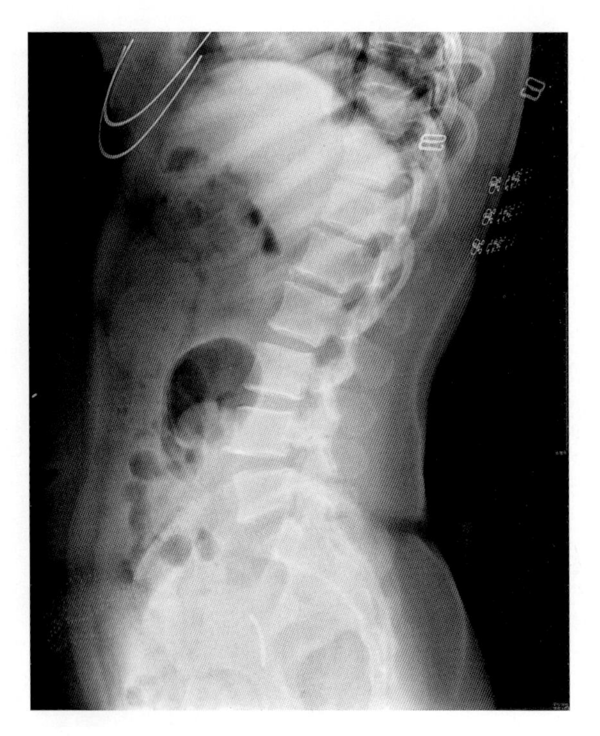

图 14-18　腰椎侧位 X 线片

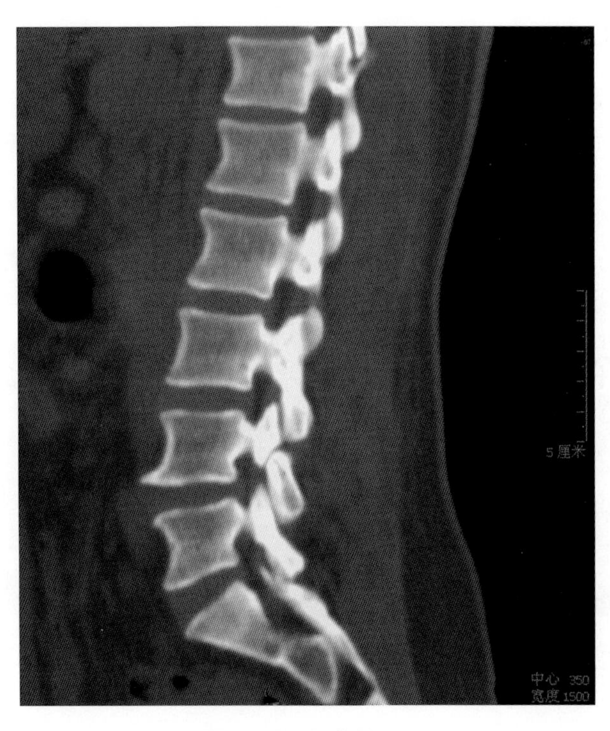

图 14-19　矢状位 CT

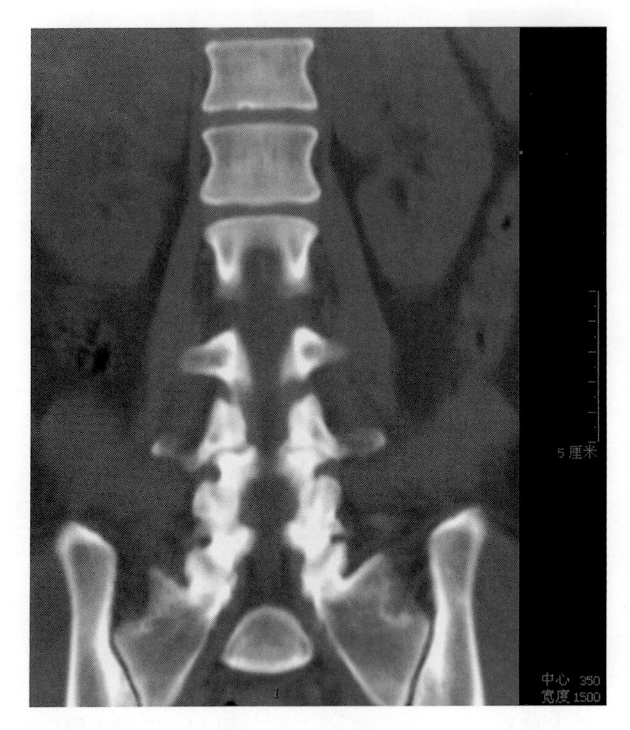

图 14-20 冠状位 CT

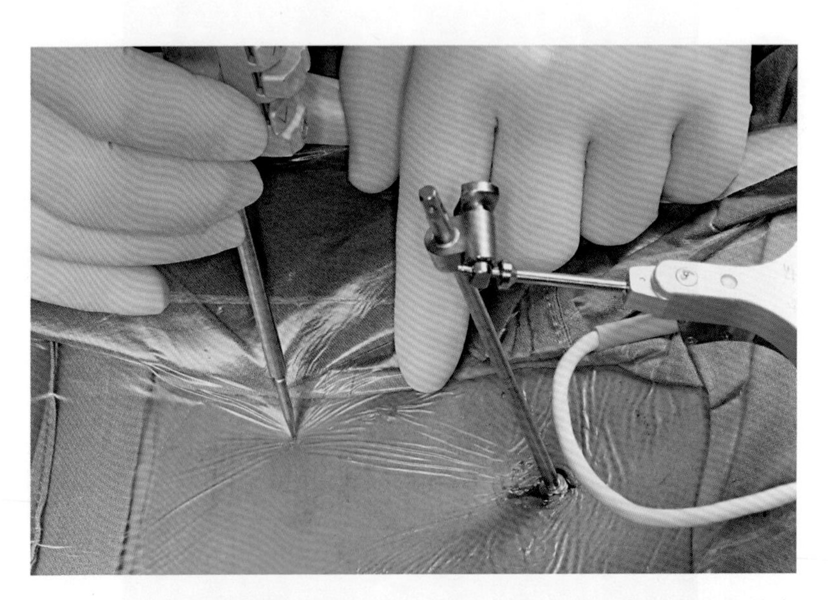

图 14-21 将病人示踪器固定到 L_3 棘突，用指点器在导航下确定椎弓根体表投影

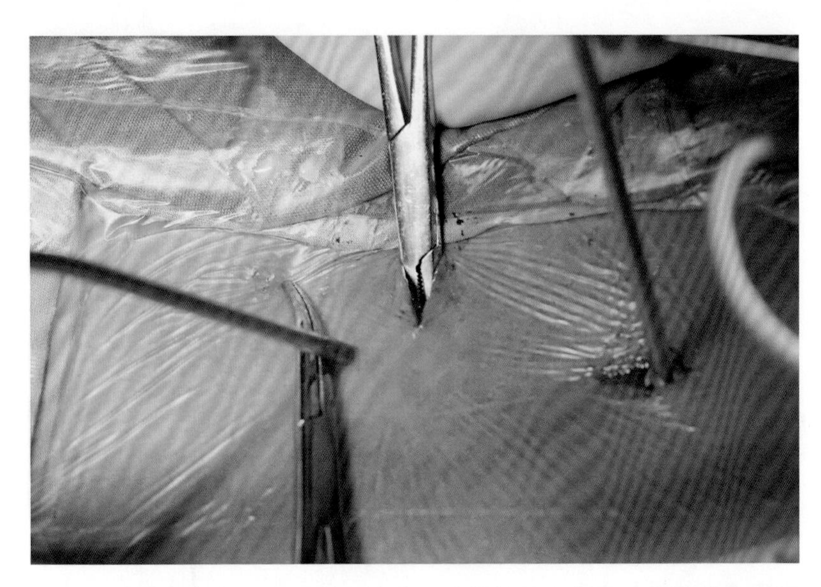

图 14-22　使用横切口，切开皮肤和筋膜层，弯钳钝性分离至 $L_{3/4}$ 关节突关节周围

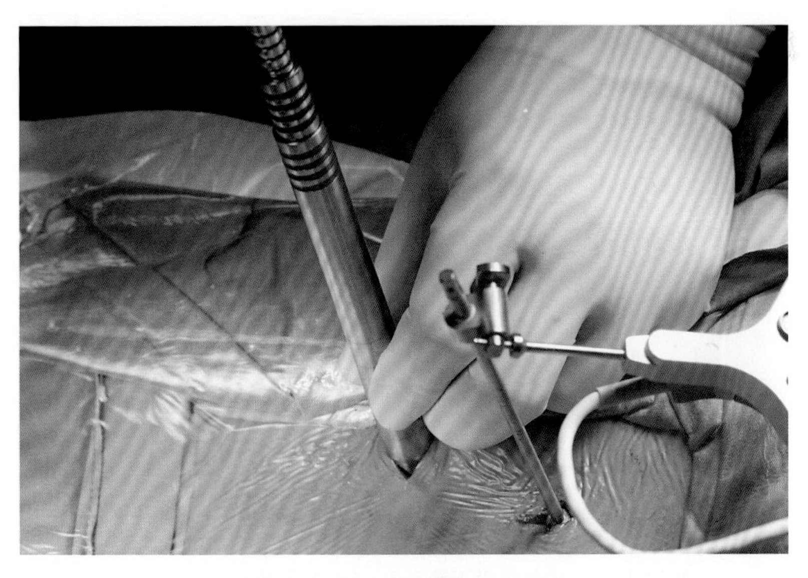

图 14-23　微创逐级套筒扩张通道

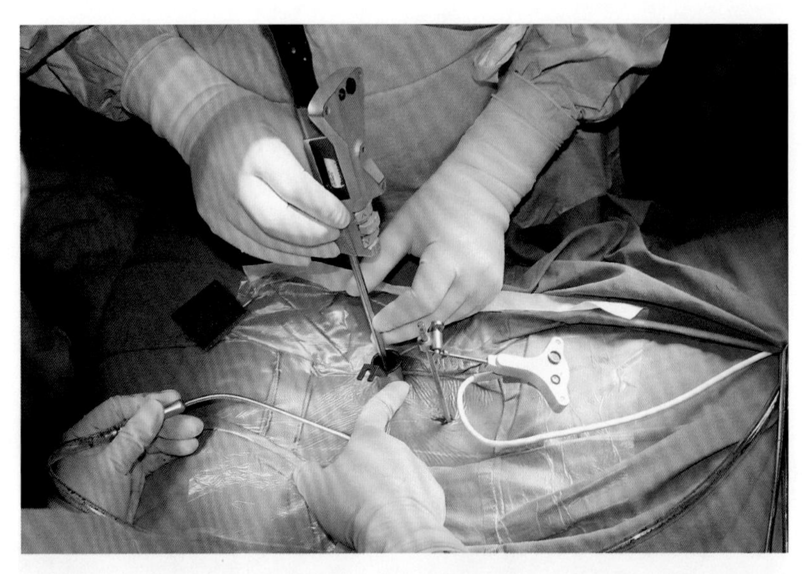

图 14-24 通道建立后，使用尖锥在导航指引下确定 L_4 左侧椎弓根入钉点和角度，在骨皮质上戳洞

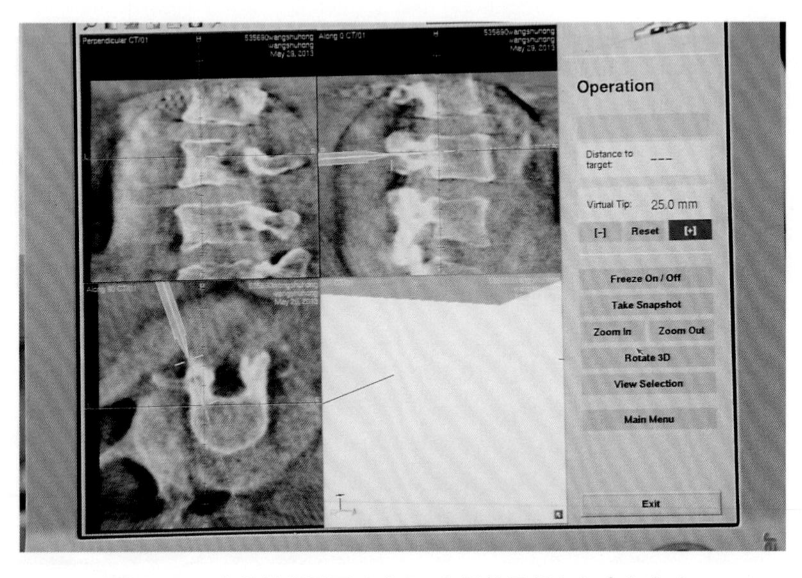

图 14-25 在导航指引下确定 L_4 左侧椎弓根入钉点和角度

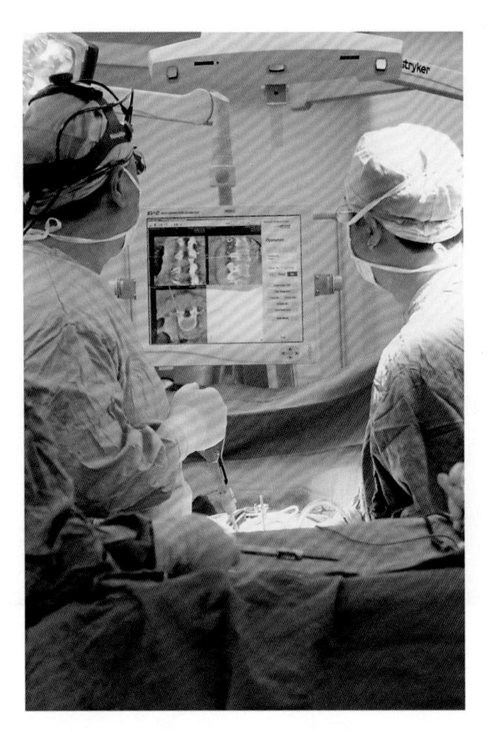

图 14-26 使用开路器导航下钻孔，过程中可随时停下观察开路器路径是否正确

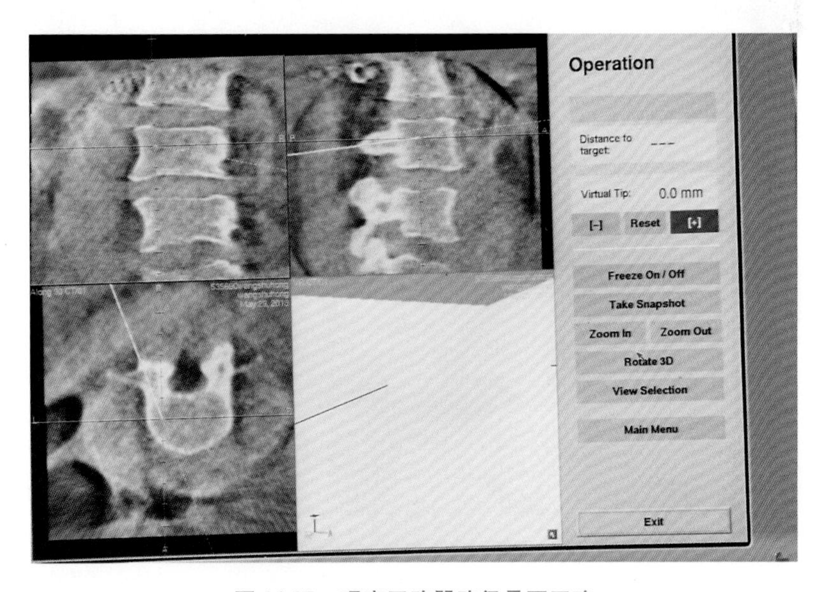

图 14-27 观察开路器路径是否正确

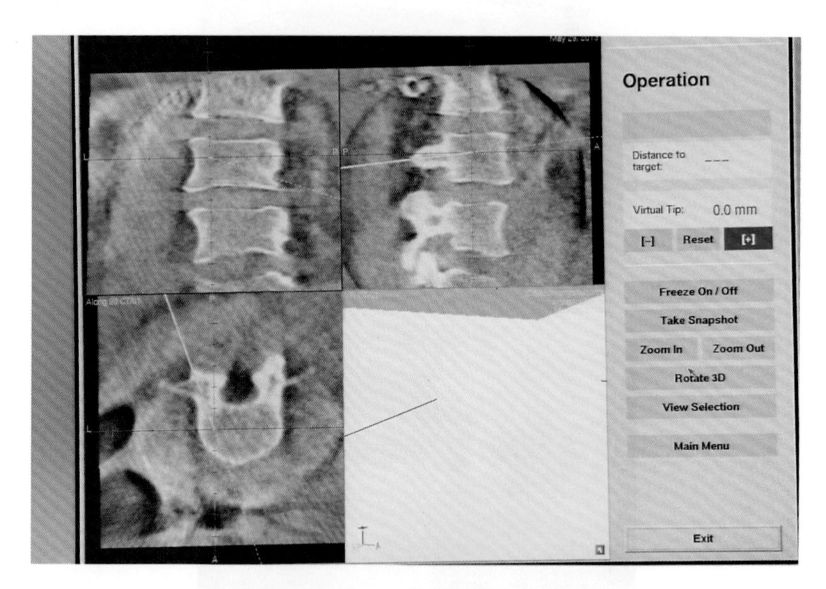

图 14-28 观察开路器路径是否正确

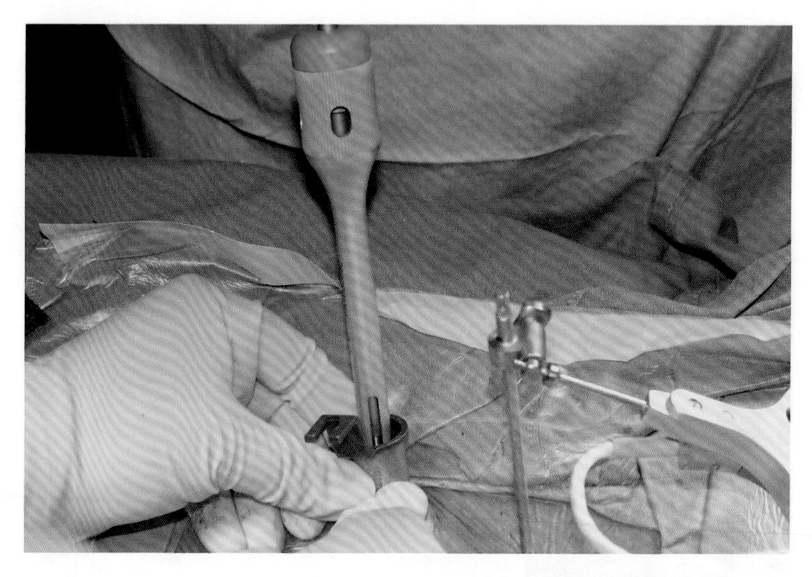

图 14-29 拧入螺钉

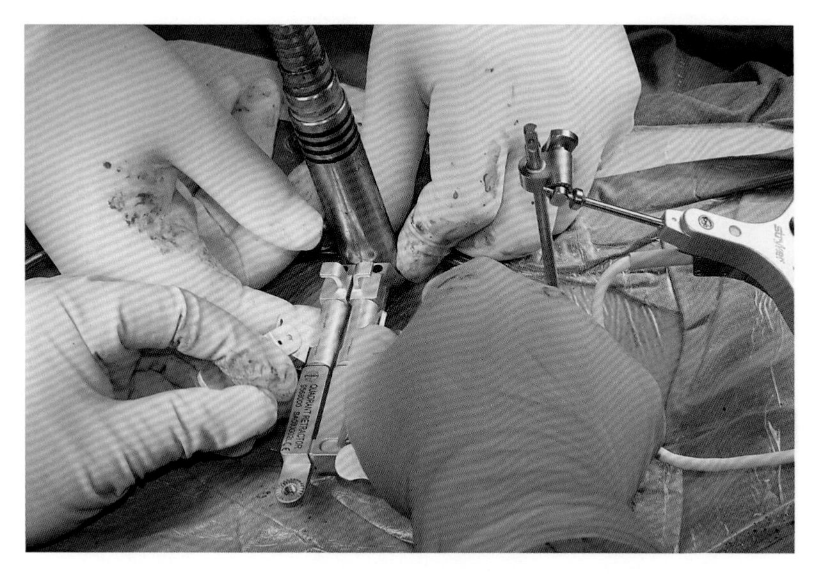

图 14-30　经皮导航下置入其余螺钉后，微创拉钩建立通道

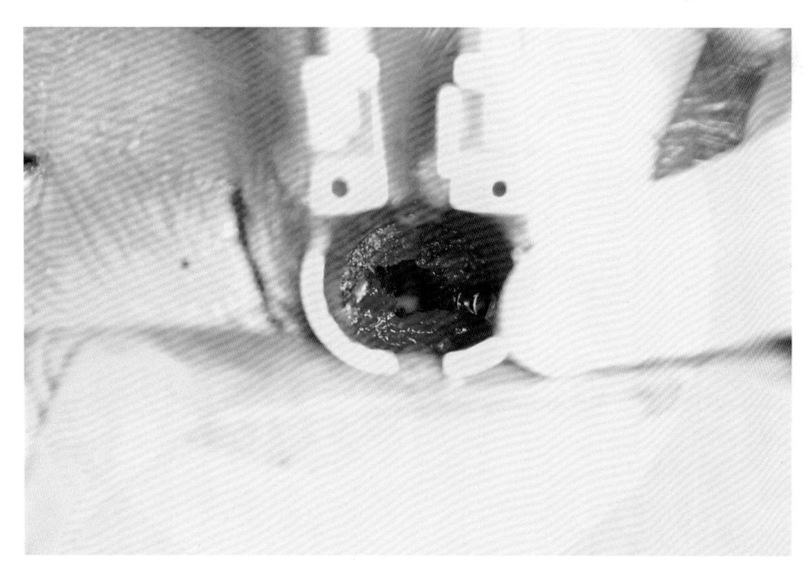

图 14-31　$L_{4/5}$左侧 TLIF 术术中所见

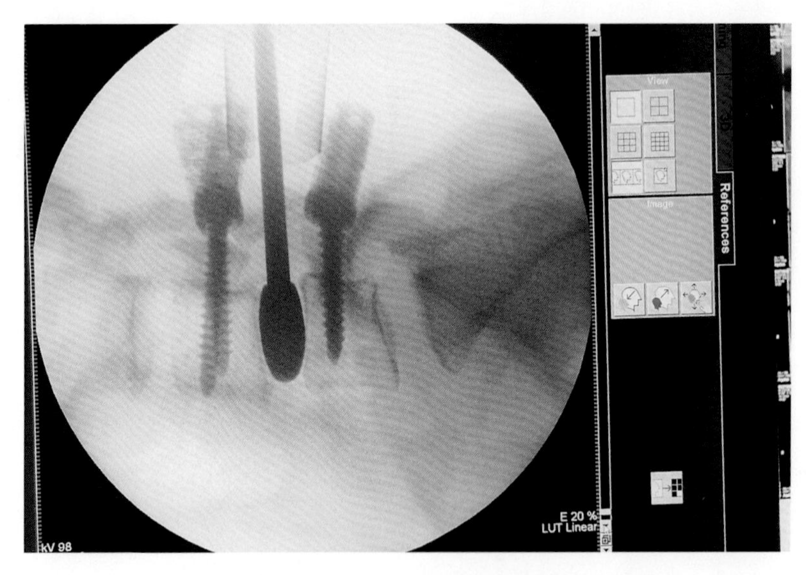

图 14-32 椎弓根螺钉及试模置入后,侧位透视影像

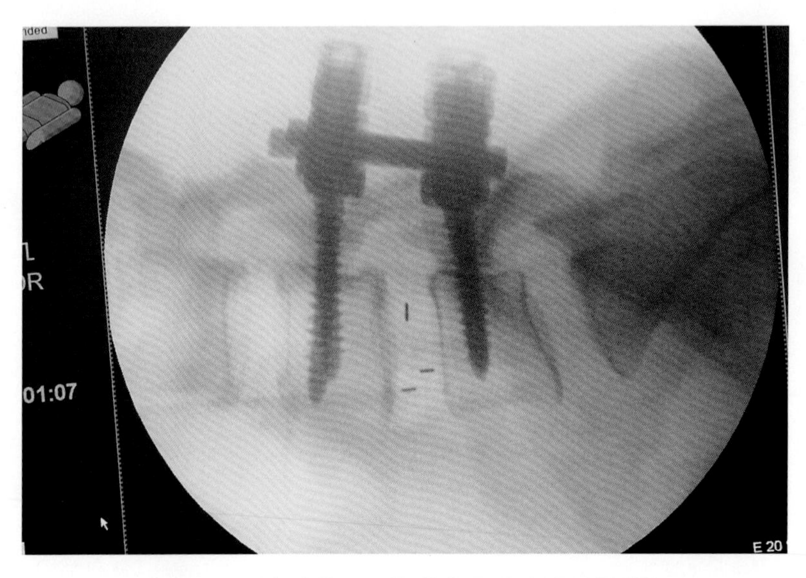

图 14-33 连杆安装、滑脱提拉复位后,侧位透视影像

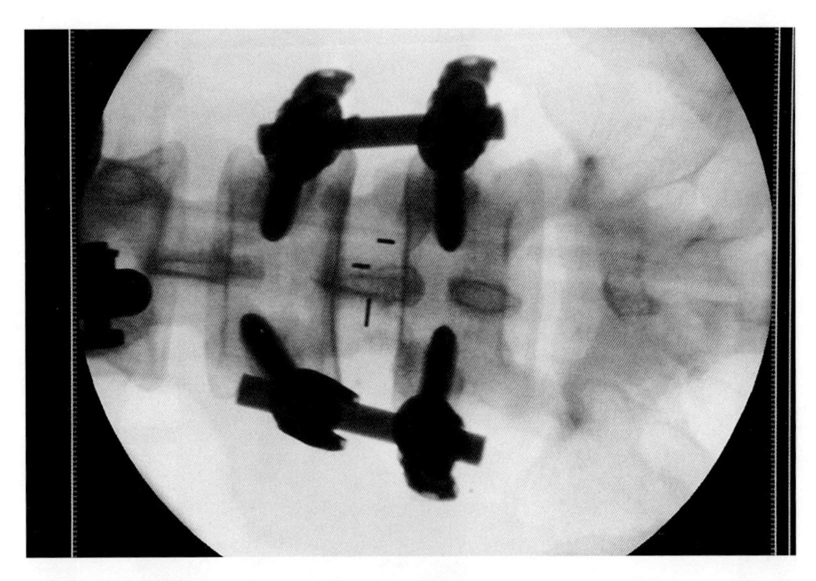

图 14-34　连杆安装、滑脱提拉复位后，正位透视影像

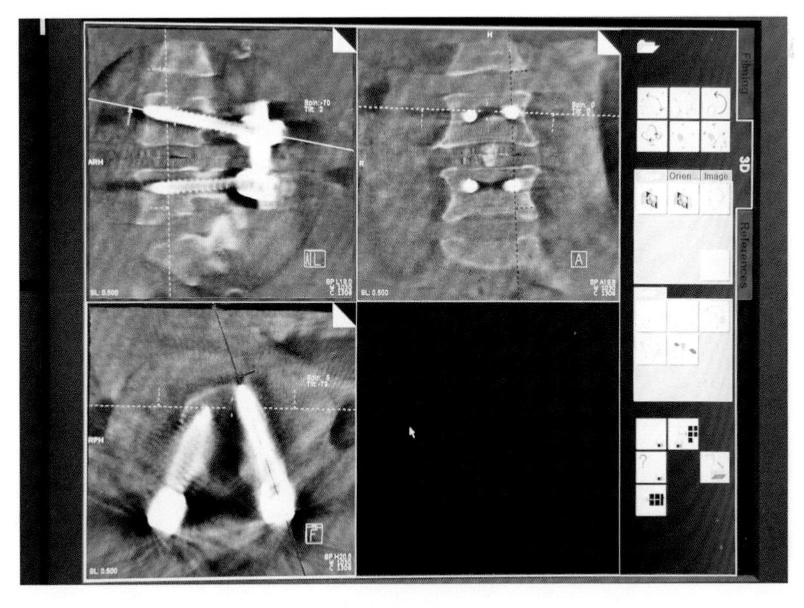

图 14-35　行术中 C 形臂扫描，确认螺钉和 cage 位置满意

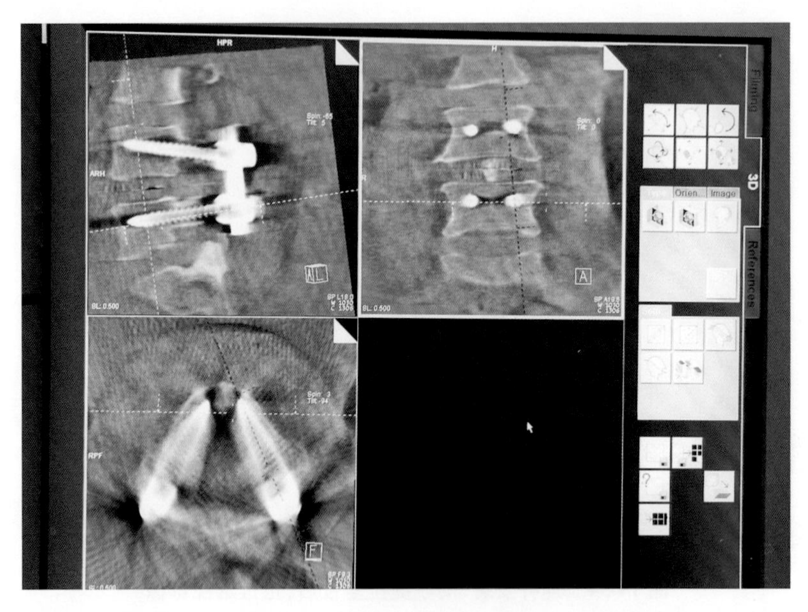

图 14-36 行术中 C 形臂扫描，确认螺钉和 cage 位置满意

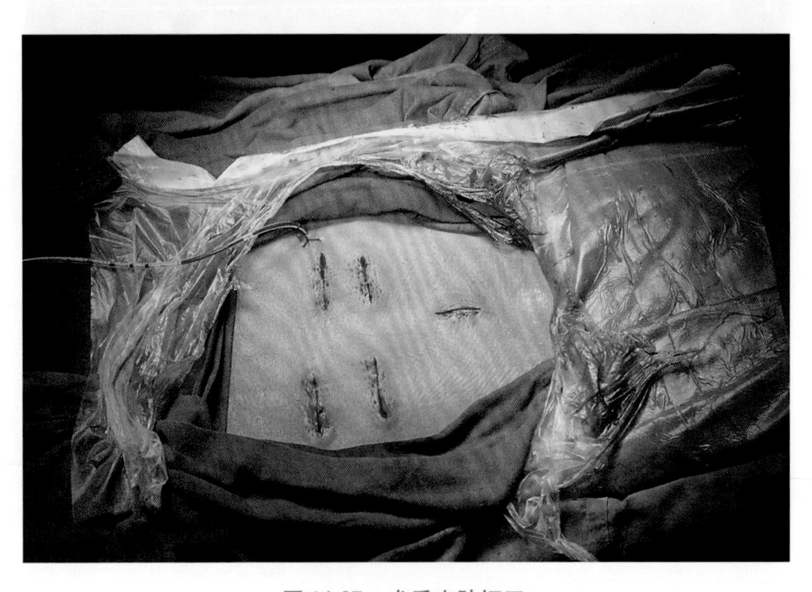

图 14-37 术后皮肤切口

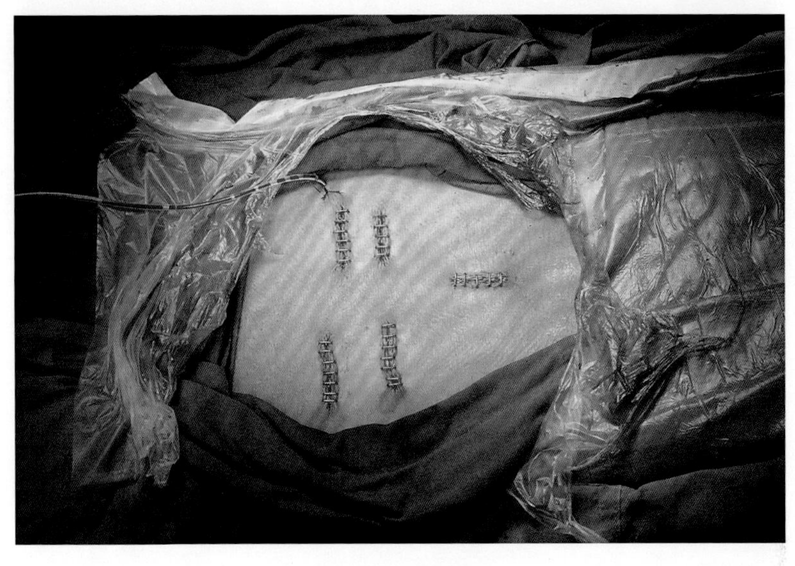

图 14-38　钉皮后

（吴静晔　曾成）

参 考 文 献

1. Castro WH, Halm H, Jerosch J, et al. Accuracy of pedicle screw placement in lumbar vertebrae. Spine (Phila Pa 1976), 1996, 21(11): 1320-1324.

2. Schulze CJ, Munzinger E, Weber U. Clinical relevance of accuracy of pedicle screw placement. A computed tomographic-supported analysis. Spine (Phila Pa 1976), 1998, 23(20): 2215-2220; discussion 2220-2211.

3. Karapinar L, Erel N, Ozturk H, et al. Pedicle screw placement with a free hand technique in thoracolumbar spine: is it safe? J Spinal Disord Tech, 2008, 21(1): 63-67.

4. Kosmopoulos V, Schizas C. Pedicle screw placement accuracy: a meta-analysis. Spine (Phila Pa 1976), 2007, 32(3): E111-120.

5. Nakashima H, Sato K, Ando T, et al. Comparison of the percutaneous screw placement precision of isocentric C-arm 3-dimensional fluoroscopy-navigated pedicle screw implantation and conventional fluoroscopy method with minimally invasive surgery. J Spinal Disord Tech, 2009, 22(7): 468-472.

第十五章

经椎板拉力螺钉腰椎峡部裂固定术

一、手术指征

腰椎峡部裂的手术治疗目的是通过稳定腰椎、限制腰椎的过度活动，对有神经根症状的患者进行神经根管减压以缓解疼痛并预防腰椎滑脱的发生与发展。经椎板拉力螺钉可修复峡部的解剖结构，保留其生理活动，具有明显的优势。

1. 无峡部裂节段椎间盘突出、无明显的椎间盘退变及损伤，椎间盘高度不低于正常的2/3。

2. 峡部裂相邻椎体间滑移≤3mm。

3. 反复发作的下腰痛或者伴有神经根性疼痛、劳累或运动后加重，经正规保守治疗6个月以上无效。

4. 腰痛术前经峡部封闭证实均可得到缓解。

二、手术难点及导航优势

腰椎峡部相对较小，正常人峡部面积约0.75cm^2，峡部裂患者的峡部本身发育可能存在畸形或者缺陷，导致确定峡部拉力螺钉的入点、方向、螺钉长度、峡部裂的具体位置和断裂方向困难。传统的常规手术需要广泛剥离显露以便找到解剖标志来引导置入螺钉，寻找螺钉通道不准确、反复尝试会降低螺钉拔出力引起螺钉松动；广泛的剥离会影响峡部的局部血运引起峡部裂不愈合；拉力螺钉过长会压迫上位神经根引起坐骨神经痛。

导航的优势包括减少术者和患者在X线下的暴露时间；手术切口小，峡部周围剥离小，对峡部的血运影响小，术后恢复快，峡部裂愈合率高；手术时间短而且出血量少；导航可以实时显示椎板、峡部的位置，并能准确测量所需要使用的拉力螺钉长度，帮助术者确定峡部拉力螺钉的入点、方向和螺钉长度，一次性准确置入拉力螺钉。此外，导航可以实时显示峡部裂的位置和断裂方向，辅助清理峡部以及进行峡部植骨。

三、术前影像学检查及手术规划

X 线片特别是斜位片有助于发现峡部裂，但是峡部新鲜骨折很难通过 X 线片来确诊。CT 薄层扫描和矢状位重建图片可以清楚显示峡部裂的位置、断裂的方向和断裂部位的纤维软骨增生情况，而峡部裂水平以上的垂直的小关节下端表现为较为水平的扇形线。单光子发射 CT（SPECT）扫描对伴有疼痛的峡部裂有较高的灵敏性和特异性。对于峡部应力反应性而非峡部裂性腰痛，SPECT 扫描可见局部代谢活跃，CT 显示峡部增厚，则可以通过减少活动和配戴支具来保守治疗。如果已经发生了峡部裂，而 SPECT 扫描仍显示代谢活跃，需要进行支具制动。如果峡部存在假关节，而 SPECT 扫描仍显示代谢不活跃或者骨折边缘圆钝，保守治疗效果不佳，且患者症状明显，则可以考虑手术治疗。

核磁共振可以发现峡部裂和判断相邻椎间盘的早期退变，并能显示腰骶椎的椎管和神经。多数峡部裂在核磁的矢状位上可以观察到峡部的不连续。正常椎间盘因为含水量高在核磁的 T_2 加权表现为高信号，退变的椎间盘表现为低信号。Szypryt 等用核磁对比评价腰椎峡部裂患者和正常人的椎间盘，发现 25 岁以下的腰椎峡部裂患者和正常人的椎间盘相比退变均不明显，而 25 岁以上的腰椎峡部裂患者和正常人的椎间盘相比退变增加。核磁的矢状位图像可以判断峡部裂节段的椎间孔是否因为峡部增生而狭窄，结合患者有没有神经根症状而决定是否在术中进行黄韧带和关节囊侧方的清理。

对于解剖结构异常的复杂病例，可在术前将患者的影像学资料输入导航仪，可以详细了解腰椎峡部的局部解剖结构，包括峡部的大小、峡部裂的方向等信息。还可以设计术中方案，置入虚拟螺钉进行评估，确定具体的螺钉入点、方向、直径和长度。

四、开放手术步骤

1. 对患者行气管插管及全麻后取俯卧位（图 15-1），病变部位置于腰桥水平，常规消毒铺巾，皮肤消毒前需要进行棘突定位。此水平作后正中入路切口（图 15-2），显露病变脊椎的棘突、椎板、上关节突平面，侧方显露至上关节突外侧缘，注意不要损伤后方的张力带结构以及关节囊。

2. 在病变脊椎的上一脊椎下关节突远端约 3.0mm 处的峡部裂断端，必要时可以采用腰桥屈曲位和棘突提拉分离的方法以便更好地显露（图 15-3）。新鲜的峡部裂可以清楚地看见骨折线，多数患者峡部裂处有纤维软骨组织填充，断端多为向腹侧和尾侧走行，沿着此方向用刮匙和磨钻清理，直至露出新鲜骨质。根据患者术前是否有神经根受累的情况决定是否进行黄韧带和关节囊侧方的减压清理。

3. 髂骨取松质骨修剪成适当厚度的圆形植骨块植入清理后的峡部裂间隙（图 15-4），解除腰桥屈曲位，峡部断端自动嵌紧植骨块。

4. 在病椎椎板下缘距离棘突 0.8～1.0cm 处用尖嘴咬骨钳咬掉少量皮质骨，沿此点经皮肤小切口向外侧约 30°、向前上（具体角度根据椎板的位置确定）在导向器引导下用

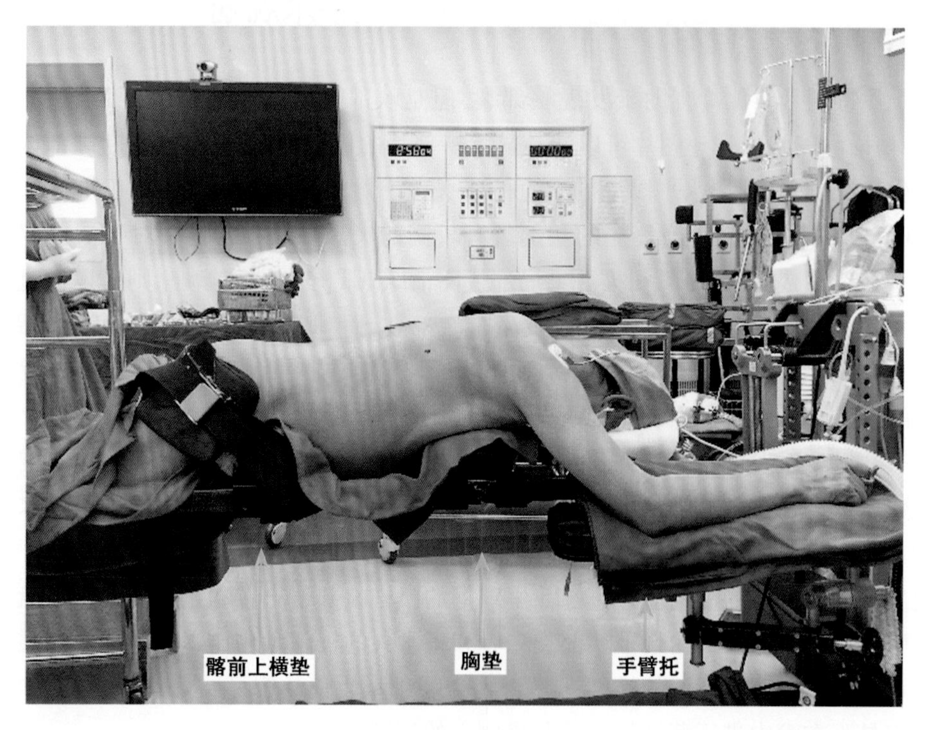

图 15-1

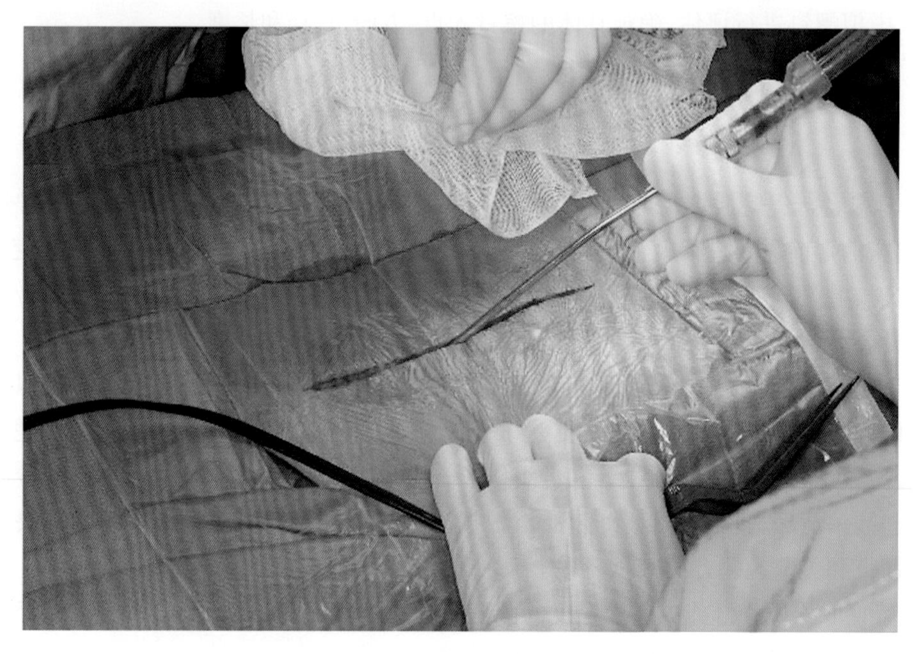

图 15-2

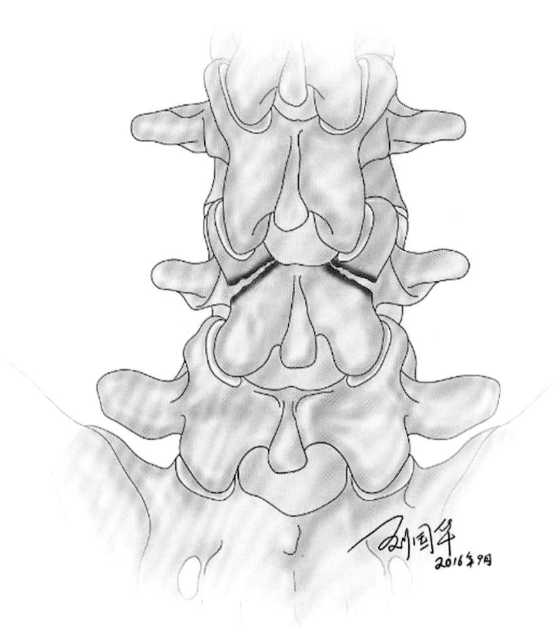

图 15-3

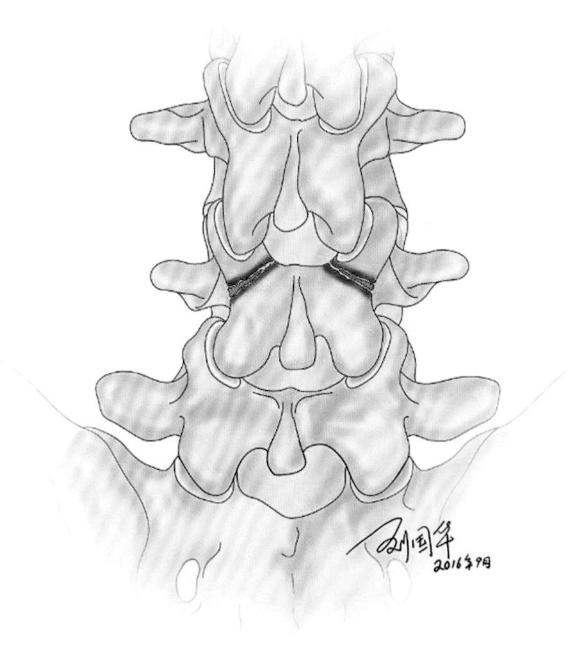

图 15-4

2.5mm 钻头钻入(图 15-5),直视下经峡部近端、植骨块和峡部远端,最终穿透椎弓根和上关节突连接处皮质。

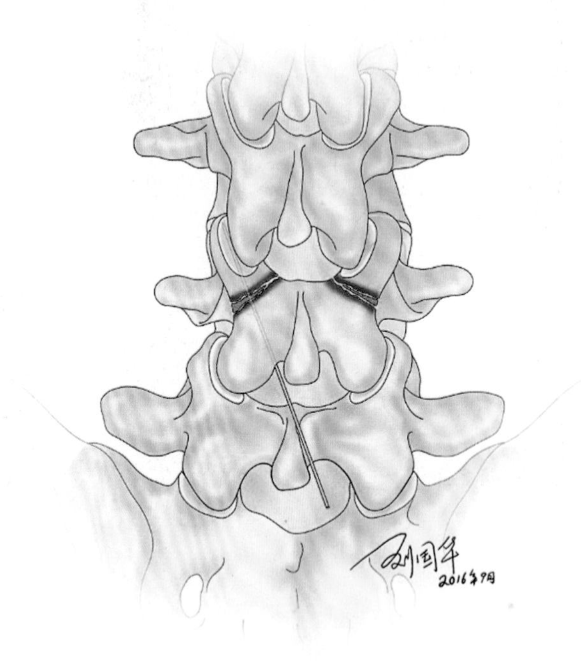

图 15-5

5. 测深器测量螺钉长度,多为 40.0~45.0mm,用 3.5mm 钻头近端扩孔形成加压滑动孔,使用螺钉加压固定的同时利用腰桥进行腰椎仰伸和棘突对向挤压辅助加压(图 15-6)。

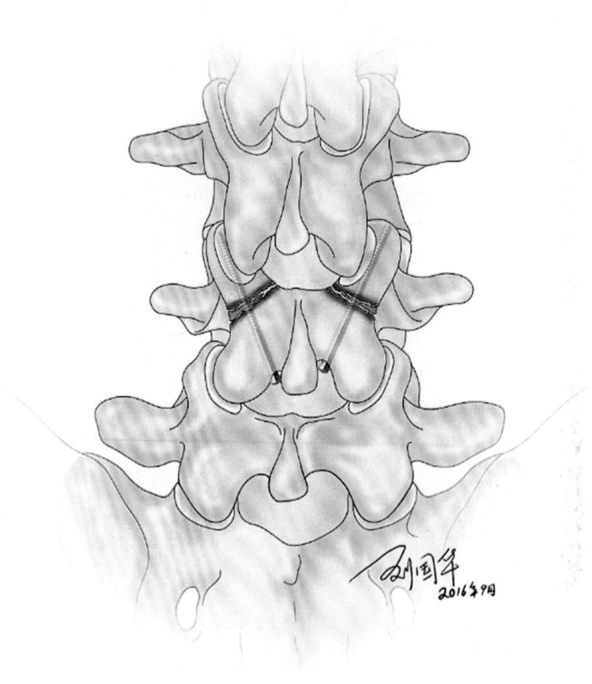

图 15-6

6. 待置钉完毕后，透视确认置钉效果（图 15-7），然后将椎板外侧部、峡部表面凿成粗糙面，深达松质骨，将碎植骨条块植于峡部背侧。

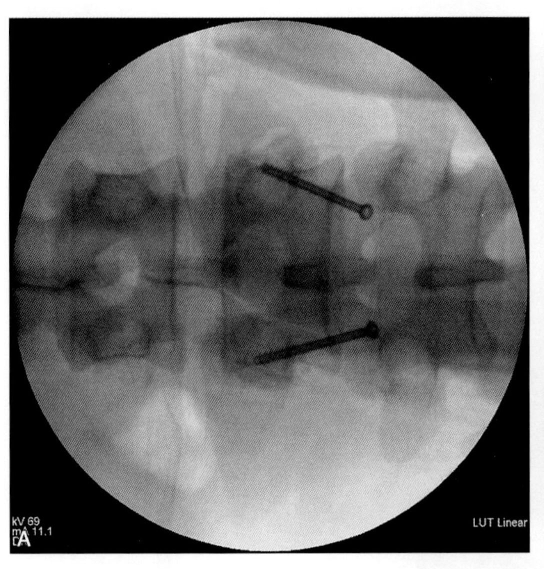

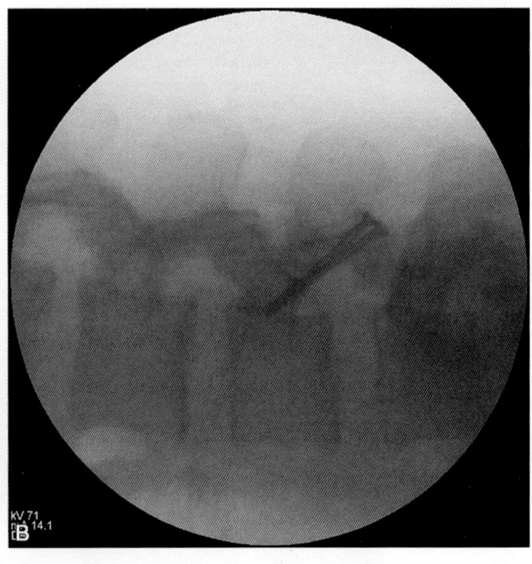

图 15-7

五、CAMISS 手术步骤

1. 对患者行气管插管及全麻后，使其俯卧于碳素手术床。透视确定病椎的上一节脊椎棘突并标记，常规消毒铺单。在病椎的上一节脊椎棘突上方切开一 0. 5cm 的纵行切口至棘突，放置示踪器（图 15-8）。注册各个导航手术工具：指点器、导航尖锥和导航椎弓根探子。

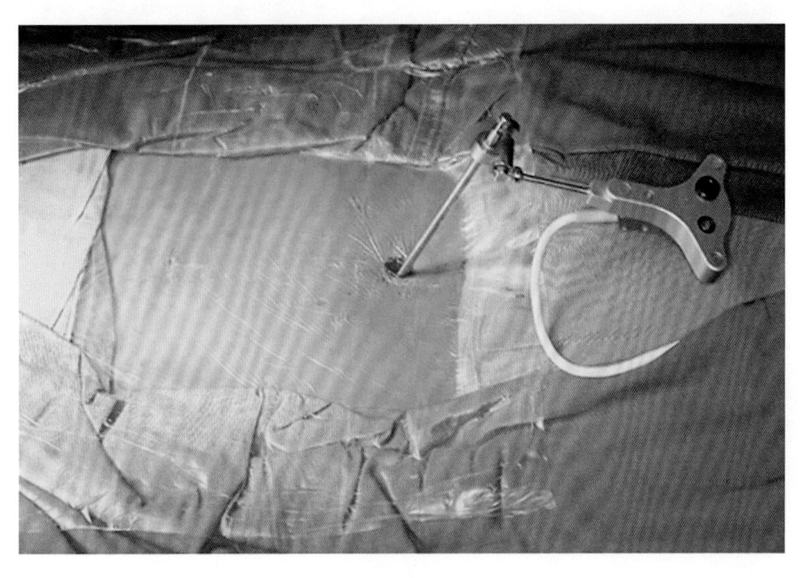

图 15-8

2. Iso-3D C-arm 以峡部裂椎体为中心进行旋转 190°的自动连续扫描，采集 100 幅数字图像并进行自动三维重建，将图像传输至导航系统(图 15-9)。

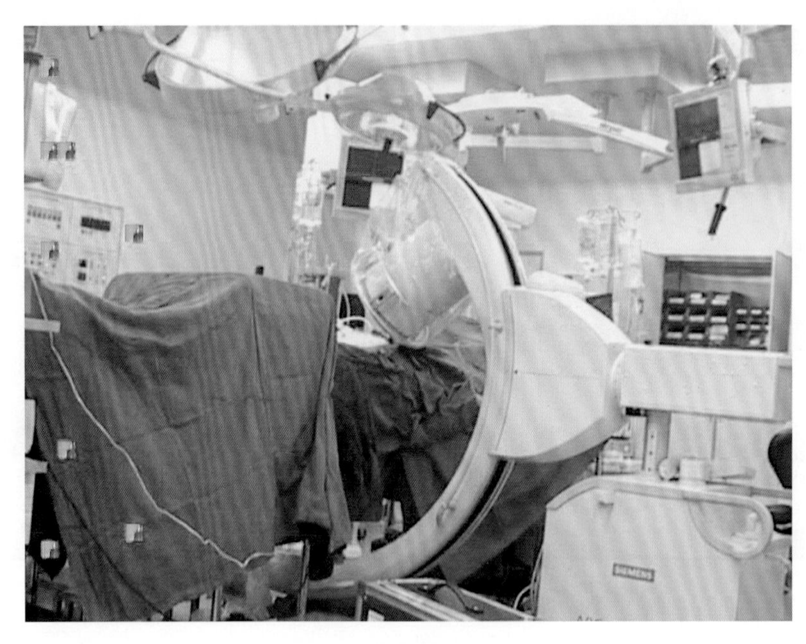

图 15-9

3. 结合术前设计确定峡部裂拉力螺钉的走行，在导航引导下确定手术通道，确定手术切口(图 15-10)，切开一约 2.0cm 的横行切口。

4. 从拉力螺钉的入点方向放入导针、各级扩张器(图 15-11)，放置微创工作套筒显露椎板下缘(图 15-12)。

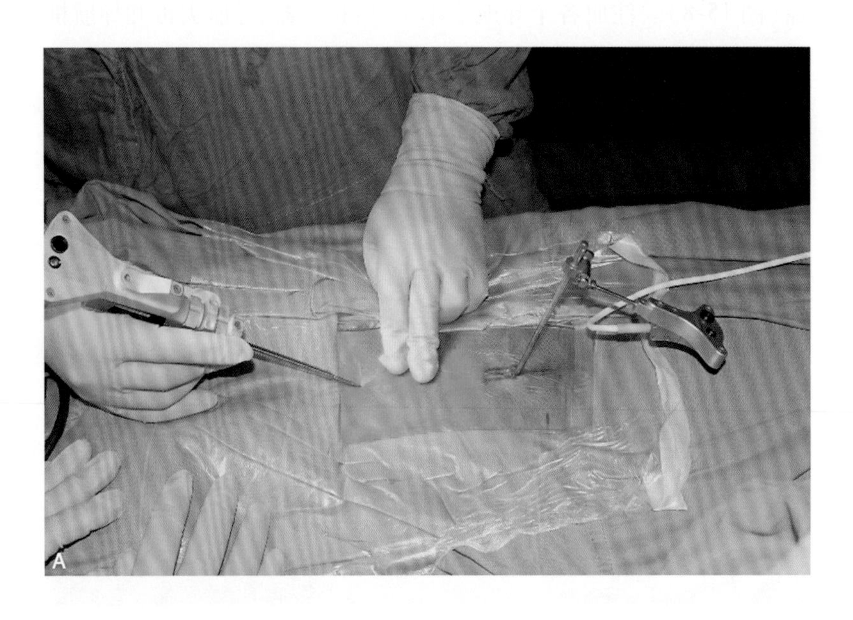

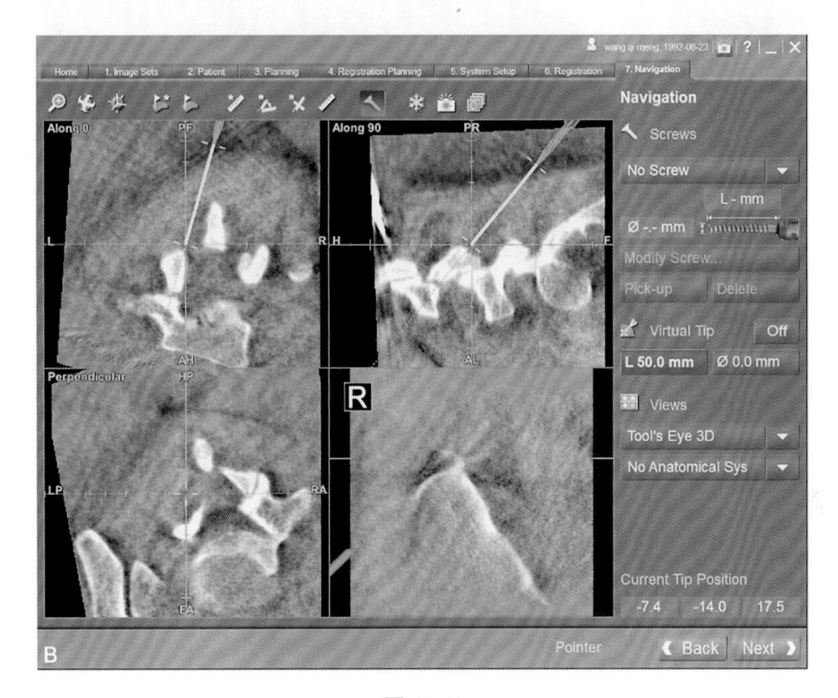

图 15-10

A. 导航引导下确定切口位置;B. 确定切口位置的导航工作界面

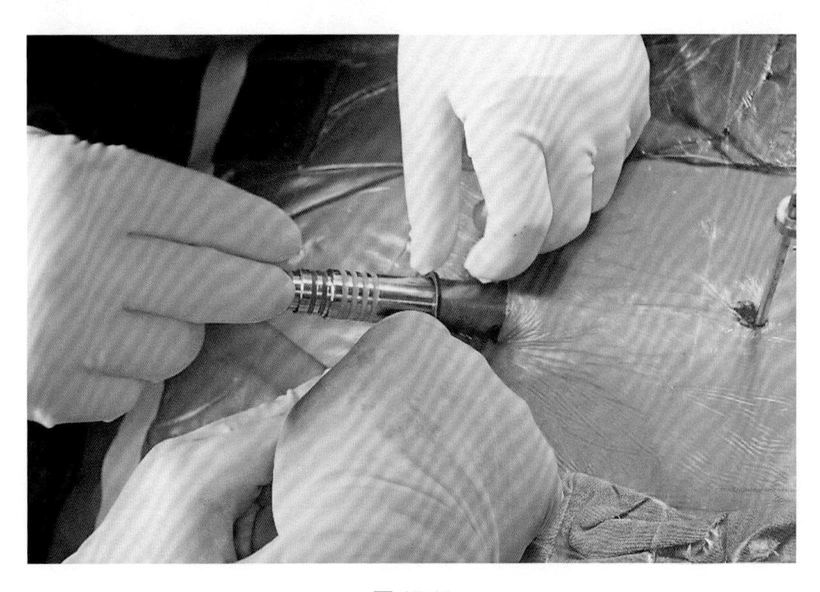

图 15-11

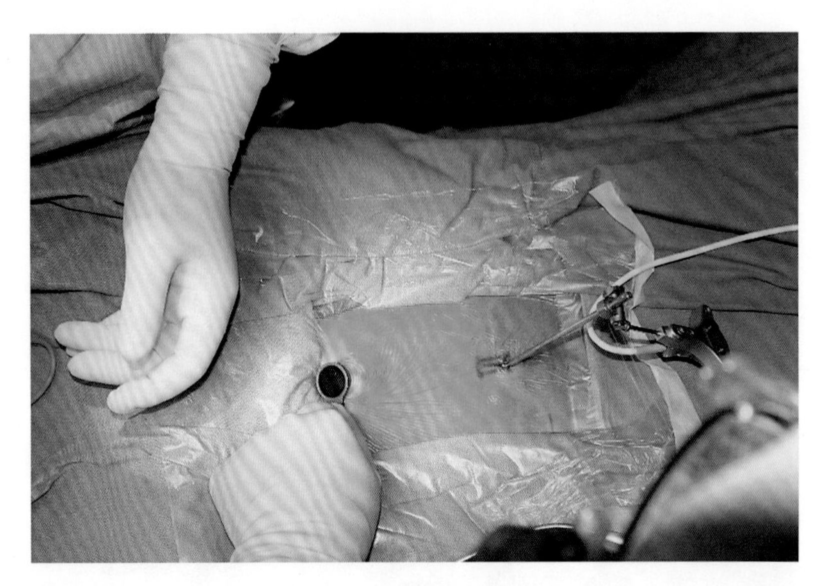

图 15-12

5. 在导航引导下确定峡部裂拉力螺钉的入点和方向(图 15-13)。峡部裂拉力螺钉的入点和方向需要根据导航图像所显示的具体骨性解剖结构来确定,拉力螺钉应从峡部中央穿过,并尽可能与峡部裂平面相垂直。

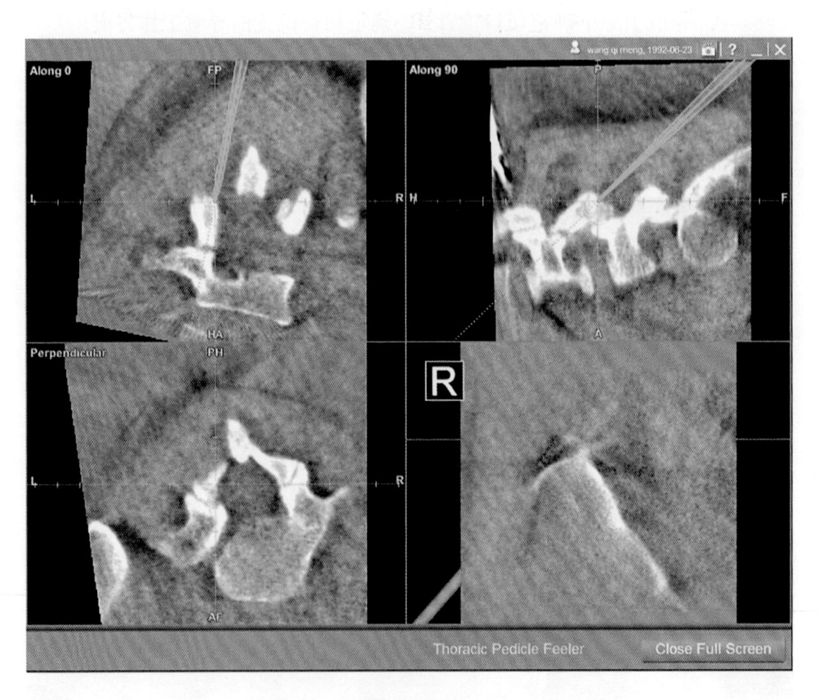

图 15-13

6. 使用虚拟尖端技术确认螺钉长度,应用虚拟螺钉来确认螺钉完全在骨质内(图 15-14)。

7. 使用导航开路器和空心钻钻头钻探螺钉通道,从椎板下缘沿椎板轴线穿过峡部裂到达

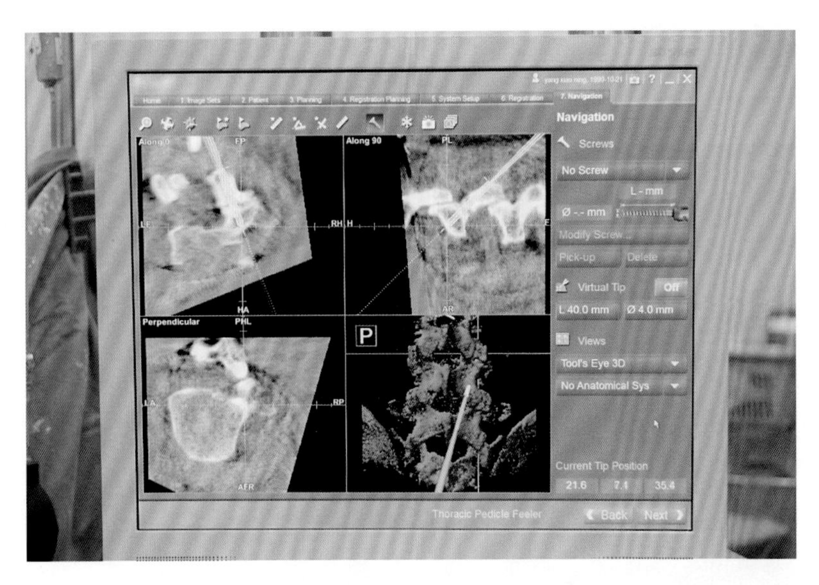

图 15-14

椎弓根，留置导针备用。同法经同一切口钻探对侧峡部裂螺钉通道，并留置导针（图 15-15）。

8. 利用上述切口应用导航确定右侧髂后上棘的位置（图 15-16），放入导针、各级扩张器，放置微创工作套筒显露部分髂后上棘骨面，用骨刀和刮匙取适量松质骨备用。

9. 导航下分别确定双侧峡部裂的体表投影位置（图 15-17），分别做一个约 1.5cm 的横行切口，应用微创套筒分别显露双侧峡部。导航下精确确定峡部裂的位置和方向，用刮匙和磨钻清理纤维软骨组织和硬化骨，植入自体松质骨并用植骨器打压嵌实（图 15-18）。

10. 沿导针分别拧入拉力螺钉（图 15-19），将椎板外侧部、峡部表面凿成粗糙面，深达松质骨，将碎植骨条块植于峡部背侧。

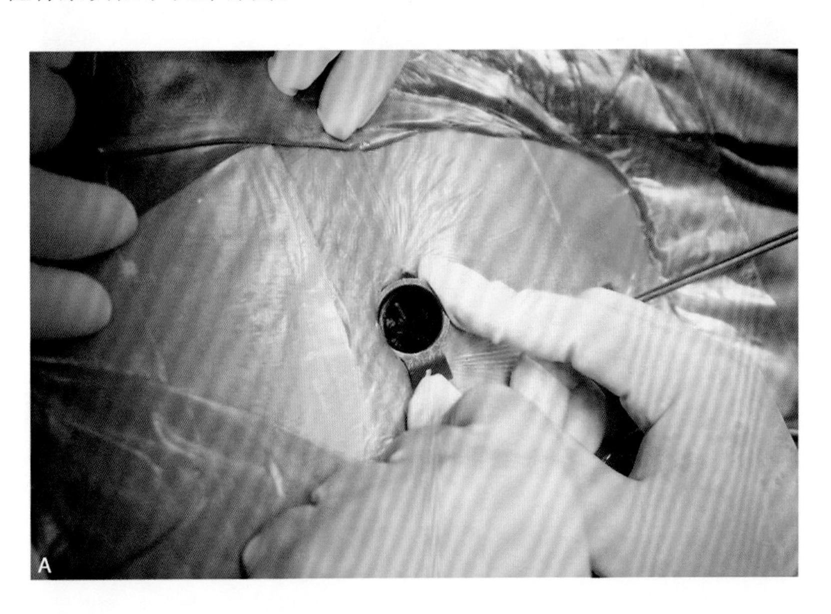

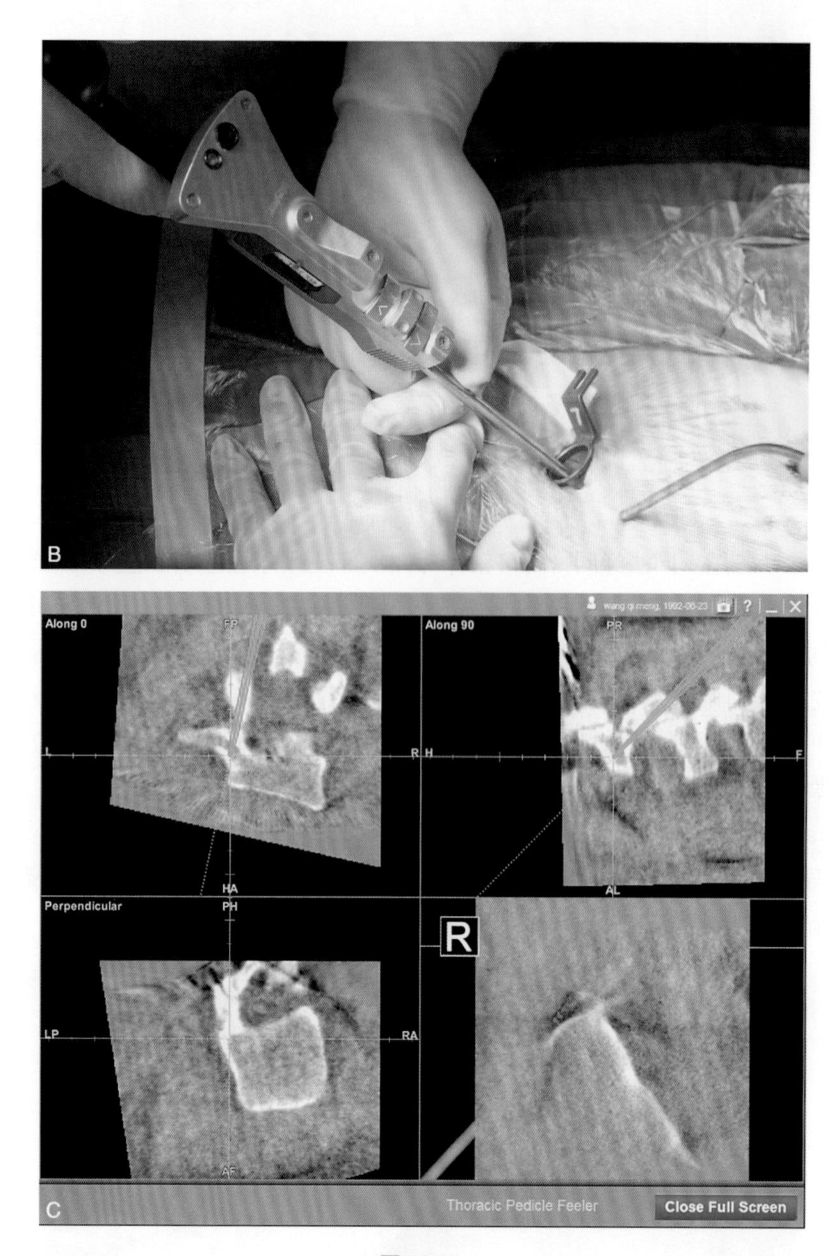

图 15-15
A. 套筒内视野;B. 使用开路器打开钉道;C. 使用开路器的导航工作界面

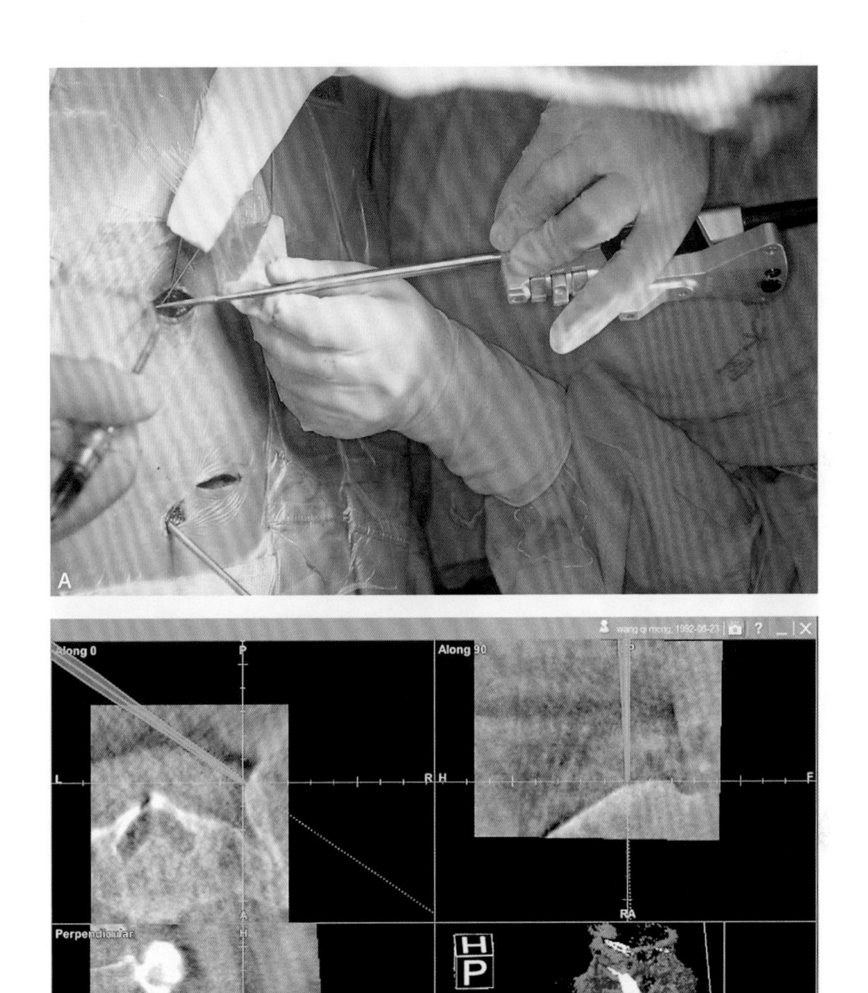

图 15-16
A. 导航下定位髂后上棘；B. 定位髂后上棘的导航工作界面

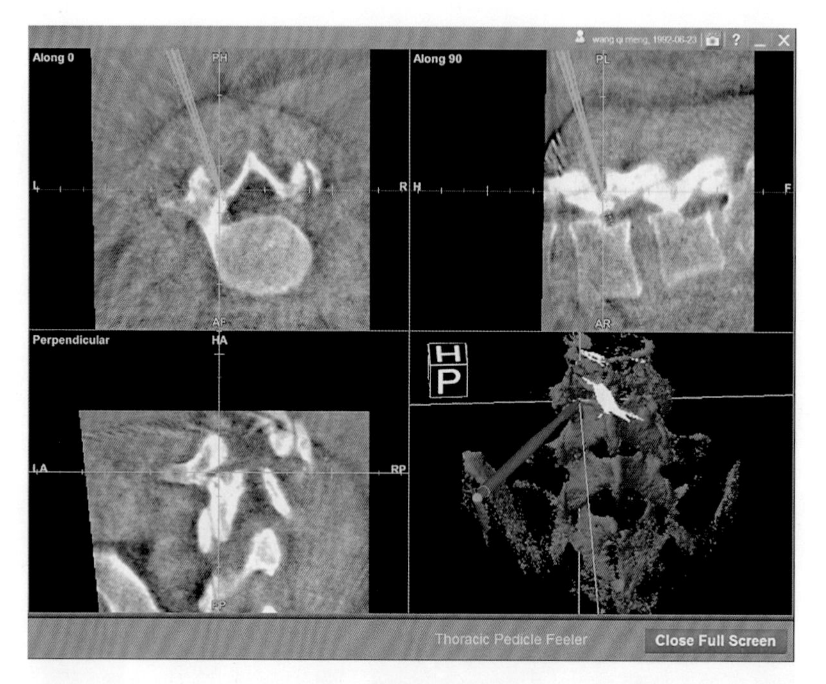
Along 0
Along 90
Perpendicular
Thoracic Pedicle Feeler
Close Full Screen

图 15-17

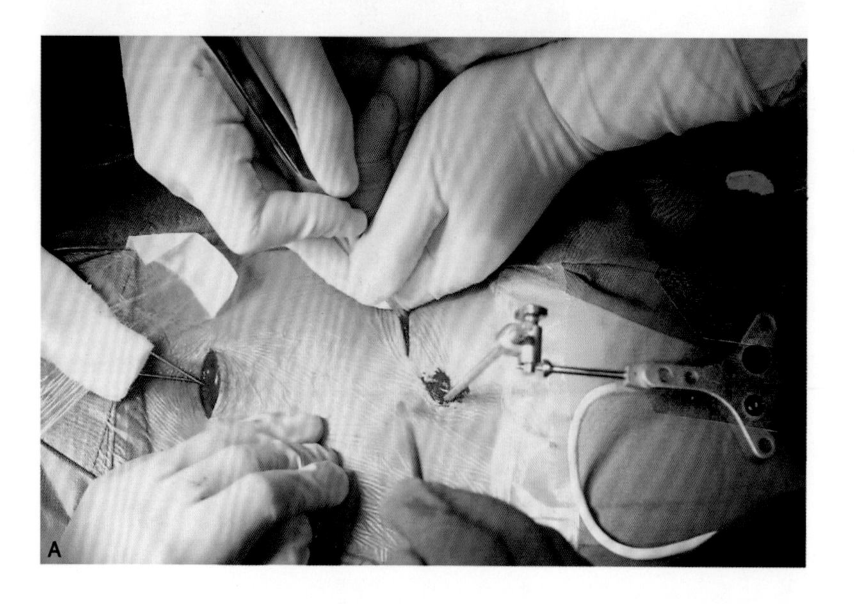
A

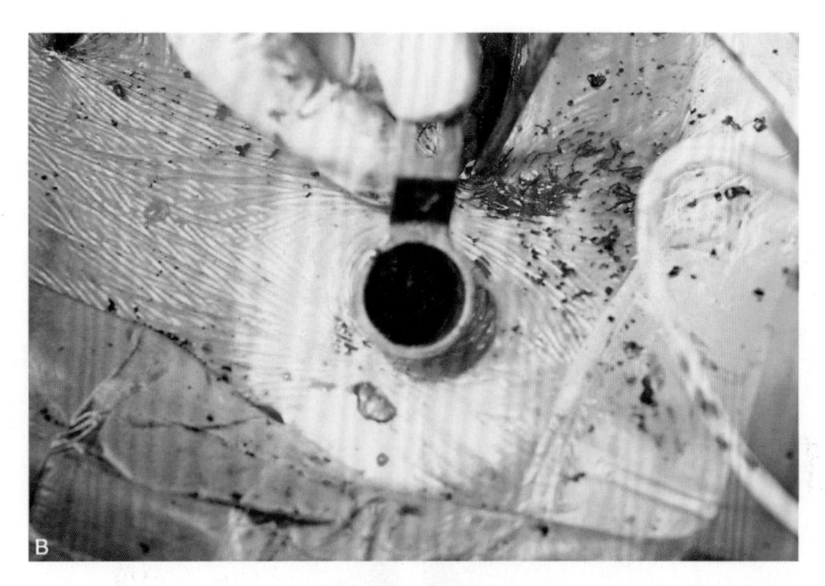

图 15-18

A. 峡部裂植骨;B. 植骨后手术视野

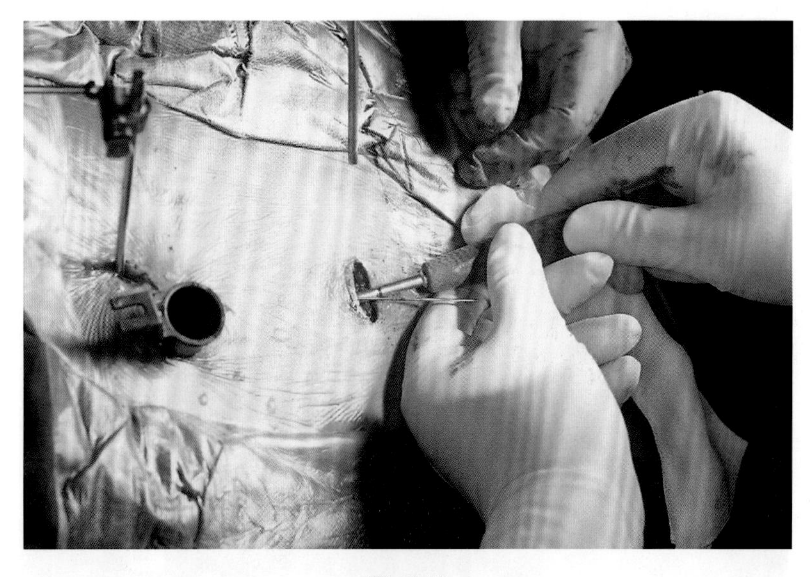

图 15-19

11. 内固定结束,可以透视确认螺钉位置(图 15-20)。

12. 使用 Iso-3D C-arm 对螺钉固定好的峡部裂进行扫描并多平面重建,可以更清楚显示螺钉的准备位置以及和周围结构的关系(图 15-21)。

13. 手术切口为 3 个小横行切口和 1 个小纵行切口,缝合深筋膜后皮内缝合(图 15-22)。

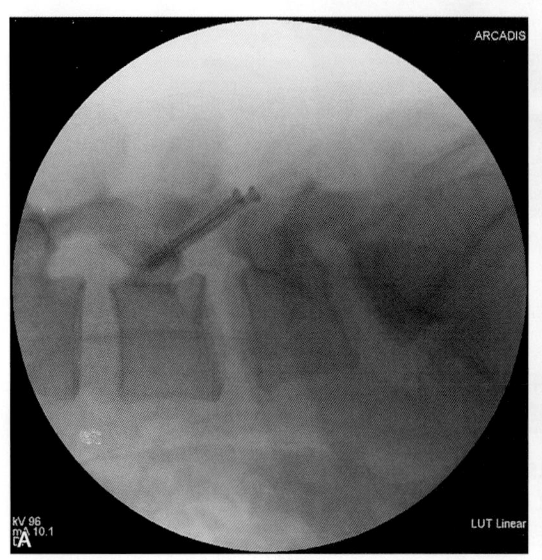

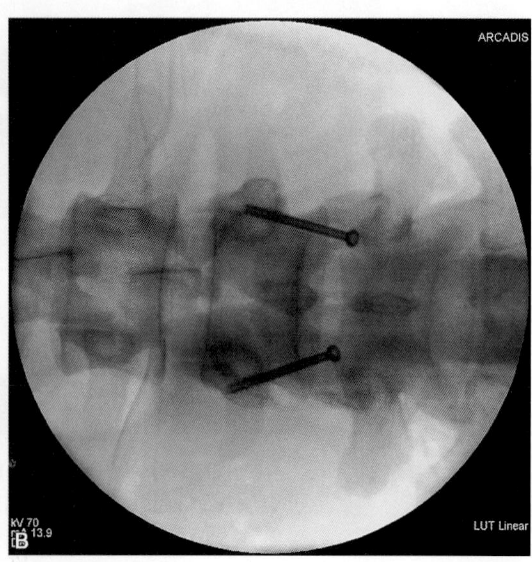

图 15-20

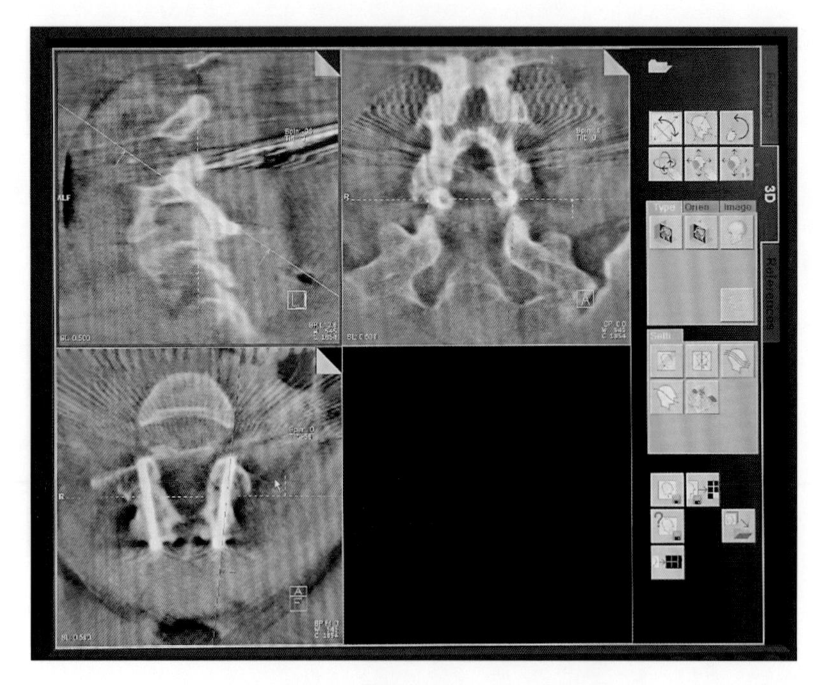

图 15-21

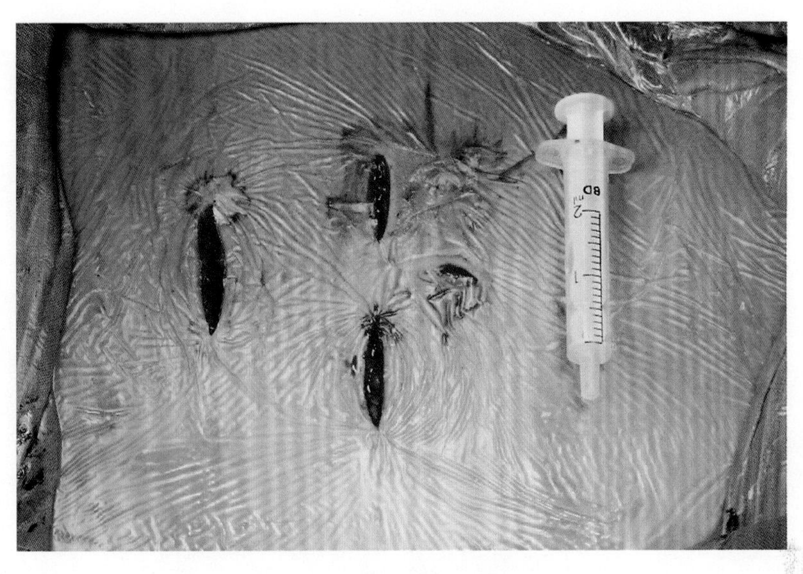

图 15-22

六、导航手术要点及技巧

1. 牢固固定示踪器,安放的位置和角度要保证整个手术过程中始终朝向导航摄像机,既不干扰手术操作,又不被遮挡。示踪器位置变化会引起导航误导术者,使其做出错误的选择。术者可以随时用指点器检测导航的指点位置准确与否。如果发现实际位置和导航指向的位置有偏差,需要重新固定示踪器并重新扫描。

2. 术中操作步骤严格遵守导航手术流程。

3. 术中操作要轻柔,避免操作引起椎板和椎弓根相对位置发生变化,导致导航下图像的位置和实际位置有偏差。

七、典 型 病 例

【主诉】 患者男性,21 岁。主因“反复腰痛 5 年,右大腿及臀部疼痛半年”门诊入院。

【病史】 患者 5 年前无明显诱因出现腰痛,半年前出现右大腿及右臀部疼痛,站立、行走及后伸腰部时明显。曾佩戴腰围保守治疗半年,无明显疗效。

【入院查体】 腰椎深压痛(+),双 FNST(-),双 SLR(-),双 Bonnet 征(-),双 Kemp 征(-),被动伸腰痛(+),双下肢感觉、活动无障碍。

【影像学检查】 X 线片显示没有明显的腰椎退变和腰椎不稳定(图 15-23),双斜位片和 CT 显示 L_4双侧峡部裂(图 15-24),MRI 示椎间盘没有明显的退变(图 15-25)。

【诊断】 L_4双侧峡部裂。

【治疗方法与效果】 在全麻下行计算机导航辅助经椎板拉力螺钉腰椎峡部裂固定术。

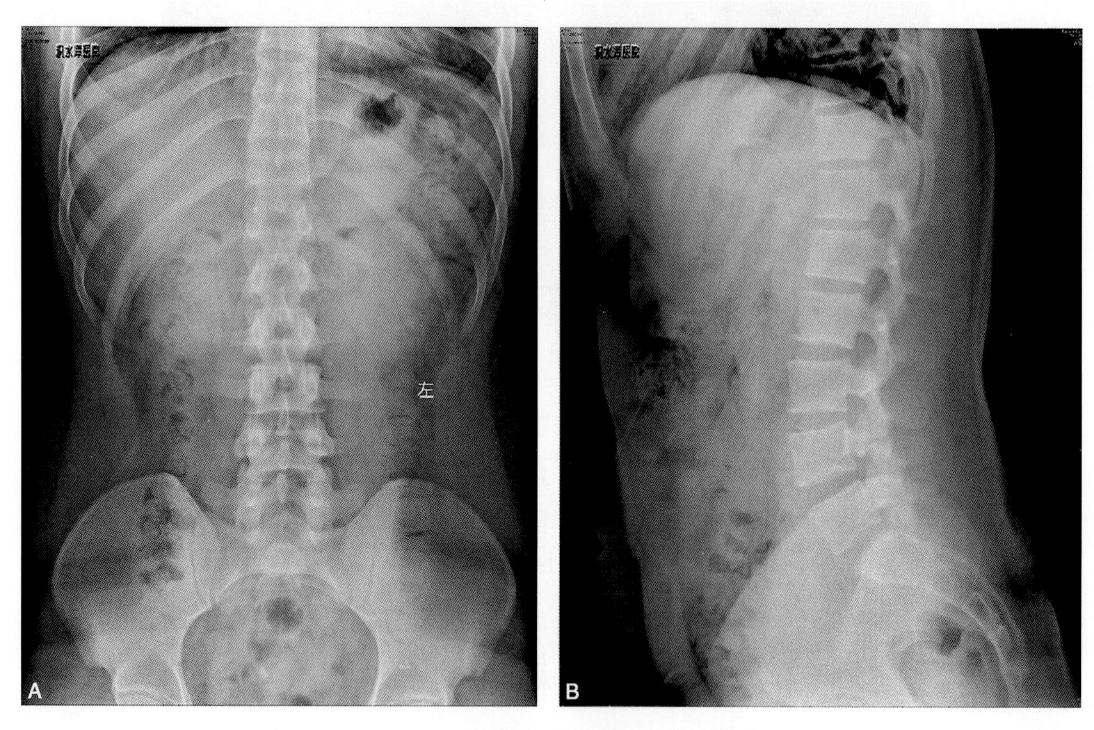

图 15-23 X 线片显示没有明显的腰椎退变和腰椎不稳定
A. 正位片;B. 侧位片

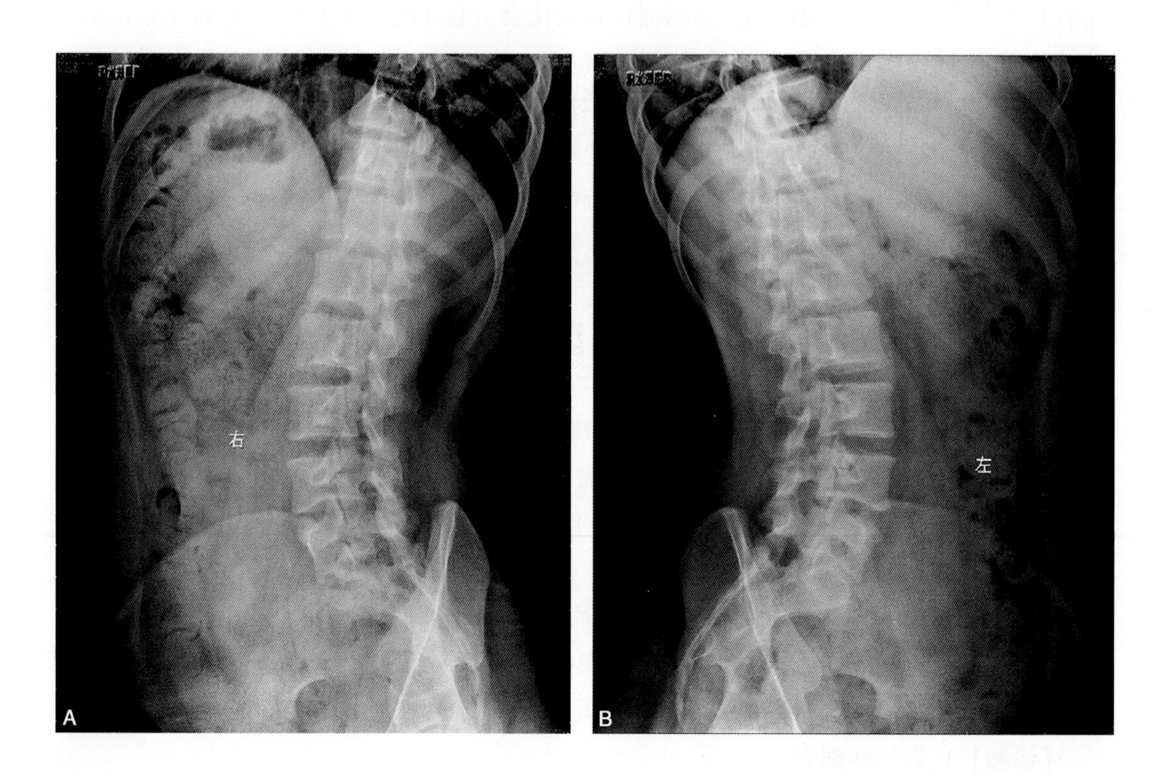

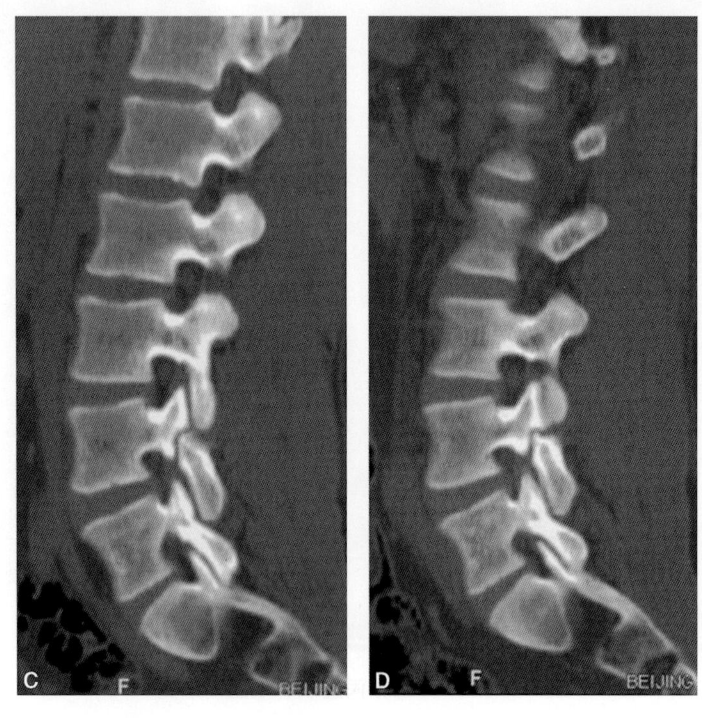

图 15-24　双斜位片和 CT 显示 L_4 双侧峡部裂
A. 右侧斜位片；B. 左侧斜位片；C、D. 双侧峡部 CT 矢状位片

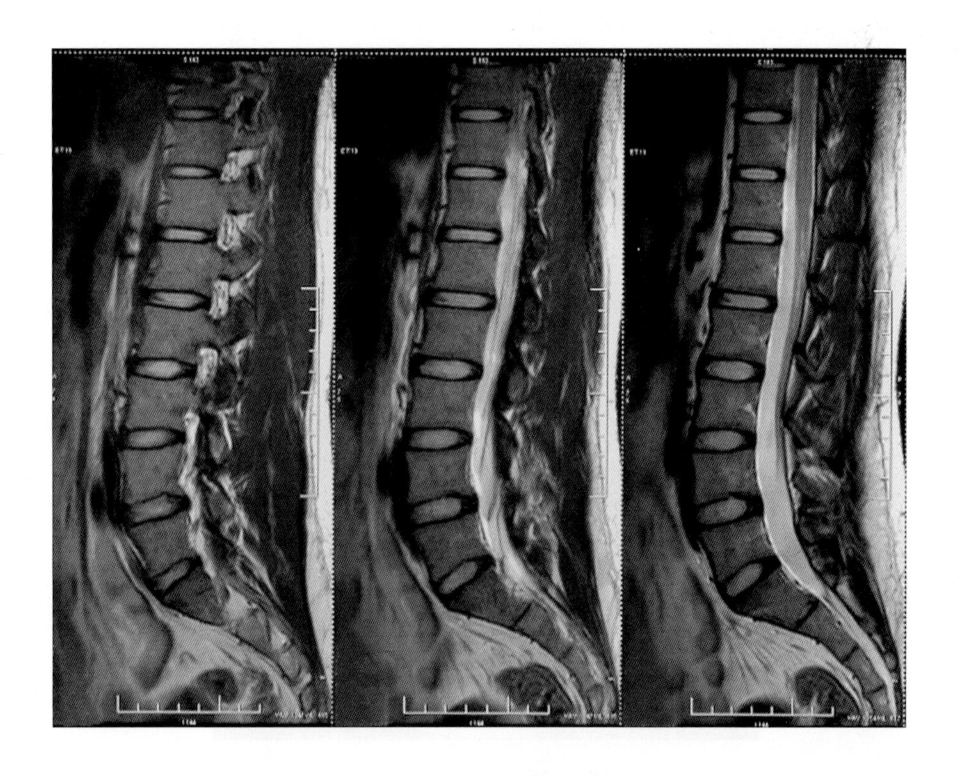

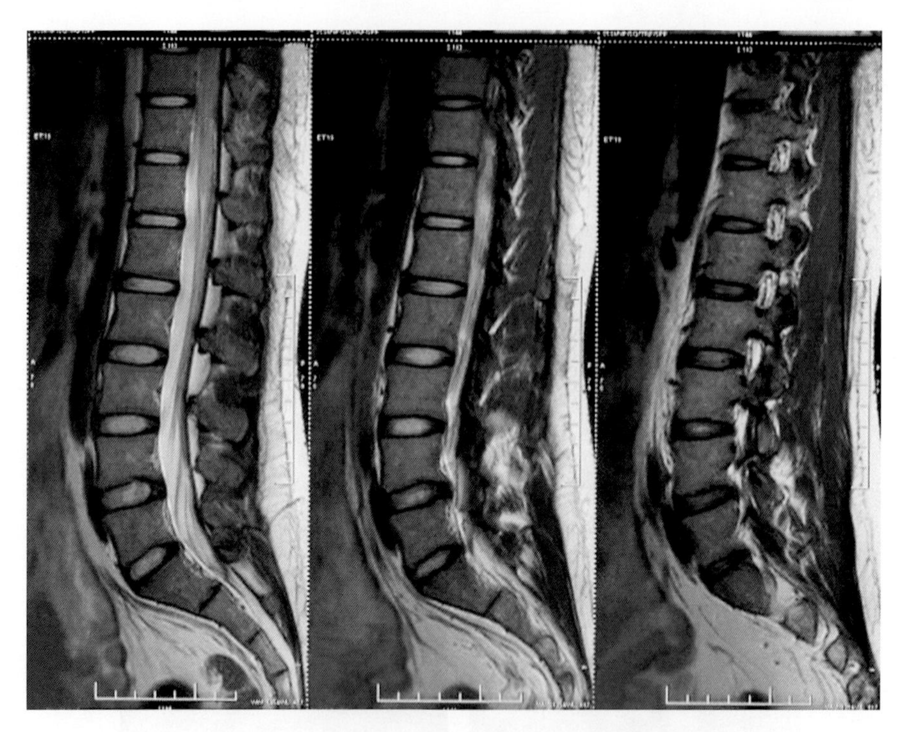

图 15-25　MRI 示椎间盘没有明显的退变

在计算机导航辅助下确定螺钉通道并留置导针,确定峡部裂的位置并用刮匙和磨钻清理峡部裂的纤维软骨组织和硬化骨质。导航辅助下从髂后上棘取松质骨植于清理后的峡部裂处,沿着导针拧入合适长度的拉力螺钉(图 15-26),将椎板外侧部、峡部表面凿成粗糙面,深达松质骨,将碎植骨条块植于峡部背侧。术中多平面重建图像显示螺钉位置良好(图 15-27)。术后 X 线片示峡部裂拉力螺钉位置良好(图 15-28)。

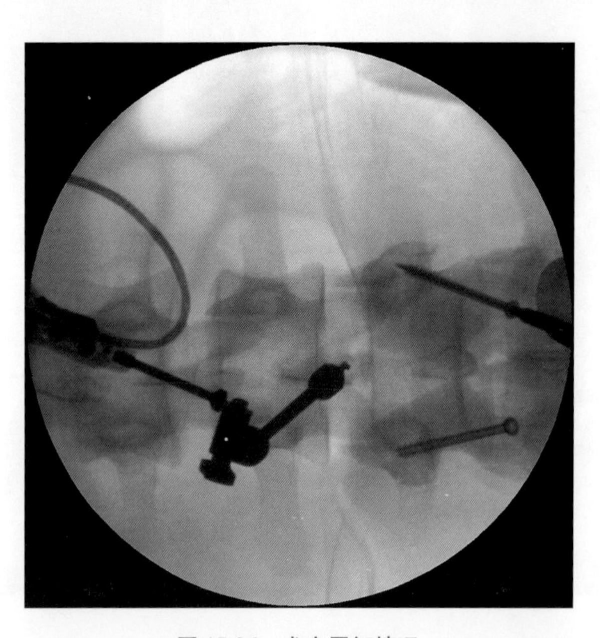

图 15-26　术中置钉情况

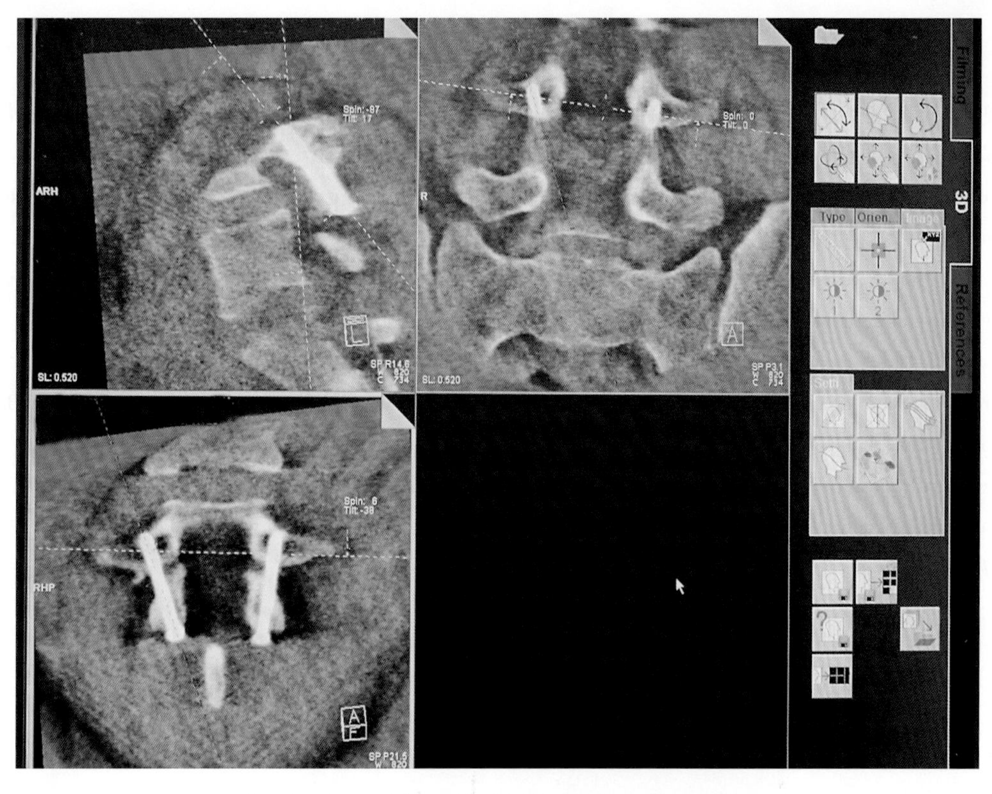

图 15-27　多平面重建图像显示峡部裂拉力螺钉位置良好

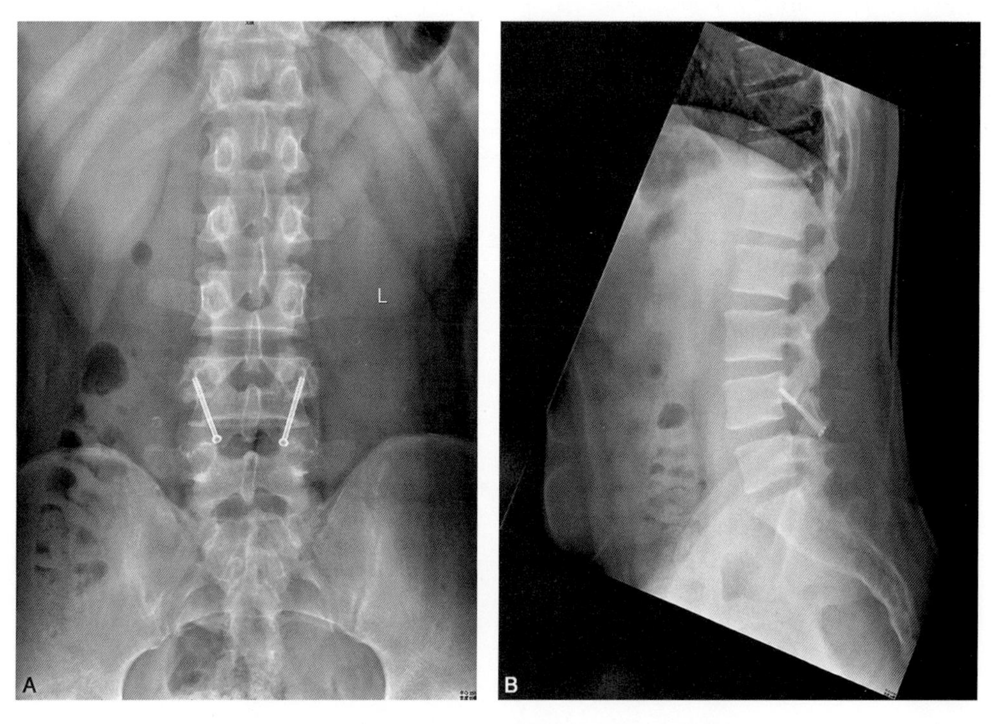

图 15-28　术后 X 线片示峡部裂拉力螺钉位置良好
A. 正位片;B. 侧位片

（崔冠宇　王含）

参考文献

1. 何达,田伟,袁强,等.计算机辅助微创脊柱外科技术结合经椎板拉力螺钉峡部固定植骨治疗单纯腰椎峡部裂.中华创伤骨科杂志,2014,16(3):204-207.

2. Johnson GV,Thompson AG. The Scott wiring technique for direct repair of lumbar spondylolysis. J Bone Joint Surg Br,1992,74(3):426-430.

3. Dai LY,Jia LS,Yuan W,et al. Direct repair of defect in lumbar spondylolysis and mild isthmic spondylolisthesis by bone grafting,with or without facet joint fusion. Eur Spine J,2001,10(1):78-83.

4. Buck JE. Direct repair of the defect in spondylolisthesis. J Bone Joint Surg Br,1970,52(3):432-437.

5. Trout AT,Sharp SE,Anton CG,et al. Spondylolysis and Beyond:Value of SPECT/CT in Evaluation of Low Back Pain in Children and Young Adults,Radiographics,2015,35(3):819-834.

6. Szypryt EP,Twining P,Mulholland RC,et al. The prevalence of disc degeneration associated with neural arch defects of the lumbar spine assessed by magnetic resonance imaging. Spine(Phila Pa 1976),1989,14(9):977-981.

第五部分

其　　他

第十六章

骶骨脊索瘤的计算机导航辅助外科治疗

一、手术指征

1. 对于原发良性、中间型骨肿瘤，如骨巨细胞瘤、神经鞘瘤，推荐采用切除、刮除或切刮术，达到边缘边界即可。

2. 对于原发恶性骨肿瘤，如脊索瘤、软骨肉瘤或尤文肉瘤，需采用切除术，边界为边缘或广泛。

3. 对于骶骨转移性肿瘤，外科治疗需个体化。可选择切除、刮除或消融术。

4. 对于侵犯骶骨的软组织肿瘤，需将受侵骨质和瘤体一起整块切除。

二、手术难点及导航优势

位于第3骶椎(S_3)以下的肿瘤，只需沿S_3椎间孔(骶髂关节下缘)水平横断，即可实现扩大切除。而侵犯S_3以上的骨肿瘤，常破坏骨皮质、邻近大血管、包绕骶神经、侵犯两侧的臀大肌及背侧的竖脊肌。术中高位横断骶骨，损伤邻近重要结构(如髂动静脉)的风险较大，同时因S_3以上的神经根离断会影响患者的二便及性功能；采取囊内切刮，从瘤体中剥离并保留骶神经，则将增加肿瘤残留与复发的风险。因此对于高位骶骨肿瘤，如何在达到安全边界的前提下，尽可能减少副损伤，是当前手术治疗的难点和研究重点。导航系统使手术操作可视化、精确化，增加了手术的安全性。

三、术前影像学检查及手术规划

1. 对制定治疗计划，活检具有重要意义。目的在于明确肿瘤的良恶性、病理分级，并尽可能获得准确的病理诊断。

2. 术前应仔细阅读所有影像检查结果，包括X线片、CT、MRI和血管造影，这对评估手术适应证和风险、制定恰当的手术计划至关重要。

3. 术前计划的重点为确定恰当的上切缘，需在获得安全边界的同时尽可能保留骶神经。因为术中显露尾骨尖容易，且不破坏瘤体的完整性，可以通过测定 CT 或 MRI 图像上尾骨尖与目标上切缘的距离来辅助手术。

4. 推荐在术前 12 ~24 小时内栓塞拟切除区域的供血动脉。需要栓塞的血管通过血管造影的方法选择，通常为髂内动脉、髂外动脉、髂腰动脉和髂正中动脉。明胶海绵为常用栓塞剂。

四、传统次全骶骨外科切除的手术要点

1. 一般采取单纯俯卧位，以适应单纯后方入路。

2. 单纯后方入路　在后正中行纵形切口，起自 L_5，止于尾骨，为 1 形切口。如果肿瘤巨大，可采用 Y 形或工形切口，从 S_1 棘突向两侧髂嵴做横切口，从 S_5 沿臀大肌肌纤维向两侧做切口。

3. S_3 水平以下，骶尾骨的后外侧有臀大肌的附丽；S_3 水平以上的背侧有腰背筋膜覆盖。骶骨 1cm 切断臀大肌在骶尾骨的附丽，要注意处理臀肌内的血管。自棘突旁纵行、S_3 水平横行切开腰背筋膜并将其拉向外侧，暴露位于其下方的骶棘肌。

4. 切开尾骨背侧的软组织附丽，暴露尾骨尖，用术前测量的截骨数据确定骶骨的截骨平面，并进行标记。传统手术的截骨平面一般用尺子进行测定，见图 16-1。

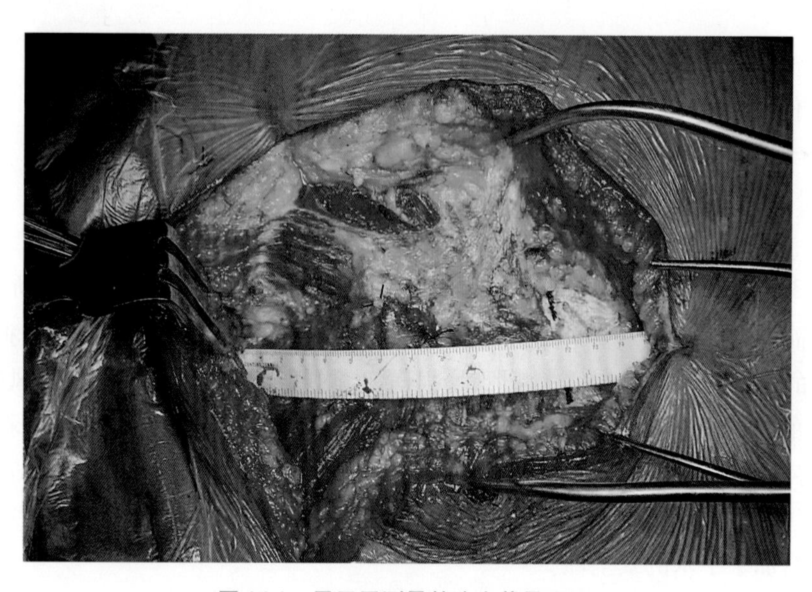

图 16-1　用尺子测量并确定截骨平面

5. 远端切断附丽于尾骨两侧及腹侧的韧带，这时可见到骶骨前方的黄色脂肪组织。将腹侧的脂肪组织向前推，沿此空间向上，在距离骶骨 1cm 处切除盆底肌肉在骶骨上的附丽。向前外方触摸可触及坐骨内后侧的骶结节韧带，将其切断。再向上方可及骶棘韧带，此处有来自前方的血管，结扎血管并切断骶棘韧带。此时可见止于骶骨前外侧的梨状肌，可行部分切断（由于上部分被骶髂关节韧带遮挡）。

6. 用电刀暴露骶骨后侧骨面，寻找截骨水平之上最近的神经根（要保留的最下边神经根）后孔并切断自后孔发出的神经。由于神经有血管伴行，要注意应用双极电凝止血，以免

伤及要保留的神经根。

7. 用上颌窦钳去除骶孔上、下侧部分后侧骨质，扩大神经后孔。用上颌窦钳去除相对应两侧骶神经后孔的后侧皮质，这时可清楚地暴露相应的神经根及硬膜。上一水平骶神经根在此神经根的前外方，下一水平骶神经根在其内侧，硬膜的外侧。在此水平结扎、切断硬膜及下水平的神经根。

8. 最终骶骨仅剩骶骨体与躯体骨性相连。用两神经剥离子分别置于骶神经与骶骨前孔内壁之间，用小的刮匙去除骶骨体部分松质骨，显露骶骨体前侧皮质，并用骨刀轻轻打断。此时注意不要使骨刀穿过骶骨前侧皮质，以免造成前侧的软组织出血。

9. 向尾侧轻轻牵拉切除的骶骨，用止血钳分离、结扎前侧的软组织。翻转切除骶骨，切断附丽于骶骨腹侧面的直肠韧带。可以在骶骨前孔处切断水平之下的骶神经。

五、计算机导航在次全骶骨外科切除中的作用

1. 确定骶骨截骨平面　传统外科手术，术中往往采用尺子进行测量，误差较大，可能出现截多或截少的情况。截多了会造成不必要的骶骨缺失，甚至导致骶髂关节稳定性受影响；而截少了则会导致复发可能性增大。

2. 确定骶骨截骨的方向　传统外科手术，结果方向往往是外科医生根据经验确定，结果可能导致不准确，同样也可以给前侧骶骨边界造成影响。

3. 骶骨肿瘤有时会出现两侧侵犯范围不一的情况，为了最大限度地保留骶神经，需要两侧骶骨以不同的平面进行截骨，计算机导航的辅助可以最大限度保证精确截骨的实施。

4. 计算机导航辅助下精确的外科切除，最大限度地保留正常骶骨和骶神经。

六、计算机导航辅助次全骶骨的外科切除步骤

（一）术前影像

图中展示了一组骶骨肿瘤的影像学表现（图 16-2 ~ 图 16-4）。

（二）术前计划

1. 将 CT 数据（图 16-5）和 MRI 数据（图 16-6）分别导入计算机导航工作站。

2. 将 CT 和 MRI 数据融合（图 16-7）。

3. 在工作站上，分别基于 CT（图 16-8）和 MRI（图 16-9）图像标记肿瘤范围，再标记 CT 和 MRI 融合下肿瘤的范围（图 16-10）。

4. 基于肿瘤范围，确定肿瘤切除的安全范围（图 16-11、图 16-12）。

（三）术中实施

1. 取后正中切口，起于 L_5 棘突，止于尾骨，纵行切开皮肤，筋膜下翻瓣，充分显露两侧臀大肌和骶后竖脊肌及两侧骶髂关节。

2. 在相对远离病灶边缘的正常骨（髂骨或病灶近端边界以上的棘突）上安置患者示踪器，发射红外线，导航主机的红外线接收器据此确定病灶所在的空间位置。

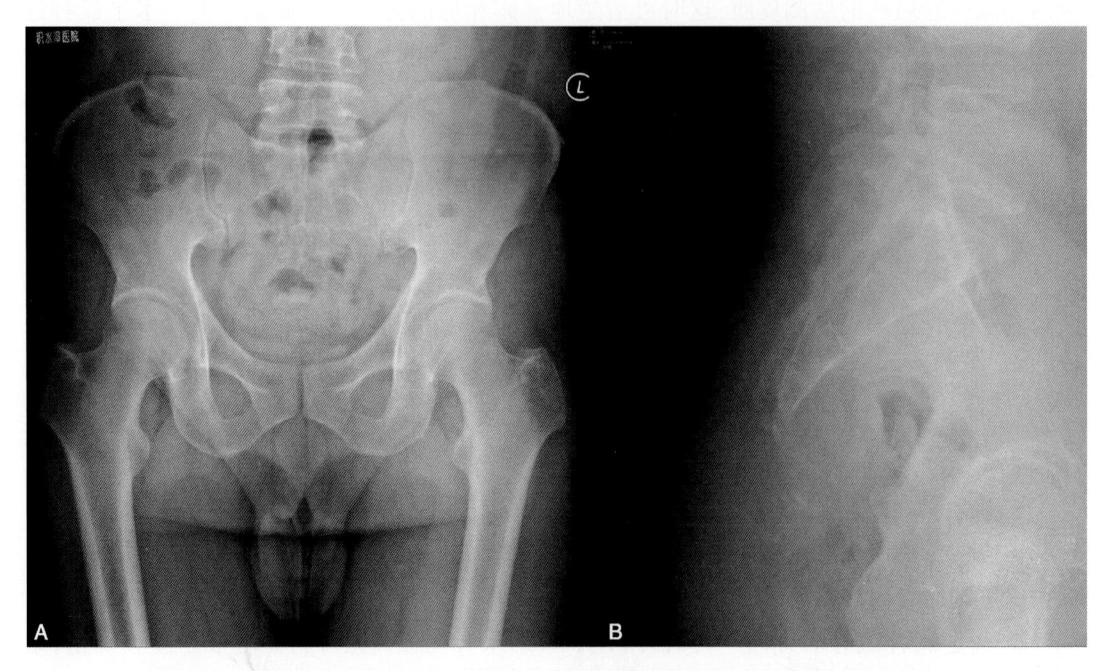

图 16-2　正侧位 X 线片（A），可见骶骨下方病变，侧位片（B）可见明显软组织包块影

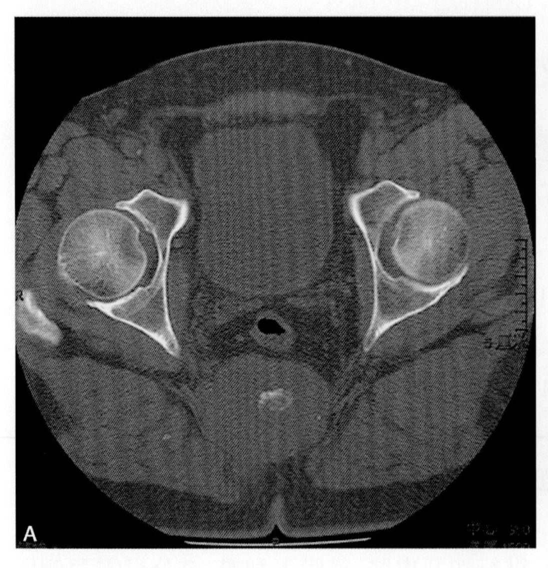

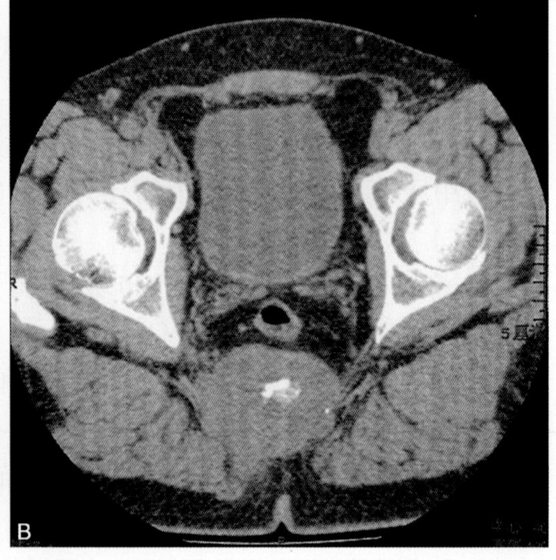

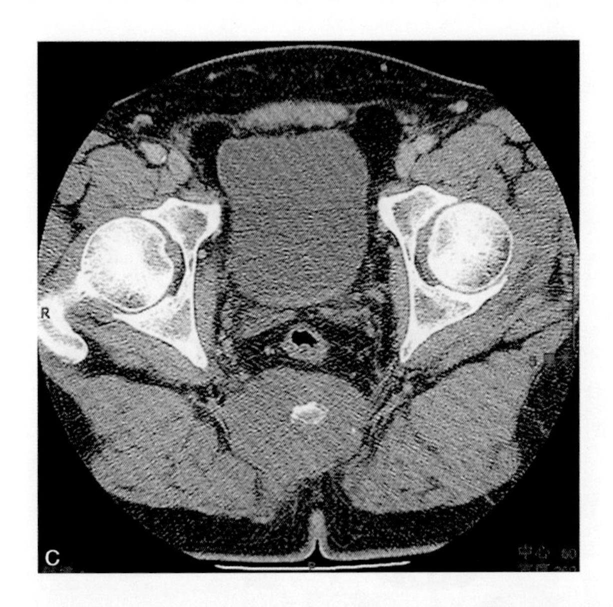

图 16-3　CT 骨窗(A)、软组织窗(B)和增强窗(C)，可见肿瘤主要位于下段骶骨

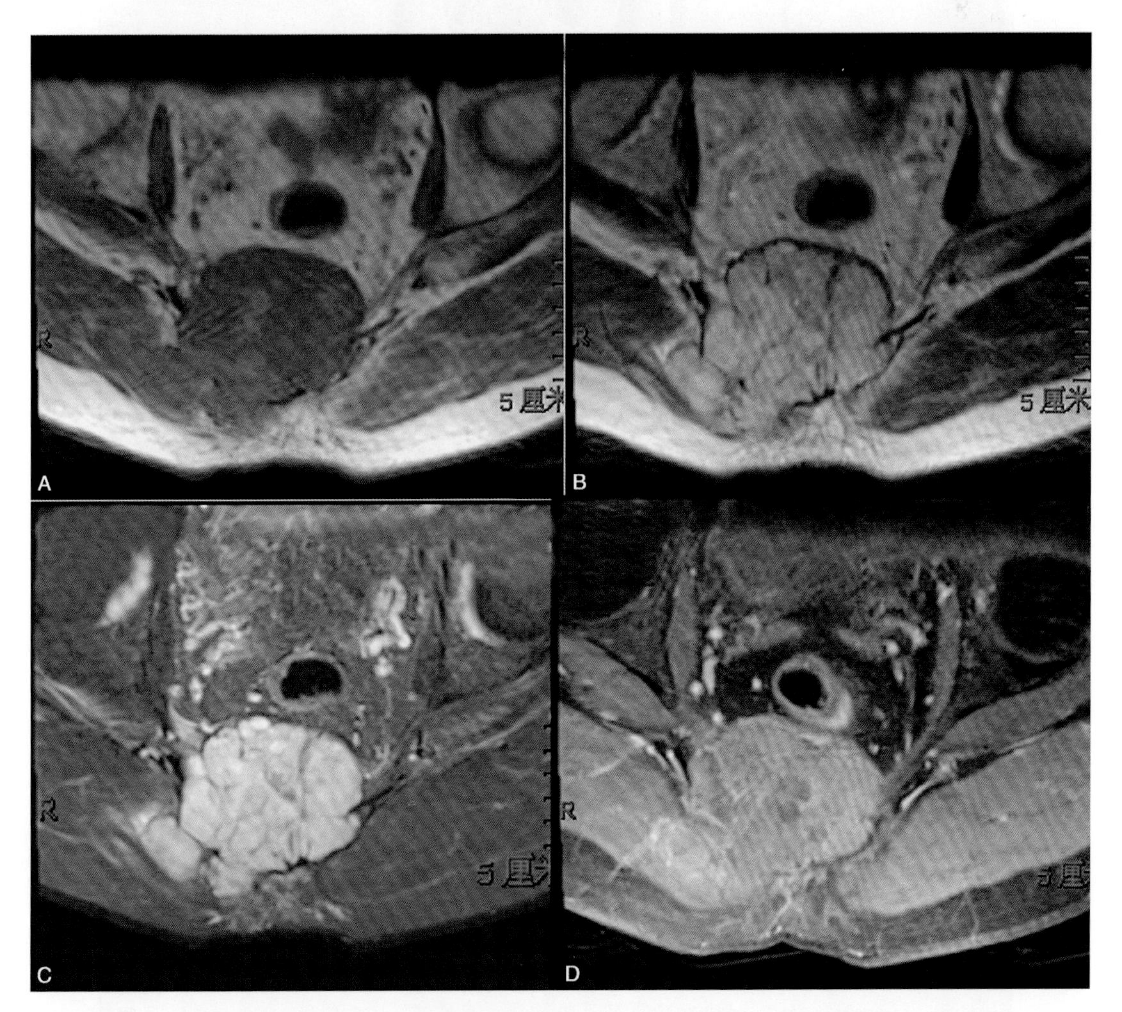

图 16-4　MRI T_1 加权像(A)、T_2 加权像(B)、T_2 抑脂(C)、T_1 增强抑脂(D)，更清晰地显示肿瘤的范围，尤其是软组织肿瘤的范围。可见右侧臀大肌受累

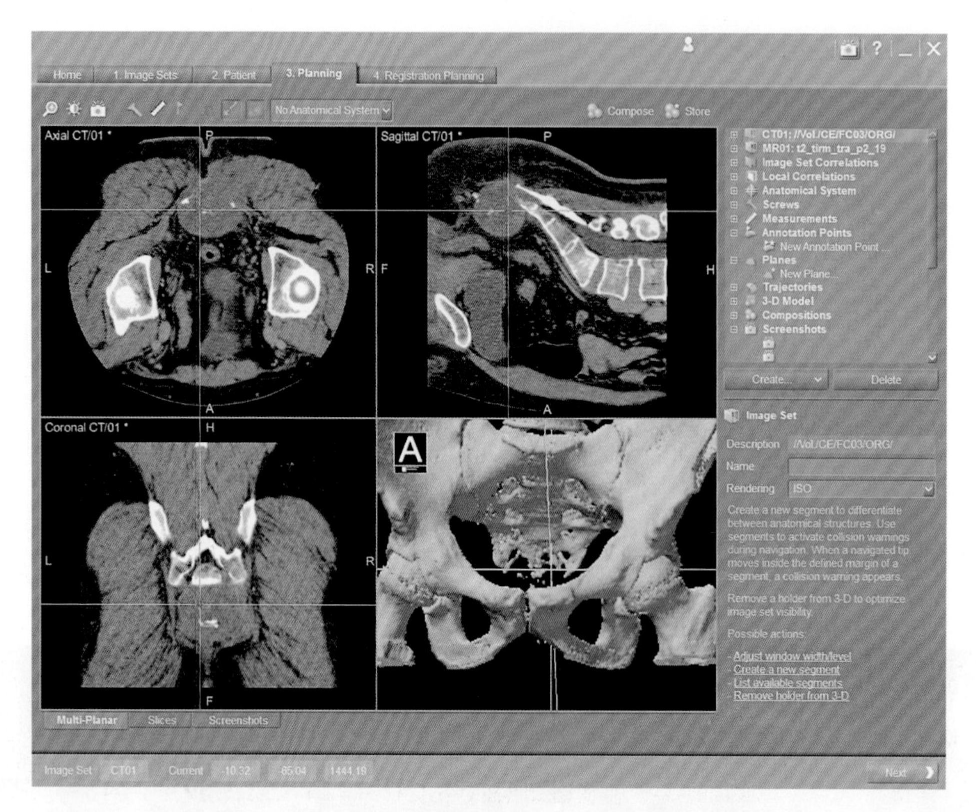

图 16-5　导入影像工作站的 CT 数据

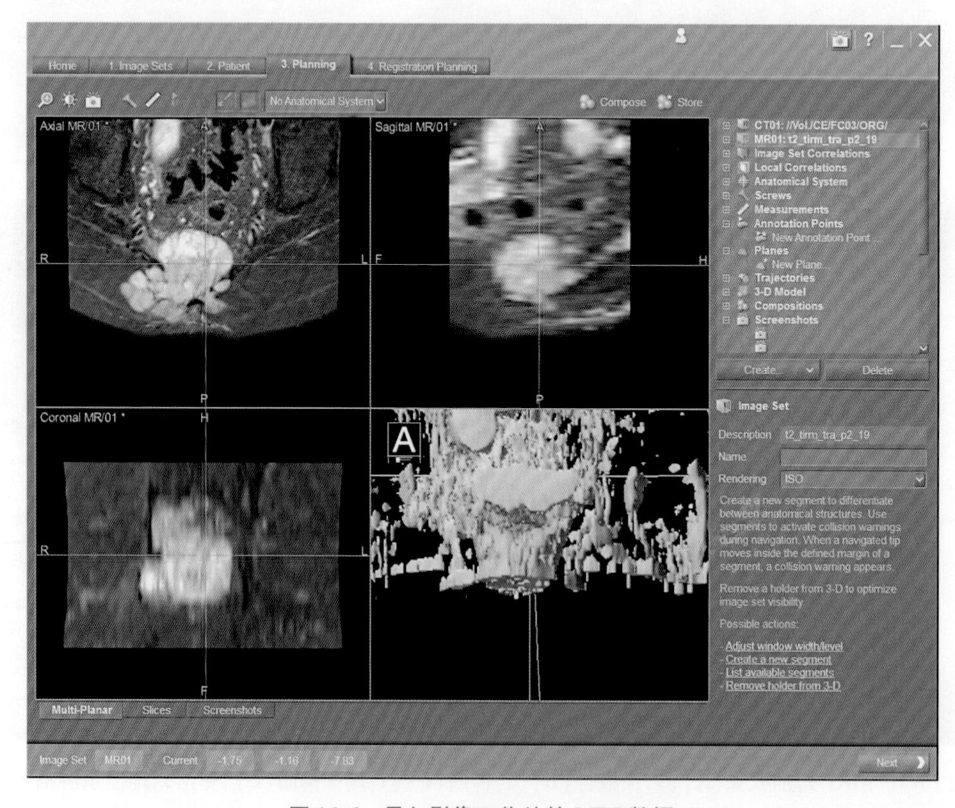

图 16-6　导入影像工作站的 MRI 数据

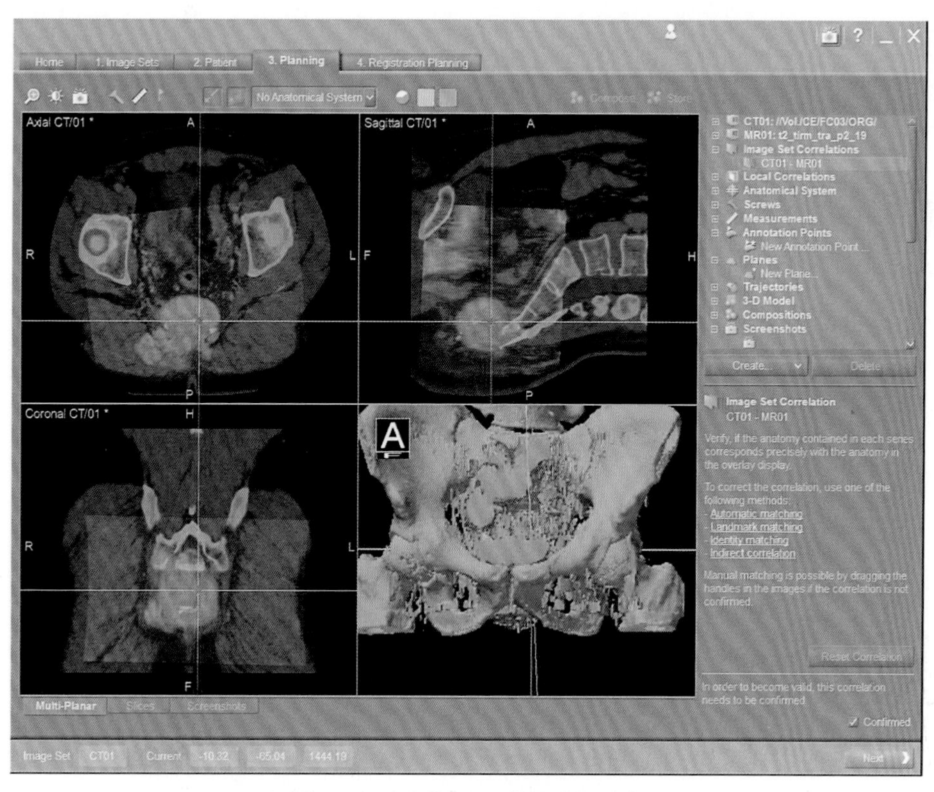

图 16-7　CT 和 MRI 数据进行融合

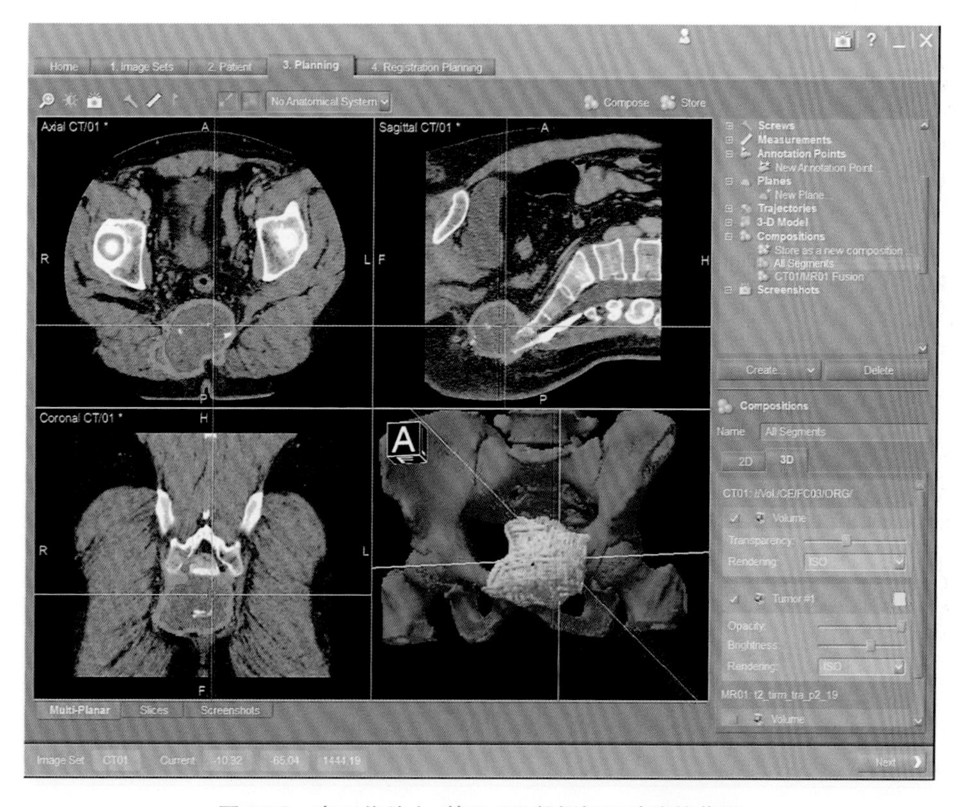

图 16-8　在工作站上，基于 CT 数据标记肿瘤的范围

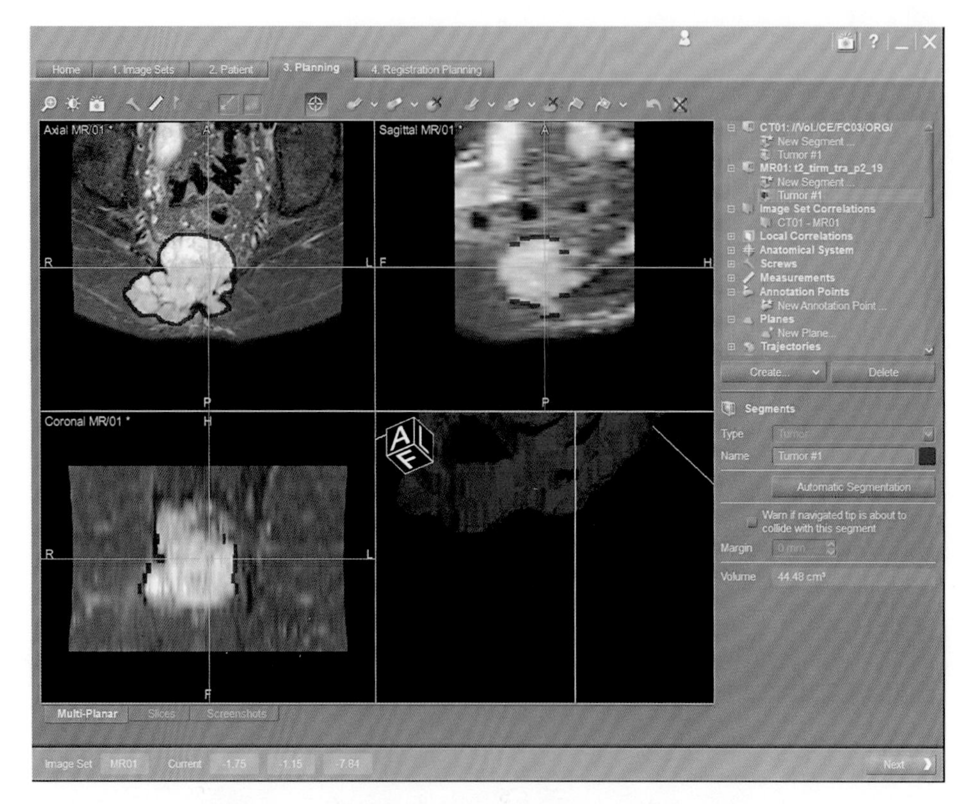

图 16-9 在工作站上，基于 MRI 数据标记肿瘤的范围

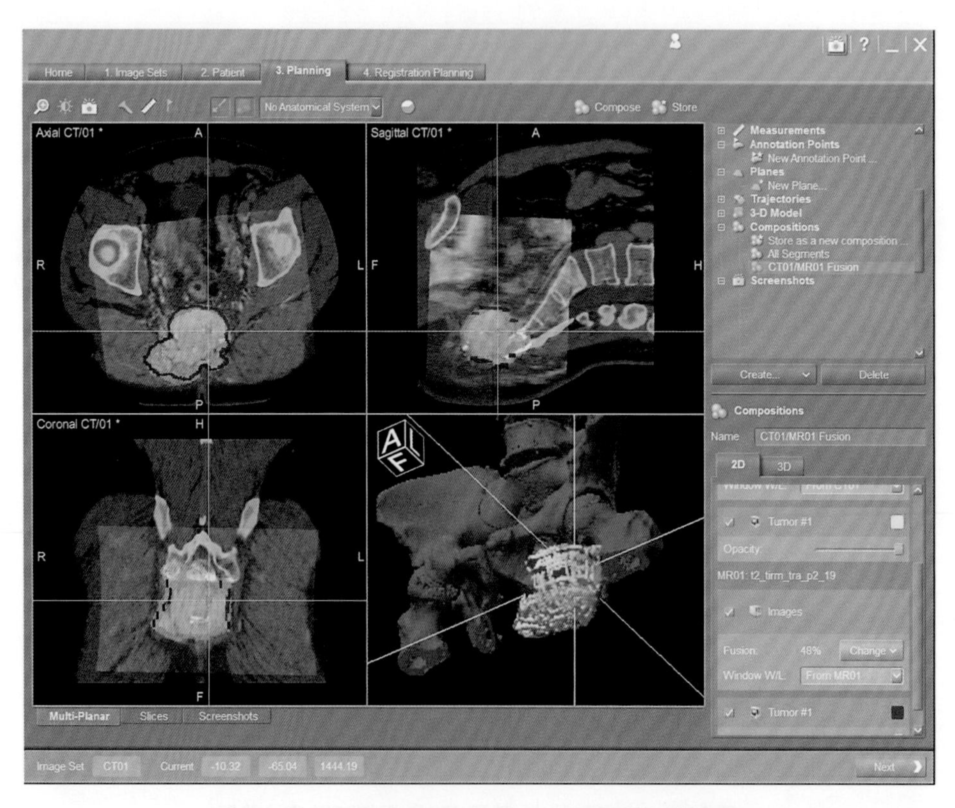

图 16-10 在工作站上，CT 和 MRI 融合下肿瘤的范围

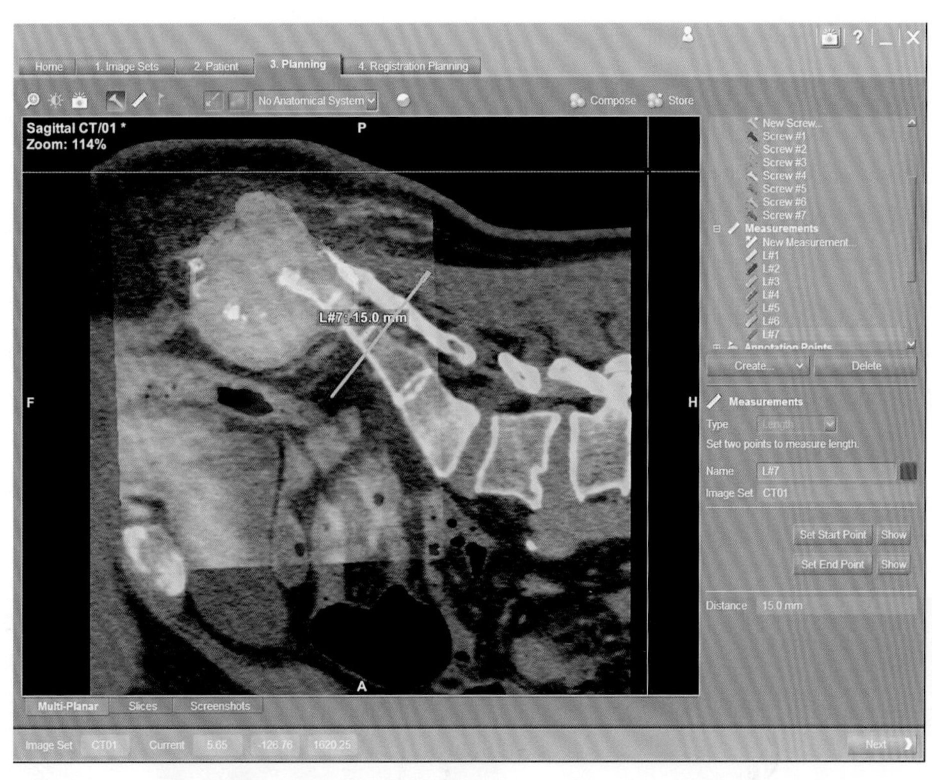

图 16-11　确定肿瘤边缘 1. 5cm 以外是肿瘤切除的安全范围

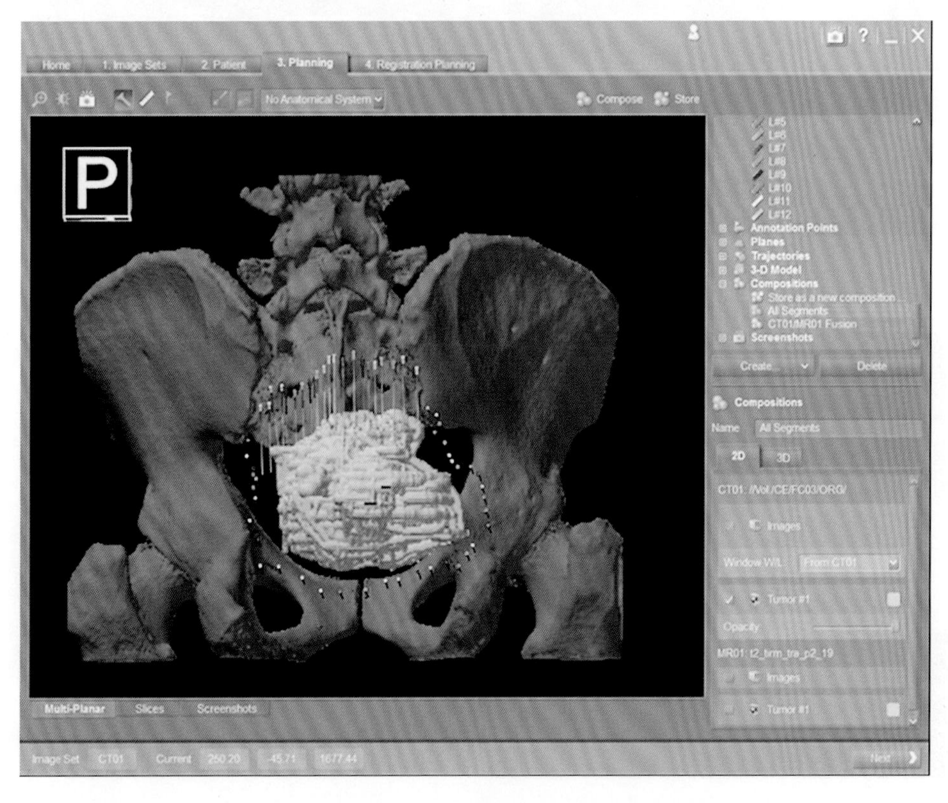

图 16-12　基于 CT 重建后图像，其中不同颜色的钉子表示肿瘤切除的安全范围。所有区域以肿瘤边缘 1. 5cm 以外作为肿瘤切除的安全范围

3. 确认臀大肌和竖脊肌有无受侵

（1）如无受侵，则依次翻转肌瓣，显露骶骨棘突及椎板骨性标志，确定使用CT数据计算机辅助导航系统。在显露的骶骨病灶外壁上找出可与计算机辅助导航系统工作站中影像重建的三维瘤骨表面相对应的解剖标志点，依次配准，经计算机精准计算，完成骶骨病灶骨与术前CT/MR影像的点注册，完成注册后，在病灶周围正常骨质表面验证导航指引的准确性。

（2）如臀大肌和竖脊肌受侵，则在肿瘤软组织包块外1～2cm，切断肌纤维至深层骨质，此时不能显露病灶范围的骶骨棘突及椎板的骨性标志，不能直接使用CT数据计算机辅助导航系统，进行点注册和面注册，需采用Iso-c术中扫描，实现手术区域和Iso-c扫描影像的即刻配准后，在病灶周围正常骨质表面验证导航指引的准确性无误，再与术前CT/MR图像融合，提高图像清晰度。

4. 术中骶骨肿瘤的后侧、前侧、S_3以下的两侧手术操作遵循既往手术原则，计算机辅助导航技术仅应用于骶骨病灶近端和两侧骨性边界的确认（图16-13～图16-17）。

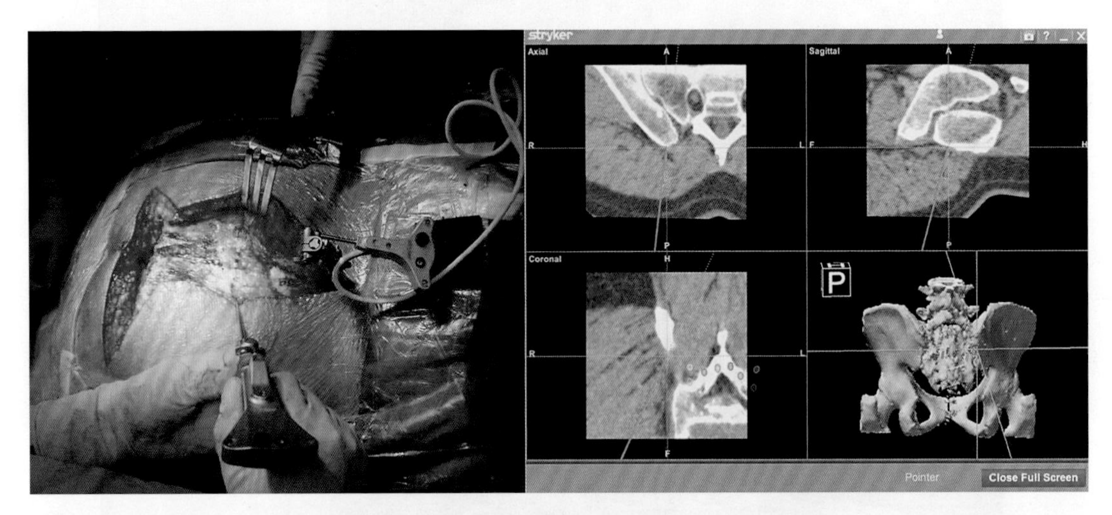

图16-13 在计算机导航指引下，确定骶骨右侧截骨平面

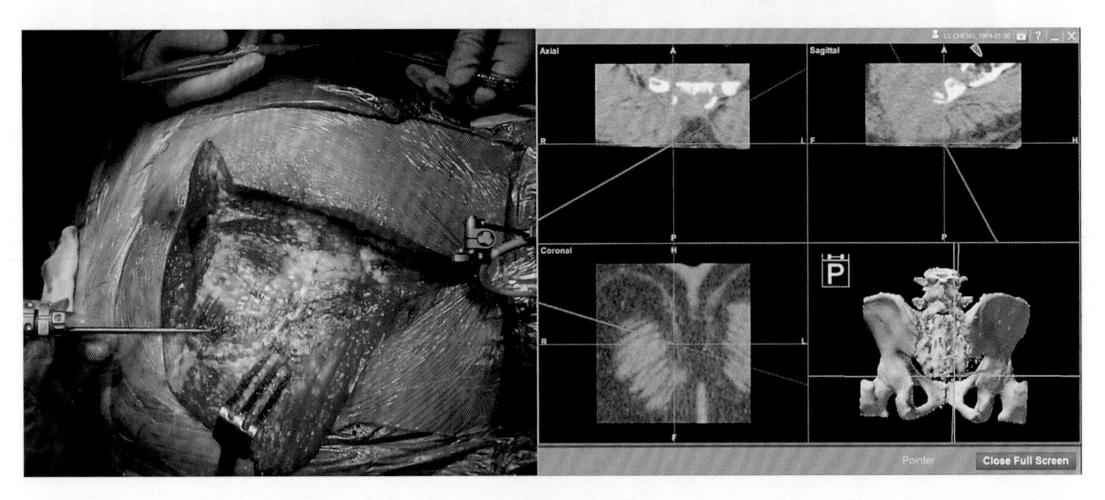

图16-14 在计算机导航指引下，确定骶骨左下方肿瘤切除安全范围，确保在安全范围内进行软组织的分离

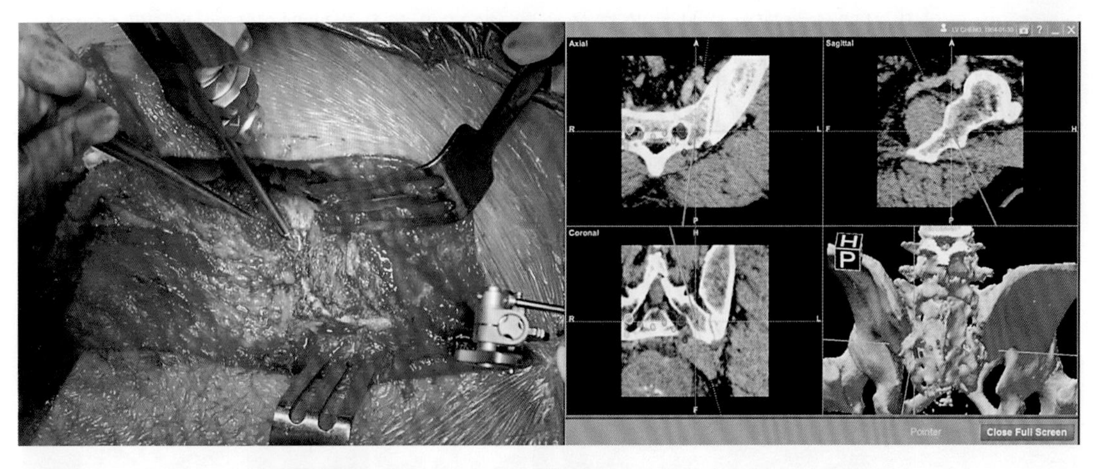

图 16-15　计算机导航指引下，实时确定截骨平面和截骨方向是否与术前计划一致

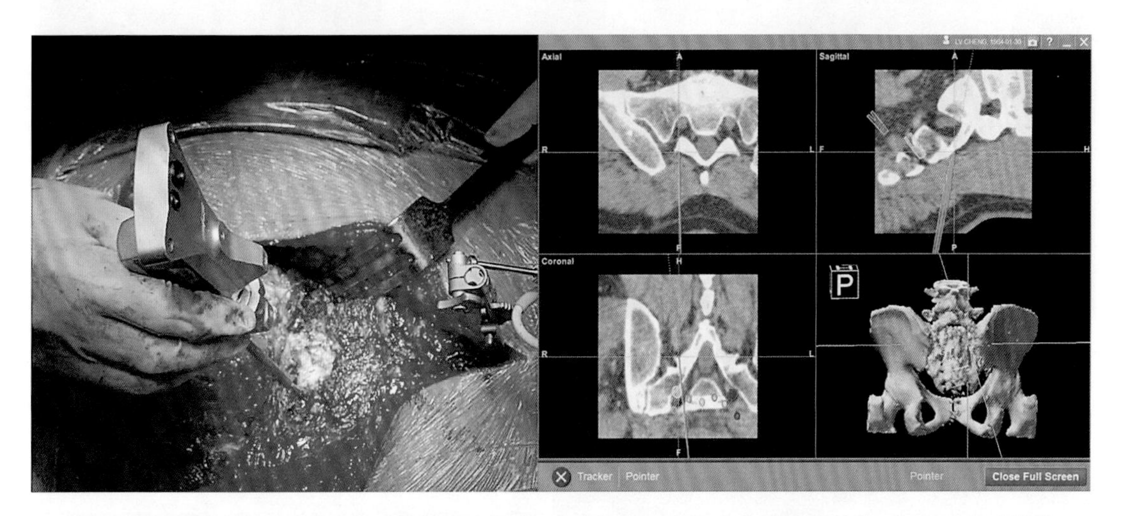

图 16-16　在计算机导航指引下，根据手术需要，实时检查手术野中各种解剖结构，确定手术时的实时解剖位置

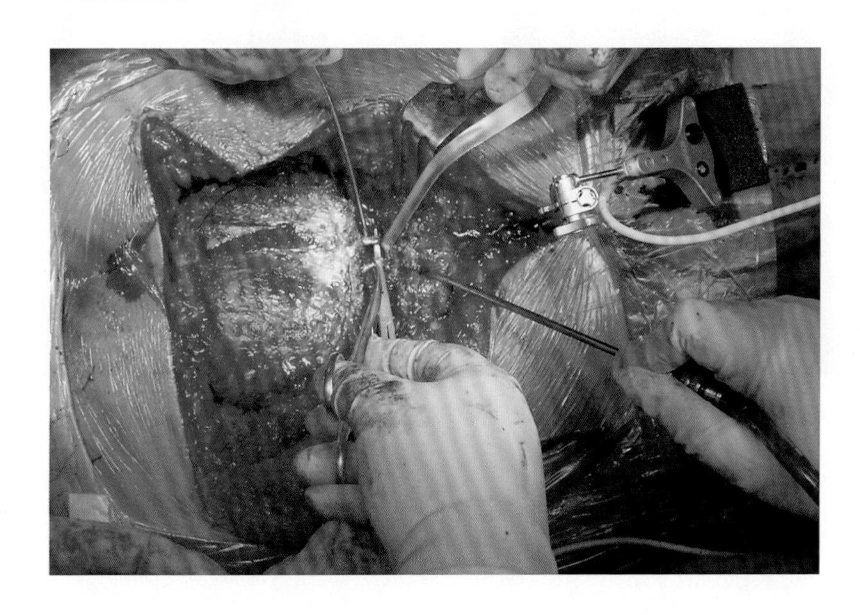

图 16-17　截骨完成后，根据术前计划，分离并切断截骨部位骶神经，以备吻合，从而保留相应骶神经的功能

5. 以导航指引器精确评判病灶切除后的边界，验证术者术前计划(图 16-18、图 16-19)。

6. 为了尽可能保留骶神经的功能，对于某些病例，可将切断的骶神经进行吻合(图 16-20)。

7. 肿瘤彻底清除后，常规彻底止血，留置引流管，关闭伤口。

（四）术后评估

术后需要从术前影像、术前设计、手术标本和术后影像进行综合评估，对肿瘤切除进行各个方向的评估(图 16-21)。

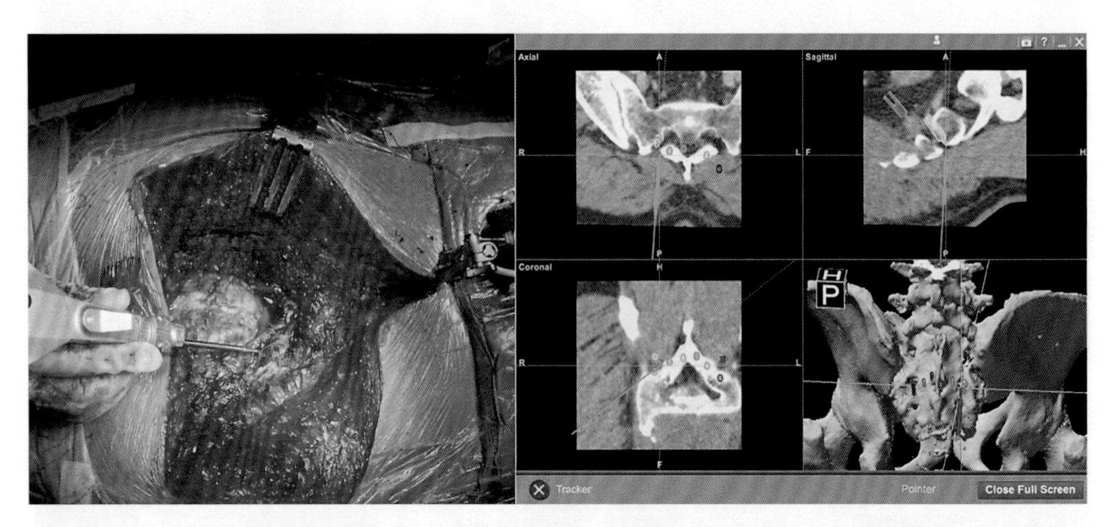

图 16-18　肿瘤切除后，采用计算机导航验证肿瘤切除是否在肿瘤安全切除范围以内，图中指引器指向右侧骶骨

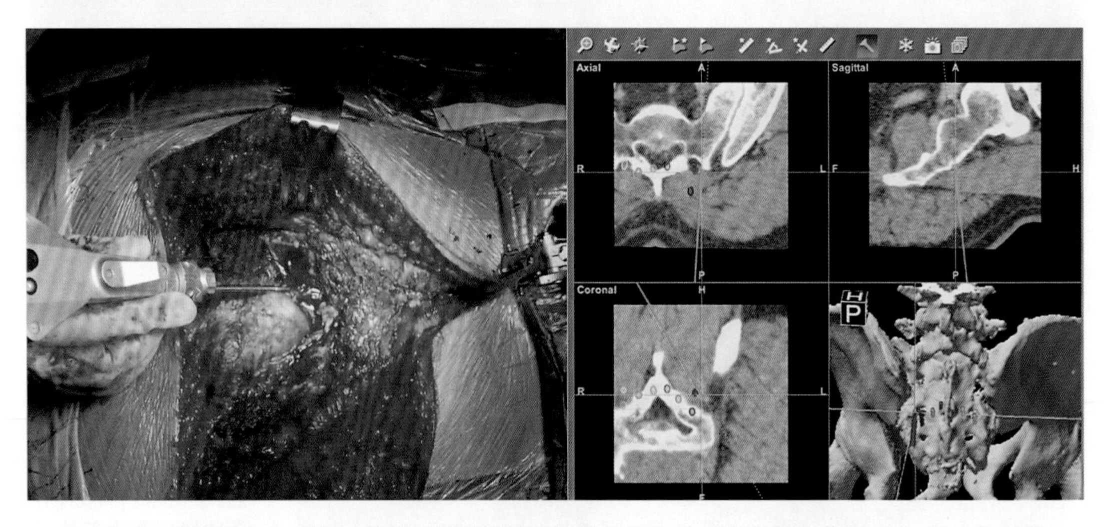

图 16-19　肿瘤切除后，采用计算机导航验证肿瘤切除是否在肿瘤安全切除范围以内，图中指引器指向左侧骶骨

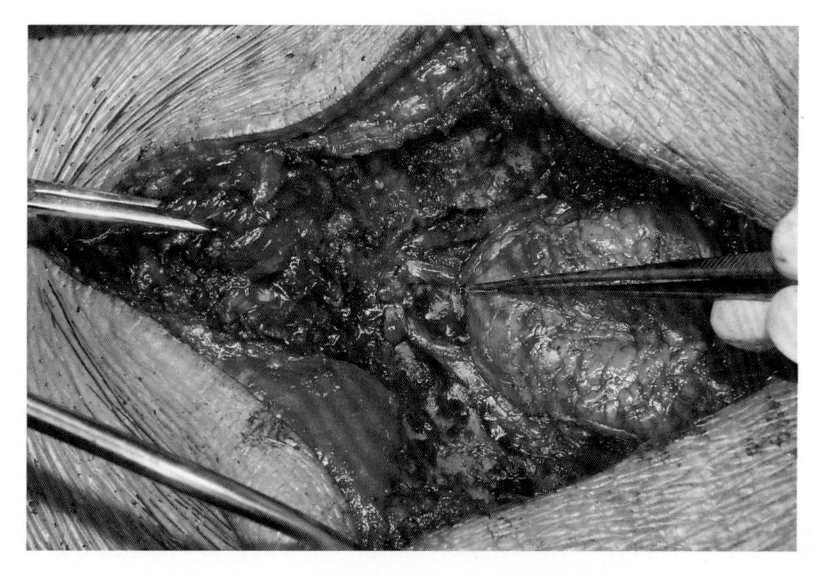

图 16-20　图中镊子指示经过吻合后的骶神经

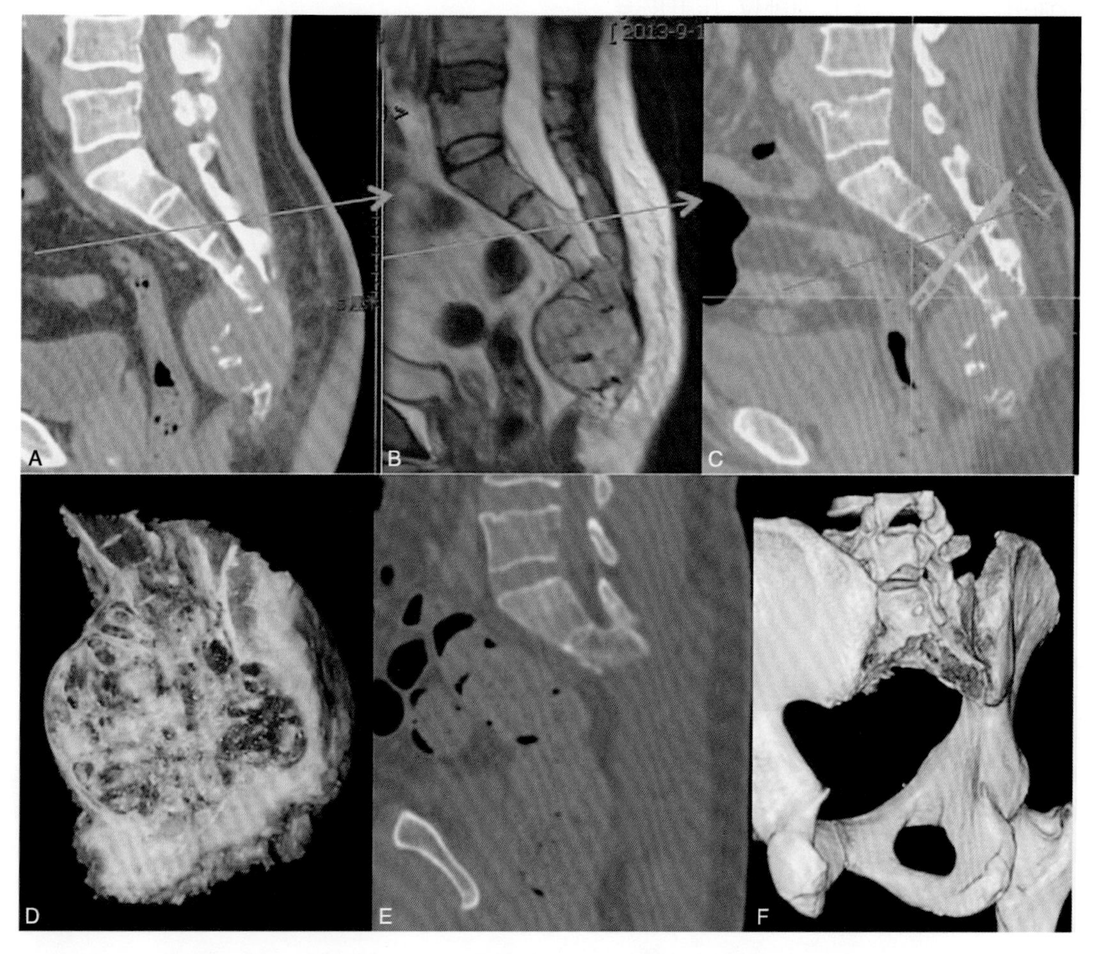

图 16-21　将术前 CT(A)及 MRI(B)、术前计划(C)、术后标本(D)及术后影像(E、F)进行对比，确定手术已按照术前设计顺利完成

七、导航手术要点及技巧

1. 仔细阅读术前影像学资料，制定详细的手术计划以及充分完善术前准备是手术成功的前提。

2. 术前24小时内行动脉栓塞，可以减少术中出血。选择性栓塞动脉，避免臀上动脉栓塞对预防术后皮瓣坏死有益。

3. 骶骨肿瘤切除最常采用后正中入路，如果肿瘤较大，需要在上、下增加横向的切口（最终切口为H形）。皮瓣需要从深筋膜下掀起，以降低坏死发生的可能性。

4. 如果肿瘤位于骶骨内，竖脊肌未被浸润，术后残留空腔则用这些肌肉填塞。

5. 臀大肌、梨状肌、骶结节韧带和骶棘韧带容易受肿瘤侵犯，推荐在这些部位的切缘距离瘤体1cm以上，以保证获得安全的外科边界、降低复发率。

6. 骶骨周围有一层疏松组织，从此可以轻松地将骶骨钝性分离，避免不必要的损伤。

7. 有效的伤口引流需要放置到24小时、引流量低于20ml时。否则伤口内易形成血肿进而引起感染。避免长期卧位，压迫皮瓣。

8. 术后需严密观察生命体征和引流量。

9. 如果出现短期内伤口引流量快速增加、腹胀且叩诊为浊音、休克表现、血色素快速下降等，则需要考虑术后伤口大出血。

10. 快速补液、输血、暂时夹闭引流管、紧急血管造影和栓塞为处理失血的可用方法。不推荐开放伤口止血，因为之后继续出血和感染的可能性很高。

11. 需要密切观察皮瓣坏死和伤口感染征象，如果发生，通过简单清创常能有效处理。

（牛晓辉　徐海荣）

参考文献

1. Fourney DR, Gokaslan ZL. Current management of sacral chordoma. Neurosurg Focus, 2003, 15(2): 1-5.
2. Gokaslan ZL, Romsdahl MM, Kroll SS, et al. Total sacrectomy and Galveston L-rod reconstruction for malignant neoplasms. Technical note. J Neurosurg, 1997, 87(5): 781-787.
3. Hugate RR Jr, Dickey ID, Phimolsarnti R, et al. Mechanical effects of partial sacrectomy: when is reconstruction necessary? Clin Orthop Relat Res, 2006, 450: 82-88.
4. Todd LT, Yaszemski MJ, Currier BL, et al. Bowel and bladder function after major sacral resection. Clin Orthop Relat Res, 2002, (397): 36-39.

第十七章

脊柱手术机器人技术

一、脊柱手术机器人发展概述

医疗机器人技术是集医学、生物力学、机械学、机械力学、材料学、计算机学、机器人学等众多学科为一体的新型交叉研究领域，通过术前智能规划与虚拟仿真、术中实时影像引导与机器人准确稳定操作，能够以最小的手术创伤实现精准手术操作，已成为未来骨科的发展方向。

由于脊柱毗邻重要的神经及血管，对精确性和安全性要求较高，同时脊柱弹性较大，不易固定，容易出现误差，对手术机器人技术要求较高，虽然目前有很多脊柱机器人的样机报道，但真正用于临床的较少。以色列 Mazor Surgical Technologies 公司于 2001 年开发了 6 自由度小型并联机器人 Renaissance 系统，其直径为 50mm，高 80mm，重量仅为 250g，采用了"Hover-T"技术，可直接固定于患者脊柱上。该系统为被动式机器人，可引导医生进行脊柱内固定手术，已获得 FDA 和 CE 认证，目前已销售约 80 台，完成手术约 35 000 例。临床研究报道，椎弓根置钉准确率达 98.5%，显著优于传统手术组，并且可以显著减少 X 线暴露时间。但其存在明显的缺点如：其操作过程相对复杂；其所起到的作用也只是给出一个定位导向，钻钉道的操作还是要有人工来完成；缺少导航的实施监测，并且由于软组织的牵拉，误差较大。

二、TiRobot 机器人原理及组成

TiRobot 机器人是由北京积水潭医院联合北京天智航科技股份有限公司联合开发的一款机器人，本文主要以此款机器人为例，介绍脊柱手术机器人的相关手术操作。此手术机器人系统包括空间映射、路径规划、路径定位等三个方面的功能，是一种基于术中 3D 图像进行手术空间映射和手术路径规划的机器人定位系统。系统主要由手术计划和控制软件系统、机器人和光学跟踪系统组成(图 17-1)。

手术计划和控制软件具有自动识别 3D 图像中的体表特征标记点的功能，并通过标志点

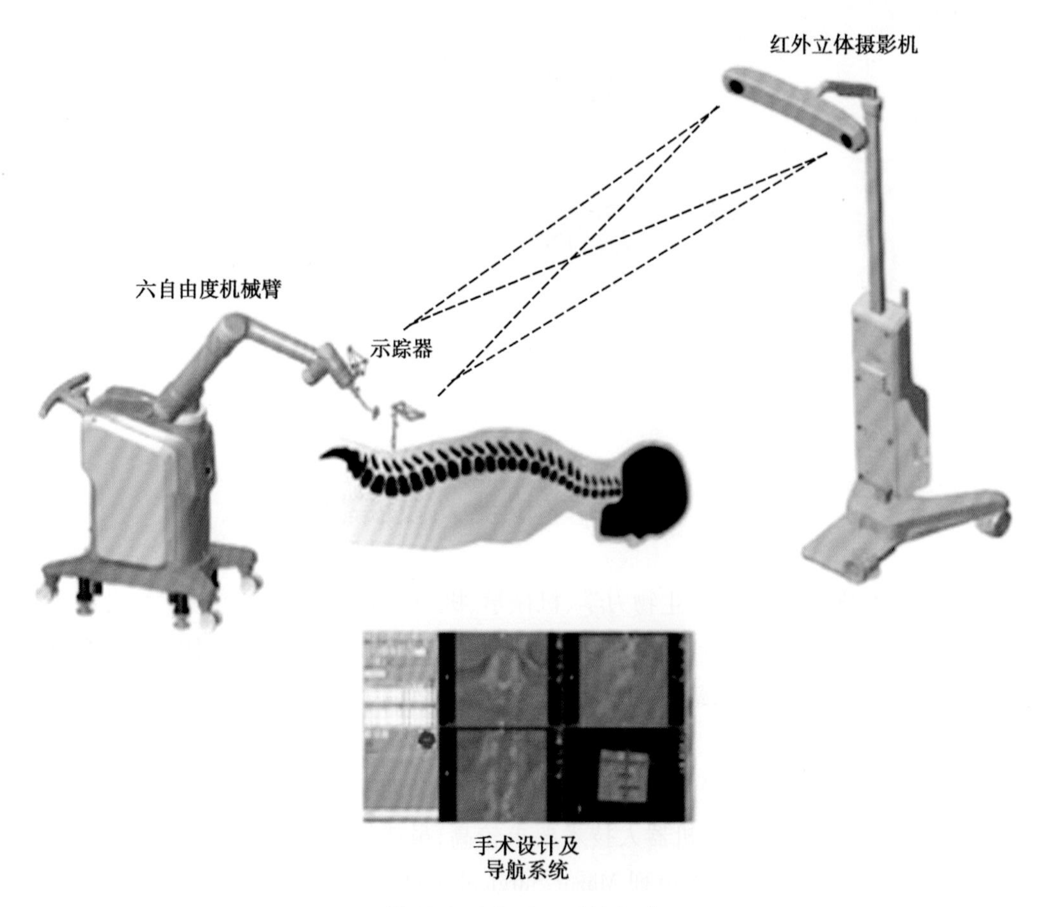

图 17-1 **TiRobot** 系统组成

配准原理实现患者空间、机器人空间和图像空间的坐标映射。

机器人具有一个 6 自由度串联机械臂，臂长超过 800mm，在术中完成定位标尺（体表标志点安装装置）支撑、手术路径定位、导针把持等功能（图 17-2）。机器人具有主动定位和人机协同运动功能，可以通过结合医生拖动的粗定位和机器人主动定位的精确定位，实现安全准确的手术定位。

光学跟踪系统提供患者和机器人位置实时跟踪数据，手术计划和控制软件系统根据这些数据实时计算手术工具与规划的手术路径的相对位置，并根据此数据控制机器人运动，实现手术工具位置的定位补偿。

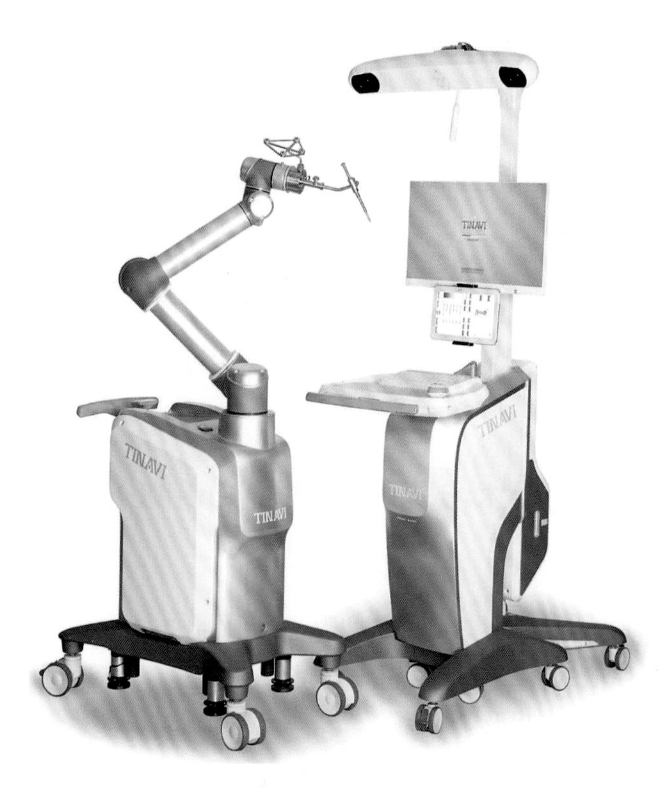

图 17-2　TiRobot 机器人系统

三、手术适应证

TiRobot 机器人可用于辅助完成各种开放或经皮微创骨科螺钉内固定置入手术，具体如下：

1. 脊柱各节段经皮微创椎弓根螺钉内固定术（如脊柱骨折经皮内固定手术、脊柱畸形椎弓根内固定手术等）。

2. Mini-TLIF 手术。

3. 齿状突骨折前路螺钉内固定手术。

4. 骨质疏松压缩骨折椎体后凸成形术。

5. 辅助脊柱椎间孔镜。

6. 全身各关节内及关节周围骨折螺钉内固定手术（如骶髂关节螺钉置入手术、股骨颈骨折空心钉内固定手术等）。

四、手术难点及机器人优势

作为信息科学、新材料、自动化以及精密制造等先进技术发展的融合，手术机器人具有高灵敏度、定位准确、动作精细、运行平稳等特点。同时，还具有不怕辐射和污染，以及对干涉有效控制等能力。可以减少医生与辐射及污染环境的接触，同时避免因人的疲劳或生理震颤带来的负效应。对于提高疾病诊断、手术准确性和安全性、提高手术效果、缩短治疗及恢复时间、减轻患者痛苦等方面有着明显优势。

Tirobot 机器人具有多模块化设计，可以完成多种骨科手术，适应证较广，同时，该机器人具有实时导航引导操作，定位精度达 0.1mm，可以完全满足精准手术操作需求。

五、术前影像学检查及手术规划

常规 X 线片和 CT 检查为术前必备影像学检查，医生可以观察是否存在畸形、解剖变异或骨质疏松，测量螺钉直径和长度，熟悉手术流程。

六、微创手术步骤（以腰椎 Mini-TLIF 为例）

（一）设备

1. 手术中常规使用麻醉设备，手术消毒设备，心电监护设备必不可少。
2. 需要碳素手术床，3D C-arm 等设备。
3. TiRobot 机器人系统开启及矫准。

（二）手术步骤

1. 对患者行全麻，取俯卧位实施手术，常规备皮、消毒、铺单（图 17-3）。
2. 固定示踪器于手术节段上一节段棘突末端（图 17-4）。
3. 用无菌保护套将机器人隔离（图 17-5）。
4. 安装机器人示踪器和定位标尺（图 17-6）。
5. 调整机械臂定位标尺标记点均在 C 形臂透视视野内（图 17-7）。

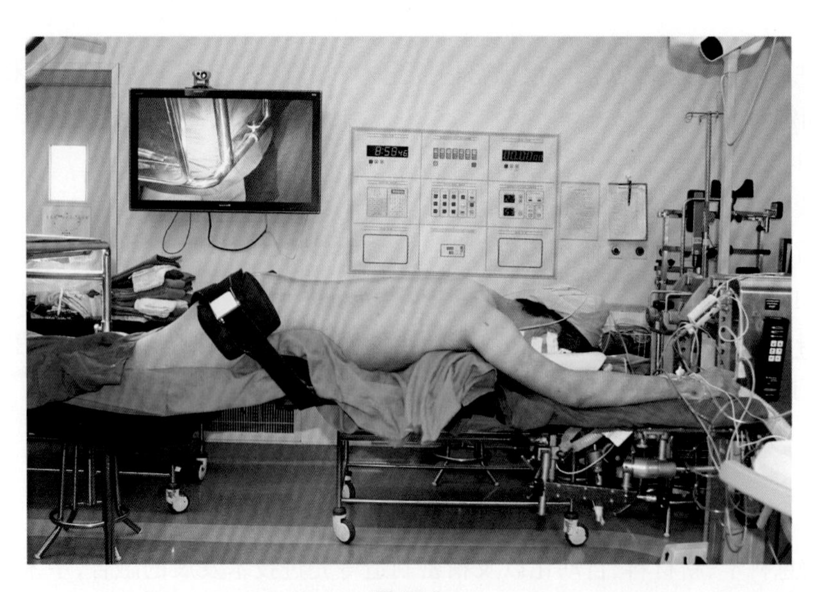

图 17-3

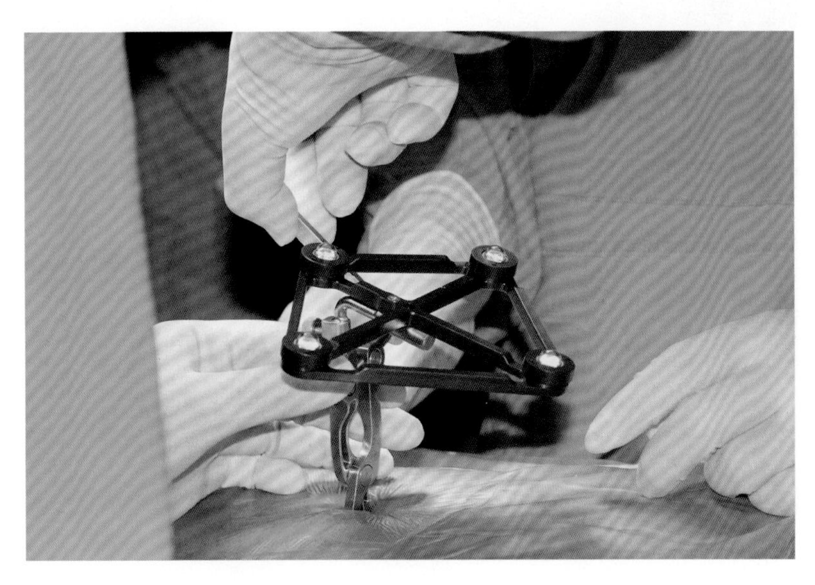

图 17-4

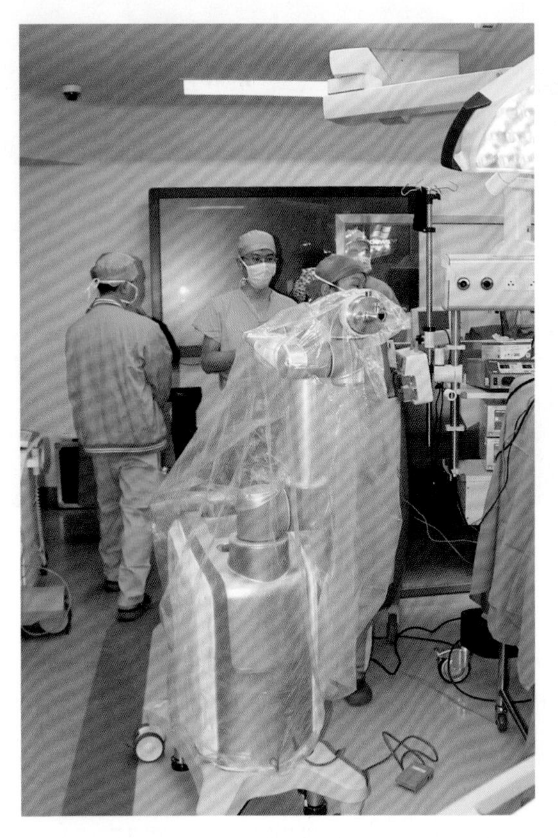

图 17-5

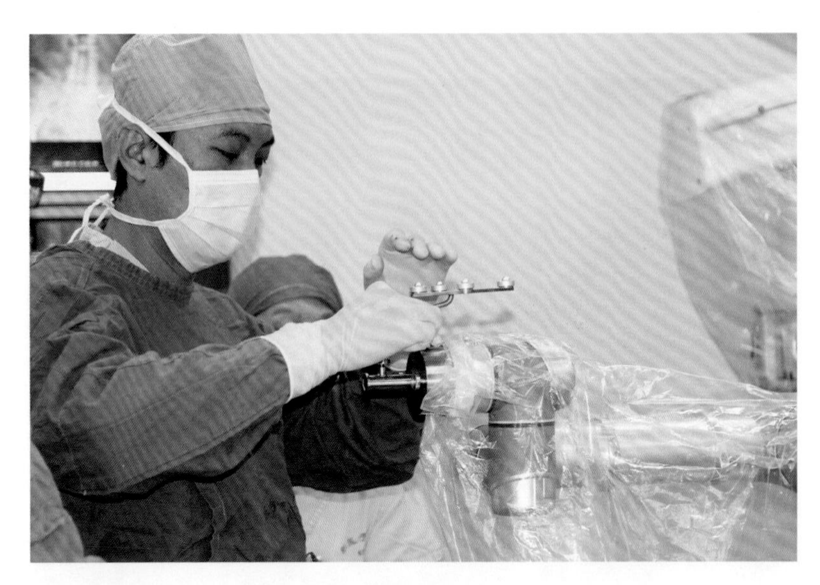

图 17-6

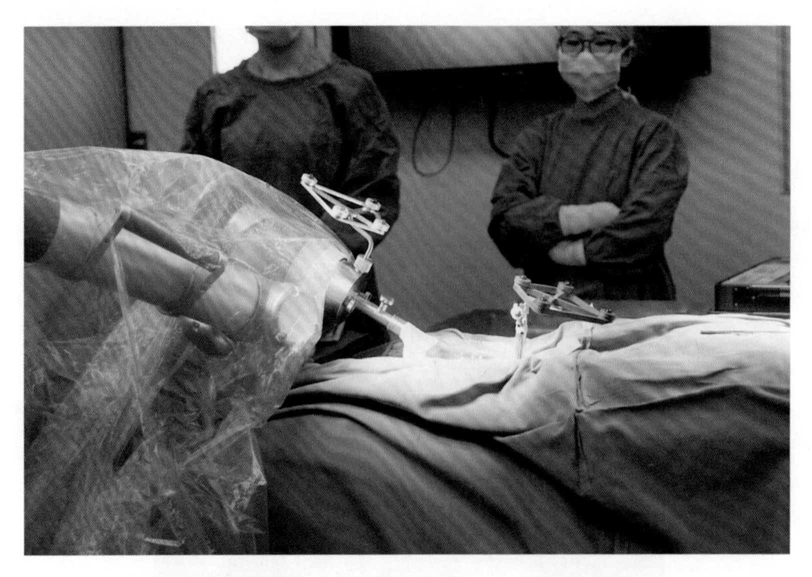

图 17-7

6. 术中 Iso-C 扫描,获取手术部位的 3D 图像(图 17-8)。
7. 规划手术路径,确定植入物方向及规格(图 17-9)。
8. 根据手术规划,机器人自动调整姿态(图 17-10)。
9. 沿机器人位置,试行插入套筒,确定皮肤切口位置(图 17-11)。
10. 在确定皮肤切口位置处,做横行 1cm 切口,钝性分离软组织(图 17-12)。
11. 插入套筒,确保套筒前端与脊柱骨性部分接触(图 17-13)。
12. 使用电钻沿套筒方向钻入椎弓根,取出电钻,留置导针(图 17-14)。
13. 重复 8 ~ 12 步骤,依次完成后续机器人引导和导针置入操作(图 17-15)。

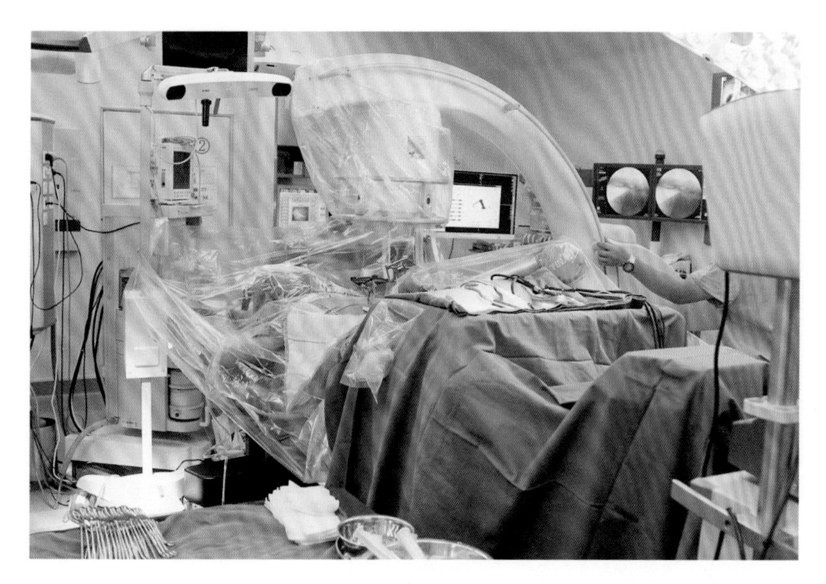

图 17-8

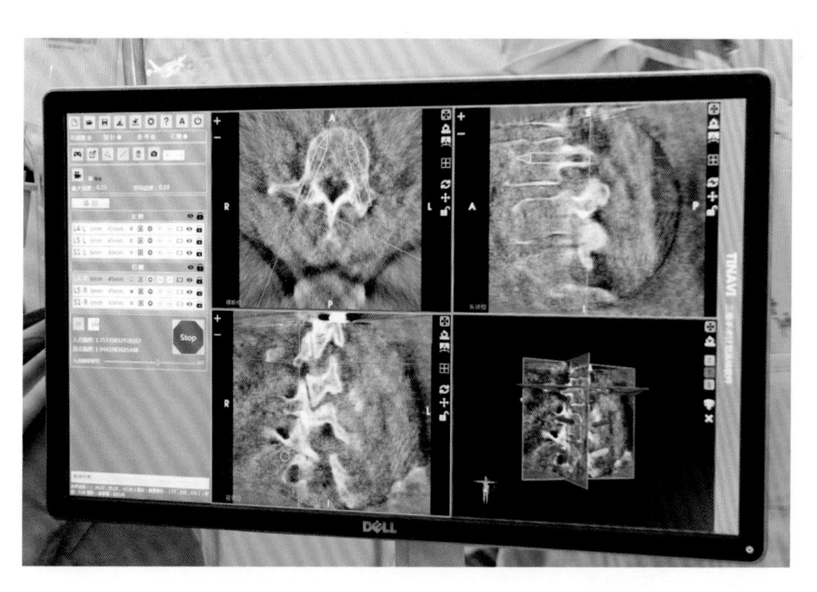

图 17-9

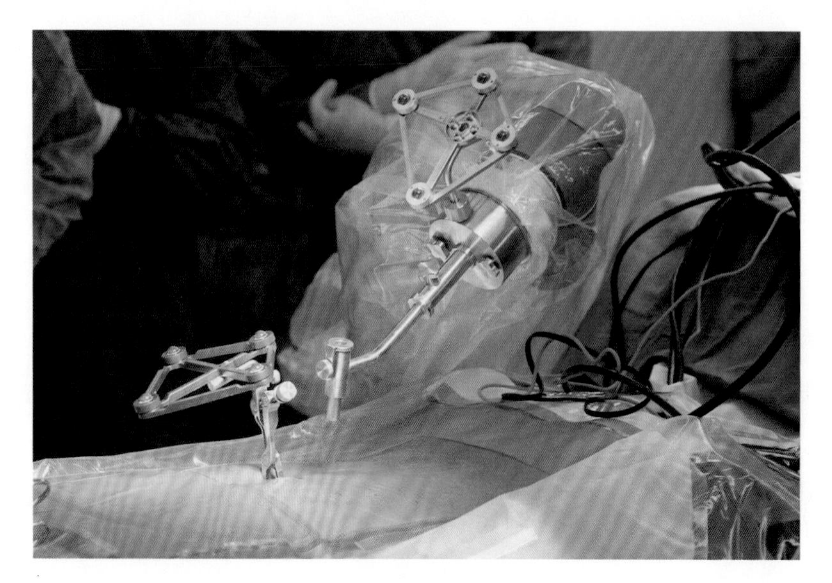

图 17-10

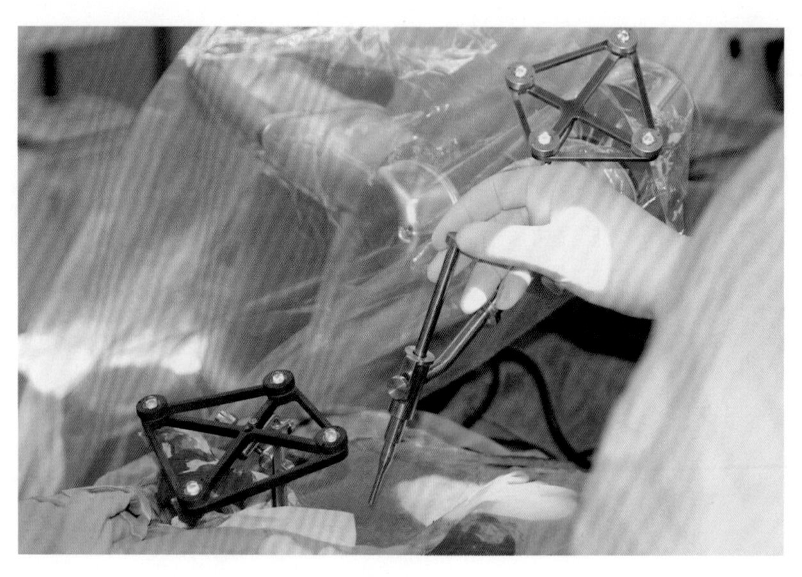

图 17-11

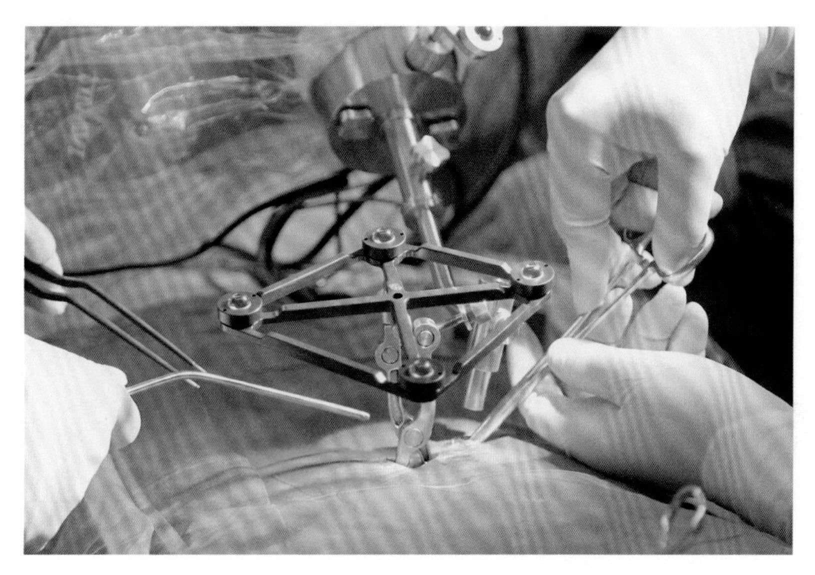

图 17-12

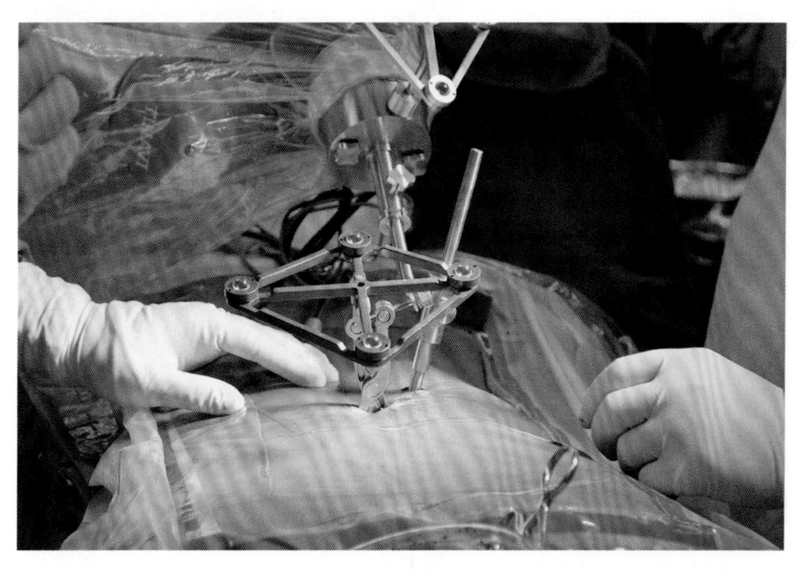

图 17-13

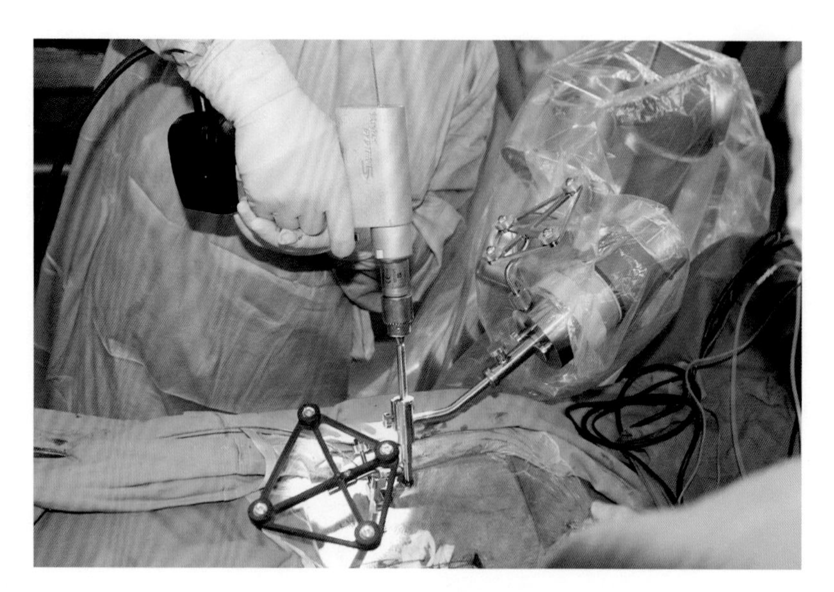

图 17-14

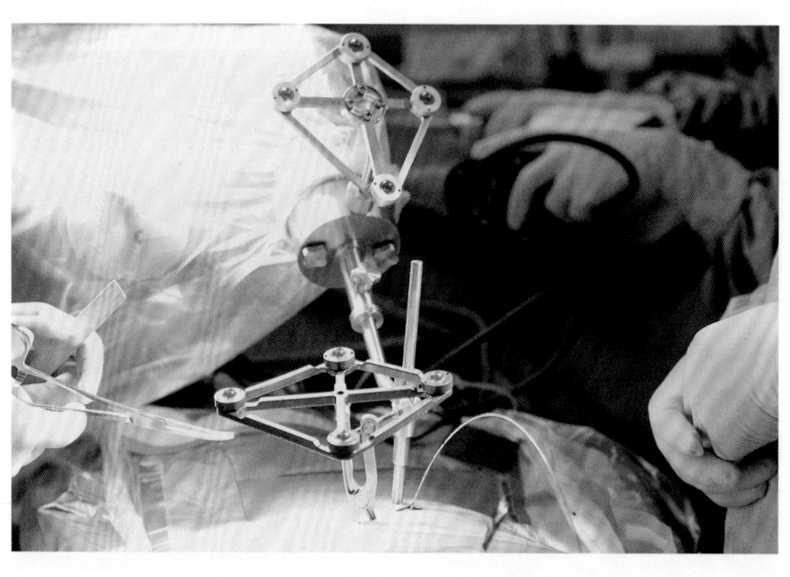

图 17-15

14. 待所有导针均置入后，行正、侧位透视，验证导针位置（图 17-16）。

15. 确认无误后，沿导针方向依次植入空心螺钉（图 17-17）。

16. 相应椎间隙减压，切除部分 L_4 下关节突和 L_5 上关节突，切开 $L_{4/5}$ 椎间盘，用髓核钳将突出的间盘组织尽量摘除（图 17-18）。

17. 手术机器人操作结束，推离机器人，进行归位、复原。

18. 依次对间隙进行撑开，去软骨终板，冲洗椎间隙，然后植入椎间融合器（图 17-19）。

19. 行正位透视（A）侧位透视（B），椎弓根螺钉和椎间融合器位置良好（图 17-20）。

20. 分别使用专用置棒器，经皮安装双侧连杆及提拉复位，拧紧螺母（图 17-21）。

21. 正位（A）侧位（B）X 线检查螺钉及椎间融合器位置（图 17-22）。

22. 冲洗伤口，放置引流管，缝合伤口，手术结束（图 17-23）。

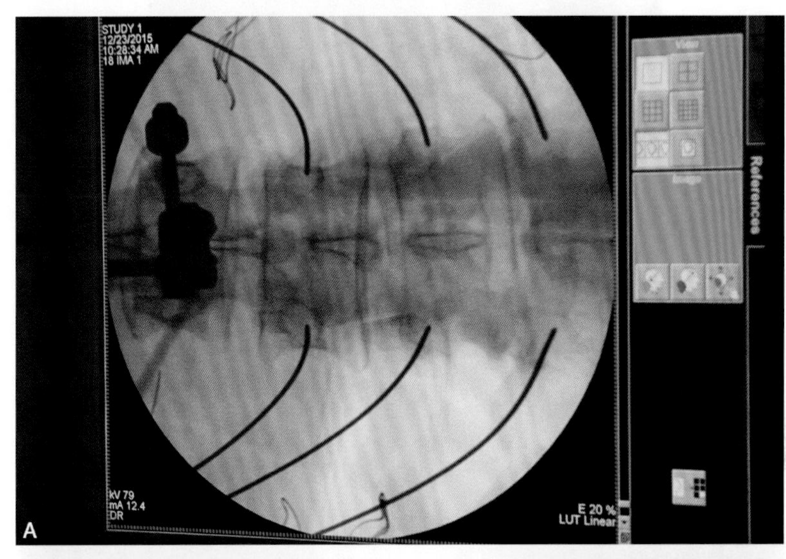

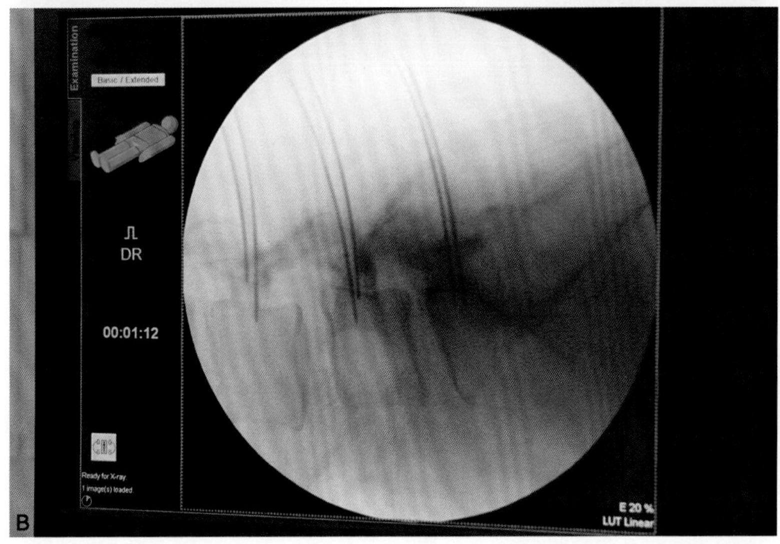

图 17-16

A. 正位片；B. 侧位片

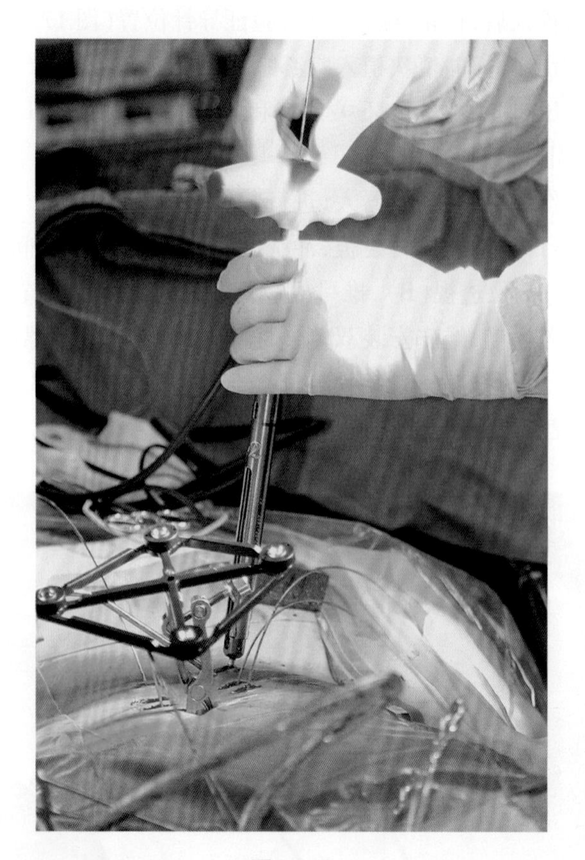

图 17-17

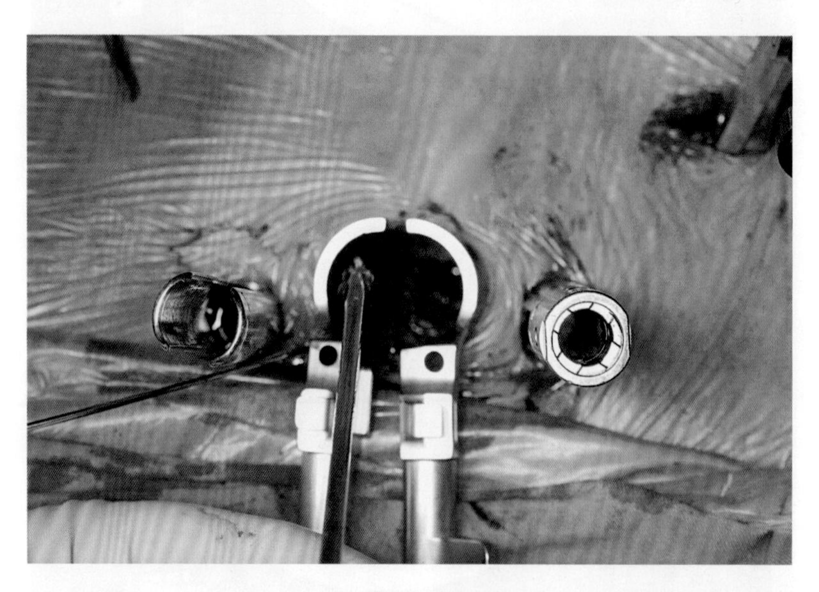

图 17-18

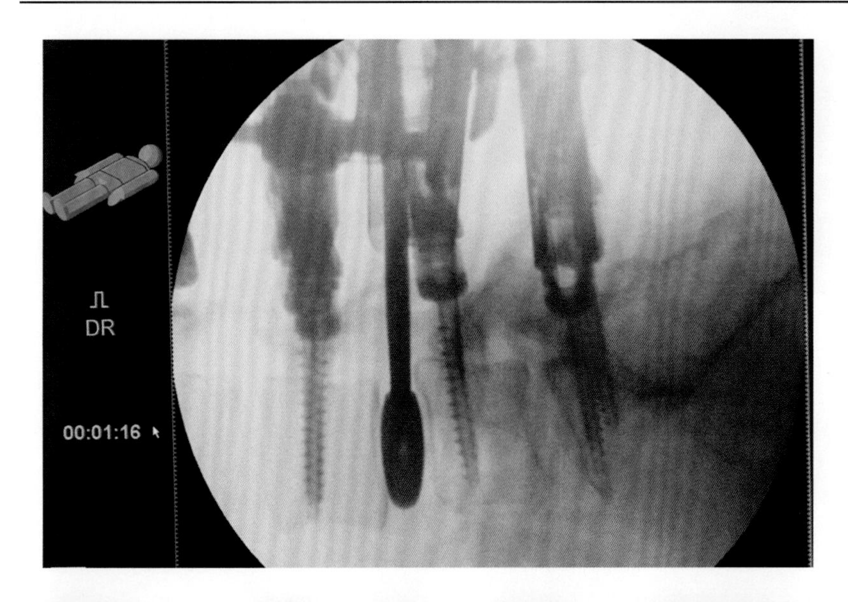

图 17-19

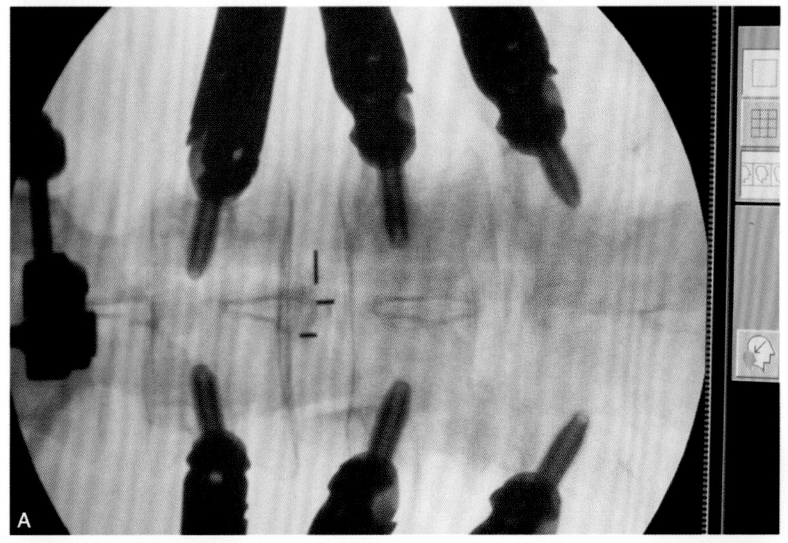

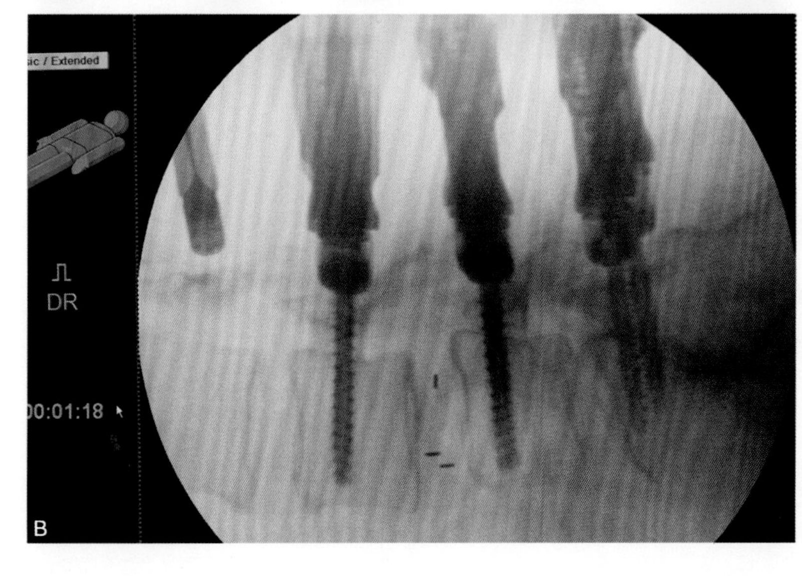

图 17-20

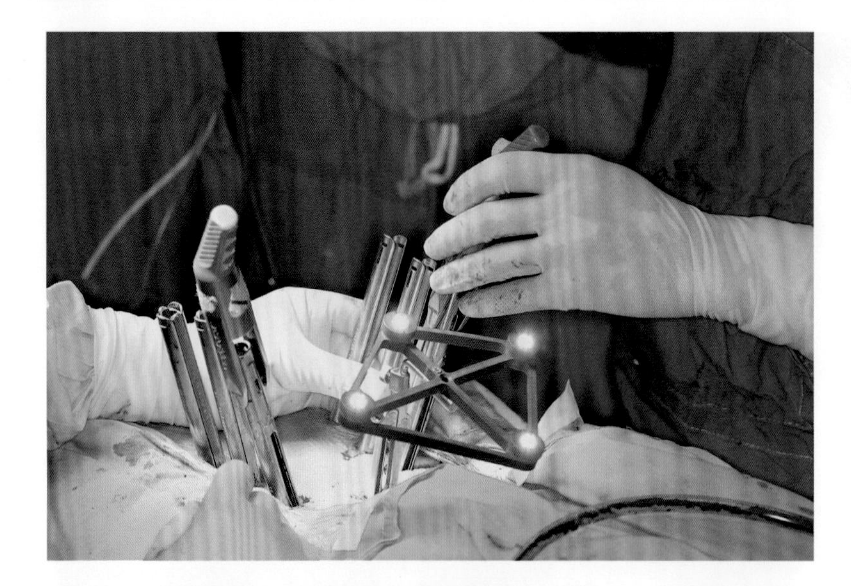

图 17-21

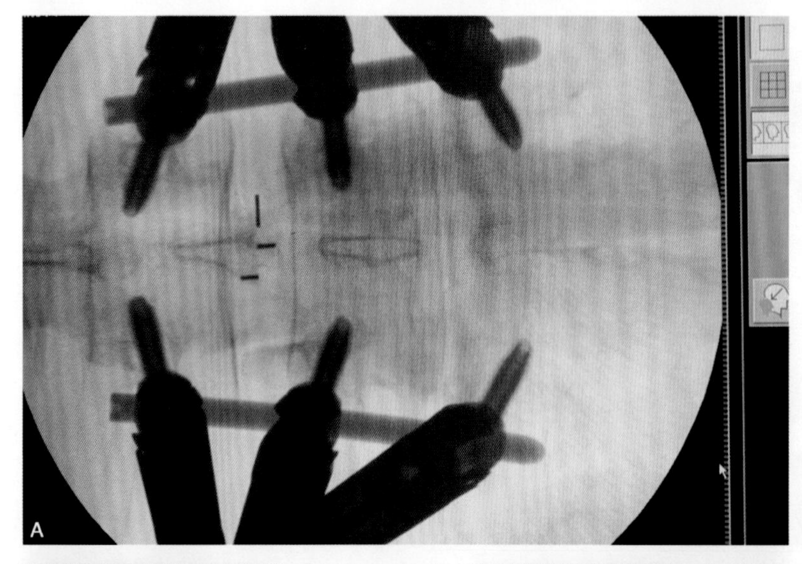

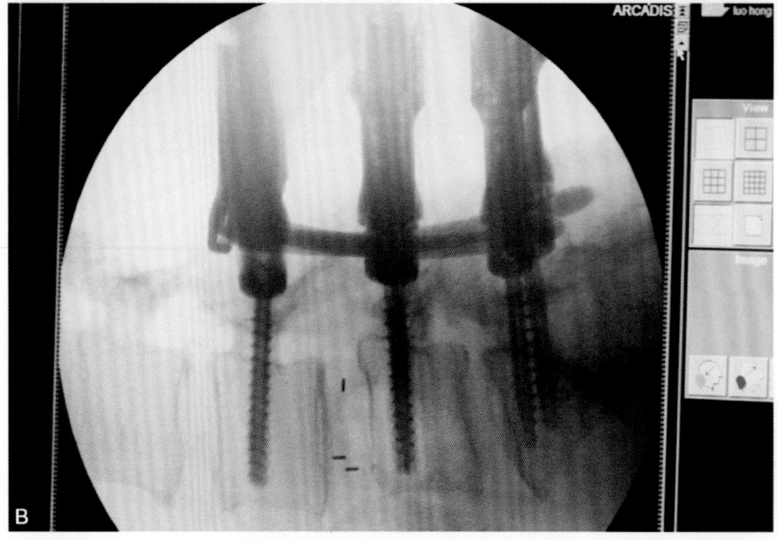

图 17-22

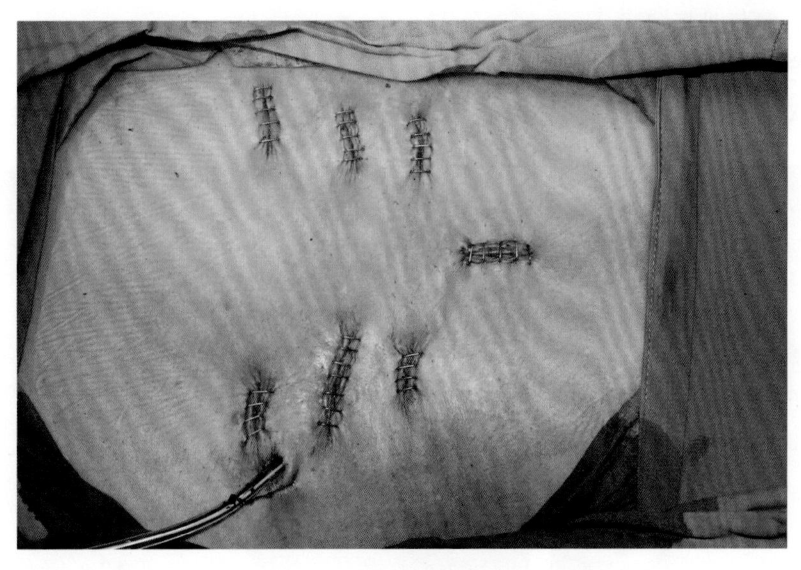

图 17-23

七、机器人手术要点及技巧

1. 手术机器人的精确性和安全性必须得到有效保证，这是进行机器人辅助手术的前提。

2. 机器人、术者、C 形臂以及导航设备的空间位置必须进行合理设计。

3. 获取患者部位精确三维图像，是进行机器人辅助手术的基础，使用 C 形臂扫描，虽然图像清晰度弱于 CT 图像，但可以获取术中实时的图像，较为准确。

4. 无论是进行开放手术或经皮微创手术，均需要避免对软组织的牵拉，以免造成图像漂移，影响手术安全性。经皮微创手术由于不需要过分牵拉软组织，精确性反而可能会更高。

5. 患者呼吸同样对手术精确性有一定影响，可以在钻取钉道之前，短时间内减弱患者的呼吸，进而减少呼吸运动的影响。

6. 由于椎弓根入点较为光滑、陡峭，钻取钉道时，容易出现滑移。在接触到第一层皮质时，先不要急于往深度钻，把持电钻，在这一深度钻取几秒钟，随后再往深处钻取，这样可以避免滑移。

八、典 型 病 例

【主诉】 患者男性，20 岁。主因“从 5 米高处坠落导致腰背部疼痛伴活动受限 1 天”入院。

【入院查体】 腰背部活动受限，腰背部棘突压痛（+），双下肢感觉正常，双下肢肌力正常，双侧膝腱反射，跟腱反射存在，病理征（-）。

【影像学检查】 X 线（图 17-24、图 17-25）及 CT（图 17-26、图 17-27）检查提示 L_1 椎体三柱骨折。

【诊断】 腰椎骨折(L_1)。

【治疗方法及效果】 手术操作及步骤同上。共置入6枚螺钉,耗时1小时10分钟,出血50ml,术后X线及CT(图17-28)扫描可见所有椎弓根螺钉位置良好,均在椎弓根内。

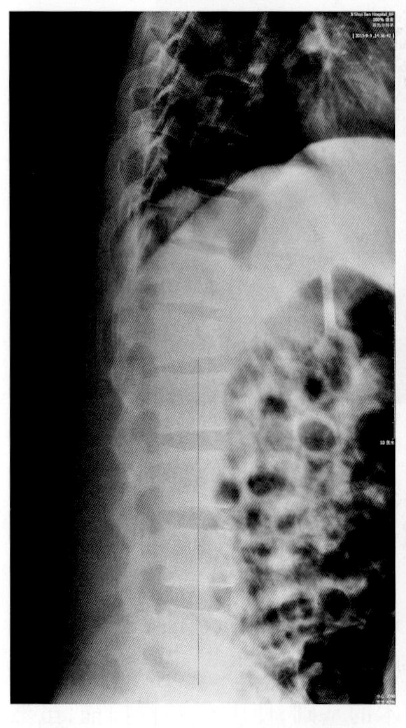

图 17-24　术前腰椎侧位 X 线片

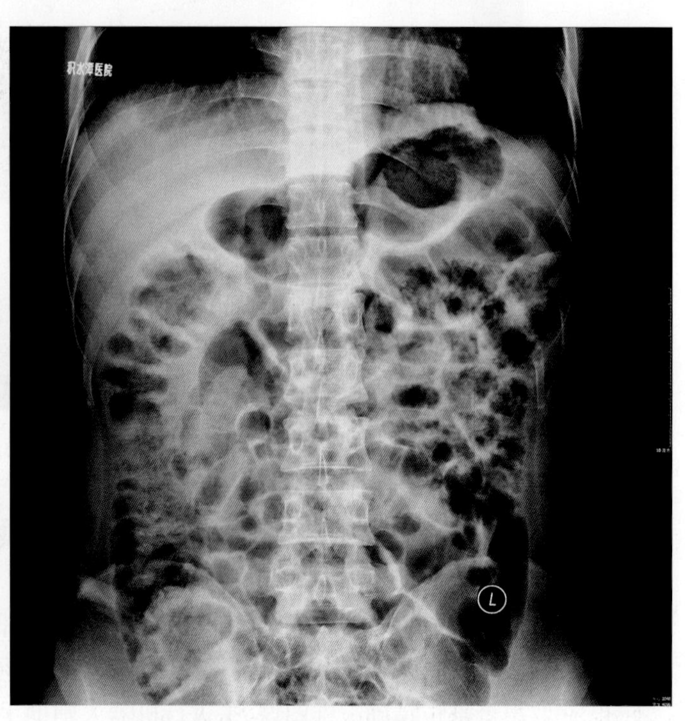

图 17-25　术前腰椎正位 X 线片

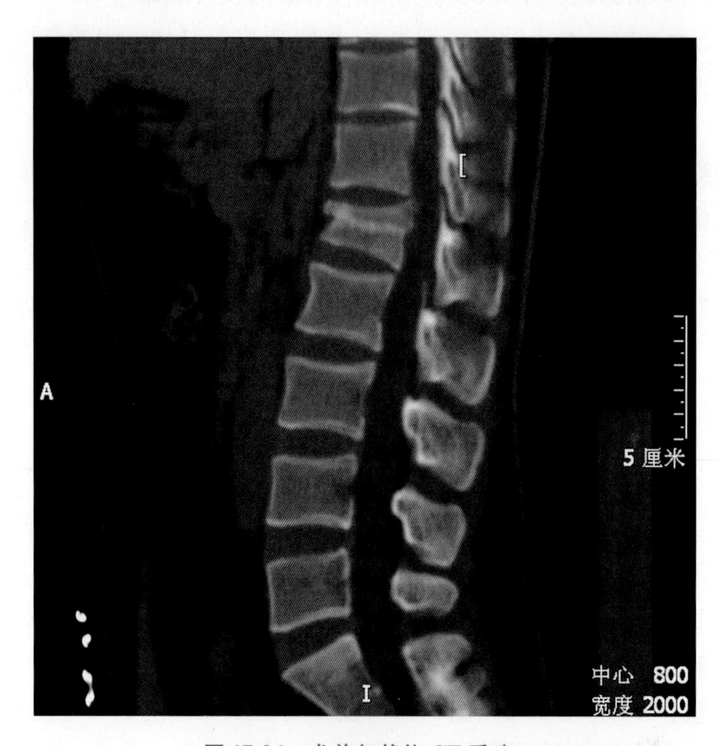

图 17-26　术前矢状位 CT 重建

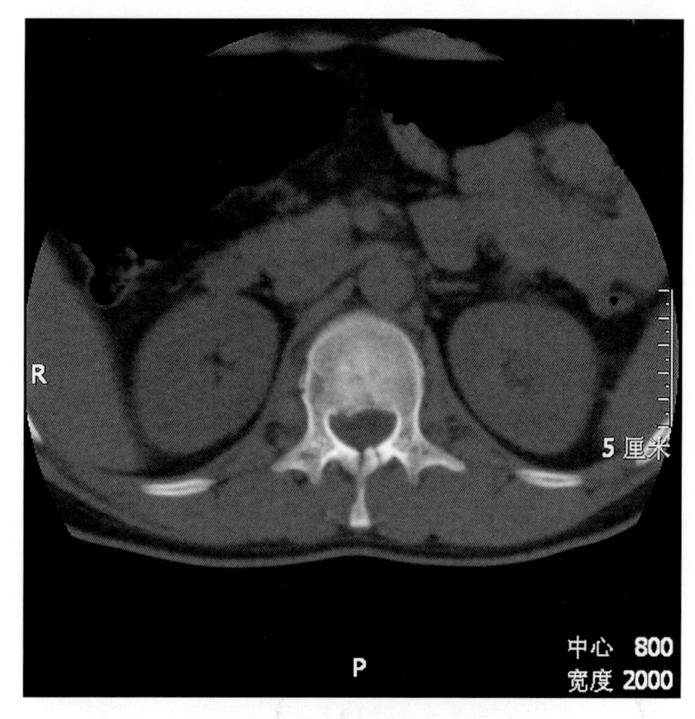

图 17-27　术前轴位 CT 图像

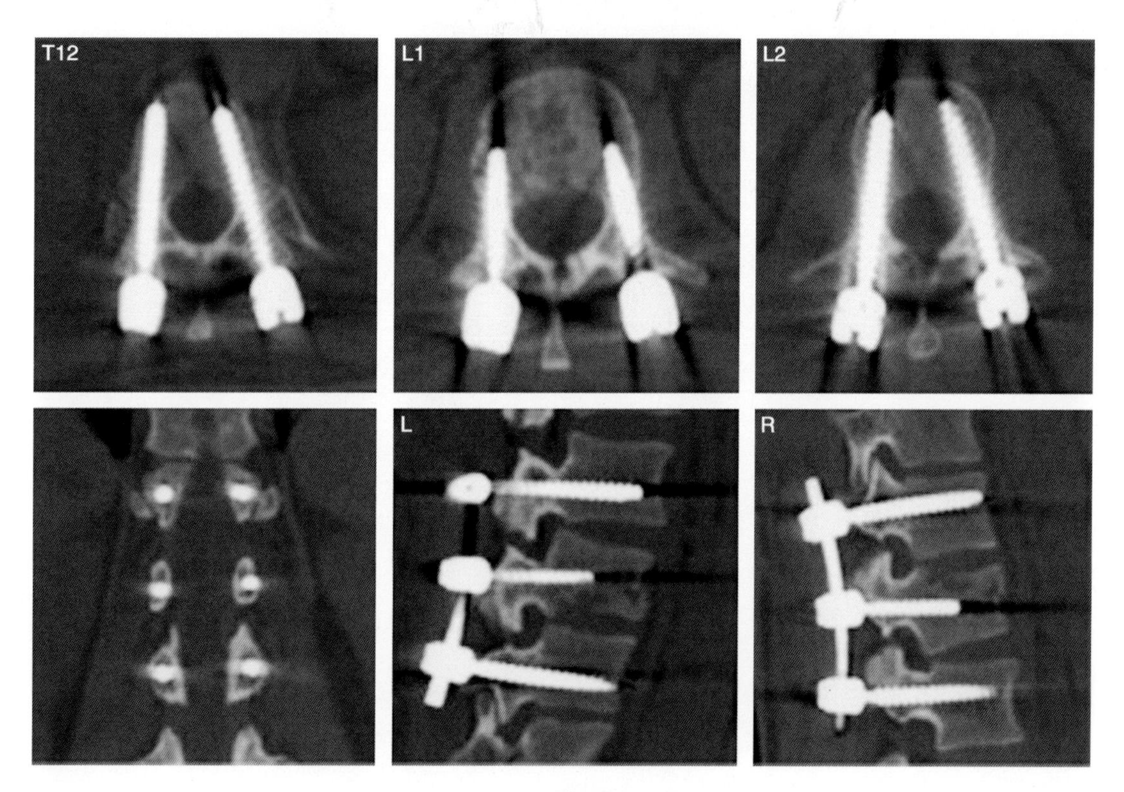

图 17-28　术后 CT 图像显示螺钉位置良好

（韩晓光）

参考文献

1. Roser F, Tatagiba M, Maier G. Spinal robotics: current applications and future perspectives. Neurosurgery, 2013, 72 suppl 1:12-18.

2. Bertelsen A, Melo J, Sanchez E, et al. A review of surgical robots for spinal interventions. Int J Med Robot, 2013, 9(4):407-422.

3. Shoham M, Burman M, Zehavi E, et al. Bone-mounted miniature robot for surgical procedures: concept and clinical applications. Robotics and Automation, IEEE Transactions on, 2003, 19(5):893-901.

4. Foley K T, Gupta S K. Percutaneous pedicle screw fixation of the lumbar spine: preliminary clinical results. J Neurosurg, 2002, 97(1 suppl):7-12.

5. Fessler RG. Minimally invasive percutaneous posterior lumbar interbody fusion. Neurosurgery, 2003, 52(6):1512.

6. Hu X, Ohnmeiss DD, Lieberman IH. Robotic-assisted pedicle screw placement: lessons learned from the first 102 patients. Eur Spine J, 2013, 22(3):661-666.

索　引